全国高等医学院校护理学本科规划教材

供本科护理学类专业用

临床营养护理学

（第2版）

主　　编　刘均娥　范　旻

副主编　李　缨　马爱勤　董艳梅　邵培双

编　　委（按姓名汉语拼音排序）

董艳梅（齐齐哈尔医学院）
范　旻（新疆维吾尔自治区人民医院营养科）
方　明（云南农业大学）
高　千（南京大学医学院）
贾润萍（郑州大学第二附属医院）
李素云（首都医科大学附属北京世纪坛医院营养科）
李　缨（首都医科大学宣武医院营养科）
李振水（首都医科大学附属北京天坛医院）
刘均娥（首都医科大学护理学院）
刘文沛（山西省临汾市人民医院）
雒芳芳（首都医科大学附属北京安贞医院）
马爱勤（上海交通大学附属第六人民医院南院）
潘　永（佛山市中医院）
邵培双（哈尔滨医科大学附属第五医院）
师存霞（青海大学附属医院）
孙德强（新疆维吾尔自治区人民医院营养科）
唐振闯（农业部食物与营养发展研究所）
陶应龙（新疆医科大学附属肿瘤医院）
夏　萌（首都医科大学附属北京安贞医院临床营养科）
许英霞（首都医科大学附属北京天坛医院）
姚俊英（新疆维吾尔自治区人民医院营养科）
赵卫伟（迈康智源医学研究院）
郑鹏远（郑州大学第五附属医院）
朱学良（武汉轻工大学）

北京大学医学出版社

LINCHUANG YINGYANG HULIXUE DI 2 BAN

图书在版编目（CIP）数据

临床营养护理学 / 刘均娥，范旻主编. —2 版.
—北京：北京大学医学出版社，2018.12

ISBN 978-7-5659-1902-2

Ⅰ. ①临… Ⅱ. ①刘… ②范… Ⅲ. ①临床营养 ②护理学 Ⅳ. ① R459.3 ② R47

中国版本图书馆 CIP 数据核字（2018）第 259864 号

临床营养护理学（第 2 版）

主　　编：刘均娥　范　旻

出版发行：北京大学医学出版社

地　　址：（100191）北京市海淀区学院路 38 号　北京大学医学部院内

电　　话：发行部 010-82802230；图书邮购 010-82802495

网　　址：http：//www.pumpress.com.cn

E-mail：booksale@bjmu.edu.cn

印　　刷：中煤（北京）印务有限公司

经　　销：新华书店

责任编辑：袁朝阳　**责任校对**：靳新强　**责任印制**：李　啸

开　　本：850 mm × 1168 mm　1/16　**印张**：26.75　**字数**：764 千字

版　　次：2018 年 12 月第 2 版　2018 年 12 月第 1 次印刷

书　　号：ISBN 978-7-5659-1902-2

定　　价：55.00 元

全国高等医学院校护理学本科规划教材目录

序号	教材名称	版次	主编
1	护理学导论	1	赵小玉　马小琴
2	护理学基础†	2	尚少梅　郑一宁　邢凤梅
3	常用基础护理技能操作	1	张洪君　尚少梅　金晓燕
4	健康评估	2	吴光煜　孙玉梅　张立力
5	内科护理学※	2	姚景鹏　吴　瑛　陈　垦
6	外科护理学※△	2	路　潜　张美芬
7	妇产科护理学	2	陆　虹　柳韦华
8	儿科护理学	2	洪黛玲　梁　爽
9	急危重症护理学※	2	李文涛　张海燕
10	康复护理学	1	马素慧　林　萍
11	精神科护理学※	2	许冬梅　杨芳宇
12	临床营养护理学	2	刘均娥　范　旻
13	社区护理学	2	陈长香　侯淑肖
14	健康教育	1	李春玉　王克芳
15	中医护理学概要	1	孙秋华
16	护理管理学	1	谢　红　王桂云
17	老年护理学	1	刘　宇　赵雅宁　郭　宏
18	护理心理学※	2	娄凤兰　徐　云　厉　萍
19	护理研究	2	章雅青　王志稳
20	护理教育学※	2	孙宏玉　孟庆慧
21	护理伦理学	2	孙宏玉　唐启群
22	护理礼仪与人际沟通	1	赵爱平　单伟颖
23	护理人文关怀	1	李惠玲

注：

※ 为普通高等教育“十一五”国家级规划教材

△ 为普通高等教育精品教材

† 为北京高等教育精品教材建设立项项目

全国高等医学院校护理学本科规划教材
编审委员会

序

随着医药卫生事业的发展、健康观念的转变，社会亟需大批高质量的护理学专业人才。这对护理教育提出了严峻的挑战，同时也提供了崭新的发展机遇。现代护理学理论与实践、技术与技能，以及教育与教学理念的更新，直接关系到护理学专业人才培养质量的提升，在健康服务，治疗、预防及控制疾病中具有不可替代的作用。

北京大学医学出版社组织编写的第一轮护理学专业本科教材一经出版，即获得广大医学院校师生的欢迎。其中7个品种被教育部评为普通高等教育“十一五”国家级规划教材，《护理学》被评为普通高等教育精品教材。在新一轮医药卫生体制改革逐步推进的大背景下，为配合即将到来的教育部“十三五”普通高等教育本科国家级规划教材建设，贯彻教育部教育教学改革和教材多元化的精神，北京大学医学出版社于2014年成立了新一届全国高等医学院校护理学专业规划教材编审委员会，组织国内40余所医学院校编写了第二轮护理学本科教材。

本轮教材在编写中着力转变传统观念，坚持理论与实践相结合，人文社科与临床护理相结合，强化学生动手实践能力、独立分析问题和解决问题的评判性思维能力。推进教材先进编写理念，创新编写模式和教材呈现形式，特别是首创性地在护理学专业教材中运用二维码扫描技术，以纸质教材为入口，展现立体化教材全貌，贴近数字化教学理念。相信本套教材将能更好地满足培养从事临床护理、社区护理、护理教育、护理科研及护理管理等复合型人才的需求。

在本轮教材建设中，得到了各参编院校的鼎力支持，在此深致谢意！希望这套教材在教师、学生和护理工作者的关爱下，于同类教材“百花齐放、百家争鸣”的局面中脱颖而出，得到读者的好评。

郑修霞

前　言

临床营养学是研究营养与疾病关系的一门临床应用学科。它不仅包括疾病的营养代谢评价、营养诊断、营养治疗的研究，而且对于临床营养治疗的流程，也有了比较深入的阐述。随着基础研究和临床应用研究的不断发展，临床营养应用技术有了很大的提高，临床营养应用的范畴也逐步扩展，应用在临床营养治疗中的制剂也越来越多样化，使得临床营养学在疾病的预防、治疗、康复中发挥着日益重要的作用，并已成为临床综合治疗措施中不可缺少的组成部分。

现代医疗技术水平的不断发展与提高，给临床营养学科的建设与发展带来了深刻的变化，也使临床营养诊疗工作的重要性变得越来越突出。因此，本版增加了更多护理工作在临床营养治疗流程中的新任务和新角色。护理人员在日常工作中需要对普通患者和社区慢性病患者进行临床营养膳食摄入的评价、宣教与指导；需要对住院患者进行临床营养风险筛查，对有营养风险的患者进行营养状况的评价，并进行个体化的饮食指导与营养干预；对需要肠内或肠外营养治疗的患者正确实施操作、进行营养效果的监测和评价，这些临床营养治疗与护理工作都为患者的疾病治疗和康复起到了积极的促进作用。

本书的绝大多数编者来自临床一线，有着丰富的临床营养诊疗经验，为本书提供了很好的典型案例，可以真实有效地激发学生的学习积极性，提升他们的自主学习能力和综合思维能力，具有很强的实用性。

本书分两篇：总论、各种疾病的营养治疗与护理。第一篇介绍了临床营养学概论、临床营养风险筛查与评定、营养学基础、水、各类食物的营养价值等内容。第二篇介绍了各系统常见疾病的营养治疗及营养护理措施，以及中医食疗相关内容等。本书的编者几乎均是活跃在我国临床营养教学、科研、管理和实践工作一线的资深营养师，这保证了本教材内容的专业性、新颖性、科学性和实用性。

本书的编写队伍由范旻主编组建，范旻负责编写任务分配，马爱勤副主编负责编写进度，初稿由权慧营养师协助整理，刘均娥主编负责书稿质量的初审和返修，李缨副主编负责全书统稿，范旻主编最终审定。在此对大家的辛勤付出一并表示最衷心的感谢！由于编写时间有限，本书不足之处，敬请广大师生和读者指正。

刘均娥　范　旻

2018 年 5 月

二维码资源索引

续表

资源名称	资源类型	页码
答案链接17	下载资源	179
知识拓展链接12	下载资源	182
答案链接18	下载资源	184
知识拓展链接13	下载资源	188
答案链接19	下载资源	190
答案链接20	下载资源	204
知识拓展连接14	下载资源	205
答案链接21	下载资源	207
知识拓展链接15	下载资源	208
知识拓展链接16	下载资源	209
答案链接22	下载资源	210
知识拓展链接17	下载资源	212
答案链接23	下载资源	213
知识拓展链接18	下载资源	215
答案链接24	下载资源	215
知识拓展链接19	下载资源	217
答案链接25	下载资源	217
知识拓展链接20	下载资源	219
答案链接26	下载资源	220
知识拓展链接21	下载资源	224
答案链接27	下载资源	224
答案链接28	下载资源	236
答案链接29	下载资源	242
答案链接30	下载资源	245
答案链接31	下载资源	254
知识拓展链接22	下载资源	259
答案链接32	下载资源	261
答案链接33	下载资源	264
答案链接34	下载资源	267
答案链接35	下载资源	270
答案链接36	下载资源	271

续表

资源名称	资源类型	页码
答案链接37	下载资源	276
答案链接38	下载资源	277
答案链接39	下载资源	281
答案链接40	下载资源	283
答案链接41	下载资源	286
知识拓展链接23	下载资源	289
知识拓展链接24	下载资源	298
答案链接42	下载资源	299
答案链接43	下载资源	304
答案链接44	下载资源	309
答案链接45	下载资源	313
知识拓展链接25	下载资源	313
答案链接46	下载资源	322
答案链接47	下载资源	347
答案链接48	下载资源	367
知识拓展链接26	下载资源	370
答案链接49	下载资源	370
答案链接50	下载资源	372
答案链接51	下载资源	375
答案链接52	下载资源	380
答案链接53	下载资源	381
知识拓展链接27	下载资源	383
答案链接54	下载资源	384
知识拓展链接28	下载资源	385
答案链接55	下载资源	387
知识拓展链接29	下载资源	387
答案链接56	下载资源	390
答案链接57	下载资源	393
答案链接58	下载资源	396
知识拓展链接30	下载资源	396
答案链接59	下载资源	398

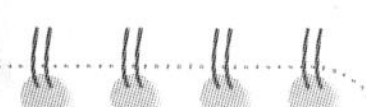

续表

目　录

第一篇　总　论

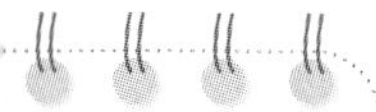

第二篇 各种疾病的营养治疗与护理

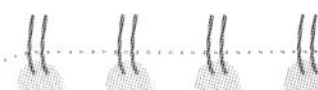

第一篇 总 论

第一章 临床营养学概论

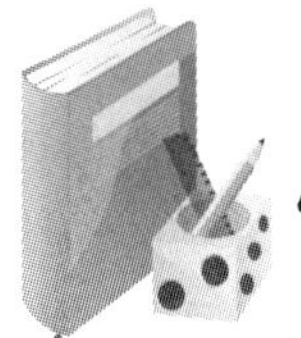

学习目标

通过本章内容的学习，学生应能够：

◎ 识记

复述营养学的定义、临床营养及营养治疗所涉及的内容，营养治疗的基本原则、给予途径及方式。

◎ 理解

概括中西方营养学的发展史、营养学的分类、中医食疗基础、临床营养的现代研究重点及前瞻性。

◎ 运用

运用临床营养的概念及具体内容，对研究方向有全面的认识。

第一节 营养学

一、营养学的定义

营养学是研究机体营养规律及改善措施的科学，即研究食物中对人体有益的成分及人体摄取和利用这些成分以维持、促进健康的规律和机制，并在此基础上采取措施改善人类健康、提高生命质量。

二、中国传统营养学发展简史

我国营养学的出现比西方国家早很多。早在《山海经》中就曾有神农尝百草的记载。《神农本草经》记载的365种上、中、下品药中，上品者大多为食药通用的日常食物。

公元341年晋朝葛洪的《肘后备急方》中就提出可用动物肝治疗维生素A缺乏引起的眼干燥症（干眼病），用海藻治疗缺碘性甲状腺肿。

南北朝的《素问》中就提出“五谷为养、五果为助、五畜为益、五菜为充”，已明确了各种食物的不同营养功能与平衡膳食的概念。

唐代《千金要方》中有食治篇，共分水果、蔬菜、谷类、鸟兽四门。

元朝饮膳太医忽思慧，即皇帝的“主任营养师”出版了《饮膳正要》，这是中国也是世界

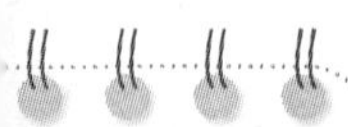

上第一本营养治疗即膳食治疗疾病的书。

明朝李时珍《本草纲目》收录了1982种药物，其中谷物、水果、蔬菜、野菜等300多种，动物性食物400多种，并详细说明何种可食，何种不可食。

三、西方营养学发展简史

1898年出现营养（nutrition）这一名词，然而对它的了解却远远早于这一时期，因为有了食物就有了营养的知识。

知识拓展链接1

营养学是一门综合的科学，它与生物化学、生理学、病理学、医学、公共卫生学、农牧渔业科学及食品加工学等都有密切关系。在西方大航海时代的远洋航海中，船员因长期吃不到新鲜蔬菜与水果，发生齿龈出血和皮下出血点，称为坏血病。而船员吃了新鲜蔬菜与水果就会痊愈，因此发现了这两种食物中富含一种维生素，后来我们称之为抗坏血酸即维生素C。

20世纪初阿脱华脱与本尼迪克特发明了单式热量计测定食物中的热量并用呼吸热量计测定多种劳动动作的热量消耗。罗斯在1936年发现了在蛋白质中有人体必需的8种氨基酸。维生素一词是芬克在1912年提出来的。以后麦克伦、奥斯朋与门德尔在动物实验中发现了维生素A、核黄素与硫胺素的功能。

四、营养学的分类

营养学可分为公共卫生营养、妇幼营养、临床营养、动物营养（畜牧营养）、食品营养、老年营养、营养流行病学、中医营养学等。

五、营养学研究的两个主要阶段

营养学的研究主要分为两个阶段，一是发现食物中的各种营养素，预防与治疗营养缺乏病与营养不良，以及根据各种人群的合理需要制订营养素需要量或供给量标准。二是研究营养如何促进健康、增强体质，研究营养膳食与有关疾病的关系，以及如何调整膳食以预防这些疾病。

第二节　临床营养学

临床营养学是研究病人营养的一门科学，它主要讨论营养与疾病的关系，人体在病理状态下的营养需要及如何满足这种需要。它是利用增减营养素作为防治疾病的手段，通过多种途径供给病人合理的营养，达到减轻脏器负担、恢复组织和器官功能，提高病人免疫功能，增强抵抗力，促进病人康复的目的。目前，临床营养已成为临床综合治疗的一个重要组成部分，是现代医院管理的综合措施之一。正确的营养支持及治疗能显著提高病人的治愈率，降低死亡率，加速病床周转率。营养治疗在增进疗效上与医疗和护理有着同等重要的作用，而合理的营养能增强机体的抵抗力，促进组织修复，为药物治疗提供物质基础。由于营养缺乏或失调直接导致的疾病，通过正确的营养治疗就能达到治愈的目的。

一、临床营养的内容

临床营养的内容包括机体营养缺乏或过剩的诊断及治疗，机体代谢及其应激后的变化，营养评价，营养治疗（支持）的适应证，营养制剂的种类及其制备，营养输入通路的建立及其监护，营养治疗的实施原则，并发症的防治等。另外，不同疾病的营养治疗方案还有具体的要求，采用个体化的治疗方案可以减少副作用的发生，提高疗效。

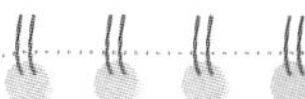

二、营养治疗的内容

营养治疗是利用增加或减少营养素来防治疾病。根据病人营养失调的不同情况，增减的营养素也不尽相同，主要包括以下几个方面。

1．**热量**　消瘦的病人、营养不良及基础代谢增高者，应提高热量供给；肥胖病人应限制热量的摄入。

2．**蛋白质**　有些病人，如结核病、长期高热、贫血、烧伤、大手术前后、蛋白质-热能营养不良等，应增加蛋白质摄入量；但肾衰竭、肝昏迷、急性重型肝炎等病人，必须限制蛋白质的摄入。

3．**脂肪**　对于体重不足的病人，提高热量供应时，需相应地增加脂肪的摄入；而胆囊炎、胰腺炎、肝病、肥胖症、高脂血症等病人，可按不同病情控制脂肪摄入量。

4．**碳水化合物**　患有酸中毒及急性肾小球肾炎的病人，应提高糖类的供给量，糖尿病、肥胖症的病人应限制糖的摄入量。

5．**无机盐**　阿狄森病、肠瘘、出血热的多尿期等病人，应视病情增加盐的摄入；而高血压病人及心脏病伴有心力衰竭、肝硬化伴腹水、急性肾炎的少尿期、脑水肿等疾病的病人，应限制钠盐。对佝偻病、骨质软化症及断肢再植者均应补充足够的钙、磷。甲状旁腺功能亢进者用试验膳食则应限制钙的摄入。当病人有缺铁性贫血或失血性贫血时均应补充铁；原发性血色素沉着症应减少铁的摄入量。

6．**维生素**　维生素分脂溶性、水溶性及类维生素三类，其品种繁多，作用也各不相同，详见相关章节。

7．**水分**　高热、腹泻及肠瘘的病人，应当注意水及钠的补充，但患急性肾炎、脑水肿、尿毒症少尿期等疾病时应减少水分的摄入量。

8．**食物纤维**　肠伤寒及直肠肛门手术后的病人，宜限制粗纤维的摄入。习惯性便秘等病人应增加膳食纤维，故可用含纤维素高的食物。

三、营养治疗的途径及方式

1．**经口营养**　是指膳食经口摄入，经胃肠消化吸收以获取营养素。这是最好的营养方式，应尽可能采用。

2．**管饲营养**　是将食物制成流质或糊状，通过输入食管输入病人体内，保证病人获得维持生命所必需的营养素。常用于意识障碍不能进食的病人或消化道手术后的病人。管饲膳食有混合奶、匀浆膳、要素膳等。

3．**胃肠外营养**　也称“静脉营养”，是指通过胃肠道以外的途径，如周围静脉或中心静脉，给病人输入所需的部分营养或全部营养物质。输注方式有单瓶输入和配制成“全合一”静脉营养袋（即三升袋）输入，以达到营养治疗的目的。

四、营养治疗的基本原则

1．膳食治疗必须根据病人的病情特点与药物及外科手术治疗相结合。

2．营养治疗要合理，根据不同疾病和疾病的不同阶段，制订出合理的营养治疗方案。

3．治疗饮食的配制应经常变换花样和改变烹调方法。

4．受热量或某些营养素限制的病人，禁止在定量饮食外私自增加任何食物。

5．在采用饮食治疗时，必须使病人了解治疗的目的和要求，取得病人的合作。

6．选择治疗方案时，能采用经肠营养的方法应尽量使用这一方法，必要时再选用经静脉营养治疗。

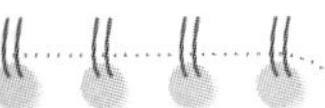

五、临床营养的现代研究重点及前瞻性

经过近 30 多年的发展，目前的临床营养治疗已经比较完善，能够满足大多数病人的需要。用于肠内营养（enteral nutrition，EN）、肠外营养（parenteral nutrition，PN）的制剂日益丰富，适用于不同病情的病例；PN、EN 所需的导管、储袋及输注泵等器具已随手可得，而且质量很高。但是，也还有不少问题需要做更深入的研究。

（一）对应激后代谢变化的研究

对应激后的代谢变化已有所认识，并认为这时的分解代谢是不可逆的。严重的分解代谢会对机体带来灾难性的后果，但至今还没有好的对策。如何从细胞因子角度，采取相应的措施，有效地抑制其分解代谢，是今后研究的重点之一。

（二）特殊病人营养治疗的研究

某些病人，如肝肾功能不良、心肺功能不全、糖尿病、老年病人及恶性肿瘤病人等，其营养治疗有各自不同的特点。从专用制剂的研制，到临床治疗方案的制订，都需要分别进行研究，才能疗效更好，不良反应更少。

（三）特殊营养物质的研究

现在已发现，谷氨酰胺、生长激素、胰岛素样生长因子 -1、精氨酸等各具有其特殊的作用。但究竟能发挥多大的作用，以及其适应证等都还须做更多的研究。另外，对于营养制剂中的某些成分的确切作用也是研究的内容，如 PN 制剂中的甲硫氨酸、多不饱和脂肪酸（PU、FA）、结构脂肪乳剂、ω-3 脂肪酸等；EN 制剂中的短链脂肪酸（$SCFA_S$）、纤维素、DHA、MCT 等，它们的实际意义，还需有更多的临床研究才能做出客观的评价。其中，关于生长激素等生长因子用于肿瘤病人的指征，特别受到关注，应予慎重评价。

（四）营养的分子生物学研究

该领域的研究范围很广。从疾病角度（外伤、移植、营养不良、肿瘤不良、肿瘤及儿童生长发育等），或从激素及其调节物角度（胰多肽、生长激素、内毒素、谷氨酰胺、胰岛素、一氧化氮合酶、谷胱甘肽及胰岛素样生长因子 -1 等），观察在营养干预的情况下，机体细胞和分子水平的变化，如线粒体复合物 -1（C-1）、炎性细胞因子（IL-6、IL-8）、T 淋巴细胞凋亡、PMN 及 NK 细胞活性、TNF-α 及其受体的变化等。这些研究的结果，对阐明营养状态和营养治疗中的某些现象的理论基础及作用机制将具有非常重要的意义，若能进而从细胞分子水平进行营养干预治疗，则其治疗效果将会更佳。

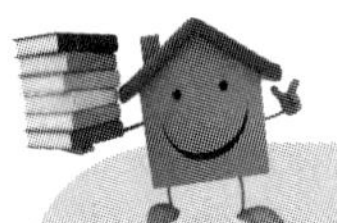

小 结

1. 营养学的研究内容是食物中对人体有益的成分及人体摄取和利用这些成分以维持、促进健康的规律和机制，在此基础上采取具体的、宏观的、社会性措施改善人类健康，提高生命质量。

2. 营养治疗是利用增加或减少营养素来防治疾病，营养素主要包括：热量、蛋白质、脂肪、碳水化合物、无机盐、维生素、水分、食物纤维。

3. 营养治疗的主要途径及方式有经口营养、管饲营养、胃肠外营养。

思考题

1．临床营养的概念及发展方向是什么？
2．如何给病人制订个体化的营养治疗方案？

（范　昊）

答案链接 1

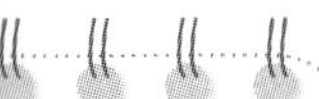

第二章　临床营养风险筛查与评定

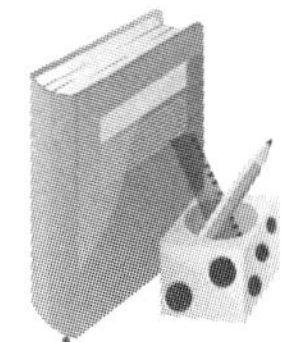

学习目标

通过本节内容的学习，学生应能够：

◎ 识记

复述营养风险筛查的概念、营养评定的内容及营养干预的方式与方法。

◎ 理解

概括营养问题诊断的分类原则和使用意义。

◎ 运用

1．挑选适宜的筛查工具对患者进行营养风险筛查。
2．运用营养评定项目对患者进行营养状况评估。
3．拟定患者的临床营养干预方案，并设定干预方案的效果评价指标。

第一节　营养风险筛查

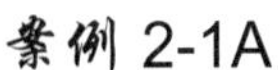

案例 2-1A

赵××，男，71岁，身高172cm，体重75kg。于2015年3月7日晚8时突发胸痛，急诊以“心肌梗死”收治入院，经心内科医师积极对症治疗后，根据心脏彩超及冠状动脉造影结果，需转入心胸外科行冠状动脉旁路移植术，现需临床营养科医师对患者进行术前营养风险筛查。

问题与思考：

1．什么是营养风险筛查？
2．对于该患者你选择哪种筛查工具？
3．试述该筛查工具的适用范围及主要筛查内容。

一、营养风险理念

欧洲肠外肠内营养学会（The European Society for Parenteral and Enteral Nutrition，ESPEN）和中国卫生行业标准（WS/T 427-2013）中将营养风险（nutritional risk）定义为：现有的或潜在的与营养有关的导致患者出现不良临床结局（如感染相关并发症发生率增高、住院时间延长、住院费用增加等）的风险机会。

定义中所提出的营养风险概念是与临床结局相关联的风险，而不是通常所讲述的营养不良风险（nutritional of risk）。因此，通过营养风险筛查手段发现患者的营养风险，将患者导入营养诊疗流程，可有益于患者的临床结局。

二、营养筛查

营养筛查又称临床营养风险筛查（nutrition risk screening，NRS），是由医务人员通过快速、简便的方法，评估受试人群是否存在营养风险，以便将具有营养风险的人群，快速导入临床营养诊疗流程。动态的营养筛查可以帮助医务人员调整营养治疗方案。

三、最常用营养风险筛查工具——NRS 2002

（一）简介

NRS 2002 是欧洲肠外肠内营养学会（ESPEN）2002 年推荐的，是适用于成人住院患者的营养风险筛查工具。NRS 2002 指出，对总评分≥ 3 分的住院患者需制订营养支持计划，对评分暂时＜ 3 分者，可以定时进行再次营养风险筛查。

目前，NRS 2002 已被推荐为住院患者营养风险筛查的首选工具。其推荐原因如下。

1．NRS 2002 采用评分方法的优点在于简便易行，有临床随机对照研究的支持。

2．在临床上，医生 / 营养师 / 护士都可以进行操作，目前是评估肠外肠内营养支持适应证的有用工具。

（二）使用方法

1．适用对象　年龄 18 ～ 90 岁、住院过夜、入院次日 8 时未进行急诊手术、神志清楚、可接受筛查的成年住院患者。

2．筛查时间　对适用对象在其入院后 24h 内进行营养筛查。首次筛查不存在营养风险的患者，若住院时间超过一周，可在入院一周后再次进行营养风险筛查。

3．实施人员　受过培训的主管医师、营养师和护士。培训内容包括筛查的程序、方法、评分内容、标准，结果判定及处理。

4．筛查对象的告知　在筛查前向被筛查对象简要介绍筛查的目的和内容，获得其知情同意。

5．结果判定与处理　若临床营养筛查总评分≥ 3 分，表明住院患者存在营养风险，应将患者导入临床营养诊疗流程，结合患者的营养状况评估，需制订营养干预计划。

若临床营养筛查总评分＜ 3 分，表明住院患者暂时不存在营养风险，应每周重复营养风险筛查。

（三）NRS 2002 筛查表

姓名：	性别：	年龄：	身高：	现体重：	BMI：
疾病诊断：				科室：	
住院日期：		手术日期：		测评日期：	
NRS 2002 营养风险筛查：分					
疾病评分	评分 1 分：髋骨骨折□　慢性疾病急性发作或有并发症者□　COPD □　血液透析□　肝硬化□　一般恶性肿瘤患者□　肠梗阻、胆石症、腹腔镜手术□ 评分 2 分：腹部大手术□　脑卒中□　重度肺炎□　血液恶性肿瘤□　7d 内将行胸 / 腹部大手术者□ 评分 3 分：颅脑损伤□　骨髓移植□　大于 APACHE10 分的 ICU 患者□				
小结：疾病有关评分					

续表

营养状态	1. BMI（kg/m^2）□小于 18.5（3 分） 注：因严重胸腹水、水肿得不到准确 BMI 值时，用白蛋白替代（＜ 30g/L，3 分） 2. 体重下降＞ 5% 是在□ 3 个月内（1 分）□ 2 个月内（2 分）□ 1 个月内（3 分） 3. 一周内进食量：较从前减少 □ 25% ～ 50%（1 分）□ 50% ～ 75%（2 分）□ 75% ～ 100%（3 分）□无或其他（0 分）
小结：营养状态评分	
年龄评分	□年龄＞ 70 岁（1 分）□年龄＜ 70 岁（0 分）
小结：年龄评分	
对于表中没有明确列出诊断的疾病参考以下标准，依照调查者的理解进行评分。 1 分：慢性疾病患者因出现并发症而住院治疗。患者虚弱但不需卧床。蛋白质需要量略有增加，但可通过口服补充来弥补。 2 分：患者需要卧床，如腹部大手术后。蛋白质需要量相应增加，但大多数人仍可以通过肠外或肠内营养支持得到恢复。 3 分：患者在重症监护病房中靠机械通气支持。蛋白质需要量增加而且不能被肠外或肠内营养支持所弥补。但是通过肠外或肠内营养支持可使蛋白质分解和氮丢失明显减少。	
总分值≥ 3 分：患者处于营养风险，需要营养支持，结合临床制订营养治疗计划。 总分值＜ 3 分：每周复查营养风险筛查。	
签字：　日期：	

四、其他营养筛查工具

目前，在临床工作中应用的营养评定工具有 10 余种之多，包括使用单一指标和复合指标两类。单一指标如体质指数（BMI）、血清白蛋白（ALB）、前清蛋白（PA）、血红蛋白（Hb）等，但都有一定的局限性。近年来研究主要集中在探讨复合指标的筛查工具，以提高筛查的敏感性和特异性。其他常用的营养筛查工具有主观全面评估、简易营养评估、营养不良通用筛选工具等。

（一）主观全面评定法（Subjective Global Assessment，SGA）

SGA 是美国肠外肠内营养学会（ASPEN）推荐的临床营养状况评估工具。其特点是以详细的病史与临床检查为基础，省略人体测量和生化检查。其理论基础是机体组成改变与进食改变、消化吸收功能的改变与肌肉的消耗、身体功能与活动能力的改变等。有研究显示，通过 SGA 评估发现的营养不足患者，并发症的发生率是营养良好患者的 3 ～ 4 倍。尤其是对于肿瘤患者的营养筛查，2011 年的 CSCO 肿瘤营养治疗专家委员会将 PG-SGA 工具推荐为恶性肿瘤营养风险筛查工具。

SGA 作为营养风险筛查工具有一定局限性，如 SGA 更多反映的是疾病状况，而非营养状况；SGA 不适用于区分轻度营养不足，侧重反映慢性或已存在的营养不足，不能及时反映患者营养状况的变化。目前，该筛查工具缺乏筛查结果与临床结局的证据支持，同时未把观察指标和如何将患者进行分类直接联系起来，使该工具不能达到临床快速筛查的目的。该工具是一个主观评估工具，使用者要接受专门培训，作为常规营养筛查工具并不实用。

（二）简易营养评估（Mimi Nutritional Assessment，MNA）

MNA 又称微型营养评定，是 20 世纪 90 年代初由 Vellas、Garry、Guigoz 等创立和发展的一种人体营养状况评定方法，主要用于老年患者的营养风险评估。其评定内容包括人体测量、整体评定、膳食问卷和主观评定等。根据上述各项评分标准计分并相加，可进行营养不良和营养风险的评估。MNA 快速、简单、易操作，一般需要 10min 即可完成，有研究表明，该工具既可用于有营养不良风险的患者，也可用于已发生营养不良的住院患者。此外，还可用于预测健康结局、社会功能、病死率、就诊次数和住院费用等。

（三）营养不良通用筛查工具（Malnutrition Universal Screening Tools，MUST）

MUST是由英国肠外肠内营养学会多学科营养不良咨询小组开发的，适用于不同医疗机构的营养风险筛查工具，适合不同专业人员使用，如护士、医师、营养师、社会工作者和学生等。该工具主要用于蛋白质-热量营养不良及其风险的筛查，包括三方面评估内容：①BMI；②体重减轻者；③疾病导致进食量减少的患者。通过三部分评分得出总分，分为低风险、中等风险和高风险。Stratton等研究显示，MUST可预测老年住院患者的病死率和住院时间，即使是无法测量体重的卧床老年患者，MUST也可进行筛查，并预测临床结局。该工具一般可在3～5min内完成，并适用于所有的住院患者。

（四）住院儿童的营养风险筛查工具

危重症儿童营养不良发生率高，住院期间由多种因素导致营养处方难以完成，合理的营养筛查及营养评定是危重症儿童营养治疗的基石。NRS 2002评分系统适用于住院患儿营养风险筛查。但危重症儿童入院时膳食调查及体重变化干扰因素较多，住院期间多需卧床，难以准确计算BMI，该评分系统在危重症儿童中的适用性有待进一步探讨。

第二节　营养评定

案例 2-2A

苏××，女，52岁，身高163cm，体重48kg。于2014年11月12日在内分泌门诊被确诊为“甲状腺功能亢进”，遂进行对症治疗（口服甲巯咪唑）。2015年2月7日因心悸、高热、呼吸急促、烦躁不安入院治疗，请普通外科医师会诊后建议行手术或放射碘治疗。患者及家属了解病情后决定行放射治疗，现请临床营养科会诊，协助做术前准备。

问题与思考：

1．作为一名临床营养师，在对该患者进行术前准备时你需要做什么工作？

2．在营养评定中，你选择哪种营养摄入调查？为什么？

一、营养评定的概念

营养评定（nutrition assessment），又称为营养评价，是营养专业人员获得营养风险患者相关营养问题数据的一个过程，包括营养摄入调查、生化与医学检查、营养专科检查、人体测量、病史及行为习惯五个方面的信息收集，用来评价和分析患者的营养需求，以便制订营养支持计划。这里所指的营养专业人员包括医生、营养师及护士。

二、营养评定的内容

（一）营养摄入调查

营养摄入调查的目的是获得患者一段时间内膳食史和营养素摄入情况，为评价患者能量和营养素现状和营养干预方案的制订提供依据，其常用的方法如下。

1．24h回顾法　要求病人提供过去24h的进食情况。方法简单易行，不受经常性饮食习惯影响，但所调查的资料不代患者人经常性进食情况。

2．经常性进食情况调查　是一种快速简易方法，更能代表患者经常进餐情况，但要求患者依靠记忆来回顾平时的进餐情况。

3．食物频率法　即用食物单记录由患者选择所吃食物的频率。该方法易标准化，与 24h 回顾法合用更理想，能提供一段时间主要营养素摄入的概况，但食物单可能未列入患者膳食全部食物品种，故所调查内容可能有疏漏。该方法还要求患者有读写能力。

4．食物记录（日记）法　要求患者记录 3 ~ 7d 内实际进食情况。该法能排除回忆的误差，但要求患者有读写能力并了解食物的每份量。

5．膳食结构的评价　用食物成分表或医用营养计算机来分析患者摄入食物的营养素含量，将所得到的患者营养素摄入量与推荐的营养素需要量对比，来评价患者的膳食是否合理。

（二）生化及医学检查

生化及实验室检查可提供客观的营养评价结果，不受主观因素的影响；并且可确定是否存在某种营养素的缺乏，与其他主观评价方法具有相辅相成的作用。

生化及实验室检查的内容主要包括：①营养成分的血液浓度的测定；②营养代谢产物的血液及尿液浓度的测定；③与营养素吸收和代谢有关的各种酶的活性的测定；④头发、指甲中营养素含量的测定等。

临床上常用于评价营养状况的医学指标如下。

1．血浆蛋白　血浆蛋白水平可反映机体蛋白质营养状况。最常用的指标包括血清白蛋白、转铁蛋白、甲状腺结合前白蛋白和视黄醇结合蛋白。

（1）血清白蛋白（albumin）：白蛋白于肝细胞内合成，合成速度为每日 120 ~ 270mg/kg 体重。白蛋白合成后进入血流，并分布于血管的内、外空间。在正常情况下，体内总的白蛋白池（pool）为 3 ~ 5g/kg 体重，其中，30% ~ 40% 分布于血管内。血管外的白蛋白贮存于瘦体组织中，分布于皮肤、肌肉和内脏等。白蛋白的合成受很多因素的影响，在甲状腺功能低下、血浆皮质醇水平过高、出现肝实质性病变及生理上的应激状态下，白蛋白的合成率下降。白蛋白的半衰期为 14 ~ 20d，每日代谢掉总量的 6% ~ 10%。白蛋白的主要代谢部位是肠道和血管内皮。

影响血浆白蛋白浓度的因素主要包括：①白蛋白的合成速度；②白蛋白的容量及分布空间的大小；③白蛋白分解代谢的速率；④是否存在大量白蛋白丢失；⑤是否出现体液分布状态的大的改变等。

很多疾病可影响上述几个因素，如在持续性半饥饿状态的患者，白蛋白的合成迅速减少，并由血管外向血管内转移，这是保存白蛋白的一种保护性措施。若蛋白质摄入持续减少，则分解代谢亦会减慢，使白蛋白的血浓度不致下降过快。但如果机体蛋白质极度消耗，或肝功能严重受损，血浆白蛋白可迅速降低。在癌症等高度应激状态下，白蛋白的合成代谢降低，而分解代谢增加。烧伤、肾变性及其他可引起蛋白质丢失的疾病均可造成白蛋白丢失。体液潴留与失水可造成血浆白蛋白浓度由减少到增加，亦可相反。不同疾病状态对白蛋白代谢的影响参见表 2-2-1。

血浆白蛋白水平与外科患者术后并发症及死亡率相关。持续的低白蛋白血症是判定营养不良的可靠指标。

（2）血清前白蛋白（prealbumin，PA）：前白蛋白在肝合成，因在 pH8.6 条件下电泳转移速度较白蛋白快而得名。又因为前白蛋白可与甲状腺素结合球蛋白（TBG）及视黄醇结合蛋白（RBP）结合，从而转运甲状腺素及维生素 A，故又名甲状腺素结合前白蛋白（thyroxine-binding prealbumin，TBPA）。前白蛋白的分子量为 54 980，含氮量为 16.7%。每日全身代谢池分解率为 33.1% ~ 39.5%。其生物半衰期短，约为 1.9d，故与转铁蛋白和视黄醇结合蛋白共称为快速转换蛋白（rapid-turnover transport protein，RFP）。

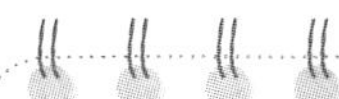

表2-2-1　疾病状态对白蛋白代谢的影响

疾病状态	对白蛋白代谢的影响
半饥饿营养不良	白蛋白由血管外向血管内转移，合成、分解均降低，血浓度下降
甲状腺功能降低	白蛋白由血管外向血管内转移，血浓度下降
甲状腺功能亢进	白蛋白的合成与分解都增加，血浓度不变
癌样综合征	因色氨酸不足，白蛋白合成下降
肝硬化，肝衰竭	白蛋白合成下降，伴有血管外损失（如腹水），血浓度下降
酒精性肝病	抑制白蛋白合成
肠梗阻及肠病	白蛋白丢失增加
肾小球病变	白蛋白从尿中丢失
肾变性	白蛋白分解代谢增加，并从尿中丢失
尿毒症	白蛋白合成减少
肿瘤及放疗	白蛋白分解增加
烧伤	白蛋白从血管外大量丢失，从表皮丢失
创伤、大手术	白蛋白分解增加，合成减少，血浓度下降

与白蛋白相比，前白蛋白的生物半衰期短，血清含量少且体库量较小，故在判断蛋白质急性改变方面较白蛋白更为敏感。在输注白蛋白的情况下，若仍使用血清白蛋白进行营养评定，其结果可能会受到影响。故在输注白蛋白时，宜选用前白蛋白而非白蛋白作为营养评价的指标。

然而，很多疾病状态可对血清前白蛋白浓度产生影响，使其应用受到限制。其中，造成其升高的因素主要包括脱水和慢性肾衰竭。由于前白蛋白清除的主要场所是肾，故肾衰竭患者可出现前白蛋白升高的假象。降低血清前白蛋白的因素包括水肿、急性分解状态、外科手术后、能量及氮平衡的改变、肝病、感染和透析等。机体在创伤、严重感染和恶性肿瘤等各种应激反应后的 1 ~ 2d 内，即可出现血清前白蛋白浓度的下降。这与急性期反应蛋白（acute-phase response protein，ARP），如 C 反应蛋白、铜蓝蛋白、纤维蛋白原和结合珠蛋白的血浆浓度升高的变化刚好相反。上述这种状态会伴随应激反应的持续进行而持续存在下去，故前白蛋白不适宜作为高度应激状态下营养评价的指标。此外，由于前白蛋白在肝合成，各种肝病均可导致血清前白蛋白水平降低。并且，肝实质损害越严重，前白蛋白减低幅度越明显。故在对各类肝病患者进行营养评定时，应用前白蛋白须特别慎重。另外，由于前白蛋白的主要功能是转运甲状腺素和维生素 A，因此，这些物质在体内的水平会影响前白蛋白的活性。

（3）血清转铁蛋白（transferrin，TFN）：TFN 在肝合成，生物半衰期为 8 ~ 9d，能及时反映内脏蛋白的急剧变化。在进行高蛋白饮食治疗时，转铁蛋白在血浆中浓度上升较快，故是判断治疗效果的良好指标。但 TFN 体库较小，约为 5.29g。TFN 对评定个体患者的营养状态尚缺乏足够的灵敏度与特异性。

（4）血清视黄醇结合蛋白（retinal binding protein，RBP）：RBP 在肝合成，其主要功能是运载维生素 A 和前白蛋白。RBP 主要在肾代谢，其生物半衰期仅为 10 ~ 12h，故能及时反映内脏蛋白的急剧变化。但因其反应极为灵敏，即使在很小的应激反应下，其血清浓度也会有所变化。胃肠道疾病、肝病等均可引起血清 RBP 浓度的降低。目前 RBP 在临床的应用尚不多。

（5）纤维结合蛋白（fibronectin，FN）：FN 为血浆 α_2 糖蛋白，主要在肝合成，存在于多种组织中，半衰期很短（20h）。在饥饿时 FN 降低，恢复营养支持后 5d 即可升高。在广泛创伤、烧伤、手术及脓毒血症时降低。

5 种血浆蛋白的基本特征见表 2-2-2。

表2-2-2　血浆蛋白的基本特征

血浆蛋白	分子量	合成部位	血清正常值范围（g/L）	生物半衰期
白蛋白	66 460	肝细胞	45（35 ~ 50）	18 ~ 20d
转铁蛋白	79 550	肝细胞	3.3（2.6 ~ 4.3）	8 ~ 9d
前白蛋白	54 980	肝细胞	0.3（0.2 ~ 0.4）	2 ~ 3d
视黄醇结合蛋白	20 960	肝细胞	0.372 ± 0.0073	10 ~ 12h
纤维结合蛋白	440 000	肝细胞及其他组织	1.82 ± 0.16	20h

2．氮平衡与净氮利用率　氮平衡（nitrogen balance，NB）是评价机体蛋白质营养状况的最可靠与最常用指标。一般食物蛋白质的氮的平均含量为 16%。若氮的摄入量大于排出量，为正氮平衡（positive nitrogen balance）；若氮的摄入量小于排出量，为负氮平衡（negative nitrogen balance）；若摄入量与排出量相等，则维持氮的平衡状态（nitrogen equilibrium），表示摄入的蛋白质量可满足基本要求。

3．肌酐身高指数（creatinine height index，CHI）　肌酐（creatinine）系肌肉中的磷酸肌酸经不可逆的非酶促反应，脱去磷酸转变而来。肌酐在肌肉中形成后进入血循环，最终由尿液排出。肌酐身高指数是衡量机体蛋白质水平的灵敏指标（表 2-2-3），其优点在于：①成人体内肌酸和磷酸肌酸的总含量较为恒定，每日经尿排出的肌酐量基本一致，正常男性为 1000 ~ 1800mg/d，女性为 700 ~ 1000mg/d。②运动和膳食的变化对尿中肌酐含量的影响甚微。曾有争论膳食中蛋白质水平是否会影响尿肌酐水平，但实验表明，膳食中除去蛋白质后，尿肌酐排出量需经过相当长的时间才出现下降，故在评定 24h 尿肌酐时不必限制膳食蛋白质。③经 ^{40}K 计数测定，成人 24h 尿肌酐排出量与瘦体组织（LBM）量一致。④在肝病等引起水肿等情况而严重影响体重测定时，因为 CHI 不受此影响，故价值更大。

CHI 测定方法：连续保留 3d 的 24h 尿液，取肌酐平均值并与相同性别及身高的标准肌酐值（表 2-2-3）比较，所得的百分比即为 CHI。

CHI 评定标准：CHI > 90% 为正常；80% ~ 90% 表示瘦体组织轻度缺乏；60% ~ 80% 表示中度缺乏；< 60% 表示重度缺乏。

表2-2-3　正常成人肌酐排出量标准值

男性		女性	
身高（cm）	肌酐排出量（mg/24h）	身高（cm）	肌酐排出量（mg/24h）
157.5	1 288	147.3	830
160.0	1 325	149.9	851
162.6	1 359	152.4	875
165.1	1 386	154.9	900
167.6	1 424	157.5	925
170.2	1 467	160.0	949
172.7	1 513	162.6	977
175.3	1 555	165.1	1 006

续表

男性		女性	
身高（cm）	肌酐排出量（mg/24h）	身高（cm）	肌酐排出量（mg/24h）
177.8	1 596	167.6	1 044
180.3	1 642	170.2	1 076
182.9	1 691	172.7	1 109
185.4	1 739	175.3	1 141
188.0	1 785	177.8	1 174
190.5	1 831	180.3	1 206
193.0	1 891	182.9	1 240

然而，CHI 的应用也存在一定的局限性。

（1）因各种因素，准确收集 24h 尿量是困难的。若用随意尿标本测定，其精确性极差。

（2）一些因素可导致 24h 尿肌酐排出量减少，如肾、肝衰竭，肿瘤和严重感染等。

（3）24h 尿肌酐排出量随年龄的增大而减少，而表 2-2-3 中的标准肌酐值并未包含年龄因素。

（4）目前，尚缺乏中国健康成人的标准肌酐 - 身高值。这些均给 CHI 的应用造成困难。

4．肌酐体重系数（creatinine body weight index，CBWI）

CBWI= 实测 24h 尿肌酐量 / 理想体重 24h 尿肌酐量 ×100%

理想体重尿肌酐量（mg/24h）= 肌酐体重系数（mg/kg）× 理想体重

肌酐体重系数：男性为 20mg/（kg · 24h），女性为 15 mg/（kg · 24h）。

5．肌酐身高比（creatinine height reta，CHR）

CHR=24h 尿肌酐量（mg）/ 身高（cm）

正常值：男性 CHR ＞ 6.2mg/cm，女性 CHR ＞ 4.0mg/cm。若 CHR 小于上述标准，则说明存在营养不良。

6．免疫功能评定　细胞免疫功能在人体抗感染中起重要作用。蛋白质热量营养不良常伴有细胞免疫功能损害，这将增加患者术后感染率和死亡率。

7．维生素及微量元素的生化检查　基本方法及辅助方法详见表 2-2-4。

表2-2-4　常用维生素及微量元素的生化检查方法

营养素	基本方法	辅助方法
视黄醇	相对剂量反应	血浆视黄醇及胡萝卜素
硫胺素	红细胞转酮酶活性	尿及血浆硫胺素
核黄素	红细胞（或全血）谷胱甘肽还原酶活性	
烟酸（尼克酸）	尿中 N- 甲基烟酸酰胺 尿中 N- 甲基 -2- 吡啶酮 -5- 羧酸	全血 NADP 浓度
吡哆醇	血浆吡醛 -5- 磷酸及红细胞转氨酶活性	尿 FIGLU 排出量（组氨酸负荷）
叶酸	血浆及红细胞叶酸水平，血片观察红细胞	尿 FIGLU 排出量（组氨酸负荷）
维生素 B_{12}	血浆运钴胺 TCI 及红细胞维生素 B_{12} 含量	Schilling 试验
维生素 C	白细胞维生素 C 含量	尿维生素 C 及其代谢
维生素 D	血中 25-（OH）-D_3 水平	血浆碱性磷酸酶活性

续表

营养素	基本方法	辅助方法
维生素 E	血浆生育酚	
维生素 K	血浆凝血酶原	
铁	血红蛋白、血浆铁蛋白	红细胞原卟啉
硒	血清 / 血浆硒浓度	谷胱甘肽氧化酶活性
锌	血清 / 血浆锌浓度	发锌及血细胞锌浓度
碘	血浆 T3 及 T4 浓度	甲状腺症状

8．人体能量代谢的测定　测定人体能量消耗主要有 3 种方法，即直接测热法、间接测热法和双标记水法。

（三）营养专科检查

营养专科检查是营养状态全面评价的一部分。通过询问、观察、触诊技术来获取关键资料。体检之所以必要，是因为通过体检不仅能评价营养缺乏的体征，还能够评价其他营养状态相关的动力学，如自理能力，获取食物、备餐、用餐的能力（表 2-2-5）。

表2-2-5　营养不良的生理症状

身体部位或系统	正常状态	营养缺乏可能的症状或状况	可能缺乏的营养素
头发	头发滑润有光泽，坚固不易掉落	1．无光泽干燥 2．头发稀疏 3．色泽异常 4．容易脱落	蛋白质热量不足（PEM） 蛋白质、生物素、锌 蛋白质、铜 蛋白质
脸	脸上皮肤光润，呈现健康色	1．苍白 2．月亮脸 3．鼻周围油脂性的皮屑	铁 蛋白质 维生素 B_{12}、烟酸、维生素 B_6
眼睛	明亮有神，黏膜呈健康红润	1．睑结膜苍白 2．眼睑发红、龟裂干燥、睑角炎 3．Bitot 斑、眼干燥症、夜盲症	铁（贫血） 维生素 B_2、维生素 B_6 维生素 A
口唇	平滑湿润	1．唇边的溃疡 2．唇和口的红肿病变	维生素 B_2、烟酸、维生素 B_6、铁 维生素 B_2、烟酸、维生素 B_6、铁
舌头	深红色，光滑	1．平滑舌 2．舌头发红疼痛或肿痛 3．舌炎（glossitis）	维生素 B_{12}、叶酸 烟酸 烟酸、维生素 B_6、B_2、B_{12}、叶酸
牙龈	健全，无肿大或萎缩	1．牙龈肿大 2．海绵状（sponginess） 3．出血、萎缩	维生素 C 维生素 C 维生素 C
皮肤	光滑、肤色良好	1．表皮干燥或粗糙鳞片状 2．小部分的皮下出血 3．皮下色素沉淀或日晒部位脱屑 4．水肿	维生素 A、维生素 C、必需脂肪酸 维生素 C、维生素 K、烟酸 蛋白质 蛋白质
指甲	硬实、粉红	1．汤匙甲 2．指甲苍白易碎，中间线状隆起	铁 蛋白质、热量

续表

身体部位或系统	正常状态	营养缺乏可能的症状或状况	可能缺乏的营养素
腺体		1．甲状腺肿大 2．耳下腺肿大	碘 蛋白质
肌肉与骨骼系统	姿势良好、无畸形	1．腿骨弯曲 2．关节肿大 3．肌肉无力	维生素 D 维生素 D 蛋白质、钙
神经系统	精神稳定、反射正常	1．心智混乱或精神沮丧 2．心理性肌肉运动改变 3．运动无力、感觉异常	维生素 B_1、维生素 B_{12}、烟酸 蛋白质 维生素 B_1
肠胃系统	无胀气、腹泻或便秘的情形	肝脾大	蛋白质热量不足（PEM）
其他		伤口或组织修护延迟	维生素 C、锌、蛋白质

（四）人体测量

1．体重（body weight，BW）

（1）测定意义：体重是营养评定中最简单、最直接、最可靠的指标，是历史上沿用已久，目前最为主要的营养评定指标。体重是脂肪组织、瘦组织和矿物质之和，体重的改变是与机体能量与蛋白质的平衡改变相平行的，故体重可从总体上反映人体营养状况，包括平时、理想和目前之体重。

（2）测定方法：体重的测定要考虑到测量的时间、穿的衣服多少及是否已排便等因素。对住院患者应选择晨起空腹，排空大小便后，着内衣裤测定。体重计的感量不得大于 0.5kg，测定前须先标定准确。

体重指数（body mass index，BMI）：BMI= 体重（kg）/ 身高 ^{2}（m^2）。BMI 被认为是反映蛋白质热量营养不良及肥胖症的可靠指标。James 等提出的 BMI 评定标准见表 2-2-6。

表2-2-6　BMI的评定标准（James标准）

等级	BMI值
肥胖Ⅲ级	＞ 40
肥胖Ⅱ级	30 ～ 40
肥胖Ⅰ级	25 ～ 29.9
正常值	18 ＜ BMI ＜ 25
蛋白质 - 热量营养不良Ⅰ级	17.0 ～ 18.4
蛋白质 - 热量营养不良Ⅱ级	16.0 ～ 16.9
蛋白质 - 热量营养不良Ⅲ级	＜ 16

（3）测定体重时的注意事项

1）患者出现水肿、腹水等，引起细胞外液相对增加，并可掩盖化学物质及细胞内物质的丢失。

2）患者出现巨大肿瘤或器官肥大等，可掩盖脂肪和肌肉组织的丢失。

3）利尿药的使用会造成体重丧失的假象。

4）在短时间内出现能量摄入及钠量的显著改变，可导致体内糖原及体液的明显改变，从而影响体重。

5）如果每日体重改变小于 0.5kg，往往提示是体内水分改变的结果，而非真正的体重变化。在排除脂肪和水的变化后，体重改变实际上反映了机体瘦组织群（lean body mass，LBM）的变化。

6）不同营养类型体内脂肪和蛋白质消耗比例不同，因而体重减少相同者，有的可能蛋白质特别是内脏蛋白质消耗少，有的蛋白质消耗多，从维持生命和修复功能而言蛋白质的多少比体重改变更重要，所以不同类型营养不良患者，相同体重的减少对预后可产生不同影响。

目前对体重指标一般的认识是：体重减少是营养不良的最重要的指标之一，但应结合内脏功能的测定指标，如握力、血浆蛋白等。当短期内体重减少超过 10%，同时血浆白蛋白 ＜ 3.0mg% 时，可判定患者存在严重的蛋白质热量营养不良。

2．皮褶厚度（skinfold thickness）　皮下脂肪含量约占全身脂肪总量的 50%，通过皮下脂肪含量的测定可推算出体脂总量，体脂总量的变化间接反映了热能的变化。

（1）三头肌皮褶厚度（triceps skinfold thickness，TSF）：被测者上臂自然下垂，取左（或右）上臂背侧肩胛骨肩峰至尺骨鹰嘴连线中点，于该点上方 2cm 处，测定者以左手拇指与示指将皮肤连同皮下脂肪捏起呈皱褶，捏起处两边的皮肤须对称。然后，用压力为 $10g/mm^2$ 的皮褶厚度计测定。应在夹住后 3s 内读数，测定时间延长可使被测点皮下脂肪被压缩，引起人为误差。连续测定 3 次后取其平均值。为减少误差，应固定测定者和皮褶计。

结果判定：TSF 正常参考值男性为 8.3mm，女性为 15.3mm。实测值相当于正常值的 90% 以上为正常；介于 80% ～ 90% 为轻度亏损；介于 60% ～ 80% 为中度亏损；小于 60% 为重度亏损。

（2）肩胛下皮褶厚度：被测者上臂自然下垂，取左（或右）肩胛骨下角约 2mm 处，测定方法同 TSF。

结果判定：以肩胛下皮褶厚度与 TSF 之和来判定。正常参考值男性为 10 ～ 40mm，女性为 20 ～ 50mm；男性＞ 40mm，女性＞ 50mm 者为肥胖；男性＜ 10mm，女性＜ 20mm 者为消瘦。

（3）髋部与腹部皮褶厚度：髋部取左侧腋中线与髂脊交叉点；腹部取脐右侧 lcm 处。测定方法同 TSF。

上述结果还可代入下面公式推算总体脂（total body fat，TBF）：TBF（%）= 0.91137A+0.17871B+0.15381C-3.60146

A、B 和 C 分别代表三头肌、肩胛下和髋部皮褶厚度（mm）。结果＞ 20% 者为肥胖。

（4）上臂围与上臂肌围

1）上臂围（arm circumference，AC）：被测者上臂自然下垂，取上臂中点，用软尺测量。软尺误差不得大于 0.1cm。

结果判定：AC 的正常参考值见表 2-2-7。

表2-2-7　我国北方地区成人上臂围正常参考值

性别	年龄（岁）	例数	上臂围（cm）	变异系数
男	18 ～ 25	1 902	25.9 ± 2.09	0.08
	26 ～ 45	1 676	27.1 ± 2.51	0.09
	46 以上	674	26.4 ± 3.05	0.12
女	18 ～ 25	1 330	24.5 ± 2.08	0.08
	26 ～ 45	1 079	25.6 ± 2.63	0.10
	46 以上	649	25.6 ± 3.32	0.13

2）上臂肌围（arm muscle circumference，AMC）：上臂肌围可间接反映体内蛋白质贮存水平，它与血清白蛋白水平相关。有研究发现，当血清白蛋白值小于 28g/L 时，87% 的患者出现 AMC 值的减小。

AMC 可由 AC 值换算求得，即：

AMC（cm）= AC（cm）−3.14 × TSF（cm）

结果评定：AMC 的正常参考值男性为 24.8cm，女性为 21.0cm。实测值在正常值 90% 以上时为正常；占正常值 80% ～ 90% 时，为轻度营养不良；60% ～ 80% 时，为中度营养不良；小于 60% 时，为重度营养不良。

（五）营养病史及行为习惯

营养病史即是在临床病史中利于营养干预方案形成的因素和数据。在复习病史记录时，要注意以下几个方面。

1．对患者营养状况持续性或阶段性产生影响的可能因素，包括何种营养素的缺乏、有关的心理和社会因素（如饮酒、吸烟、经济状况）、罹患的急性和慢性病对营养的影响、药物 - 营养相关的可能药物，以及与营养有关的其他病史或症状，如厌食、吞咽困难、胃肠道症状，如恶心、呕吐、腹泻或吸收不良。

2．了解对患者营养状况已产生影响或可能产生影响的病史资料，包括药物作用、诊断过程、外科手术和治疗情况（化学治疗、放射治疗）。

3．了解患者的营养史，收集患者的一般健康状况、饮食习惯和饮食方式等资料，包括生活习惯、食物购买力、进餐计划和食物制作、进餐方式、吃零食情况、进餐地点、饮食嗜好、食物过敏、过去饮食限制、维生素和（或）矿物质的补充、以前使用过的肠内、肠外营养支持手段、食欲变化、口味变化、服用未经处方的药物、体重改变（通常体重、体重增减情况及其时间规律）、膳食情况、排便习惯、锻炼和活动情况。

第三节　营养干预

案例 2-3A

张 ××，女，66 岁，身高 162cm，体重 47kg。因“绝经 18 年阴道排液 8 月余，阴道少量出血 1 个月”于 2013 年 7 月 18 日入院。临床诊断为子宫内膜癌，子宫及双侧附件切除术后、回盲造瘘术后，脓毒败血症，弥漫性腹膜炎，肺部感染合并呼吸性碱中毒合并代谢性碱中毒。患者持续低体重。于 8 月 7 日请临床营养师会诊协助制订治疗方案。

问题与思考：

1．作为一名临床营养师，通过你的营养评定，应该对患者做出哪些营养问题的诊断？

2．针对患者的营养问题，你该如何制订营养干预方案？

一、营养干预的概念与内容

营养干预方式的选择由营养诊断及其病因决定。同时，营养干预也为监测进展与衡量结果提供了基础。从临床营养干预的方向上可以将营养干预分为食物与营养素干预、营养宣教干预、营养咨询干预及协调治疗。临床营养护士是主要实施者。

二、营养干预中的护理内容

（一）食物与营养素干预过程中的护理工作

营养护士在食物营养给入的营养干预过程中负责医嘱任务的执行，主要包括肠内、肠外营养护理工作。

1．肠内、肠外营养治疗中护理工作

医嘱信息核对及确认：处方信息、治疗执行要求信息。

营养液准备：配制、输送。

喂养或输注准备：操作所需的途径建立、用具用品、环境条件准备。

喂养或输注操作与实施：肠内喂养、辅助喂养及辅导、肠内营养管置管、营养液推注、输注泵的速度、温度调节、肠内营养管道护理（包括鼻胃管、鼻肠管、经皮内镜下胃造瘘置管、经皮内镜下空肠造瘘置管护理等）；肠外输注途径建立（外周静脉、中心静脉、PICC 等）、输注泵调节、导管护理等。

肠内营养治疗过程的监测与护理工作：诊察与沟通、检测与监测、记录与分析、反馈与处理。

2．注意事项

（1）负责汇总营养治疗处方医嘱并核对，分发至肠内、肠外营养治疗制备部门，按照营养配制规范，分别于洁净环境（肠内）、百万级层流室（肠外）对营养液制剂进行个体化配制、制作营养标签，肠内营养液需标注“禁止静脉滴注”警示及患者基本信息，经“三查七对”发放至病房，嘱临床责任护士和患者家属以 0 ～ 4℃保存，保质期为 24h，喂养过程注意防止误吸风险。

（2）肠外营养液配制中，注意药物配伍禁忌、无菌操作规程，以及配制肠外营养制剂的操作流程。审核确认配制好的肠外营养制剂的质量、发放对象。除此以外，还应定期对肠外营养置管进行护理，如经外周静脉穿刺中心静脉置管、中心静脉置管。

（二）营养宣教与咨询过程中的护理任务执行

营养护士在建立患者正确营养知识与信念的营养干预过程中，负责实施完成干预任务，其工作内容与方式是围绕患者营养问题解决的营养宣教。

1．宣教目的　建立正确的知识与信念，使患者能够即时获得继续学习能力、学习方向、建立概念、提升治疗顺应性、有主动性营养管理行为等。

2．宣教方法与方式　访谈与沟通、知识媒介（资料、书籍、网络信息、音频、视频教程）宣教，以及专业人员的面对面授课或宣讲及集中讨论等。

3．宣教准备　知识与技能的相关素材准备、宣教技能准备、宣教计划及环境准备。

4．注意事项　帮助患者建立营养治疗理念，提高临床营养治疗的顺应性，从而增强综合治疗效果。另外，可以在门诊、病房区等，采用咨询、授课、版报、宣传栏、宣传手册、科普讲座、社区健康活动等形式，对各类人群进行营养宣教、平衡膳食指导，提高群众营养健康知识水平。

（三）营养行为与环境管理中的护理任务执行

关于患者营养行为及影响环境的干预方向，主要工作有如下两个任务。

1．食物及营养供给、获取途径的安全与质量管理　医院内的食物及营养供给、获取途径是相对容易控制和管理的，医院的膳食食堂要接受营养科专业管理，在膳食制备过程中要从食材采购、加工制作流程、存放保质等方面建立管理规范，以确保质量安全。在输送到患者手中时，饭菜温度、口味、食用用具的方便性等也应进行具体要求；对于医院普通膳食要有营养素的平衡标准，可由医院营养食堂提供，对于治疗膳食要有营养素量化的标签，药膳要有功能主治及患者个性化对应的相关信息，此项业务应由营养医师、营养师、营养厨师组成的技术团队管理下的治疗膳食制作室承担。

院外家庭病房、社区服务站的患者，应该参考医院的标准进行管理，必要时可通过与医院建立业务关系以利用医院的技术资源。

要通过对患者及家属进行上述知识的教育，使其接受食物及营养供给、获取途径的安全与质量管理，并通过定期的检查与评价将结果信息传递给患者。

2．饮食及营养行为的影响因素管理 饮食及营养行为是指患者饮食习惯及食物选择的个性化特征及行为取向，它往往受生活习惯、生活环境、文化与知识等因素影响。正确获得这些信息，需要通过访谈、调查、诊察、分析等手段，需要相应的知识与技能，同时在执行中还需要实践经验。

针对上述因素对患者建立营养相关信息档案，采集、记录并分析此类信息及变化，并依此制订干预计划，实施干预计划。

三、营养监测与效果评估

（一）营养监测与评估的概念与内容

在对患者实施营养干预后，须进一步进行营养监测与评估，以确定患者营养筛查、评定、诊断、干预的进展程度，并判断治疗是否达到预期结果。

由经过培训的专业人员采用统一的治疗调查评估表进行治疗监测与治疗效果的评估，可应用以下指标进行：

1．监测三头肌皮褶厚度 实测值 ＞ 正常值的90% 为正常；介于 60% ～ 90% 为轻、中度减少；＜ 60% 为重度减少。

2．监测治疗前后患者血生化指标 如前白蛋白、总蛋白、白蛋白、球蛋白、视黄醇结合蛋白等，对比治疗效果。

3．监测胃肠道症状 无腹胀、腹泻、恶心、呕吐等症状，定义为正常；有部分症状，如轻微恶心、呕吐等，定义为轻、中度胃肠道症状；有所有症状或严重腹胀、腹泻、恶心、呕吐，且次数频繁，定义为严重胃肠道症状。

4．监测肌肉消耗 大部分部位无减少，定义为正常；大部分或所有部位轻、中度减少或部分轻、中度减少，定义为轻中度亏损；大部分或所有部位重度减少，定义为重度亏损。

（二）营养监测与评估的护理内容

1．临床营养专业人员自身需具备专业的知识与技能，同时增加对患者和家属的宣教次数，丰富宣教模式，采用针对性教学，增加一对一答疑时间，强调个体化治疗，提高患者和家属的重视度和患者的依从性。

2．医护人员能针对问题变化、治疗干预方案执行记录、治疗效果达成状况，分别设定监测参数、监测周期及治疗效果评估周期。

3．能根据监测参数记录，及时调整营养治疗方案，积极配合临床治疗，改善患者营养状况，以提高患者生命质量、缩短住院时间。

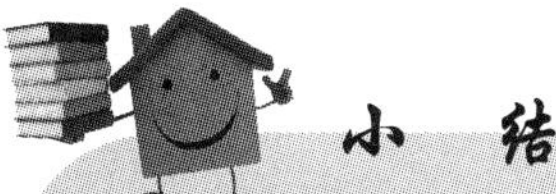

小 结

营养不良及营养风险在临床上普遍存在，这就要求有一种合适的营养风险筛查方法，将存在营养风险的患者筛选出来，导入营养诊疗流程。目前，NRS 2002 作为迄今为止唯一具有循证医学基础的营养风险筛查工具，已被行业推荐首选使用。但是，营养风险筛查的方法有多种，各种方法均有其特点和不足之处，在临床营养风险筛查时，应根据所需筛查对象的特点和筛查人员情况选择适当的筛查工具。

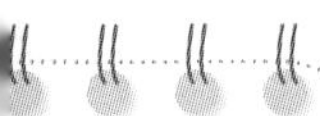

营养宣教与营养咨询是营养护理工作的重要组成部分，良好的营养宣教和咨询可以促使患者配合临床营养诊疗工作。另外，营养宣教与营养咨询是营养信念干预和饮食习惯与行为干预的重要方式，在疾病治疗、康复期是营养诊疗工作的重要构成部分，在健康维护期是营养干预的重要手段，学习和训练相应的技能，在今后的医学及健康服务中，将使营养护理工作有机地融入有着广泛需求的营养干预工作中。

思考题

答案链接 2

1．作为营养护士，面对一位脑卒中患者进行营养筛查能否独立完成？如何提升此方面的技能？

2．面对医嘱交付的营养评定辅助工作，你能否独立完成摄入调查？

3．在营养治疗计划的实施中，治疗膳食喂养技术，肠内、肠外营养液输注技术，饲入管道及静脉导管的护理技术是至关重要的治疗技术，如何才能掌握？

4．营养监测的医嘱任务中，要求记录的营养治疗过程是什么？能否完成此项任务？

5．如何制订营养宣教的计划及宣教目标？

（马爱勤　赵卫伟）

第三章　营养学基础

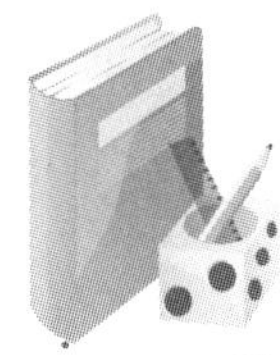

学习目标

通过本章内容的学习，学生应能够：

◎ 识记

复述各种营养素的生理功能、食物来源。

◎ 理解

解释营养缺乏症。

◎ 运用

运用各营养素的理论知识对营养不良的病人进行整体护理。

第一节　蛋白质

蛋白质（protein）是机体细胞、组织和器官及其功能因子和调控因子的重要组成成分，是生命的物质基础。一个体重 70kg 的健康成年男性体内大约含有 12kg 蛋白质。蛋白质分子中含有碳、氢、氧、氮，有的还含有硫和磷。蛋白质是人体氮的唯一来源，碳水化合物和脂肪不能代替。

一、氨基酸

氨基酸是组成蛋白质的基本单位。不同的氨基酸按照一定的排列顺序由肽键连接在一起，由于肽链的长短不一，以及其空间构象的不同，构成了功能各异的蛋白质。构成人体蛋白质的氨基酸有 20 余种。

按照能否在体内合成，氨基酸可分为必需氨基酸和非必需氨基酸。必需氨基酸不能在体内合成或合成量很少，必须由食物蛋白质供给，它们是缬氨酸、亮氨酸、异亮氨酸、苏氨酸、蛋氨酸、苯丙氨酸、色氨酸和赖氨酸 8 种。后来发现组氨酸是婴儿所必需的，因此婴儿的必需氨基酸是 9 种。非必需氨基酸可在人体内合成或从其他氨基酸转变而来。随着营养学和生物学的发展，发现有些氨基酸虽然可在人体内合成，但在特定的生理、病理条件下，它们的合成速度不能满足细胞的需要，如严重的低体重出生婴儿缺乏半胱氨酸和脯氨酸，应激状态或某些疾病时缺乏精氨酸。这些在某些条件下使氨基酸合成受限的氨基酸，称为条件必需氨基酸。

二、蛋白质的食物来源、供给量和营养价值评价

（一）蛋白质的食物来源、供给量

含蛋白质的食物可分为动物性食物和植物性食物两大类。动物性食物中蛋白质含量较高、质量好且利用率高，包括各种肉类、鱼类及水产品、蛋类、奶类等食物，鱼类蛋白质含量在 15% ～ 20%，蛋类和奶类是蛋白质的最佳来源。植物性食物中的蛋白质必需氨基酸的比例与

人体相差较多，利用率较低。粮谷类含蛋白质 10% 左右，蔬菜所含蛋白质极少。但大豆蛋白不仅蛋白质含量高而且利用率也较高，干豆类蛋白质可达 20% ～ 40%。

为改善膳食蛋白质质量，在膳食中应保证有一定数量的优质蛋白质。一般要求动物性蛋白质和大豆蛋白质应占膳食蛋白质总量的 30% ～ 50%。此外，应充分发挥蛋白质的互补作用，以及必要的氨基酸强化来改善膳食蛋白质质量。一般成人按 0.8g/（kg・d）摄入蛋白质为宜，但我国居民以植物性食物为主，所以推荐按 1.0 ～ 1.2 g/（kg・d）摄入蛋白质。如果按供能比计算，成人蛋白质摄入占一日膳食总能量的 10% ～ 12%，儿童青少年占 12% ～ 15% 为宜。

（二）食物蛋白质营养价值评价

1．食物蛋白质的营养评价　评价食物蛋白质营养价值主要从“量”和“质”两个方面。“质”的评价方法，可概括为生物学法和化学分析法。生物学法主要是通过动物或人体试验测定食物蛋白质在体内的消化率和利用率；化学分析法主要是通过对食物中的氨基酸分析，并与参考蛋白质（reference protein）相比较进行评价。几种常用方法如下。

（1）食物蛋白质含量：一般是用凯氏定氮法，测出食物含氮量，再乘以换算系数 6.25（100/16，食物蛋白质含氮一般为 16%），即为蛋白质含量。

（2）食物蛋白质的消化率：指食物蛋白质被人或动物消化的程度。根据是否考虑内源粪代谢氮因素，可分为表观消化率和真消化率两种方法。

$$\text{表观消化率（\%）} = \frac{\text{摄入氮量} - \text{粪氮量}}{\text{摄入氮量}} \times 100\%$$

$$\text{真消化率（\%）} = \frac{\text{摄入氮量} - \text{（粪氮量} - \text{粪代谢氮量）}}{\text{摄入氮量}} \times 100\%$$

其中，粪代谢氮来源于脱落的肠黏膜细胞、消化酶及肠道微生物。

食物蛋白质消化率受到蛋白质性质、膳食纤维、多酚类物质和酶反应等因素影响，大量摄入膳食纤维时，尤其是半纤维素和谷糠，可使食物蛋白质的消化率下降 10%。一般说动物性食物蛋白质消化率高于植物性食物，常见食物蛋白质的消化率为鸡蛋 97%，牛奶 95%，肉、鱼 94%，大米 88%，小麦 86%。

（3）食物蛋白质的利用率：指食物蛋白质被消化吸收后在体内被利用的程度。测定食物蛋白质利用率的方法很多，以下介绍几种常用方法。

生物价（biological value，BV）：是指食物蛋白质被吸收后储留氮（即被利用的氮）占吸收氮的百分比，公式为：

$$BV = \frac{\text{氮储留量}}{\text{氮吸收量}} \times 100\%$$

氮储留量 = 吸收氮量 –（尿氮量 – 尿内源氮量）

氮吸收量 = 摄入氮量 –（粪氮量 – 粪代谢氮量）

成人全日尿内源氮 2 ～ 2.5g，粪代谢氮为 0.91 ～ 0.2g。常见食物蛋白质生物价见表 3-1-1）。

表3-1-1　常见食物蛋白质的生物价

蛋白质	生物价	蛋白质	生物价
鸡蛋蛋白质	94	熟大豆	64
鸡蛋白	83	扁豆	72
鸡蛋黄	96	蚕豆	58
脱脂牛奶	85	白面粉	52
鱼	83	小米	57
牛肉	76	玉米	60
猪肉	74	白菜	76
大米	77	红薯	72
小麦	67	马铃薯	67
生大豆	57	花生	59

蛋白质功效比值（protein efficiency ratio，PER）：指实验期内，动物平均每摄入 1g 蛋白质时所增加的体重克数。一般选择初断乳的雄性大鼠，用含 10% 蛋白质饲料喂养 28d，每天记录进食量，每周称量体重，并按下式计算蛋白质功效比值。

$$\text{PER}=\frac{\text{动物体重增加克数（g）}}{\text{蛋白质摄入克数（g）}}$$

为了减少实验室之间的差别，增加各种蛋白质的可比性，常以酪蛋白（标准试剂）为参考蛋白的对照，设其 PER 为 2.5，进行校正。

$$\text{校正的 PER}=\text{测出的 PER}\times\frac{2.5}{\text{同一实验中酪蛋白测出的 PER}}$$

食物蛋白质的氨基酸组成：通过分析食物蛋白质的氨基酸组成来评价食物蛋白质营养价值。常用指标为氨基酸评分（amino acid score，AAs），指待评食物蛋白质第一限制氨基酸含量占参考蛋白质同种氨基酸的百分比，其表示公式为：

$$\text{AAs}=\frac{\text{待评食物蛋白质第一限制氨基酸含量（mg/g 蛋白质）}}{\text{参考蛋白质同种氨基酸含量（mg/g 蛋白质）}}$$

在实际计算某种氨基酸评分时，首先将待评食物蛋白中必需氨基酸与参考蛋白质中的必需氨基酸进行比较，比值较低者为限制氨基酸（1imiting amino acid，LAA），比值最低者为第一限制氨基酸。由于限制氨基酸的存在，使食物蛋白质的利用受到限制；待评蛋白质的第一限制氨基酸与参考蛋白质中同种必需氨基酸的比值乘以 100，即为该种蛋白质的氨基酸分。

2．蛋白质互补作用　两种或两种以上食物蛋白质同时食用，其中所含有的必需氨基酸取长补短，达到较好的比例，从而提高利用率的作用称为蛋白质的互补作用（protein complementary action）。例如表 3-1-2 中由玉米、大米、大豆组成的混合物，其蛋白质生物价可提高到 73，与肉类蛋白质的生物价相近。在调配膳食时，为充分发挥蛋白质的互补作用，应遵循三个原则：①食物的生物学种属愈远愈好；②搭配的种类愈多愈好；③食用时间愈近愈好，同时食用最好。

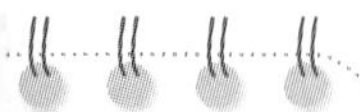

表3-1-2　几种食物混合后蛋白质的生物价

食物名称	BV	混合食物中所占的比例（%）		
		1	2	3
小米	67	37	…	31
大米	57	32	40	46
大豆	64	16	20	8
豌豆	48	15	…	…
玉米	60	…	40	…
牛肉（干）	76			15
混合蛋白质生物价	…	74	73	89

注：1，2，3 分别代表第几种比例搭配情况下，混合食物的 BV 值。

三、蛋白质的代谢、生理功能

（一）蛋白质的代谢

1．食物蛋白质的消化、吸收　食物蛋白质的消化始于胃，在胃蛋白酶的作用下，食物蛋白质被分解为多肽及少量氨基酸，其数量在人体小于食物蛋白质总量的 10%。

食物蛋白质的大部分在小肠消化，在小肠内外源性的膳食蛋白质和内源性的组织蛋白质，被分解成短肽和氨基酸。内源性组织蛋白质主要来自口腔、胃、小肠、肝和胰分泌物，以及脱落的黏膜细胞，其总量可达被消化蛋白质的 50%。

食物以很小的单位离开胃。这种情形发生时，胰腺会释放重碳酸盐来中和胃酸。胃酸被中和之后肠道壁就不会有被消化的危险了。接着，胰腺释放出不同的酶来消化蛋白质，肠激酶激活胰蛋白酶原成为胰蛋白酶，胰蛋白酶又激活胰液中其他的蛋白酶原成为蛋白酶和短链内切酶（endopeptidase），这些酶与从小肠刷状缘分泌的氨基肽酶（aminopeptidase）共同作用，使蛋白质分解为游离氨基酸和短肽（主要是二肽和三肽），并迅速地被肠黏膜细胞所吸收。近年研究发现有些短肽亦可被吸收。游离氨基酸被肠黏膜细胞吸收，需要与肠黏膜刷状缘存在的载体结合，这类载体可多达 9 种，其中主要是分别转运中性、酸性和碱性氨基酸的载体，各种载体的属性与钠有关。各种载体转运氨基酸的过程是一个耗能的主动转运过程。短肽的吸收则靠肠黏膜细胞上的二肽或三肽转运体系。此种转运体系也是一个耗能的主动转运过程。吸收作用在小肠近端较强，故肽的吸收甚至先于游离氨基酸。不同二肽的吸收具有相互竞争作用。

2．蛋白质的利用及排泄　氨基酸被吸收进入血循环后，可被体内不同组织细胞迅速地吸收并利用，用于各种组织的生长和更新。组织蛋白更新的速率随组织性质不同而异，肠黏膜蛋白更新只需要 1 ～ 3d，肝组织蛋白更新亦较快，肌肉组织蛋白更新较慢但数量较大，估计成人每天可达 7.5g。

在肝未被利用于合成组织蛋白的游离氨基酸，经脱氨基作用，可转化为生糖氨基酸和生酮氨基酸，进而转化成葡萄糖和三酰甘油（甘油三酯）作为能源被利用。一部分可经脱氨基作用形成尿素而排出体外。

（二）蛋白质的生理功能

人体内的蛋白质具有很多重要的作用，发挥着重要的功能。

1．构成和修复组织　蛋白质是机体所有细胞、体液的重要成分，是构成肌肉、内脏、骨骼和内分泌系统的重要成分，是机体生长发育、组织更新的物质基础。

2．调节生理功能　机体生命活动之所以能够有条不紊地进行，有赖于多种生理活性物质的调节。而蛋白质在体内是构成某些具有重要生理活性物质的成分，参与调节生理活动。蛋白质是性激素的重要组成成分，它还是大多数酶的主要成分。如核蛋白构成细胞核并影响细胞功能，酶蛋白具有促进食物消化、吸收和利用的作用，免疫蛋白具有维持机体免疫功能的作用。蛋白质对于免疫细胞的结构产生重要的作用，特别是在抗体的形成上作用更大，收缩蛋白如肌球蛋白具有调节肌肉收缩的功能，血液中的脂蛋白、运铁蛋白、视黄醇结合蛋白具有运送营养素的作用，血红蛋白具有携带运送氧的功能，白蛋白具有调节渗透压、维持体液平衡的功能，激素具有调节体内各器官和生理活性成分等功能。

3．供给能量 氨基酸的碳构架在体内可转化成生糖氨基酸（glucogenic amino acid），进而转化成葡萄糖被利用，或以糖原的形式储存，若日常饮食中缺少糖类，蛋白质就会作为人体能量的来源，或者转化成生酮氨基酸（ketogenic amino acid），进而转化为脂肪酸被利用，或以三酰甘油的形式储存于体内备用。当食物中的碳水化合物和脂肪供给不足时，蛋白质被作为能量利用的部分增加，这部分不能被用来合成组织蛋白。1g 食物蛋白质在体内产生约 16.7kJ 的能量。

第二节 脂 类

脂类（lipids）是生物组织中可以用非极性溶剂提取的物质。和糖类一样，脂肪由碳、氧和氢组成。但是，它们含量有所不同，这就使脂肪和糖类具有不同的属性，脂肪不能溶解于水。它们作为生命或细胞的构成成分，具有重要的生物学作用。人类膳食中不能完全没有脂类，但摄入过多可能与肥胖、动脉粥样硬化、胆石症及某些肿瘤的发生有关。

一、脂类和脂肪酸的分类

（一）脂肪与类脂

营养学所称脂肪有广义和狭义之分。广义的脂肪即脂类，包括中性脂肪和类脂，类脂包括磷脂和固醇。狭义的脂肪仅指中性脂肪（neutral fat），即三酰甘油，由三分子脂肪酸和一分子甘油组成（图 3-2-1）。这些脂肪酸在长度和结构上的不同决定了每一个甘油三酸酯分子属性上的差异。

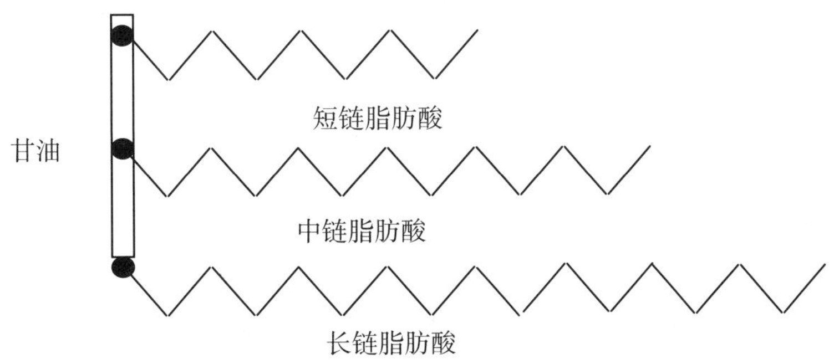

图 3-2-1 甘油三酸酯分子基本结构

组成细胞膜、大脑和外周神经组织的重要成分是类脂，其在体内的含量一般不随人体的营养状况而改变，故又称为“定脂”。而中性脂肪主要构成机体的储存脂肪如皮下脂肪等，在机体需要时可被动用，参加脂肪代谢和供给热能。其体内含量随膳食摄入热能和活动消耗热能的不同而变化较大，又称为“动脂”。

（二）饱和脂肪酸、单不饱和脂肪酸和多不饱和脂肪酸

脂肪酸是构成三酰甘油的基本成分。动、植物中脂肪酸的种类很多，但绝大多数是由4 ~ 24个偶数碳原子组成的直链脂肪酸。根据碳原子数的不同，可把脂肪酸分成短链（含4 ~ 6个碳原子）、中链（含8 ~ 12个碳原子）和长链（含14个或更多的碳原子）脂肪酸。根据碳链上双键的数量，又可把脂肪酸分成饱和脂肪酸（不含双键）、单不饱和脂肪酸（含1个双键）和多不饱和脂肪酸（含2 ~ 6个双键）。

（三）ω-3与ω-6脂肪酸

不饱和脂肪酸根据其碳链上双键的位置，还可分成ω-3、ω-6、ω-9（或n-3、n-6、n-9）等系列。直链脂肪酸中甲基端（距离羧基最远）的第一个碳原子被称为ω碳原子，若从甲基端数起第三个碳原子上出现第一个双键，这种脂肪酸就称为ω-3或n-3系列；若第六个碳原子上出现第一个双键，则称为ω-6或n-6系列；以此类推，其中ω-3与ω-6脂肪酸具有重要的营养学意义。

为了简化表达脂肪酸的分子结构，通常可以$C_{x:y}$，n-z表示，χ代表脂肪酸的碳原子数，y代表双键的数量，z表示双键的位置。例如$C_{18:2}$，n-6表示十八碳二烯酸，从甲基端数第六个碳原子上出现第一个双键，这个脂肪酸就是亚油酸。同样，$C_{18:0}$为硬脂酸，$C_{16:0}$为软脂酸（又名棕榈酸），$C_{14:0}$为豆蔻酸，$C_{18:3}$，n-3为亚麻酸，$C_{20:4}$，n-6为花生四烯酸。

（四）必需脂肪酸

必需脂肪酸（essential fatty acid，EFA）是指那些在人体内不能合成，必须由食物供给，而又是正常生长所必需的多不饱和脂肪酸。过去认为必需脂肪酸是含有两个以上双键，顺式构型的n-6系列脂肪酸。亚油酸（$C_{18:2}$，n-6）符合上述结构特点，是公认的必需脂肪酸。花生四烯酸（$C_{20:4}$，n-6）符合上述结构特点，而且在人体内的含量及生物活性均大于亚油酸，却可由亚油酸在体内通过加长碳链而合成。α-亚麻酸（$C_{18:3}$，n-3）虽然不能被人体合成，但在结构上不属于n-6系列，因此以前都不被认为是必需脂肪酸。

随着对n-3系列脂肪酸的深入研究，现在人们已不再怀疑膳食中的n-3脂肪酸是必需的。具有必需脂肪酸活性的还有γ-亚麻酸和双高γ-亚麻酸，只是它们存在于人们不经常食用的植物油中。

（五）反式脂肪酸

由于不饱和脂肪酸含有双链，因而存在顺式和反式两种构型。天然动植物中的不饱和脂肪酸大多是顺式构型，但牛奶脂肪中所含反式不饱和脂肪酸可占不饱和脂肪酸总量的1/5。在植物油加工过程中，可形成反式脂肪酸。如氢化植物油及人造黄油中所含反式不饱和脂肪酸较多，可占不饱和脂肪酸总量的2/5。新近的研究表明，摄入过多的反式脂肪酸可升高血液胆固醇含量，有促进动脉粥样硬化和冠心病发生的危险性。

二、脂类的食物来源及供给量

膳食中脂肪主要来自植物油、动物油脂和肉类。大豆、花生、核桃、松子、葵花子、杏仁等脂肪含量也很高。动物性食物的脂肪含量因种类、部位不同而异。陆生动物脂肪中饱和脂肪酸含量较多，而不饱和脂肪酸含量较少，如猪油、奶油中长链饱和脂肪酸较多，如豆蔻酸、软脂酸（又称棕榈酸）和硬脂酸，它们对人体健康的影响表现在摄入量过高时与高脂血症及某些恶性肿瘤的发生有关。海生动物和鱼含不饱和脂肪酸较多，尤其富含n-3系列多不饱和脂肪酸，例如鱼油中含有EPA（$C_{20:5}$，n-3）和DHA（$C_{22:6}$，n-3）。大多数植物油中主要含不饱和脂肪酸，亚油酸在植物油中含量较高，如棉籽油、大豆油、麦胚油、玉米油、芝麻油、花生油。亚麻酸主要在豆油、紫苏籽油和亚麻籽油中。而椰子油则主要含饱和脂肪酸。近年来的研究表明，n-6多不饱和脂肪酸虽能降低LDL-胆固醇含量，但同时也能降低HDL-胆固醇。而单不饱和脂肪酸只降低 LDL- 胆固醇，对 HDL- 胆固醇无降低作用。此外，多不饱和脂肪酸摄入过多可引起体内脂质过氧化反应增强。

磷脂主要在蛋黄、肝、大豆、麦胚和花生中。

胆固醇只存在于动物性食物中（表 3-2-1），畜肉中胆固醇含量大致相近，肥肉比瘦肉高，内脏又比肥肉高，脑中含量最高。一般鱼类的胆固醇含量和瘦肉差不多，但少数鱼如凤尾鱼、墨鱼的胆固醇含量不低，一个鸡蛋约含 300mg 胆固醇，海蜇的胆固醇含量很少，而海参则根本没有。

表3-2-1　食物中胆固醇含量（mg/100g）

食物名称	含量	食物名称	含量	食物名称	含量
猪肉（瘦）	77	脱脂牛奶	28	凤尾鱼（罐头）	330
猪肉（肥）	107	全脂牛奶（原奶）	104	墨斗鱼	275
猪心	158	鸭蛋	634	小白虾	54
猪肚	159	松花蛋	649	对虾	150
猪肝	368	鸡蛋	680	青虾	158
猪肾	405	鲳鱼	68	虾皮	608
猪脑	3100	大黄鱼	79	小虾米	738
牛肉（瘦）	63	草鱼	81	海参	0
牛肉（肥）	194	鲤鱼	83	海蜇头	5
羊肉（瘦）	65	马哈鱼	86	海蜇皮	16
羊肉（肥）	173	鲫鱼	93	猪油	85
鸭肉	101	带鱼	97	牛油	89
鸡肉	117	梭鱼	128	奶油	168
牛奶（商品化牛奶）	13	鳗鲡	186	黄油	295

由于脂肪摄入过多易引起肥胖、高脂血症、冠心病等慢性病，因此中国营养学会推荐成人脂肪摄入量应占总能量的 20% ～ 30%。必需脂肪酸一般认为应不少于总能量的 3%。n-3 脂肪酸的需要量应不低于总能量的 0.5%，大多数学者建议 n-3 脂肪酸与 n-6 脂肪酸的摄入比例为 1 ∶ 4 ～ 6 为宜。

三、脂类的代谢和生理功能

（一）脂类的代谢

人类膳食中的脂类主要是脂肪，类脂的含量较少。脂肪和磷脂的消化主要在小肠内进行。胃液中虽有少量脂肪酶，但因胃中酸度太高，不利于脂肪乳化。食糜通过胃肠时可刺激胰液和胆汁的分泌，并进入小肠。胆汁中的胆汁酸是强有力的乳化剂，能使脂肪分散为细小的脂肪微粒，有利于和胰液中的脂肪酶充分接触。胰脂肪酶、磷脂酶等能将三酰甘油和磷脂水解为游离脂肪酸、甘油单酯、溶血磷脂等，这些水解产物进入肠黏膜细胞后，可重新合成与体内脂肪组成成分相近的三酰甘油和磷脂，然后与胆固醇、蛋白质形成乳糜微粒，经肠绒毛的中央乳糜管汇合入淋巴管，通过淋巴系统进入血液循环。但奶油和椰子油所含的中链脂肪酸经水解进入肠黏膜细胞后不需要再酯化，而可以与白蛋白结合，直接通过门静脉进入肝。水解产物甘油因水溶性大，亦通过小肠黏膜经门静脉而吸收入血液。正常人膳食中脂肪的吸收率可达 90% 以上。

食物中的胆固醇在肠道被吸收，一般情况下胆固醇的吸收率约为 30%。随着胆固醇摄入

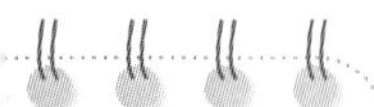

膳食脂类被人体吸收后通过血液循环分布全身。血液中运送胆固醇及三酰甘油的载体是脂蛋白。按其所含蛋白质和脂类的相对比例，可分为乳糜微粒（CM）、极低密度脂蛋白（VLDL）、低密度脂蛋白（LDL）和高密度脂蛋白（HDL）。CM是密度最低、颗粒最大的脂蛋白，来自小肠黏膜细胞，主要运送被吸收的膳食脂类，约含90%三酰甘油。VLDL由肝合成，主要运送内源性脂肪，约含65%三酰甘油。糖类是合成这些脂肪的主要原料，故膳食中摄入糖类过多易使VLDL含量增高。LDL是由VLDL转化而来，一般含有65%胆固醇，主要供肝外组织利用，占血浆脂蛋白总量的2/3。因此高胆固醇血症主要是LDL含量升高。HDL由肝合成，约含50%蛋白质，密度最高，主要把肝外组织中的游离胆固醇运送至肝代谢，故具有清除血中胆固醇的作用。

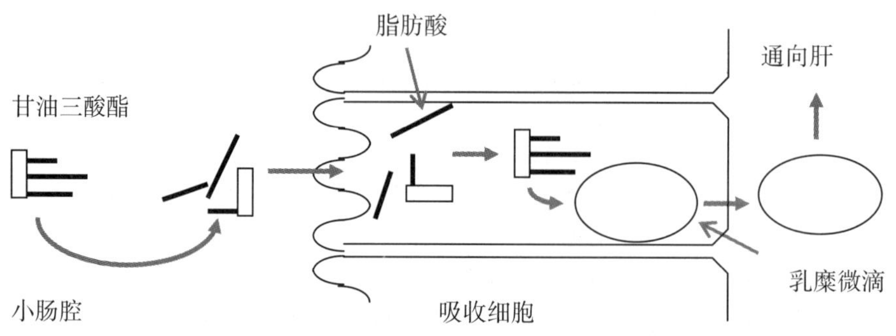

图3-2-2　脂肪的吸收

吸收后的大部分脂肪酸经过一些必要的调整转变为人体脂肪储存于脂肪组织中。吸收进入体内的甘油则迅速氧化分解供能。

磷脂经代谢可转变为人体细胞膜结构的成分，也可经磷脂酶水解为甘油、脂肪酸和胆碱。胆碱可被人体再利用或排泄。约1/2的胆固醇可转变为胆汁酸，分泌入肠道乳化食物脂类，并经肠肝循环重新吸收利用。肠道中的胆固醇也可经细菌的作用生成类固醇排泄。少量胆固醇转变为类固醇激素。

（二）脂类的生理功能

1．脂肪、磷脂、胆固醇的生理功能

（1）脂肪的生理功能：三酰甘油主要的生理功能是贮存和提供能量。当能量过剩时，脂肪细胞可以不断地贮存脂肪，当机体需要时，三酰甘油立即被氧化。1g三酰甘油在体内完全氧化所产生的能量约为37.6kJ（9kcal），比等量糖类和蛋白质产生的能量多出一倍以上。脂肪乳剂在肠外营养制剂中占有一定地位，因为脂肪在代谢时可产生大量热能，能满足成人每日热能需要的20%～50%。

脂肪是构成机体的成分，细胞膜中含有大量脂肪酸，维持细胞的正常结构和功能。脂肪还能提供必需脂肪酸，长期以葡萄糖和氨基酸提供营养容易发生必需脂肪酸的缺乏，补给脂肪乳剂后，必需脂肪酸的缺乏可得到纠正。脂溶性维生素吸收需要脂肪协助，只有在脂肪存在时才能被人体吸收和利用。肝、胆系统疾病患者发生脂肪消化吸收功能障碍时，可伴有因脂溶性维生素吸收障碍而造成的缺乏症。

脂肪还具有内分泌作用，脂肪分泌的因子有瘦素、白细胞介素-6、雌激素、脂联素等。这些因子参与机体的代谢、免疫、生长发育等生理过程。此外，脂肪还能保温和保护内脏，增加饱腹感，以及改善食物的感官性状，促进食欲。

（2）磷脂：磷脂可与蛋白质结合形成脂蛋白，并以这种形式参与细胞膜、核膜、线粒体膜的构成等，维持细胞和细胞器的正常形态和功能。由于磷脂内的不饱和脂肪酸分子中存有双键，使得生物膜具有良好的流动性与特殊的通透性。这些膜在体内新陈代谢中起着重要作用，如细胞膜只允许细胞与外界发生有选择性的物质交换，摄取营养素，排出废物。酶类可以有规律地排列在膜上，使物质代谢能有规律而顺利地进行，保证细胞的正常生理功能。

磷脂还是血浆脂蛋白的重要组成成分，具有稳定脂蛋白的作用。组织中脂类如脂肪和胆固醇在血液中运输时，需要有足够的磷脂。

（3）胆固醇：胆固醇是细胞膜和细胞器膜的重要结构成分，它关系到膜的通透性，有助于细胞内物质代谢的酶促反应顺利进行，如果没有脂肪，细胞壁就会变得脆弱，不堪一击。胆固醇还是体内合成维生素 D_3 和胆汁酸的原料。胆汁酸的主要功能是乳化脂类，帮助脂类的消化与吸收，缺乏时还会引起脂溶性维生素缺乏症。胆固醇在体内可以转变成各种肾上腺皮质激素，如影响蛋白质、糖和脂类代谢的皮质醇，能促进水和电解质在体内保留的醛固酮。大部分激素以脂肪为主要成分，胆固醇还是性激素睾酮、雌二醇的前体。

2．必需脂肪酸的生理功能　n-6 必需脂肪酸是组织细胞的组成成分，对线粒体和细胞膜的结构特别重要。膳食中缺乏亚油酸等 n-6 必需脂肪酸可影响细胞膜的功能，如红细胞的脆性增加易于溶血，线粒体也可因渗透性改变而发生肿胀现象。

n-3 必需脂肪酸对中枢神经系统的作用是 n-6 必需脂肪酸所不能替代的。如给予生长期实验动物 α- 亚麻酸（$C_{18:3}$，n-3）含量很低的饲料后，发现动物的视网膜和视觉功能受损。DHA（$C_{22:6}$，n-3）还具有促进胎儿大脑发育的作用，EPA 具有降低血液胆固醇和三酰甘油，同时还有降低血液黏稠度和扩张血管的作用，因此有利于防治冠心病。n-3 必需脂肪酸与行为发育、脂类代谢也有一定关系。

亚油酸、亚麻酸和花生四烯酸是体内合成类二十烷酸（eicosanosis）的前体。而类二十烷酸是一组比较复杂的化合物，广泛存在于各组织中，对机体的正常生理过程和某些疾病状态有多方面的影响。膳食中必需脂肪酸的种类和数量直接影响类二十烷酸的生物学作用。

第三节　碳水化合物和膳食纤维

碳水化合物（carbohydrate）是由碳、氢、氧三种元素组成。

一、碳水化合物的分类

（一）单糖

不能水解成更简单的糖的碳水化合物叫单糖。碳原子数为 3 ～ 7 个，依碳原子数目的多少，依次称为丙、丁、戊、己、庚糖。自然界存在最多的是戊糖和己糖。己糖还有天然存在或人工加工的衍生物：①山梨醇，由葡萄糖氢化而成；②甘露醇，由甘露糖氢化而成；③卫矛醇，由半乳糖氢化而成；④肌醇，天然存在于食物中。食物中最主要的单糖是葡萄糖、果糖和半乳糖。

（二）双糖

每分子能水解成两分子的单糖的碳水化合物称为双糖。营养学上有意义的双糖有三种：①蔗糖，葡萄糖和果糖的结合物；②乳糖，葡萄糖和半乳糖的结合物；③麦芽糖，两分子葡萄糖的结合物，为淀粉的基本单位。

（三）低聚糖

每分子水解成 3 ～ 8 个分子单糖的碳水化合物称为低聚糖。其中水解所生成的单糖分子都为葡萄糖的称为麦芽低聚糖，另一类水解时产生不止一种单糖的称为杂低聚糖，如大豆中的杂低聚糖水解产生棉籽糖和木苏糖，人体不易消化，无法利用。机体自己合成的杂低聚糖有很重要的生物活性。

（四）多糖

1．可利用的多糖　包括淀粉、糊精和糖原。①淀粉，食物中绝大部分碳水化合物以淀粉形式存在，其基本构成单位是麦芽糖，在体内最终水解为葡萄糖；淀粉按照葡萄糖分子结合方式的不同，分为直链淀粉和支链淀粉。②糊精，淀粉水解产物，平均由5个以上葡萄糖分子组成。③糖原，由数千至数万葡萄糖构成，存在于动物体内，实为动物淀粉，在酶的作用下分解为葡萄糖。

2．不可利用的多糖　葡萄糖分子以β-糖苷键连接，机体不能消化吸收，膳食纤维属这一类。

单糖、双糖、低聚糖和糊精都溶于水，淀粉不溶于水，加热后可吸水膨胀，变成糊状。低分子糖具有甜味，如蔗糖的甜度为100。

二、碳水化合物的食物来源、供给量和营养价值评价

（一）碳水化合物的食物来源及供给量

淀粉的来源主要是粮谷类和薯类食物，粮谷类一般含碳水化合物60%～80%，薯类一般含15%～29%，豆类40%～60%。双糖、单糖主要来源为蔗糖、糖果、甜食、糕点、甜味水果、含糖饮料和蜂蜜等。奶中的乳糖是婴儿的主要碳水化合物来源。

膳食中碳水化合物供给主要部分应该是淀粉类的复合糖，避免摄入过多的单糖、双糖等简单糖。在食用含淀粉类等食物的同时，伴有蛋白质、矿物质和维生素等营养素的摄入，而摄入单、双糖时，不能取得除糖以外的其他营养素。2013年中国营养学会建议除1岁以下的婴幼儿外，碳水化合物的供给量应占每日膳食总能量的50%～65%较为适宜，而且应含有多种不同种类的碳水化合物。应限制纯能量食物，如精制糖类的摄入。

（二）营养价值评价

食物碳水化合物的营养价值，除了考虑食物中所含碳水化合物的总量外，还应从以下角度来衡量。

1．益生元的含量　有些碳水化合物，如乳果糖、异麦芽低聚糖等，不能被小肠消化吸收，但能在大肠发酵、产酸、产气，能够选择性地促进宿主肠道内原有的一种或几种有益细菌（益生菌）生长繁殖，从而抑制有害细菌生长，调整肠道菌群，促进机体健康。含有益生元的碳水化合物其营养价值高。

2．血糖生成指数　血糖生成指数（glycemic index，GI）是食物碳水化合物的质量概念，可反映食物所含可利用碳水化合物的质量。GI是指餐后不同食物血糖耐量曲线在基线内面积与标准糖（葡萄糖）耐量面积之比，可以衡量食物对血糖浓度的影响。GI反映了食物被利用的程度。一般GI＞70为高升糖指数，70～55为中升糖指数，≤55为低升糖指数。GI高的食物或膳食消化快、吸收全，餐后血糖迅速上升；反之消化慢，葡萄糖进入血液后峰值低，下降速度慢。所以，血糖生成指数高的碳水化合物营养价值低。GI可以用于糖尿病、高血压和肥胖者的膳食管理。

3．血糖负荷　血糖负荷（GL，glycemic load）是评价食物摄入量对人体血糖影响的幅度。计算公式是：GL=GI×碳水化合物重量/100。GL值越低的食物或膳食，它对血糖的影响越小。

三、碳水化合物的代谢、生理功能

（一）碳水化合物的代谢

1．碳水化合物的消化吸收　碳水化合物要消化为单糖才能吸收，主要包括下列过程：碳水化合物的消化从口腔开始。首先食物经牙齿咀嚼，淀粉颗粒可破裂，并与唾液中的淀粉酶混

合而被水解。胃里没有消化淀粉的酶。唾液淀粉酶的最适宜的 pH 是 6.6 ~ 6.8，在食糜被胃酸中和以前，唾液淀粉酶的作用能持续一段时间，使淀粉和低聚糖再消化一部分。

在十二指肠，胰 α- 淀粉酶使淀粉、糊精水解成麦芽糖。麦芽糖、蔗糖在肠黏膜细胞刷状缘被刷状缘细胞水解成单糖。肠黏膜表面被覆着绒毛，使肠黏膜面积大为增加，当糊精、三糖或双糖进入黏膜表面时，被酶迅速水解为单糖。

绒毛是双脂质层结构，消化酶嵌在双脂质层内，活性部位伸在膜外，在其近处，还有全部嵌在膜内的运输单糖的蛋白质。消化的最终产物单糖能迅速被运输蛋白所结合。

小肠黏膜细胞运载单糖的蛋白又称 Na^+ 依赖载体。它在结合葡萄糖以前，先结合肠腔内的 Na^+，然后把糖和 Na^+ 都带入细胞内，释放到胞浆中。由于肠腔中 Na^+ 的浓度比细胞内高，自低浓度排到高浓度要消耗能量，所需能量由 ATP 提供，所以碳水化合物的吸收是需要耗能的。

2．碳水化合物和蛋白质、脂肪代谢的关系　碳水化合物、蛋白质和脂肪为三大产热营养素，它们三者的关系十分密切，碳水化合物的供给影响蛋白质和脂肪的代谢。

餐后血糖升高，胰岛素分泌增加，胰高血糖素分泌减少，使更多的葡萄糖进入肝、肌肉和脂肪组织，加速葡萄糖的氧化和肝糖原、肌糖原的合成；超过糖原的储存量后，肝可把葡萄糖经磷酸二羟丙酮还原成甘油 -3- 磷酸，与乙酰辅酶 A 合成脂肪酸，再生成甘油，然后以极低密度脂蛋白形式入血运送到脂肪组织储存。过多的碳水化合物也能合成某些非必需氨基酸。

当膳食中碳水化合物不足时，总热能的供给相应减少，为保证人体所需的热能供给，体内脂肪组织中储存的三酰甘油被动员并加速分解为脂肪酸，以供给能量。在这一代谢过程中，可产生过多的酮体（乙酰乙酸、丙酮和 β- 羟基丁酸），酮体不能及时被氧化而在体内聚集，以致产生酮血症和酮尿症。膳食中有足够的碳水化合物供给可防止上述现象的产生，即碳水化合物有抗生酮作用。

由于体内脂肪分解出的甘油能转变为糖，但在脂肪中占的重量不多，且脂肪酸只能产能而不能转变为糖，当膳食中碳水化合物不足时，为维持血糖水平，发生蛋白质经由糖异生作用转变为葡萄糖的现象。一般说来，除了亮氨酸和赖氨酸外，其他氨基酸都是能转化成糖的，但从能量的观点看，只有丙氨酸和谷氨酸可以作为葡萄糖的来源。肝能将丙氨酸经转氨基作用生成丙酮酸而生成葡萄糖；肾把谷氨酸去氨后得酮戊二酸，再和生糖氨基酸起转氨作用而得丙酮酸再生成葡萄糖。酮戊二酸也能经三羧酸循环形成苹果酸最后生成葡萄糖。当膳食中碳水化合物供给充足时，可防止上述热能供给不足发生的蛋白质转化为葡萄糖的现象，碳水化合物供给充足，体内有足够的 ATP 产生，也有利于氨基酸的主动转运过程，碳水化合物对蛋白质具有节约保护作用。

（二）碳水化合物的生理功能

1．供给能量　人体热能的来源主要是依赖食物中碳水化合物，每克碳水化合物在体内可以提供 16.8kJ（4kcal）能量。

2．构成细胞和组织的成分　机体每个细胞都有碳水化合物，其含量为 2% ~ 10%，主要以糖脂、糖蛋白和多糖的形式分布在细胞膜、细胞器膜、细胞质及细胞间质中。糖结合物还广泛存在于各种组织中，如脑和神经组织中含有大量糖脂，主要分布在髓鞘上，骨、软骨、肌腱、韧带、关节、皮肤、血管中有较多蛋白多糖。

3．解毒作用　肝中的葡萄糖醛酸能结合一些外来化合物以及细菌产生的毒素等，排出体外，起解毒作用。

4．节约蛋白质作用　如前所述，食物中碳水化合物不足，机体就不得不从蛋白质取得能量，如要最大限度地把氨基酸用于合成蛋白质，在摄取蛋白质的同时一定要有足够的碳水化合物供给。

5．保证脂肪的充分氧化　机体碳水化合物不足时要动用脂肪来供能，但如脂肪动用过多，其分解代谢中的中间产物酮体不能被完全氧化，从而引起酸中毒。膳食中足够的碳水化合物可保证这种情况不会发生。

四、膳食纤维

（一）膳食纤维的种类

膳食纤维主要包括下列物质。

1．纤维素　由β-1，4 糖苷键连接的葡萄糖聚合物，是植物纤维的主要成分，存在于所有植物的细胞壁。

2．半纤维素　包括在碱性条件下溶解的戊聚糖类、木聚糖类和己糖聚合物，如半乳聚糖等；溶于酸性条件下的葡萄糖醛酸、半乳糖醛酸等。

3．果胶　主要成分为半乳糖醛酸甲基酯，存在于水果软组织中，溶于热水，有凝胶的性能。

4．树胶　其结构依植物来源不同而异，如瓜耳胶（guar gum）和刺槐豆胶（locust bean gum）等。

5．木质素　除了完整的种子食物外，通常存在于坚硬的木质组织中，不是人类食物的重要成分。

（二）膳食纤维的食物来源

植物性食物都含有数量不等的各种膳食纤维。如粮谷豆类的麸皮和糠含有大量纤维素、半纤维素和木质素。燕麦、大麦中含有多量β- 糖原。柑橘、苹果、香蕉、柠檬等水果和洋白菜、甜菜、豌豆、蚕豆等蔬菜含有较多的果胶。现将一些常见食物的膳食纤维附列于表 3-3-1。

除了天然食物所含的膳食纤维外，近年来，有从食物中提取的膳食纤维产品可供食用。

目前未见有关膳食纤维需要量的标准，也难以制订，因为膳食纤维不是营养素。但人体每日需要一定的膳食纤维以维持正常生理过程，成人膳食纤维适宜摄入量 25g/d。

（三）膳食纤维的主要特征和生理功能

1．主要特征

（1）吸水作用：膳食纤维有很强的吸水能力或结合水的能力。吸水能力的大小决定于其结构中保持水的特性。膳食纤维的吸水能力可明显增加肠道中粪团的体积，增加其在肠道中转运速度，减少其中有害物质接触肠壁的时间。

（2）黏滞作用：一些膳食纤维具有强的黏滞性，能形成黏性溶液，包括果胶、树胶、海藻多糖如琼脂和鱼叉菜胶。黏滞性与结构有关，如果胶的黏滞性决定于其分子量和甲酯含量。

（3）结合胆酸作用：纤维素结合胆酸很少，谷糠结合胆酸较多，果胶和树胶结合胆酸属中等程度，木质素结合胆酸最多。

（4）阳离子交换作用：膳食纤维具有阳离子交换作用，可在胃肠道内结合无机盐。膳食纤维具有这种功能是由于糖醛酸的羧基。膳食纤维可结合 K^+、Na^+、Fe^{3+} 等阳离子。

表3-3-1　常见食物膳食纤维含量

粮谷类	总膳食纤维（g/100g）	纤维素（g/100g）	木质素（g/100g）	非纤维多糖（g/100g）
糠麸	27.0	6.0	3.0	18.0
小麦	15.0	2.5	2.5	10.0
豆类	7.3	1.4	0.2	5.7

续表

水果蔬菜类	纤维素（%湿重）	半纤维素（%湿重）	木质素（%湿重）	果胶（%湿重）
菠萝	0.49	0.61	0.05	0.31
柠檬	0.64	0.20	0.22	1.00
橘子	0.35	0.05	0.19	0.19
香蕉	0.32	0.30	0.50	0.78
竹笋	0.78	1.67	0.06	0.07
芋头	0.09	1.10	0.68	0.32
甘蓝	1.05	1.07	0.26	0.25
黄瓜	0.26	0.26	0.06	

2．生理功能

（1）有利于食物的消化过程：膳食纤维由于增加口腔咀嚼食物的时间，可促进肠道消化酶分泌，并增加肠道内容物体积，加速肠道内容物的排泄，这些都有利于食物的消化吸收。

（2）有利于预防高脂血症：膳食纤维可结合胆酸，故有降血脂作用。此作用以可溶性纤维如果胶、树胶、豆胶的降脂作用较明显，而非水溶性纤维、纤维素及木质素无此种作用。

（3）预防胆石形成：大部分胆石是由于胆汁内胆固醇过度饱和所致，当胆汁酸与胆固醇失去平衡时，就会析出小的胆固醇结晶而形成胆石。膳食纤维可降低胆汁和血清胆固醇的浓度，从而使胆汁胆固醇饱和度降低，胆石症患病率也随之减少。

（4）预防结肠癌：肠道厌氧菌大量繁殖会使中性或酸性类固醇，特别是胆酸、胆固醇及其代谢物降解，产生的代谢产物可能是致癌物。膳食纤维可抑制厌氧菌，促使嗜氧菌的生长，使具有致癌性的代谢物减少；同时膳食纤维还可借吸水性的性质，扩大体积、缩短粪便在肠道的时间，而防止致癌物质与易感的肠黏膜之间的长时间接触，减少产生癌变的可能性。

（5）防止能量过剩和肥胖：多纤维膳食可增加胃内容物容积而有饱腹感，从而可减少摄入的食物量和能量，有利于控制体重，防止肥胖。

（6）膳食中纤维可结合阳离子：膳食纤维如摄入过多，结合阳离子增多，可造成体内 Ca、Fe、Mg、Zn 的缺乏。

（四）膳食纤维与疾病的关系

1．糖尿病　膳食纤维可影响血糖水平，减少糖尿病患者对胰岛素的依赖性。糖尿病患者食用果胶、豆胶，可观察到餐后血糖上升幅度有所降低，经常食用多膳食纤维者，空腹血糖水平或口服葡萄糖耐量试验曲线都低于少食用膳食纤维者。

2．缺血性心脏病　膳食纤维少者，能量摄取多，胰岛素分泌增加，动脉容易硬化；胆汁液在粪便中排出少，血胆固醇升高。这些都是缺血性心脏病的发病因素。

3．憩室病　憩室病常见于乙状结肠。结肠内容物少后，肠腔狭窄，易形成闭合段，从而增加肠内的动力，同时粪便硬和黏，需要更大的压力来排便，这样就易得憩室病。膳食纤维能吸水，增加粪便的体积，使粪便变软，改变肠内压力，从而改变憩室病的症状。

4．结肠癌　流行病学调查表明结肠癌的发病率与食物中的肉类、脂肪、蛋类和总能量呈正相关而与谷类和豆类呈负相关。动物实验中，以麦麸代替饲料中蔗糖可降低结肠癌的发病率。一般认为引起结肠癌的致癌物质存在于粪便中。膳食纤维少后，粪便量少，肠内水分少，致癌物的浓度相对较高，粪便在结肠内停留时间较长，细菌产生的致癌物质就多，其与肠黏膜接触时间也就长。而当膳食纤维多时，情况则恰好相反。此外，纤维多后能量摄入也相对降低。

5．便秘和刺激性肠综合征　刺激性肠综合征的症状有消化不良，食欲减退，胃烧灼感、恶心、腹胀、饱满感及无痛性腹泻、交替性便秘和腹泻、腹痛等。现认为与膳食纤维缺乏引起肠功能改变有关，增加膳食纤维的摄入往往具有良好的效果。

第四节　能　量

人体为了维持生命活动和从事劳动，必须从食物获得能量（energy），以满足机体需要。

新陈代谢是一切生命活动的基本特征。人体在生命活动过程中不断从外界环境中摄取食物，从中获得人体必需的营养物质，其中包括碳水化合物、脂类和蛋白质，一般称之为三大营养素。三大营养素经消化转变成可吸收的小分子物质被吸收入血，这些小分子物质在一方面经过合成代谢构成机体组成成分或更新衰老的组织；另一方面经过分解代谢释放出所蕴藏的化学能。这些化学能经过转化便成为生命活动过程中各种能量的来源，所以分解代谢是放能反应，而合成代谢则需要供给能量，因此是吸能反应。而机体在物质代谢过程中所伴随的能量释放、转移和利用则构成了整个能量代谢过程，是生命活动的基本特征之一。一般情况下，健康成人从食物摄取的能量与消耗的能量经常保持平衡状态，否则就会导致体重增减。

一、能量单位

营养学上所使用的能量单位，多年来一直用卡（calorie）或千卡（kilocalorie，kcal）。

目前国外和我国通用的能量单位是焦耳（Joule，J）或“千焦耳”（kiloJoule，kJ）。两种能量单位的换算如下：lkcal=4.184kJ。

二、能量来源与产热系数

人体所需要的能量来源于食物中碳水化合物、脂肪和蛋白质三大营养素在体内的氧化。这三种营养素在体内氧化过程中都可以产生能量，故统称为“产热营养素”或“热源质”。

1g 产热营养素在体内氧化产生的能量，称为产热系数。三种产热营养素在体内氧化实际产生能量为

1g 碳水化合物：16.81kJ（4.0kcal）

1g 脂肪：37.56 kJ（9.0kcal）

1g 蛋白质：16.74kJ（4.0kcal）

乙醇在体内氧化每克可提供 29.29kJ（7kcal）能量。

三种产热营养在体内氧化都可以产生能量，而且三者在代谢过程中可以互相转化，但不能完全相互代替，在膳食中应当有一个适当的比例分配。根据我国人民的膳食习惯，碳水化合物提供的能量以占总能量的 50% ～ 65%、蛋白质占 10% ～ 15%、脂肪占 20% ～ 30% 为宜。

三、能量消耗

机体能量消耗主要用于维持基础代谢、从事活动和食物特殊动力作用三个方面。

（一）基础代谢

基础代谢（basal metabolism）指人体在基础状态下的能量代谢，即排除肌肉活动、环境温度、食物和精神紧张等因素影响条件下的新陈代谢。应符合以下四个条件：①进食后 12 ～ 14h；②清醒，静卧 0.5h 以上，全身肌肉松弛；③避免精神紧张；④室温保持在 20 ～ 25℃。

基础代谢可用气体代谢法测定，还可根据体表面积按下式计算：

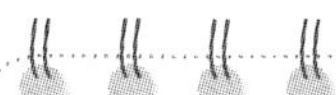

基础代谢（H）= 体表面积（m^2）× 基础代谢率 [kJ/（m^2·h）] × 24h

中国人的体表面积曾按 Stevenson 公式计算：

体表面积（m^2）= 0.0 061 × 身高（cm）+ 0.0 128 × 体重（kg）– 0.1 529

根据我国近年研究青年男子体表面积的结果，可用下式计算：

体表面积（m^2）= 0.00 659 × 身高（cm）+ 0.0 126 × 体重（kg）– 0.1 603

基础代谢率（BMR）可由表 3-4-1 查得。

表3-4-1　我国正常人BMR平均值[kJ/（m^2·h）]

年龄（岁）	11 ~ 15	16 ~ 17	18 ~ 19	20 ~ 23	31 ~ 40	41 ~ 50	> 50
男	195.4(46.7)	193.6(46.2)	166.1(39.7)	158.6(37.9)	157.7(37.7)	154.0(36.8)	149.0(35.6)
女	172.4(41.2)	181.6(43.4)	154.0(36.8)	146.4(35.0)	146.9(35.1)	142.3(34.0)	138.5(33.1)

注：括号内单位为 kcal

基础代谢率受机体的体格大小、年龄、性别和内分泌激素等因素的影响。年龄愈小，基础代谢率愈高，男性的基础代谢率比女性要高，甲状腺素分泌多者比分泌少者高。

（二）体力活动

体力活动是除基础代谢外影响人体能量消耗的主要因素。因为生理情况相近的人，基础代谢消耗的能量是相近的，而体力活动情况相差很大。体力活动所消耗的能量与劳动强度、持续时间及工作的熟练程度有关。其中劳动强度为主要影响因素。而劳动强度主要涉及劳动时牵动的肌肉多少和负荷的大小。

关于精神活动，一般人在平静思考问题时，对能量代谢影响不大，能量消耗增加不超过4%。但在精神紧张，如烦恼、恐惧或情绪激动时，由于无意识的肌肉紧张及某些激素分泌增加，可使能量消耗显著增加。

（三）食物的特殊动力作用

食物特殊动力作用（specific dynamic action，SDA）指由摄取食物而引起能量消耗的现象。进食碳水化合物时约为其摄入量的 6%；进食脂肪为其摄入量的 4%；蛋白质为 30%；如进食混合膳食，这种多消耗的能量约为原基础代谢的 10%。由此可见，这种由进食而引起的能量消耗的现象与食物营养成分有关。膳食蛋白质含量高，所消耗的能量也高。

四、能量的供给量

（一）劳动强度划分及划分依据

体力劳动强度按劳动强度指数大小分为四级。

Ⅰ级体力劳动：劳动强度指数＜ 15，8 小时工作日平均耗能值为 3558.8 千焦耳 / 人，劳动时间率为 61%，即净劳动时间为 293 分钟，相当于轻劳动。如店员售货、一般实验室操作、教员讲课等。

Ⅱ级体力劳动：劳动强度指数 15 ~ 20，8 小时工作日平均耗能值为 5560.1 千焦耳 / 人，劳动时间率为 67%，即净劳动时间为 320 分钟，相当于中等强度劳动。

Ⅲ级体力劳动：劳动强度指数 20 ~ 25，8 小时工作日平均耗能值为 7310.2 千焦耳 / 人，劳动时间率为 73%，即净劳动时间为 350 分钟，相当于重强度劳动。如非机械化农业劳动、炼钢、舞蹈、体育运动等。

Ⅳ级体力劳动：劳动强度指数＞ 25，8 小时工作日平均耗能值为 11304.4 千焦耳 / 人，劳动时间率为 77%，即净劳动时间为 370 分钟，相当于“很重”强度劳动。

（二）各人群能量供给量

能量的供给量主要是依据体力劳动强度制订的。2013 年中国营养学会推荐，各年龄组人群、不同性别、不同劳动强度下能量的需要量（EER）为：1 岁前为 0.33 ～ 0.38MJ（80 ～ 90kcal）/kg 体重，1 ～ 6 岁为 3.35 ～ 5.86 MJ（800 ～ 1400kcal）/d，6 ～ 11 岁为 6.07 ～ 8.58MJ（1450 ～ 2050kcal）/d，11 ～ 18 岁为 8.58 ～ 11.92MJ（2050 ～ 2850kcal）/d，18 ～ 65 岁依据不同劳动强度男女分别为 8.79 ～ 12.55MJ(2100 ～ 3000kcal）/d 和 7.32 ～ 10.04MJ(1750 ～ 2400kcal）/d，孕妇和乳母另加 1.26 ～ 2.09MJ（300 ～ 500kcal）/d，65 岁后酌减。

第五节　维生素

案例 3-5A

某患儿，男，10 个月，多汗易哭闹 3 个月余。主述患儿经常多汗，睡觉时更加明显，夜间易惊，并哭闹。患儿营养中等，体温正常，神志清楚，方颅，颅后枕秃（+），肋缘外翻，疑为维生素 D 缺乏。请问此患儿的发病原因是什么？护理评估内容包括哪些？

维生素（vitamin）是维持人体生命活动所必需的一类有机化合物。它们是天然存在于食物中，人体不能合成，需要量甚微，既不参与机体组成也不提供热能，但在机体的代谢、生长、发育等过程中起重要作用的有机物。

一、概述

（一）维生素的分类

维生素种类很多，各种维生素也各具独特作用，营养学常按其溶解性，分为脂溶性与水溶性维生素两大类。脂溶性的有维生素 A、维生素 D、维生素 E 及维生素 K；水溶性的有维生素 B 族（包括维生素 B_1、维生素 B_2、维生素 B_6、烟酸、叶酸、泛酸）和维生素 C 等。脂溶性维生素大部分贮存在脂肪组织（尤其是定脂）中，通过胆汁缓慢排出体外，故过量摄入可致中毒。水溶性维生素在体内仅有少量贮存，且易排出体外，因此，必须每天通过饮食供给。当供给不足时，易出现缺乏症。

（二）维生素命名

维生素有三种命名系统，一是按发现历史顺序，以英文字母顺次命名，如维生素 A、B、C、D、E 等。二是按其特有生理和治疗作用命名，如抗神经炎因子、抗癞皮病因子、抗坏血酸等。三是按其化学结构命名，如硫胺素、核黄素等。目前，三类名称往往混用。

（三）维生素缺乏和过量的原因

1. 维生素缺乏的原因　许多因素可致人体维生素不足或缺乏，常见原因有①膳食中供给不足：膳食维生素含量取决于食物中原有的含量，以及收获、加工、烹调与贮藏时丢失或破坏的程度。在加工、烹调中添加保护性物质常可减少维生素损失或破坏。②抗维生素化合物的存在：在天然食物中有一些称为抗维生素的化合物，可使部分维生素的吸收利用降低。如抗生物素蛋白可与生物素紧密结合而使之失活。但这类物质随食物加工、烹调而失去作用。③人体吸收利用降低：当消化系统吸收功能障碍，如长期腹泻、消化道或胆道梗阻、胆汁分泌受限、胃酸分泌减少；或膳食成分改变致吸收降低，如膳食中脂肪含量低时，可影响脂溶性维生素的吸收。④机体对维生素的需要量相对增高：如妊娠与授乳期妇女、生长发育期儿童及特殊生活环境条件，某些疾病（长期高热、慢性消耗性疾患等等）均可使需要量相对增高。服用异菸肼、青霉胺及避孕药等也增加维生素 B_6 的需要量。

维生素缺乏在体内是一个渐进过程，初始贮备量降低，继之出现生化代谢异常、生理功能改变，然后才是组织病理变化，出现临床症状和体征。因此，轻度缺乏常不出现临床症状，但通常有劳动效率下降、对疾病抵抗力降低等表现，称为亚临床缺乏或不足。当缺乏达一定严重程度时，则出现所缺乏的相应维生素的独特症状和体征。但由于膳食因素、维生素间相互依赖性等，临床所见常系多种维生素混合缺乏的症状与体征。

在我国，典型的维生素缺乏症已不多见，但亚临床缺乏在某些地区、某些人群中仍有发生。由于亚临床缺乏不易发现，且对健康又有影响，故须特别注意。

2．维生素过量的原因　当维生素摄入过多时，水溶性维生素常以原形从尿中排出体外，但超过非生理量时有不良作用，如维生素的不正常代谢，或干扰其他营养素代谢。脂溶性维生素大量摄入时，可致体内积存过多引起中毒。为此，必须注意某些含维生素丰富的食物的过量摄入，也需更多注意强化食物及维生素制剂的大量服用。

二、维生素 D

维生素 D 类（vitamin D）是指含环戊氢烯菲环结构、并具有钙化醇生物活性的一大类物质。比较常见的是维生素 D_3 和维生素 D_2，由皮下的 7- 脱氢胆固醇及酵母菌或麦角中的麦角固醇经阳光和紫外光照射转化形成。哺乳动物对两者的利用无区别。

（一）理化性质

维生素 D 溶于脂肪和脂溶剂，对热、碱较稳定。如在 130℃加热 90min，仍能保持其活性。光及酸促进其异构化。维生素 D 油溶液中加抗氧化剂后稳定。过量辐射线照射可形成少量具有毒性的化合物，且无抗佝偻病活性。

（二）吸收与代谢

体内的维生素 D 有两个来源：消化道吸收和皮肤内合成。

1．消化道吸收　食物中的维生素 D 在小肠与脂肪一起被吸收。吸收的维生素 D 经淋巴系统进入血液，与血浆中的维生素 D 结合蛋白（DBP）结合转送至肝。

2．维生素 D 的体内合成　人体的表皮与真皮内含有一定量的 7- 脱氢胆固醇，当阳光或紫外光照射时，由于光化学反应而形成前维生素 D_3，大约需要 3d 时间转化为维生素 D_3。高强度紫外线照射 15min，每克皮肤可形成 12.8 U 维生素 D_3。血浆中 DBP 将形成的维生素 D_3 从皮肤输送至肝为机体利用。此转化过程较缓慢，所形成的维生素 D_3 不易达到中毒剂量。

肝的维生素 D 绝大部分在肝细胞内质网上，在 NADPH、Mg^{2+} 及 O_2 参与下形成 25-（OH）D_3，并与球蛋白（维生素 D 运输蛋白）结合运至肾，在肾线粒体单氧化酶（MFMO）、细胞色素 P450 催化下，羟化为 1, 25-（OH）$_2$ D_3；并经血液运输至各个靶器官发挥生物学效应。血钙偏低、甲状旁腺素（PTH）、降钙素、催乳激素都可使其合成增多。

维生素 D 主要贮存在脂肪组织与骨骼肌中，肝、大脑、肺、脾、骨和皮肤也有少量存在。维生素 D 分解代谢主要在肝中进行，代谢物随胆汁从粪便排泄，少量由尿排出。

（三）生理功能

1．维持血清钙磷浓度的稳定　维生素 D 在体内与甲状旁腺共同作用，维持血钙平衡。当机体血钙降低时，维生素 D 可通过骨钙动员，促进肾小管再吸收，促进小肠黏膜上皮中钙结合蛋白合成，增加食物钙的吸收，提高血钙水平。当机体血钙升高时，维生素 D 可促进甲状旁腺产生降钙素，阻止骨钙动员，增加钙磷从尿中排出，降低血钙。

2．维持骨骼正常　维生素 D 对骨细胞有多种作用，即可以动员骨组织中的钙和磷释放入

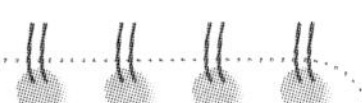

血，又可以促进骨化作用。

3．调节免疫 维生素D是一种神经内分泌-免疫调节激素，参与细胞免疫的调节。

4．调节基因转录 1, 25-（OH）$_2$D$_3$可以与靶器官上的核受体结合，调节基因转录，启动生物学效应。

（四）维生素D缺乏和过量的原因

1．缺乏症

（1）膳食中缺乏维生素D：如小儿喂养不当（特别是人工喂养者），其每天从食物中得到的维生素D不足，需要及时添加维生素D。

（2）日光照射不足：日光照射与地理条件、季节和大气环境有密切关系。热带、亚热带常年日光充足，一般不易发生维生素D缺乏，而温带、寒带日照较少，特别在多雨、多雾地区。此外户外活动时间长短、衣着状况均是影响因素。

（3）某些疾病：特别是胃肠疾病、肝肾疾病均能引起维生素D缺乏。

（4）需要量增加：出生后生长较快或早产儿及多胎儿对维生素D的需要量增加，易发生缺乏。

2．过多症 人体对维生素D耐受性因人而异，过量摄入维生素D（＞1800U/d）可导致中毒，钙吸收增加，血钙过多，钙可在软组织（包括心脏、血管、肺和肾小管）内沉积。轻度中毒为食欲减退、过度口渴、恶心、呕吐、烦躁、便秘或便秘与腹泻交替出现。妊娠期过多摄取维生素D，可引起新生儿出生体重低，严重者智力发育不良及骨硬化。

（五）护理评估

案例 3-5B

患儿实验室检查结果：碱性磷酸酶（ALP）270U/L（参考值27 ~ 107U/L）；血清钙1.2mmol/L（参考值2.10 ~ 2.55mmol/L）。25-（OH）D$_3$：24nmol/L（参考值75 ~ 200nmol/L）；尺、桡骨正位片：临时钙化带模糊呈杯口样。诊断为佝偻病。请依据检查结果确定此患儿治疗和预防的原则。

1．临床表现 维生素D缺乏引起钙磷吸收减少，血钙水平下降，骨骼矿化异常，骨质软化、变形。

（1）佝偻病（rickets）：维生素D缺乏时，骨骼不能正常钙化，因而变软、易弯曲变形，同时影响神经、肌肉、造血、免疫等器官组织的功能。一般6个月以下的婴儿多见急性佝偻病，骨质以软化为主，较大儿童多见亚急性佝偻病，骨质以增生为主。

（2）骨软化症：发生于成人，特别是妊娠、授乳的妇女，也可见于老年人。主要表现为骨密度降低，骨质软化、变形。初期，腰背部、腿部有不定位的疼痛，时好时坏，常在活动时加剧。孕妇骨盆变形可引起难产。

（3）骨质疏松症：老年人骨骼脱钙，骨密度降低，脆性增加，常导致脊椎骨压缩变形、髋部、前臂腕部骨折。

（4）手足痉挛症：维生素D缺乏导致钙吸收下降，表现为肌肉痉挛、小腿抽筋、惊厥等。

2．营养状况鉴定 25-（OH）D$_3$是血浆中维生素D的主要存在形式。它的半衰期约3周，在血浆中的浓度稳定，是几周甚至是几个月来自膳食和通过紫外线照射产生的总和。测定血浆25-（OH）D$_3$的浓度是评价个体维生素D营养状况最有价值的指标，低于25nmol/L为严重缺乏，25 ~ 49nmol/L为缺乏，50 ~ 74nmol/L为不足，高于75nmol/L为充足，高于374nmol/L时可发生中毒。

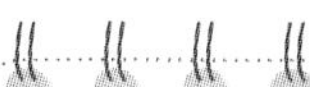

1, 25-（OH）$_2$ D_3 的半衰期短而且不能正确反映病人维生素 D 的储存和缺乏情况，因此对评价维生素 D 缺乏几乎没有价值。此外，血清钙磷乘积、血清碱性磷酸酶活性也被用于测定佝偻病。但由于其结果受众多因素左右，并不被看作是维生素 D 营养状况判定的指标。

3．病史　患儿 9 月份出生，日光照射不足。患儿母乳不足，常人工喂养，尚未添加辅食，维生素 D 摄入不足。

（六）供给量与食物来源

维生素 D 需要量还与钙磷摄入量有关，当钙磷量合适时，儿童、青少年、孕妇、乳母、成年人维生素 D 的推荐摄入量为 10μg/d，65 岁以上老年人为 15μg/d，11 岁以上人群 UL 为 50μg/d。维生素 D 的量可用 U 或 μg 表示，换算关系是 1U=0.025μg。

含脂肪高的海鱼、动物肝、蛋黄、奶油相对较多；瘦肉、奶制品的维生素 D 含量较低，蔬菜、谷类和水果几乎不含维生素 D。故许多国家在鲜奶和婴儿配方食品中强化维生素 D。鱼肝油中维生素 D 含量极高，虽非日常饮食部分，但可供婴幼儿补充维生素 D 使用，在防治佝偻病上有很重要的意义。适当日光浴对婴幼儿、特殊的地面下工作人员非常必要（表 3-5-1）。

表3-5-1　常见富含维生素D的食物

食物	含量（U/100g）	食物	含量（U/100g）
鱼肝油	8500	炖鸡肝	67
牛奶	41	大马哈鱼	500
鸡蛋	49	金枪鱼罐头	232

注：引自美国《食物与营养百科全书》选辑（4）营养素

三、维生素 A

维生素 A（vitamin A）又名视黄醇（retinol），实际上是包括所有具有视黄醇生物活性的一类物质，即动物性食物来源的维生素 A_1、维生素 A_2（脱氢视黄醇或视黄醛，其生物活性为维生素 A_1 的 40%）、植物性食物来源的 β- 胡萝卜素（β-carotene，可以溶于水）及其他类胡萝卜素。

（一）理化性质

维生素 A 与胡萝卜素溶于脂肪及大多数有机溶剂中，不溶于水，主要存储在肝里。天然存在于动物性食物中的维生素 A 脂类多数为棕榈酸酯，是相对稳定的化合物，一般烹调和罐头加工不易破坏。在空气中和日光下，维生素 A 顺次按酯、醇、醛、酸形式氧化破坏，特别是在高温条件下。当食物中脂肪氧化变质时，其中的维生素 A 即被破坏。维生素 A 对碱稳定，酸性环境不稳定，食物中维生素 A 避光于 −20℃以下很稳定。

在同样条件下，植物性食物中的胡萝卜素较易破坏。当食物中维生素 E 与维生素 C 或其他抗氧化物质存在时，有助于保护维生素 A 与胡萝卜素的稳定性。

（二）吸收与代谢

膳食中维生素 A 大多与长链脂肪酸形成酯。摄入的维生素 A 和胡萝卜素在小肠中与胆盐和脂肪消化产物一起被乳化后，由肠黏膜吸收。小肠中胆汁是乳化的必要条件，足够量的脂肪能促进维生素 A 的吸收，抗氧化剂如维生素 E 和卵磷脂有利于维生素 A 吸收。而矿物油的服用、肠道寄生虫均不利于吸收。维生素 A 吸收率明显高于胡萝卜素，且后者吸收率与其摄入量呈相反关系。

维生素 A 大多数从淋巴管经胸导管进入肝，并在此酯化。体内 90% 维生素 A 储存于肝；其余 9% 储存于肾、肺、肾上腺、眼色素上皮、皮下脂肪，肾中储存量约为肝的 1%；血中维生素 A 量约为体内总量的 1%。

影响维生素 A 储存的因素有：摄入量、膳食成分及机体生理状况等。高蛋白膳食、锌营养状况良好可增加维生素 A 的利用，妊娠时贮存量增加。贮存量也随年龄递增，但老年期相反，贮存量下降。

（三）生理功能

1．维持正常视觉功能 视网膜上有两种细胞，即杆状细胞和锥状细胞，这两种细胞中都存在着对光敏感的色素，而这些色素的形成和生理功能均有赖于适量维生素 A。其中的杆状细胞主要与暗觉有关。它含有一种视紫红质，是由视蛋白和 11- 顺式视黄醛组成的复合蛋白质，当视网膜接受光线时，视紫红质发生一系列变化，经过各种中间构型终被漂白，同时此反应的刺激通过神经纤维传到大脑，形成视觉。被漂白的视紫红质需补充。当视网膜处有足量维生素 A 储存，即可合成 11- 顺式视黄醛，并与视蛋白结合形成视紫红质，从而恢复对光的敏感性。

2．对糖蛋白合成的影响 维生素 A 与膜的糖蛋白合成有关，缺乏维生素 A 的动物的某些组织如小肠、角膜、气管上皮组织等的特殊糖蛋白减少，给予维生素 A 或维生素 A 酸可以促进其合成。免疫球蛋白也是糖蛋白，维生素 A 能够增加免疫细胞活力，特别是增加艾滋病感染免疫细胞 -T 淋巴球细胞的活性。

3．上皮正常生长 维生素 A 对于上皮的形成发育以及维持上皮组织的健全具有重要作用，并使上皮组织具有光泽。

4．骨骼正常生长 维生素 A 为骨骼正常生长所需，并有助于细胞的增殖和生长。

5．防癌作用 近年来的研究证明维生素 A 及其衍生物有防癌作用。

（四）维生素 A 缺乏和过量的原因

1．缺乏症 在婴幼儿发生率较高。

（1）维生素 A 摄入不足：小儿喂养不当、食欲不佳、不良的饮食习惯、长期缺乏动物性食品均可导致维生素 A 缺乏。

（2）吸收利用障碍：患消化系统疾病时胃肠功能紊乱，如肠炎、痢疾等影响维生素 A 和胡萝卜素的吸收，蛋白质 - 能量营养不良时也降低维生素 A 的吸收，肝病时维生素 A 贮存减少，消耗性疾病使维生素 A 的利用增加。

（3）需要或消耗量增加：生长发育期的儿童、妊娠或哺乳期妇女对维生素 A 的需要量增加；高热、烧伤、大手术的患者，对维生素 A 的分解代谢增加。

2．过多症 过量摄入维生素 A，由于排出率不高，常可在体内蓄积，服用者可发生中毒症状。大多数是由于过多摄入维生素 A 制剂引起，也有食用鲨鱼肝或者狗肝引起中毒的报道。

（五）护理评估

1．临床表现

（1）缺乏症

1）暗适应能力下降、夜盲及眼干燥症：维生素 A 缺乏的早期症状为暗适应能力的下降，严重者可致夜盲，即在暗光下无法看清物体。由于角膜、结膜上皮组织、泪腺等退行性病变，致角膜出现干燥、发炎、软化、溃疡、角质化等一系列变化，在球结膜出现泡状银灰色斑点（Bitot’ s spots）。角膜损伤严重常可导致不可逆转的失明。

2）黏膜上皮变化：上皮组织分化不良，皮肤特别是臂、腿、肩、下腹部皮肤粗糙、干燥、鳞化等角化变化。口腔、消化道、呼吸道和泌尿生殖道的黏膜失去滋润、柔软性，使细菌易于侵入，在儿童易导致支气管肺炎等严重疾病。泌尿系统上皮损伤脱落，形成肾结石等。

3）生长发育受阻：首先影响儿童骨骼发育，齿龈增生与角化，影响牙釉质细胞发育，使牙齿停止生长。

4）感染疾病的危险增加：一些流行病学研究表明，如果人体缺乏维生素 A，感染艾滋病的概率就会加大。缺乏维生素 A 的艾滋病病毒感染者继发性感染的危险会增加。

5）其他：味觉、嗅觉减弱，食欲下降。

（2）过多症：过量摄入维生素 A 可引起急性、慢性及致畸毒性，慢性中毒比急性中毒常见。但由于各人对维生素 A 的吸收利用排泄和储存的能力不一，导致中毒的剂量也有个体差异，一般婴幼儿口服维生素 A 大于 20 倍推荐摄取量（RDA）可致急性中毒。孕妇在妊娠早期每日大剂量摄入，娩出畸形儿的相对危险度为 25.6。除哺乳类和鱼类肝外，一般由食物中摄入的维生素 A 不会引起中毒。维生素 A 中毒常见症状为：

1）由于破骨细胞活性增强，导致骨质脱钙、骨脆性增加、生长受阻、长骨变粗及骨关节疼痛；

2）皮肤干燥、发痒、鳞皮、皮疹、脱皮、脱发、指（趾）甲易脆；

3）易激动、疲乏、头痛、恶心、呕吐、肌肉无力、坐立不安；

4）食欲降低、腹痛、腹泻、肝脾大、黄疸；

5）血液中血红蛋白、红细胞、白细胞和钾均减少，凝血时间延长，易于出血；

6）胚胎吸收、流产、出生缺陷；

7）头发脱落；

8）类胡萝卜素摄入过量可以导致高胡萝卜素血症，出现类似黄疸的皮肤黄染，但是巩膜不黄染。

2．营养状况鉴定　维生素 A 营养状况可分为五类，从低到高分别为缺乏、较少（边缘）、充足、过多和中毒。

（1）血浆维生素 A 水平：血浆维生素 A 水平含量为低于 100μg/L 是缺乏，在 100 ~ 200μg/L 为边缘状态，大于 200μg/L 为可接受的状态，若大于 300μg/L 则表示维生素 A 营养状况良好。

（2）维生素 A 耐量：即当补充维生素 A 后，血浆中维生素 A 高峰出现的时间与高度。可用于反映肝内维生素 A 储存状况；也可用视黄醇体库反应法（通过测定空腹与维生素 A 补充 3 个半小时后血中维生素 A 含量的差数，除以补充后血中维生素 A 含量的百分比表示）。

（3）血浆视黄醇结合蛋白（RBP）：近来研究发现血浆中 RBP 含量与血浆维生素 A 水平有呈正相关趋势，可反映人体维生素 A 的营养水平。

（4）暗适应能力：国内多采用暗适应恢复时间表示，即在双眼经强光漂白后，于暗中观察到极微弱的光源的时间。维生素 A 缺乏时，暗适应时间延长。国内已有数种暗适应仪，可用于大规模营养调查与现场，但需注意排除视神经萎缩、色素性网膜炎、近视性视网膜脉络膜炎、血糖过低及睡眠不足等与维生素 A 无关的因素引起的暗适应能力降低。

（5）生理盲点：当维生素 A 供给不足时，盲点扩大，补充后即缩小至正常范围。

（六）供给量与食物来源

维生素 A 的膳食来源包括膳食中全部具有视黄醇活性的物质，维生素 A 的单位常用视黄醇当量（retinal equivalents，RE）来表示，中国营养学会 2013 年制订的推荐摄入量为：成人男性 800μgRE/d，女性 700μgRE/d，可耐受的最高摄入量（UL）为 3000μgRE/d。

1μgRAE = 1μg 维生素 A =3.3 IU 维生素 A

视黄醇活性当量（RAE，μg）= 膳食或补充剂来源全反式视黄醇（μg）+ 1/2 补充剂全反式 β- 胡萝卜素（μg）+1/12 膳食全反式 β- 胡萝卜素（μg）+1/24 其他膳食维生素 A 原类胡萝卜素（μg）。

维生素 A 最好的食物来源是动物肝、鱼肝油、奶、奶制品（未脱脂）及禽蛋等。β- 胡萝卜素和各种类胡萝卜素主要存在于植物性食物中，如绿叶菜类、棕黄色或红色蔬菜及水果中；含量较丰富的有菠菜、豌豆苗、红心甜薯、胡萝卜、青椒、南瓜等。

四、维生素 E

（一）理化性质

维生素 E（vitamin E）又名生育酚，自然界中共有 8 种化合物，即 α，β，γ 与 δ- 生育酚和 α，β，γ 与 δ- 三烯生育酚。其中以 α- 生育酚的生物活性最高。维生素 E 溶于乙醇与脂溶剂，不溶于水，对氧敏感，易于氧化破坏，特别是光照及热、碱和铁或铜等微量元素存在时，可加速其氧化；在酸性或无氧条件下较稳定，酯化维生素 E 较游离维生素 E 稳定。食物在一般烹调时，维生素 E 丢失不多，但在高温中加热，常使其活性降低。

（二）吸收与代谢

维生素 E 吸收与肠道脂肪有关，影响脂肪吸收的因素也影响维生素 E 吸收。吸收后的维生素 E 由脂蛋白（大部分为低密度脂蛋白，LDL）运输。脂肪组织、肝及肌肉为维生素 E 在体内的最大储存库，此外，肾上腺、脑垂体、睾丸及血小板中浓度也相对较高。血浆中维生素 E 浓度随脂类含量变化，但血小板中含量随摄入量而改变，与脂肪水平无关。骨骼肌、心肌内的维生素 E 易被动用，而脂肪组织中的维生素 E 消耗较慢，细胞膜上维生素 E 则不易变动。

（三）生理功能

1．抗氧化作用　维生素 E 是一种很强的脂溶性抗氧化剂，在体内保护细胞免受自由基损害。可以延缓细胞脂质膜氧化，维生素 E 与超氧化物歧化酶、谷胱甘肽过氧化酶一起构成体内抗氧化系统，保护细胞膜（包括细胞器膜）上多烯脂肪酸免受自由基攻击，维持膜的完整性。维生素 E 作为抗氧化剂，也防止维生素 A、维生素 C 和 ATP 的氧化，保证它们在体内的功能。

2．增强细胞膜的稳定性　人类低维生素 E 膳食，可致红细胞数量减少和红细胞生存时间缩短。血浆维生素 E $< 11.6\mu mol/L$，红细胞氧化溶解增加，寿命缩短。早产儿血浆低维生素 E 水平时，可见溶血性贫血。

3．调节体内某些物质的合成　维生素 E 通过嘧啶碱基参与 DNA 生物合成，与辅酶 Q（在动物还有维生素 C）的合成有关。

4．中和体内可能给身体造成损害的某些化学物质　维生素 E 抑制含碘蛋白、含铁蛋白（非血红蛋白）等的氧化；保护脱氢酶中的巯基不被氧化，或不与重金属离子发生化学反应而失去作用。

5．其他　维生素 E 与精子生成、生殖能力有关，但未见维生素 E 与性激素分泌有关系。

（四）缺乏和过量

1．缺乏　维生素 E 缺乏症较少发生于人类，因为维生素 E 广泛存在于食物中；维生素 E 几乎贮存于体内各器官组织中；维生素 E 在体内潴留时间较长，很不容易排出。

缺乏时造成细胞结构损害，造成紊乱，如肌肉组织畸形等。

由于胎盘转运维生素 E 效率较低，新生儿，特别是早产儿血浆维生素 E 水平较低，因此，细胞膜上多不饱和脂肪酸易发生氧化与过氧化损伤，从而致新生儿发生溶血性贫血。

多不饱和脂肪酸摄入过多、脂肪吸收不良（口炎性腹泻、胰腺病变等）的患者也可发生维生素 E 缺乏；表现为血液与组织中维生素 E 含量降低，红细胞脆性增加，尿中肌酸排出增加。当服用维生素 E 后，上述症状均可显著减退。

2．过多　大剂量维生素 E 可引起短期的胃肠道不适，但据观察，每日摄入 200 ～ 600mg 未显示出毒性作用。婴幼儿大量摄入维生素 E 常可使坏死性小肠结肠炎发生率明显增加。

（五）营养状况鉴定

1．血浆维生素 E 含量　能直接反映体内维生素 E 储存是否充足。在正常情况下，成人 $> 11.6\mu mol/L$ 为正常，低于此值为营养状况不良。血浆维生素 E 含量值与总脂类相关。故现在多以每克血浆脂类中维生素 E 含量计算。

2．红细胞溶血试验　指通过过氧化氢与红细胞作用，观察其溶血程度。正常情况下，红细胞溶血率＜ 10%。

（六）供给量与食物来源

维生素 E 需要量随膳食其他成分如多不饱和脂肪酸、口服避孕药、阿司匹林、饮用乙醇饮料等而增加。中国居民维生素 E 适宜摄入量为 14 岁以上人群为 14mg α-TE/d。

维生素 E 主要存在于各种油料种子及植物油中，谷类、坚果类和绿叶蔬菜中也有一定含量。肉奶蛋及鱼肝油中也含有。

五、维生素 K

（一）生理功能

1．对于血液凝结起着关键作用。

2．构成骨骼组织。

（二）缺乏和过量

1．缺乏

（1）长期服用抗生素和丙酮苄羟香豆素（医学上用作抗凝血剂）的人群，如果缺乏维生素 K，发生大出血的概率将增加。

（2）吸收不良也可引起维生素 K 缺乏。

2．过量

（1）如果按照药理学规定的剂量服用几乎无毒。

（2）据报道，过量服用维生素 K 会导致黄疸和贫血。

（三）来源

1．绿叶蔬菜　尤其是紫花苜蓿和豆芽中含量较高。

2．肠内细菌。

六、维生素 B_1

（一）理化性质

维生素 B_1 又名硫胺素（thiamine）、抗神经炎因子、抗脚气病因子。维生素 B_1 溶于水，在酸性溶液中稳定，中性特别是碱性环境中易被氧化而失去活性。一般烹调温度下损失不多，但在碱性条件下不耐高温。二氧化硫、亚硫酸盐等在中性介质中能加速维生素 B_1 分解破坏，故含维生素 B_1 多的食物不宜使用二氧化硫、亚硫酸盐等化学物质，以防维生素 B_1 破坏。

（二）吸收与代谢

维生素 B_1 在肝进行代谢，先分解为嘧啶与噻唑部分，然后再进一步代谢。但从尿中排出的多为游离型维生素 B_1。通常汗液中排出量极少，但高温环境中，汗液中维生素 B_1 量可达 90 ～ 150μg/L，故应注意补充。

（三）生理功能

1．物质代谢和能量代谢中关键性的物质基础　在体内，羧化酶、转羟乙醛酶的辅酶参与体内糖代谢中两个主要反应：① α- 酮酸氧化脱羧作用，即丙酮酸转化为乙酰 CoA、α- 酮戊二酸转化为琥珀酸 CoA；②戊糖磷酸途径的转酮基酶反应。

2．支链氨基酸（亮氨酸、异亮氨酸和缬氨酸）代谢所必需　这些氨基酸脱氨形成酮酸后，需要维生素 B_1 参与其脱羧作用。

3．其他　对神经生理活动有调节作用，与心脏活动、食欲维持、胃肠道正常蠕动及消化液分泌有关。

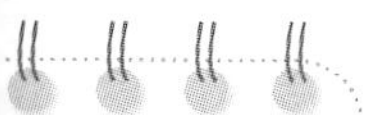

（四）缺乏症

维生素 B_1 缺乏常由于摄入不足、需要量增高和吸收利用障碍造成；肝损害、酗酒也可引起。长期透析的肾病患者、完全胃肠外营养的患者及长期慢性发热患者都可发生。

维生素 B_1 缺乏初期有轻度症状，包括疲乏、淡漠、食欲差、恶心、忧郁、急躁、沮丧、腿麻木和心电图异常。症状性质和程度与缺乏程度、急慢性等有关。一般将其分成以下几类。

1．干性脚气病　以多发性神经炎症状为主，出现上行性周围神经炎，表现为指趾麻木、肌肉酸痛、压痛，尤以腓肠肌为甚，膝反射在发病初期亢进，后期减弱或消失。向上发展累及腿伸屈肌、手臂肌群，而出现垂足、垂腕症状。胃肠神经受累使胃肠蠕动减弱，便秘，消化液分泌减少，致食欲降低、消化不良。

2．湿性脚气病　以水肿和心脏症状为主。由于心血管系统障碍，出现水肿，右心室可扩大，有心悸、气促、心动过速。处理不及时常致心力衰竭。

3．婴儿脚气病　多发生于 2 ～ 5 月龄的婴儿，且多是维生素 B 缺乏的乳母所喂养的乳儿，其发病突然，病情急。初期食欲缺乏、呕吐、兴奋、心跳快、呼吸急促和困难。严重时身体可出现青紫、水肿、心脏扩大、心力衰竭、强直性痉挛，常在症状出现 1 ～ 2d 突然死亡。

（五）营养状况鉴定

1．红细胞转酮酶活力与 TPP 效应　血中维生素 B_1 大多存在于红细胞内，部分以转酮醇酶的辅酶形式存在，故测定该酶活力可以评价体内维生素 B_1 的营养状况。当维生素 B_1 缺乏时，可利用的 TPP 量少，酶绝对活性低，TPP 效应增加。维生素 B_1 不足，TPP 效应在 16% 以上为不足，＞ 25% 为缺乏，＜ 15% 为正常。

2．尿中维生素 B_1 排出量

（1）负荷试验：经口给予一定量维生素 B_1（成人为 5mg），收集 4h 内尿，分析其中维生素 B_1 总量。患者因吸收不良，可改用皮下注射 lmg 维生素 B_1，同样测其 4h 尿维生素 B_1 总量，缺乏者维生素 B_1 排出量均＜ 100μg，100 ～ 200μg 为不足，＞ 200μg 为正常，＞ 400μg 为充裕。

（2）任意一次尿中维生素 B_1 排出量与肌酐比值：建议的评价标准是：尿中维生素 B_1 与肌酐比值为＜ 27、27 ～ 65、66 ～ 129 和＞ 130 时，体内维生素 B_1 水平分别为缺乏、不足、正常、充足。

（六）供给量与食物来源

以往认为维生素 B_1 与能量代谢有密切关系，因此维生素 B_1 供给量常按所需能量确定，一般定为 0.5mg/4.18MJ，孕妇、乳母、老人应适当增加为 0.5 ～ 0.6 mg/4.18MJ。中国营养学会 2013 年推荐维生素 B_1 的摄入量（RNI），成年男性为 1.4mg/d，女性为 1.2mg/d，UL 为 50mg/d。

维生素 B_1 广泛存在于天然食物中，含量较丰富的有：动物内脏（肝、心及肾）、肉类、蛋、豆类，花生及谷类含量也较多。我国居民日常膳食中维生素 B_1 主要来自谷类食物，因它多存在于表皮和胚芽中，如米、面碾磨过于精细可导致维生素 B_1 损失过多。由于维生素 B_1 易溶于水且在碱性条件下易受热分解，所以过分淘米或烹调中加碱也可导致维生素 B_1 大量损失。维生素 B_1 高温烹调时损失可达 10% ～ 20%。

七、维生素 B_2

（一）理化性质

维生素 B_2 又名核黄素（riboflavin），纯制剂橙黄色结晶，溶于水为橙黄色，但水溶性较差，在 27.5℃时，每 100ml 水溶解 12mg，紫外线照射下有黄绿荧光。酸性溶液中稳定，碱性溶液中较不稳定，游离维生素 B_2 对光敏感，特别是在紫外线照射下，引起不可逆的分解。如牛奶瓶中，日光照射 2h 破坏 50% 以上，其破坏程度随温度及 pH 增高而增加。食物中维生素

B_2 大多数与磷酸和蛋白质结合为复合化合物，即黄素蛋白，对热稳定，在中性或酸性环境中短期高压加热不被破坏；120℃加热 6h 仅有少量破坏，在加工与烹调过程中，一般损失较少，据测定，肉类损失率为 15% ~ 20%，蔬菜类为 20% 左右。

（二）吸收与代谢

食物中维生素 B_2 复合物在消化道内经蛋白酶、焦磷酸酶水解为游离维生素 B_2，在小肠上部被吸收，吸收量与其在肠腔中浓度成比例。维生素 B_2 在大肠内也可被吸收。

吸收的维生素 B_2 在肠壁，部分在肝、血液中磷酸化，形成黄素单核苷酸（FMN）和黄素腺嘌呤二核苷酸（FAD）。维生素 B_2 在体内大多数以辅酶形式贮存于血、组织及体液中。体内组织贮存维生素 B_2 的能力很有限，当人体摄入大量维生素 B_2 时，肝肾中维生素 B_2 含量常明显增加，并有一定量维生素 B_2 以游离形式从尿中排泄。影响维生素 B_2 排泄的因素很多，当蛋白质的摄入量减少时，维生素 B_2 的排出量会增高；长期服用维生素 B_2 也使其排出增加。此外，哺乳动物还通过乳汁排出维生素 B_2，从汗中排出的维生素 B_2 约为摄入量的 3%。

（三）生理功能

1．体内黄素酶的辅酶　黄素单核苷酸（FMN）和黄素腺嘌呤二核苷酸（FAD）是黄素酶如葡萄糖氧化酶、氨基酸氧化酶、黄嘌呤氧化酶、琥珀酸脱氢酶、谷胱甘肽还原酶等的辅基。重要功能为电子传递，在细胞代谢呼吸链反应中起控制作用，直接参与氧化还原反应，在氨基酸、脂肪酸和碳水化合物代谢中，逐步释放能量供细胞应用。

2．铁的利用　与体内铁的吸收、储存与动员有关，在防治缺铁性贫血中有重要作用。

3．激活色氨酸　参与色氨酸形成尼克酸的过程。

（四）缺乏症

1．眼　眼球结膜充血，角膜周围血管增生，角膜与结膜相连处有时发生水泡。严重时角膜下部有溃疡，有睑缘炎、羞光、视物模糊、流泪等。已发现老年白内障与维生素 B_2 缺乏有关。有些暗适应能力下降与维生素 B_2 不足也有关，当给予维生素 A 无效时，给予维生素 B_2 有效。

2．口腔　口角湿白、裂隙、疼痛、溃疡（口角炎）；唇肿胀、裂隙、溃疡及色素沉着（唇炎）；舌疼痛、肿胀、红斑及舌乳头萎缩（舌炎）。典型者全舌呈紫红色或红紫相间，出现中央红斑，边缘界线清楚，如地图样变化（地图舌）。

3．皮肤　脂溢性皮炎常见于皮脂分泌旺盛部位，如鼻唇沟、下颌、眉间、眼外眦及耳后、乳房下、腋下、腹股沟等。患处皮肤皮脂增多，轻度红斑，有脂状黄色鳞片。其中阴囊炎最突出，常有渗液、糜烂、脱屑、结痂、皱裂、皮肤变厚等。此等变化也偶见于女性阴唇。由于维生素 B_2 缺乏常主要表现为口腔与生殖器官炎症变化，故有口腔 - 生殖综合征（orogenital syndrome）之称。

4．贫血　维生素 B_2 缺乏常干扰铁在体内的吸收、贮存及动员，严重的可造成缺铁性贫血。

5．其他　维生素 B_2 缺乏还影响生长发育，妊娠期缺乏维生素 B_2 可致胎儿骨骼畸形。维生素 B_2 缺乏常与其他维生素缺乏同时出现，故必须详加鉴别。

（五）营养状况评定

1．红细胞内谷胱甘肽还原酶活性系数（EGRAC）　测定红细胞加与不加 FAD 时谷胱甘肽还原酶活性的比值，即活性系数（AC 值）来评价体内维生素 B_2 营养状况。AC 值 $>$ 1.4 为缺乏，1.2 ~ 1.3 为不足，$<$ 1.2 为正常。现多采用全血中谷胱甘肽还原酶活性系数（BGRAC）。

2．尿中维生素 B_2 排出量　24h 排出量在 200μg 以上时为正常。负荷试验：给予维生素 B_2 5mg，收集 4h 尿，测定维生素 B_2 排出量，$<$ 400μg 为缺乏，400 ~ 799μg 为不足，800 ~ 1300μg 为正常，$>$ 1300μg 为充裕。

3．尿中维生素 B_2 与肌酐比值　任意一次尿中维生素 B_2 与尿肌酐比值，$<$ 27μg/g 为缺乏；27 ~ 79μg/g 为不足；80 ~ 269μg/g 为正常；$>$ 270μg/g 为充裕。

（六）供给量与食物来源

维生素 B_2 需要量与热能、蛋白质摄入量有关，生长加速、创伤恢复、妊娠与哺乳期热能、蛋白质需要增加，维生素 B_2 需要量也增加。不同劳动强度、年龄、性别及生理状况的维生素 B_2 RNI 值不同，成人男性 1.4mg/d，成人女性 1.2mg/d（相当 0.5mg/1000kcal，与维生素 B_1 同）。

维生素 B_2 广泛存在于植物与动物中，动物性食品中含量较植物性高，肝、肾、心脏、乳及蛋类中含量尤为丰富，大豆和各种绿叶菜亦含有一定数量。但从人体需要考虑，维生素 B_2 在膳食中不如其他营养素丰富。

八、尼克酸

（一）理化性质

尼克酸（nicotinic acid，或 niacin）亦名烟酸、抗癞皮病因子、维生素 PP，因有防治癞皮病的作用，又称抗癞皮病维生素，在体内具有生理活性的形式为尼克酰胺。尼克酸溶于水及乙醇，尼克酰胺比尼克酸更易溶解，且能溶于醚中，性质稳定，在酸、碱、光、氧或加热条件下不易破坏；在高压下，120℃ 20min 也不破坏。一般加工、烹调损失极小，但会随水流失。

（二）吸收与代谢

尼克酸在小肠吸收，经门静脉入肝，在肝内转化为辅酶Ⅰ（NAD）与辅酶Ⅱ（NADP）。在肝内未经代谢转化的尼克酸或尼克酰胺随血流入其他组织，再形成含尼克酸辅酶；肾也可直接将尼克酰胺转变为 NAD 进入体内。

尼克酸主要以辅酶的形式广泛分布在体内各组织中，以肝浓度最高，但体内总储存量极少。过量的尼克酸大部分甲基化为 N- 甲基尼克酰胺和 N- 甲基吡啶从尿中排出。此外，还随乳汁分泌并从汗中排出。

（三）生理功能

尼克酸为辅酶Ⅰ与辅酶Ⅱ的组成成分，在碳水化合物、脂肪和蛋白质的能量释放上起重要作用，是氧化还原反应的递氢者，是氢的供体或受体。它们参与细胞内呼吸，将糖酵解产物氢逐步转给黄素单核苷酸和细胞色素，最后递给氧形成水。

在维生素 B_6、泛酸和生物素存在下，尼克酸参与脂肪、蛋白质和 DNA 合成。此外，尼克酸在固醇类化合物的合成中起重要作用，可降低体内胆固醇水平。

（四）缺乏症

尼克酸缺乏症即癞皮病（pellagra）。前驱症状有疲劳、乏力、工作能力减退、记忆力差及经常失眠。典型症状是皮肤炎（dermatitis）、腹泻（diarrhea）和痴呆（depression），即所谓的“三 D”症状。皮炎多呈对称性，分布于身体暴露和易受摩擦部位，初始如同日晒过度引起的灼伤、红肿、水泡及溃疡等。随后皮肤病变部位转为红棕色、表皮粗糙，脱屑、过度角化、色素沉着。胃肠道症状主要为食欲丧失、消化能力减弱、恶心、呕吐、腹痛，以及腹泻或便秘，或二者交替。舌与口腔炎症主要有舌平滑，上皮脱落，色泽红如杨梅状（杨梅舌），伴疼痛、水肿。精神神经症状有急躁、忧虑、抑郁、记忆力丧失、情绪变化无常、失眠或嗜睡，昏睡、木僵以致发展为痴呆症。

尼克酸缺乏常与维生素 B_1、维生素 B_2 及其他营养素缺乏同时存在，故常伴有其他营养素缺乏症状。

（五）营养状况评定

1．尿中尼克酸代谢物　2- 甲基吡啶酮 -5- 羟酰胺（2- 吡啶酮）和 N'- 甲基尼克酰胺（N'-MN）的比值受蛋白质摄入水平的影响较大，不敏感。当 2- 吡啶酮 /N'-MN 的比值＜ 1.0 时，表明有潜在尼克酸缺乏，＜ 1.3 为缺乏，1.3 ～ 4.0 为正常。

2．负荷试验　口服 50mg 尼克酰胺，4h 尿中排出量＜ 2mg 为缺乏，2 ～ 2.9mg 为不足，

3 ～ 3.9mg 为正常。

3．N– 甲基烟酰胺与肌酐比值 任意一次尿中 N'-MN 与肌酐的比值：＜ 0.5mg/g 为缺乏；0.5 ～ 1.59mg/g 为不足；1.6 ～ 4.2mg/g 为正常；＞ 4.3mg/g 为充裕。

（六）供给量与食物来源

尼克酸供给量应考虑蛋白质、铁、维生素 B_2 和 B_6 的营养状况及某些药物因素（如避孕药）。因为人体所需尼克酸中一部分可由色氨酸转化，平均 60mg 的色氨酸可转化为 lmg 尼克酸。膳食中尼克酸供给量用尼克酸当量（NE）表示，即：尼克酸当量（NE，mg）= 尼克酸（mg）+1/60 色氨酸（mg）。所以蛋白质或色氨酸的摄入增加时，尼克酸的摄入可相应减少，而亮氨酸摄入过多可抑制色氨酸向尼克酸的转化过程。口服避孕药可以促进体内尼克酸的合成。铁、维生素 B_2 和维生素 B_6 参与色氨酸向尼克酸的转化过程，WHO 建议尼克酸按每 1000kcal 热能供给 6.6mg。

尼克酸及其衍生物存在于动植物食物中，动物性食物中以尼克酰胺为主，尼克酸则主要存在于植物性食物中，两者活性相同。肝、肾、畜肉、鱼及花生中含量最为丰富，奶蛋中含量虽不高，但所含色氨酸在体内可转化为尼克酸。粮谷类中尼克酸含量也较丰富，然而视加工程度不同而不同。玉米中尼克酸含量较大米高，主要为结合型，不能被吸收利用，因色氨酸在体内可转变为维生素 PP。用碱处理玉米，将结合型水解为游离型，易被机体吸收利用。

九、维生素 B_6

（一）理化性质

维生素 B_6（vitamin B_6）包括三种天然存在的、性质相近的、均具有维生素 B_6 活性的化合物，即吡哆醇（主要存在于植物中）、吡哆醛和吡哆胺（主要在动物性食品中）。维生素 B_6 易溶于水，微溶于脂肪，在空气中稳定，在酸中稳定性大，但易为碱破坏，在中性环境易被光破坏。吡哆醛与吡哆胺较不耐热，吡哆醇耐热，后者在食品加工和贮存中稳定性较好。

（二）吸收与代谢

维生素 B_6 在小肠上部被吸收，并迅速通过门静脉进入体内大部分组织中，以肝中含量较高，肌肉次之。过多的维生素 B_6 被氧化为吡哆酸排出体外。此外，尿中也直接排出维生素 B_6 原形。由于肠道微生物也能合成维生素 B_6，故粪便中排出维生素 B_6 并不能说明摄入维生素 B_6 的丢失量。乳母可通过乳汁分泌维生素 B_6。

（三）生理功能

维生素 B_6 在体内起重要作用的是吡哆醛和吡哆胺，它们被磷酸化为辅酶形式，参与酶系代谢。吡哆醇在体内被磷酸化后可转变为磷酸吡哆醛。已知有 60 多种酶需要维生素 B_6，主要与氮代谢有关，如转氨、脱氨、脱羧、转硫、色氨酸转化，以及不饱和脂肪酸和糖原代谢，脑和其他组织中能量转化、核酸代谢、内分泌腺功能、辅酶 A 的生物合成，以及草酸盐转化为甘氨酸等过程，也都需要维生素 B_6。

（四）食物来源

维生素 B_6 广泛存在于动植物性食物中，但一般含量不高。含量较高的有豆类、畜禽类、肝、鱼类等。

十、叶酸

（一）理化性质

叶酸（folacin，FA）又称蝶酰谷氨酸，由蝶啶、对氨基苯甲酸和谷氨酸三种成分组成。天然存在的叶酸大都具有多个谷氨酸，生物活性形式为四氢叶酸（THFA）。

叶酸不溶于冷水，但其钠盐易溶解于水，不溶于乙醇、乙醚及其他有机溶剂。叶酸在水中易被光破坏；在酸性溶液中不稳定，在 pH < 4 的溶液中超过 100℃即可被破坏；但在中性或碱性溶液中对热稳定。

（二）吸收与代谢

食物中叶酸要被还原为 THFA 时，才被小肠吸收。在血及组织液中主要为 N-5- 甲基 THFA，细胞内多以谷氨酸形式存在。葡萄糖与抗坏血酸可促进其吸收。据估计，膳食中叶酸的吸收率约为 70%。体内叶酸含量为 5 ~ 10mg，其中约有一半在肝，通过尿、胆汁排出体外。

（三）生理功能

叶酸分子上的 N-5 及 N-10 可携带一碳基团，一碳基团包括甲酰基、亚胺甲基及甲基等，在嘌呤、胸腺嘧啶核苷酸的合成，丝氨酸与甘氨酸的相互转变，高半胱氨酸合成蛋氨酸，以及某些甲基化反应中起重要作用。通过这些代谢转变以合成许多重要物质，特别是 RNA、DNA 及蛋白质的合成。

（四）缺乏症

叶酸缺乏的原因很多，诸如摄入不足、吸收不良、机体需要量增加和丢失过多等。孕妇、老人、酗酒者、服用药物（如避孕药、抗肿瘤药物、长期应用肠道细菌抑制剂）者，都是叶酸缺乏的高危人群。

叶酸缺乏影响核酸代谢，尤其是胸腺嘧啶核苷的合成，以致红细胞成熟受阻；同时还可影响粒细胞、巨核细胞及其他细胞如胃肠道黏膜细胞等。临床上表现为巨幼细胞贫血、舌炎及胃肠功能紊乱。

（五）食物来源

叶酸广泛存在于动植物性食品中，含量丰富的食物有肝、肾、蛋、绿叶菜、酵母，牛肉、菜花，土豆含量也高。

十一、维生素 B_{12}

（一）理化性质

维生素 B_{12}（vitamin B_{12}）又名钴胺素，是维生素中分子最大、结构最复杂的一种。维生素 B_{12} 易溶于水和乙醇，在强酸、强碱和光照下不稳定，易受重金属、强氧化剂或还原剂作用而破坏。对热稳定，在短时间高压 120℃加热，可不受影响。

（二）吸收与代谢

食物中维生素 B_{12} 在胃酸及消化酶作用下释放，并与胃黏膜细胞分子的内因子（IF，一种糖蛋白）结合形成维生素 B_{12} 内因子二聚复合物，其含两分子 IF 和两分子维生素 B_{12}，运至回肠被吸收。在肠壁细胞中钙的参与下，从二聚物中游离出维生素 B_{12}，进入门静脉，与血浆中一种蛋白质结合并进入肝。正常情况下的吸收率为 30% ~ 70%，其中简单扩散仅 1% ~ 3%，因此，当胃功能异常时，可由于缺乏内因子而使维生素 B_{12} 几乎不能吸收。维生素 B_{12} 的吸收随年龄的增加而逐渐降低。铁和维生素 B_6 缺乏也可降低其吸收率。

正常人体内肝的维生素 B_{12} 含量约为体内总储存量的 80%，其余存于肌肉、皮肤和骨组织，少量存于肺、肾、脾。维生素 B_{12} 主要从尿中排出，也有部分从胆汁排出，但通过肝肠循环时大部分被回肠再吸收。在肠道吸收功能障碍或食物中维生素 B_{12} 缺乏的情况下，肝中的储存量也可维持 3 ~ 5 年的需要。

（三）生理功能和缺乏症

维生素 B_{12} 在体内核黄素、尼克酸与镁等参与下转化成具有活性的辅酶形式，即甲基钴胺素和 5- 脱氧腺苷钴胺素，主要作用如下。

1．与四氢叶酸协同参与甲基转移作用，如在蛋氨酸循环中作为蛋氨酸合成酶的辅酶，将 5- 甲基四氢叶酸上的甲基转移给同型半胱氨酸，使蛋氨酸再生，以利于其充分发挥甲基供体

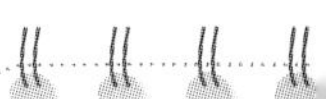

作用，并提高叶酸的利用率。维生素 B_{12} 缺乏时，使叶酸陷于甲基叶酸的形式，而使其活性形式 5，10- 亚甲基四氢叶酸缺乏，后者是 DNA 合成必需的，所以维生素 B_{12} 缺乏可发生巨幼红细胞贫血。

2．作为甲基丙二酸单酰 CoA 变位酶的辅酶，使甲基丙二酸转换为琥珀酸单酰 CoA。此反应与神经髓鞘物质代谢密切相关，故维生素 B_{12} 缺乏可表现出神经系统症状。

3．缺乏维生素 B_{12} 的情况很少发生，但是对于从不吃肉的素食者来说仍有发生的可能。

（四）营养状况评价

1．实验室评价方法　实验室评价方法包括维生素 B_{12} 含量测定、血象检查以及氰钴胺素吸收试验等。血象检查可见红细胞较正常大、染色较深、白细胞中度减少、血小板减少等。

2．体格检查　巨幼红细胞贫血的症状和神经系统损害症状常见的有虚弱、全身乏力、厌食、背痛、胸腹部束带感觉，四肢麻木、感觉异常、刺痛、下肢强直、行走困难甚至瘫痪。

（五）食物来源

维生素 B_{12} 主要来源于肉、贝、鱼、禽和蛋类。肝中含量丰富，乳类含量较低，植物类几乎不含维生素 B_{12}。但是自然界的维生素 B_{12} 均由微生物产生，所以发酵豆制品中维生素 B_{12} 含量颇高。

十二、维生素 C

（一）理化性质

维生素 C 又名抗坏血酸，自然界存在 L 型、D 型两种，D 型无生物活性。维生素 C 溶于水，稍溶于丙酮与低级醇类，结晶维生素 C 稳定，水溶液极易氧化，遇空气、热、光、碱性物质，特别是有氧化酶及痕量铜、铁等重金属离子存在，可促进其氧化破坏进程，蔬菜烹调时可损失 30% 以上。食物中维生素 C 有还原型与脱氢型之分，二者可通过氧化还原互变，具有生物活性。当脱氢型维生素 C 继续被氧化或加水分解变成二酮古洛糖酸或其他氧化产物时，则丧失其活性。

（二）消化与吸收

从食物中进入人体的维生素 C 在小肠内被吸收，吸收量与其摄入量有关。摄入 30 ~ 60mg 时，吸收率为 100%；摄入量为 90mg 时，吸收率为 80%；摄入量增至 1500mg、3000mg 和 12 000mg 时，吸收率分别下降为 49%、36% 和 16%。未被吸收的维生素 C 继续进入肠道下段，剂量过大可致高渗作用，引起腹泻。

吸收入体内的维生素 C 很快就被分布于各个组织器官，其中以肾上腺、脑、胰、脾、唾液腺及睾丸为最高。维生素 C 主要经泌尿道排出，汗、粪便中也有少量。尿中排出量常受摄入量、体内贮存量及肾功能的制约。当大量维生素 C 摄入，而体内维生素 C 代谢池达饱和时，尿中排泄量与摄入量呈正相关。当血液中浓度低时，肾小管中细胞主动地再吸收维生素 C，以减少维生素 C 从尿中排出；反之，血中浓度增高，如 > 14mg/L，由于肾小管细胞的吸收达到了它的极限，而不再吸收，尿中排出量急剧增加。维生素 C 的分解产物草酸及少量代谢物也由尿中排出。

（三）生理功能

1．还原作用　维生素 C 在体内的氧化还原作用与巯基（—SH）、双硫键（S—S—）系统相联系，由于维生素 C 具有的还原作用，使—S—S—还原为—SH，从而提高体内—SH 水平。已知—SH 在体内与其他抗氧化剂如谷胱甘肽一起清除自由基，阻止脂类过氧化及某些化学物质的危害作用。

2．胶原合成　维生素 C 可使脯氨酸羟化酶和赖氨酸羟化酶复合体中的铁为二价形式，从而保持酶的活性，并使脯氨酸与赖氨酸转化为羟脯氨酸与羟赖氨酸，后两者是胶原蛋白的重要成分，当维生素 C 不足时，将影响胶原合成，造成创伤愈合延缓、微血管壁脆弱及不同程度的出血。

3. 降低胆固醇　维生素 C 还可在体内将胆固醇转变为能溶于水的硫酸盐而增加排泄；维生素 C 参与肝中胆固醇的羟化作用，以形成胆汁酸，从而降低血胆固醇含量。

此外，肾上腺皮质激素的合成与释放也需要维生素 C 参与，维生素 C 能促进抗体形成，增加抵抗力，对于体内的毒物如铅、苯、砷及某些药物和细菌毒素，给予大量的维生素 C 可缓解其毒性。

（四）缺乏症

维生素 C 缺乏症称为坏血病（scurvy）。坏血病的早期症状是倦怠、疲乏、急躁、呼吸急促、牙龈疼痛出血、伤口愈合不良、关节肌肉短暂性疼痛、易骨折等。典型症状是牙龈肿胀出血、牙床溃烂、牙齿松动、毛细血管脆性增加。严重者可导致皮下、肌肉和关节出血及血肿形成，出现贫血、肌肉纤维衰退（包括心肌）、心脏衰竭、严重内出血，有致猝死的危险。

（五）营养状况鉴定

1. 血中维生素 C 水平　当体内维生素 C 达饱和程度时，血浆维生素 C 含量在 56.8 ~ 79.5μmol/L（10 ~ 14mg/L）。但血浆维生素 C 水平只代表近期摄入状况，不表示体内贮备水平。能反映组织中贮备水平的较好指标为白细胞中维生素 C 含量，当含量降至 114μmol/L 时为不足，1140 ~ 1700μmol/L（20 ~ 30mg/l00g）为组织饱和。

2. 尿中排出量　负荷试验是指口服一定负荷剂量（成人量 500mg）的维生素 C，收集口服后 4h 内的尿液，测定尿中维生素 C 总量，> 10mg 为正常，< 3mg 为缺乏。用 24h 尿中维生素 C 排出量和任意一次尿维生素 C 排出量对肌酐比值的指标进行评价。

（六）供给量与食物来源

维生素 C 的 RNI 值为 100mg/d，UL 值为 2000mg/d。在寒冷、缺氧和高温条件下劳动或生活，经常接触铅、苯等有毒作业的人群，孕妇、乳母等特殊生理条件下的人群均应增加维生素 C 的摄入量。

维生素 C 的主要食物来源为新鲜蔬菜与水果，如青菜、韭菜、塌棵菜、菠菜、柿子椒等深色蔬菜和花菜，柑橘、红果、柚子等水果维生素 C 含量均较高。野生的苋菜、刺梨、沙棘、猕猴桃、酸枣等含量尤其丰富。

第六节　矿物质

多种元素组成了人体。除碳、氢、氧、氮构成蛋白质、脂类、碳水化合物等有机物及水外，其余元素统称为矿物质（mineral）。

一、概述

（一）矿物质的分类

按照化学元素在体内含量的多少，通常将矿物质元素分为常量元素和微量元素两类。其中含量大于体重 0.01% 的矿物质称为常量元素，有钙、镁、钾、钠、磷、硫、氯 7 种；含量小于体重 0.01% 的称为微量元素，一般认为维持正常生命活动必不可少的微量元素有铁、锌、碘、硒、氟、铜、钼、锰、铬、镍、钒、锡、硅、钴 14 种。1995 年 FAO/WHO/IAEA 专家会议（FAO/WHO/IAEA expert consultation）提出铁、锌、碘、硒、氟、铜、钼、锰、铬、钴 10 种为目前已知的人类必需微量元素。

（二）矿物质缺乏或过量的原因

1．地球环境因素　地壳中矿物质元素分布不平衡，若表层土壤中某种矿物质元素含量过低或过高，人群因长期摄入在这种环境中生长的食物或饮用水而引起亚临床症状甚至疾病。

2．食物成分及加工因素　食物中含有天然存在的矿物质拮抗物，如菠菜中含有大量的草酸，粮谷类中含有大量的植酸。蔬菜浸泡在水中或者热水煮过后弃掉热水，均可以导致矿物质的吸收障碍。

3．人体自身因素　由于摄入不足、消耗或需求增加导致矿物质的缺乏。如挑食、特殊环境因素或特殊生理时期需要量增加、不能及时补充等均可导致矿物质的缺乏。

过量的摄入矿物质制剂容易导致过量中毒。

（三）矿物质的生理功能

矿物质是构成机体组织和维持正常生理功能所必需的，但不能提供热能。归纳起来其生理功能有以下几点：

1．构成机体组织　如钙、磷、镁是骨骼和牙齿的重要材料，磷、硫是构成体内某些蛋白质的成分。

2．维持渗透压　如钠、钾、氯等与蛋白质共同维持各种组织的渗透压，在体液移动和潴留过程中起着重要作用。

3．维持机体的酸碱平衡　硫、磷、氯等酸性离子与钙、镁、钾、钠等碱性离子的适当配合，以及重碳酸盐和蛋白质的缓冲作用，调节着体内的酸碱平衡。

4．维持神经和肌肉的兴奋性以及细胞膜的通透性　各种无机离子，特别是保持一定比例的钾、钠、钙、镁离子的适当配合，是维持神经、肌肉具有一定兴奋性和细胞膜具有一定通透性的必要条件。

5．构成体内生理活性物质　如血红蛋白和细胞色素酶系统中的铁、甲状腺素中的碘、单胺氧化酶中的铜，以及谷胱甘肽过氧化物酶中的碘等。

6．构成酶系统的活化剂　如氯离子对唾液淀粉酶、盐酸对胃蛋白酶、镁离子对氧化磷酸化酶类等。

由于人体的新陈代谢，每天都有一定数量的矿物质通过各种途径如泌尿道、肠道、汗腺、皮肤、脱落细胞及头发指甲等排出体外，因而必须通过膳食予以补充。从人体对矿物质的吸收率、需要量，以及矿物质在食物中的分布考虑，比较容易缺乏的元素有钙、铁、锌、碘、硒等。

二、铁

铁是人体内含量最多的一种必需微量元素，总量为 4 ~ 5g。其中 60% ~ 75% 存在于血红蛋白中，3% ~ 5% 在肌红蛋白中，1% 在各种含铁酶类中，以上均为功能性铁。此外还有储存铁，以铁蛋白（ferritin）和含铁血黄素（hemosiderin）的形式存在于肝、脾和骨髓中，约占铁总量的 25%。

（一）吸收与代谢

食物中的铁有血红素铁和非血红素铁两种类型。非血红素铁主要以 $Fe(OH)_3$ 络合物的形式存在于食物中，与其结合的有机分子有蛋白质、氨基酸和其他有机酸等。此型铁必须先与有机部分分离，并还原成为亚铁离子后才能被吸收。

膳食中存在的磷酸盐、植酸、草酸、鞣酸等可与非血红素铁形成不溶性的铁盐而阻止铁的吸收。蛋类中因存在卵黄高磷蛋白，铁吸收率仅 3%。碱或碱性药物可使非血红素铁形成难溶的氢氧化铁，阻碍铁的吸收。萎缩性胃炎及胃大部分切除时，胃酸分泌减少也影响铁的吸收。

维生素 C 可将三价铁还原为亚铁离子，并可与其形成可溶性螯合物，故有利于非血红素铁的吸收。有研究表明，当铁与维生素 C 重量比为 1 ： 5 ~ 1 ： 10 时，铁吸收率可提高 3 ~ 6

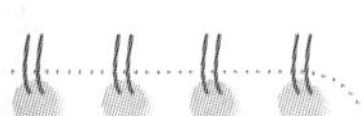

倍。半胱氨酸也有类似作用。肉、鱼、禽类中的肉类因子（meat factor）可促进植物性食品中铁的吸收，但肉类因子的化学本质目前尚不清楚。近年的研究发现核黄素对铁的吸收、转运与储存也具有一定作用。当核黄素缺乏时，铁的吸收、转运，以及肝、脾储铁均受阻。

血红素铁是血红蛋白及肌红蛋白中与卟啉结合的铁，可以卟啉铁的形式直接被肠黏膜上皮细胞吸收，在细胞内分离出铁并与脱铁铁蛋白结合。此型铁既不受植酸等抑制因素的影响，也不受维生素 C 等促进因素的影响，但胃黏膜分泌的内因子可促进其吸收。

血红素铁和非血红素铁的吸收均受小肠黏膜细胞的调节。被吸收入肠黏膜的铁与脱铁铁蛋白结合，形成铁蛋白储存在黏膜细胞中。当机体需要铁时，铁从铁蛋白中释出，随血循环运往需铁组织。失去铁的脱铁铁蛋白又与新吸收的铁结合。当黏膜细胞中铁蛋白量逐渐达到饱和时，机体对铁的吸收量也逐渐减少。因此，当体内铁的需要量增大时，吸收也增加，反之则减少。

成年人能吸收的铁相当于机体的丢失量。铁的丢失主要通过肠黏膜及皮肤脱落的细胞，其次是随汗和尿排出。其丢失量与体表面积成正比。体内衰老的红细胞破坏释放的铁，绝大部分在代谢过程中可反复被利用或储存。因而一般情况下铁的绝对丢失量很少。成年男子每日铁的丢失量约 lmg，女子约为 1.4mg。但妊娠期平均每日可吸收 4mg 铁。

（二）生理功能

铁是组成血红蛋白的原料，也是肌红蛋白、细胞色素酶、过氧化酶、过氧化氢酶的组成成分，在体内氧和二氧化碳的转运、交换，以及组织呼吸、生物氧化过程中起着重要作用。

（三）铁缺乏和过量的原因

1．缺乏症

（1）铁摄入减少：膳食中铁含量不足或吸收不良。长期素食者，由于植物性食物中铁含量低而且吸收率低，容易导致摄入不足。药物也会干扰铁的吸收。

（2）铁丢失过多：慢性失血是最常见的原因，如溃疡病、痔、月经过多、分娩失血较多、消化道出血、钩虫病等。此外，酗酒、服用阿司匹林及类固醇和非类固醇抗炎药者也会发生慢性失血；其他系统的出血见于子宫肿瘤、血尿等。

（3）铁的需要量增加：铁摄入相对不足，如婴幼儿、青少年及妊娠和哺乳期妇女。

2．过多症 铁剂治疗、反复输血、遗传性血色素沉积症可导致铁过量中毒。主要损伤肝，可引起肝纤维化和干细胞瘤。还可以导致自由基过量，引起线粒体 DNA 损伤，诱发突变，与肝、直肠、食管等多种器官的肿瘤有关。同时也会增加动脉粥样硬化的风险。

（四）护理评估

1．临床表现 膳食中可利用铁长期不足可导致缺铁和缺铁性贫血，多见于婴幼儿、孕妇和乳母。临床表现为食欲减退、烦躁、乏力、面色苍白、心悸、头晕、眼花、指甲脆薄、反甲、免疫功能下降。儿童还可出现虚胖、肝脾轻度肿大、精神不能集中而影响学习等。

机体缺铁可分三个阶段：

（1）铁减少期（ID）：此时储存铁耗竭，血清铁蛋白浓度下降。

（2）红细胞生成缺铁期（IDE）：此时不仅血清铁蛋白下降，血清铁也下降，同时红细胞游离原卟啉（FEP）上升。

（3）缺铁性贫血期（IDA）：除上述指标变化外，血细胞比容和血红蛋白下降。在评价人体铁营养状况时，仅检测血红蛋白及血细胞比容不能早期发现铁缺乏，故可同时选用上述几项指标。

2．营养状况评价

（1）血清铁蛋白：是反映铁贮存的指标；是诊断隐性缺铁性贫血最好、最可靠的方法。$<12\mu g/L$ 为缺铁，$>300\mu g/L$ 为铁负荷过度。

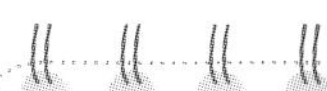

（2）红细胞游离原卟啉（free erythropoiesis，FEP）：＞ 0.9μmol/L 或锌原卟啉＞ 0.96μmol/L 即诊断为单纯性缺铁。

（3）血红蛋白：是最常见的指标；是缺血的晚期指标。正常值范围男性为 120 ～ 160g/L，女性为 110 ～ 150g/L。

3．供给量和食物来源　成人铁的需要量按平均每日失铁量计算。妇女尚需要加上月经失血损失的铁量。婴儿和儿童可根据平均体重增长来估算生长所需的额外的铁量。而铁的供给量不仅包括生长所需的铁和补偿丢失的铁，还应考虑不同食物中铁的吸收率。多数动物性食品中的铁吸收率较高，如鱼为 11%，血红蛋白为 25%，动物肌肉、肝为 22%，但蛋类为 3%。植物性食品中铁吸收率较低，如大米为 1%，玉米、黑豆为 3%，生菜为 4%，大豆为 7%。

我国每日膳食中铁的 RNI 成年男性为 12mg，女性为 20mg，青少年、孕妇、乳母的 AI 要增加。在缺氧、受辐射、手术、创伤、失血、贫血、溶血以及口服避孕药、抗酸药时，铁的供给量要相应增加。

膳食中铁的良好来源为动物肝、全血、肉鱼禽类；其次是绿色蔬菜和豆类；少数食物如黑木耳、海带、芝麻酱等含铁较丰富。

4．预防和治疗原则

（1）预防：了解患者的饮食和健康状况，积极治疗原发病，及时添加辅食，营养合理，适当摄入含铁丰富且吸收率较高的动物性食品。

（2）治疗：去除病因，查明贫血原因，积极治疗。补充含铁丰富的食品，药物首选口服铁剂，以硫酸亚铁最常用，每次 0.3g，每天 3 次。可同时服用维生素 C 100mg，每天 3 次。

（五）主要护理诊断 / 问题

营养失调：低于机体的需要量，体内铁不足。

知识缺乏：缺乏缺铁性贫血的预防知识。

感染危险：贫血，抵抗力下降。

1．饮食　给予含铁丰富、高蛋白、高维生素、易消化的食物，合理膳食、不偏食，多吃动物性食物，提高铁的吸收利用率。

2．铁剂治疗　铁剂与维生素 C 同服，饭后服用可减轻消化道副作用，促进铁的吸收。避免与植物纤维、咖啡同服。

3．健康教育　指导婴幼儿的正确喂养方法，孕妇和乳母应多食用含铁丰富的食品，必要时服用铁剂。

三、锌

成人体内含锌 2 ～ 2.5g，主要分布于肌肉、骨骼和皮肤。眼组织的视网膜、脉络膜，前列腺及精液中锌浓度较高。血液中的锌 75% ～ 85% 存在于红细胞中，3% 在白细胞中，12% ～ 22% 在血浆中。红细胞锌主要以碳酸酐酶和其他含锌金属酶类形式存在，血浆锌的 30% ～ 40% 与球蛋白结合，60% ～ 70% 与白蛋白结合。游离锌含量很低。

（一）吸收与代谢

食物中约 30% 的锌在小肠内被吸收，一部分通过肠黏膜后与血浆白蛋白结合，随血流分布于各组织器官，另一部分则储存在黏膜细胞中。肠黏膜细胞含锌量有调节锌吸收的作用。

膳食因素可影响锌的吸收。植酸、膳食纤维及过多的铜、镉、钙和亚铁离子可妨碍锌的吸收，而维生素 D、柠檬酸盐等则有利于锌的吸收。锌主要从肠道排出，尿中锌的排出量每日 300 ～ 700μg，汗液排出约 500μg。

（二）生理功能

1．参与酶的组成　锌是很多金属酶的组成成分或酶的激活剂，如碱性磷酸酶、碳酸酐

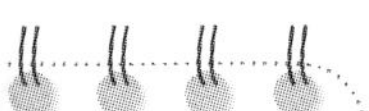

酶、乙醇脱氢酶、乳酸脱氢酶、谷氨酸脱氢酶、胸腺嘧啶核苷激酶、羧肽酶等，已知的含锌酶约有 80 种。这些酶对维持人体的正常代谢有重要作用。

2．促进生长发育和组织再生　研究表明，锌是 RNA 聚合酶和 DNA 聚合酶呈现活性所必需的，与 DNA、RNA 和蛋白质的生物合成有关。因此人体的生长发育、伤口愈合都需要锌的参与。

3．其他功能　锌能维持正常味觉，促进食欲；还可影响体内维生素 A 的代谢，如肝储存的维生素 A 的释放、视黄醛的形成和构型转化及参与机体的免疫功能等。

（三）缺乏症

人体缺锌时可出现生长发育迟缓、食欲缺乏、味觉减退或有异食癖、性成熟推迟、第二性征发育不全、性功能低下、创伤不易愈合、免疫功能降低、易于感染等。孕妇缺锌还可导致胎儿畸形。此外，肠原性肢端皮炎（一种发生于婴儿的遗传性疾病）与锌吸收和代谢异常引起的缺锌有关。

（四）供给量

人体代谢研究表明，成年人每日需 12.5mg 锌。同位素研究发现每日锌的更新量为 3 ～ 4mg。混合膳食中平均锌吸收率若按 25% 计算，则成人锌的 DRIs 男性为 12.5mg/d，女性为 7.5mg/d。孕妇、乳母和青少年的 DRIs 要相应增加。

（五）食物来源

动物性食物是锌的主要来源。牛、猪、羊肉中锌含量为 20 ～ 60μg/g，蛋类为 13 ～ 25μg/g，牛奶及奶制品为 3 ～ 15μg/g，鱼及其他海产品约为 15μg/g，牡蛎含锌量最高可达 1000μg/g 以上。豆类与谷类中为 15 ～ 20μg/g，蔬菜、水果中锌含量很低，一般在 10μg/g 以下。此外，食物经过精制，锌的含量大为减少，如小麦磨成精白粉，去除胚芽和麦麸，锌含量约减少了 4/5（由 35μg/g 减少到 7.8μg/g）。

四、硒

人体内硒总量约为 13mg，指甲、肝、肾、牙釉质中含量较高，血硒和发硒常可反映体内硒的营养状况。

（一）吸收与代谢

硒主要在十二指肠被吸收，无机硒和有机硒的吸收率都在 50% 以上。人体似乎不是通过控制吸收，而是通过调节硒的排出量来维持体内硒含量的稳定。

吸收后的硒与血浆白蛋白结合，转运至各器官和组织。代谢后的硒大部分通过尿液排出，为摄入量的 20% ～ 50%，少量由肠道和汗中排出。当硒摄入量较高时，还可从肺部排出具有挥发性的三甲基硒化合物。

（二）生理功能

1．抗氧化作用　硒是谷胱甘肽过氧化物酶（GSH-Px）的重要组成成分，每摩尔 GSH-Px 含有 4g 原子硒。GSH-Px 能催化还原型谷胱甘肽（GSH）和过氧化物的氧化还原反应，使有害的过氧化物还原为无害的羟基化合物，从而保护细胞和组织免受损害。GSH-Px 与维生素 E 抗氧化的机制不同，两者可以互相补充，具有协同作用。

2．维护心肌结构和功能　动物实验发现硒对心肌纤维、小动脉及微血管的结构及功能有重要作用。中国学者发现缺硒是克山病的一个重要致病因素，而克山病的主要特征是心肌损害。

3．其他　硒参与辅酶 Q 的合成；可增加血中抗体含量，起免疫佐剂作用；并对某些化学致癌物有阻断作用。白内障患者补充硒后，视觉功能有改善。

（三）缺乏与过多

1935 年在我国黑龙江省克山县首先发现的克山病已被证实与硒缺乏有关。2 ～ 6 岁儿童和育龄妇女为易感人群，临床上可见心脏扩大、心功能不全和各种类型的心律失常。生化检查可见血浆硒含量和红细胞 GSH-Px 活力下降。服用亚硒酸钠对减少克山病的发病有明显的效果。

硒摄入过多可致中毒。我国湖北的恩施县、陕西的紫阳县由于水土中硒含量过高，造成粮食、蔬菜中硒含量过高，以致发生地方性硒中毒。硒中毒主要表现为头发变干、变脆、断裂，眉毛、胡须、腋毛、阴毛脱落，肢端麻木，抽搐，甚至偏瘫。

（四）供给量

我国硒的推荐摄入量（RNI）为：1 岁以内每日 15 ～ 20μg，1 ～ 3 岁每日 25μg，4 ～ 6 岁每日 30μg。成人每日 60μg，成人 UL 为每日 400μg。

（五）食物来源

食物中硒的含量因地区而异。海产品、肝、肾、肉类为硒的良好来源，谷类含硒量随各地区土壤含硒量而异。蔬菜、水果中含量较低，精制食品的含硒量减少。此外，硒可挥发，烹调加热会造成一定的损失。

五、碘

成人体内含碘 20 ～ 50mg，其中 50% 分布在肌肉，20% 在甲状腺，10% 在皮肤，6% 在骨骼中，其余存在于其他内分泌腺及中枢神经系统。血液中的碘主要为蛋白结合碘（PBI），含量为 40 ～ 80μg/L。

（一）吸收与代谢

饮食中的碘多为无机碘化物，在胃肠道可被迅速吸收，随血流送至全身组织。甲状腺摄碘能力最强，甲状腺碘含量为血浆的 25 倍以上，可用以合成甲状腺素（T4）和三碘甲状腺原氨酸（T3），并与甲状腺球蛋白结合而储存。

甲状腺素分解代谢后，部分碘被重新利用，其余主要经肾排出体外。

（二）生理功能

碘在体内主要参与甲状腺素的合成。甲状腺素的生理功能是维持和调节机体的代谢，促进生长发育。它能促进生物氧化，协调氧化磷酸化过程，调节能量的转化。碘对蛋白质、碳水化合物、脂肪的代谢及水盐代谢都有重要影响。

（三）缺乏与过多

饮食中长期摄入不足或生理需要量增加，可引起碘缺乏。缺碘使甲状腺素分泌不足，生物氧化过程受抑制，基础代谢率降低；并可引起甲状腺代偿性增生、肥大，出现甲状腺肿，多见于青春期、妊娠期和哺乳期。胎儿期和新生儿期缺碘还可引起呆小症，又称克汀病；患儿表现为生长停滞、发育不全、智力低下、聋哑，形似侏儒。

碘缺乏常具有地区性特点，称为地方性甲状腺肿。内陆山区的土壤和水中含碘较少，食物碘的含量不高。有些食物还含有致甲状腺肿物质，可影响碘的吸收和利用，如洋白菜、菜花、苤蓝、萝卜、木薯等。长期食用这些食物，可增加缺碘地区甲状腺肿的发生率。

缺碘地区可采用碘化食盐的方法预防缺乏病，即在食盐中加入碘化物或碘酸盐，加入量以 10 万份食盐加入 1 份碘化钾较为适宜；也可采用碘化油，即将含碘 30% ～ 35% 的碘化油用食用油稀释至 6 万～ 30 万倍供食用。对高发病区，应优先供应海鱼、海带等富含碘的食物。

长期大量摄入碘含量高的食物，以及摄入过量的碘剂，可致高碘性甲状腺肿。一般认为每日碘摄入量大于 2000μg 是有害的。

（四）供给量与食物来源

我国建议的每日膳食中碘供给量为成人 120μg、孕妇 230μg、乳母 240μg。成人 UL 为每日 600μg。海产食物如海带、紫菜、发菜、淡菜、海参、干贝、海鱼、海虾、蚶等含碘丰富。

六、铜

成人体内含铜总量为 50 ～ 120mg，分布于各种组织器官。其中以肝和脑中含量最高，肾和心次之，在骨骼和肌肉中也有一定含量。肝和脾是铜的储存器官，胎儿肝中铜含量最高，出生后随年龄的增长而降低，儿童肝中铜含量约为成年人的 3 倍。

（一）吸收和代谢

铜在胃和小肠上部吸收，吸收率约为 30%。食物中的锌影响铜的吸收，锌铜之间的拮抗作用可能是由于竞争肠黏膜细胞中相同的载体蛋白所致。吸收后的铜 90% 形成铜蓝蛋白，5% 与白蛋白结合，在血液中转运。代谢后的铜 80% 经胆汁，16% 经肠黏膜排至肠道，4% 从尿液排出。遗传性缺陷如 Menke 综合征和肝豆状核变性（Wilson 病）属铜代谢障碍。前者补铜有良好疗效，后者由于铜吸收异常增加，必须减少铜的摄入量并增加铜的排泄。

（二）生理功能

铜在人体内主要以含铜金属酶的形式发挥作用，如细胞色素氧化酶（cytochrome oxidase）、超氧化物歧化酶（superoxide dismutase，SOD）、铜蓝蛋白、赖氨酰氧化酶、酪氨酸酶、多巴 -β- 羟化酶等。

1．促进铁的吸收和转运 铜蓝蛋白可催化 Fe^{2+} 氧化为 Fe^{3+}，从而有利于肠黏膜细胞中储存铁的转运和食物铁的吸收。铜蓝蛋白还可能与细胞色素氧化酶一起促进血红蛋白的合成。膳食中缺铜时，铁的吸收转运和储存常减少，血红蛋白合成量下降。

2．清除氧自由基 铜是 SOD 的成分，红细胞、脑和肝中的 SOD 能催化超氧离子成为氧和过氧化氢，从而保护细胞免受毒性很强的超氧离子的侵害。

3．促进胶原蛋白形成 含铜的赖氨酰氧化酶所催化的胶原肽链上赖氨酸残基的氧化脱氨反应是胶原发生交联所必需的。缺铜时胶原蛋白和弹性蛋白的交联难以形成，影响胶原结构，导致骨骼脆性增加，血管损伤，皮肤弹性减弱。

4．其他 缺铜动物可出现共济失调，可能与多巴 -β- 羟化酶活性下降有关。酪氨酸酶能催化酪氨酸转化为黑色素，缺铜时皮肤、毛发颜色变浅。此外，铜还与胆固醇及葡萄糖的代谢有关。

（三）缺乏症

长期缺铜可发生低色素小细胞性贫血、中性粒白细胞减少、高胆固醇血症等。曾见于营养不良的婴幼儿和接受肠外营养的患者，发生铜缺乏症后用铜剂治疗有效。

（四）供给量

中国营养学会 2013 年制订了不同年龄各人群铜的推荐摄入量：成人为 0.8mg/d，1 ～ 4 岁为 0.3mg/d，4 ～ 7 岁为 0.4mg/d，7 ～ 11 岁为 0.5mg/d、11 ～ 14 岁为 0.7mg/d。

（五）食物来源

铜存在于各种天然食物中，人体一般不易缺乏。含铜较多的食物有牡蛎、肝、肾、猪肉、干豆类、龙虾、蟹肉、核桃、葡萄干等。牛奶中铜含量远低于人奶。

七、氟

氟是骨骼和牙齿中的正常成分，人体随着年龄的增长，不断吸收和储存氟。此外，骨中氟含量尚可因食物和饮用水中氟含量不同而有较大差异。

（一）吸收与代谢

氟在胃肠道容易被吸收，食物中氟的吸收率为 50% ～ 80%，饮用水中的可溶性氟几乎完全被吸收。高脂肪膳食有利于氟的吸收，而钙、镁、铝等可与氟结合成难溶性物质，因而阻碍其吸收。氟主要通过肾排出，约占排出总量的 80%，肠道排出量占 6% ～ 11%。

（二）生理功能

氟对骨组织和牙齿珐琅质的构成有重要作用。氟可部分取代羟磷灰石晶体中的羟基，形成溶解度更低、晶体颗粒较大和更加稳定的化合物氟磷灰石，可使牙齿光滑、坚硬、耐酸、耐磨，因而有防龋齿作用。

（三）缺乏与过多

人体缺氟可增加龋齿的发病率，还可能与骨质疏松有关。适量的氟可减少尿钙排出，增加骨密度，有利于预防老年性骨质疏松症。

人体氟主要来源于饮用水。我国规定，饮用水中氟适宜量为 1mg/L。食物如海产品中也含氟，茶叶中含氟较多。2013 年中国营养学会推荐，人体氟的适宜摄入量（AI）1 岁以上不同年龄分别为 0.6 ～ 1.5mg/d，UL 为 0.8 ～ 3.5mg/d。

八、铬

铬广泛存在于人体各组织中，但含量甚微。成年人体内含铬总量约为 6mg，且随着年龄的增长铬含量逐渐降低。

（一）吸收与代谢

肠道对三价铬的吸收率较低，为 1% ～ 2%，而食物中以葡萄糖耐量因子（glucosetolerancefactor, GTF）的形式存在的活性铬其吸收率可提高至 10% ～ 25%。膳食因素可影响铬的吸收。研究表明，抗坏血酸能促进铬在人体内的吸收。给实验大鼠口服草酸盐或阿司匹林亦可增加铬的吸收。但膳食中的植酸和过多的锌会减少铬的吸收。

吸收后的铬主要储存在人的肝、脾、软组织和骨骼中，但这些组织中铬的含量也仅为 10μg/g 左右。铬代谢后主要通过肾排出，少量经胆汁从肠道排出体外，皮肤、汗腺也可有少量排泄。成年人每日补充 200μg 铬时，其尿中排出率约为 0.4%，占吸收总量的 20% ～ 40%。膳食中蔗糖、果糖等简单糖较多时可增加尿铬的排出量，糖尿病患者尿铬排出率也较正常人快。

血清铬、尿铬和发铬可反映体内铬的营养状况，但由于含量低，测定的技术要求较高。

（二）生理功能

铬是体内（GTF）的重要组成成分。GTF 是由三价铬、尼克酸、谷氨酸、甘氨酸和含硫氨基酸组成的活性化合物，它能增强胰岛素的生物学作用，可通过活化葡萄糖磷酸变位酶而加快体内葡萄糖的利用，并能促使葡萄糖转化为脂肪。一些临床研究表明，补充铬或 GTF 能改善非胰岛素依赖型糖尿病患者的葡萄糖耐量，降低血糖，增强周围组织对胰岛素的敏感性。

铬还影响脂类代谢，能抑制胆固醇的生物合成，降低血清总胆固醇和三酰甘油含量及升高高密度脂蛋白胆固醇含量。老年人缺铬时易患糖尿病和动脉粥样硬化。

铬在核蛋白中含量较高，研究发现它能促进 RNA 的合成。铬还影响氨基酸在体内的转运。铬摄入不足时，实验动物可出现生长迟缓。

（三）食物来源

铬的主要食物来源为粗粮、肉类和豆类。某些食物如黑胡椒、可可粉、深色巧克力等含有较多的铬，但因平时食用量较少而意义不大。奶类、蔬菜水果中铬的含量较少。食物中铬的生物利用率也应考虑，如啤酒酵母和畜肝中的铬以 GTF 等活性形式存在，能比其他食物中的铬更多地被人体吸收和利用。此外，食品加工也会影响铬的含量，如粮食和食糖经精制后，其中铬的含量大大降低。

九、钙

钙（calcium）是人体内含量最多的一种矿物质，约占体重的 2%。骨骼和牙齿钙的含量占人体钙含量的 99%，主要以羟磷灰石结晶 [$3Ca_3(PO_4)_2 \cdot Ca(OH)_2$] 的形式存在，在婴幼儿骨骼中尚有部分是无定形的磷酸钙，以后随着年龄增长而逐渐减少。其余 1% 中一半与柠檬酸螯合或与蛋白质结合，另一半则以离子状态存在于软组织、细胞外液和血液中，称为混溶钙池（miscible calcium pool）。骨骼钙与混溶钙池之间维持着动态平衡。离子钙具有重要的生理活性，而与血浆蛋白结合的钙可作为离子钙的储备形式。

（一）吸收与代谢

钙主要在酸性较高的小肠上段，特别是十二指肠内被吸收。维生素 D 是促进钙吸收的主要因素。某些氨基酸如赖氨酸、色氨酸、精氨酸等可与钙形成可溶性钙盐，乳糖可与钙螯合成低分子可溶性物质，均有利于钙的吸收。人体对钙的需要量大时，钙的吸收率也较高，如婴儿钙的吸收率超过 50%，儿童约为 40%，成年人仅 20% 左右，但在妊娠和哺乳期钙的吸收率又增高。

另一方面，谷物中的植酸，某些蔬菜如菠菜、苋菜、竹笋中的草酸可在肠腔内与钙结合成不溶解的钙盐；脂肪过多或脂肪消化不良时未被吸收的脂肪酸与钙结合形成脂肪酸钙；膳食纤维中的糖醛酸残基与钙结合，均能影响钙的吸收。抗酸药、四环素、肝素也不利于钙的吸收。磷酸盐对钙吸收的影响尚无一致意见，许多研究证明，大量磷酸盐对钙的吸收并无影响。

骨骼中的钙在破骨细胞作用下不断释放进入混溶钙池，同时混溶钙池中的钙也可不断沉积于成骨细胞中，如此使骨骼不断代谢和更新。幼儿的骨骼每 1 ～ 2 年更新一次，以后随着年龄的增长更新速度减慢，成年人每 10 ～ 12 年更新一次，平均每日约需钙 700mg。40 ～ 50 岁以后，骨吸收活动大于生成，骨中钙的含量逐渐下降，一般女性早于男性。代谢后的钙主要通过泌尿道、肠道、汗腺排出。正常膳食时，钙从尿中排出量约为摄入量的 20%。膳食中蛋白质摄入过高，可增加肾小球滤过率，降低肾小管对钙的重吸收，使尿钙排出增多。研究表明，如蛋白质摄入量由每日 47g 增加至 142g 时，24h 尿钙由 184mg 增至 394mg。对泌尿道结石患者而言，减少蛋白质摄入量有时比减少钙摄入量更能减少尿钙的排出。此外，哺乳期妇女每日可通过乳汁排出 100 ～ 300mg 钙，高温作业者每日可从汗中排出数百毫克钙。

已知有三种激素类物质对维持体内钙的平衡有重要意义。维生素 D 经肝、肾的羟化作用生成 1，25（OH）$_2D_3$，可促进钙的吸收，提高血钙水平，有利于成骨作用。甲状旁腺素可作用于破骨细胞，并促进肾小管对钙的再吸收，使血钙上升。降钙素加强成骨细胞的活性，使血钙降低。此外，钙调素（calmodulin）还可调节细胞内钙离子水平，维持其正常生理作用。

（二）生理功能

钙在人体内有多种生理功能。

1．构成骨骼和牙齿。

2．维持神经肌肉的正常活动。

钙与钾、钠、镁等离子共同维持着神经、肌肉兴奋性的传导，肌肉的收缩，以及心脏的正常搏动，钙离子能降低神经肌肉的兴奋性，若血清钙下降，则使神经肌肉的兴奋性增高，可发生抽搐。

3．促进某些酶的活性。

体内一些酶系统如三磷腺苷酶、琥珀酸脱氢酶、脂肪酶、蛋白质分解酶等需要钙激活。

4．参与血凝过程。

5．维持细胞内胶质的稳定性。

（三）缺乏症

1．因为钙主要存储在身体的骨骼中，缺钙大多数发生在老年男女身上。女性更易于缺钙。

2．婴幼儿出现缺钙表现为佝偻病。

3．30 岁左右骨质矿化减缓，到更年期时继续稳定下降。更年期之后，骨质开始硬化，容易发生骨折。

（四）供给量与食物来源

我国每日膳食中钙的推荐摄入量为：成人 800mg，孕妇 1000mg，乳母 1000mg，初生至 6 个月婴儿 200mg，1 ～ 4 岁 600mg，4 ～ 7 岁 800mg，7 ～ 11 岁 1000mg，11 ～ 14 岁 1200mg，14 ～ 18 岁 1000mg。

食物中钙的最好来源是奶和奶制品。奶和奶制品中的钙不但含量丰富，而且吸收率高。豆类、绿色蔬菜、各种坚果也是钙的较好来源。少数食物如虾皮、海带、发菜、芝麻酱等含钙量特别高。

十、磷

人体磷的含量约为体重的 1%，成人体内含磷 400 ～ 800g，其中 85% 存在于骨骼和牙齿中，15% 分布在软组织及体液中。

（一）吸收和代谢

食物中的磷主要与蛋白质、脂肪结合，形成核蛋白、磷蛋白和磷脂等，也有其他形式的有机磷和无机磷。磷的吸收与钙相似，也需要维生素 D。谷类所含植酸磷较难被吸收利用，食物中钙、镁、铁和铝过多时可与磷酸形成难溶性磷酸盐而影响磷的吸收。摄入混合膳食时，有 60% ～ 70% 的磷可被小肠吸收。一般年龄愈小，磷的吸收率愈高。婴儿对牛奶中磷的吸收率为 65% ～ 75%，对母乳中磷的吸收率＞ 85%。磷主要通过肾排泄。甲状旁腺素、甲状腺素、降钙素均能降低肾小管对磷的重吸收，使尿磷排出增加，而维生素 D 则增加肾小管对磷的重吸收，从而调节血磷浓度。

（二）生理功能

1．构成骨骼、牙齿和软组织成分　骨骼和牙齿中的羟磷灰石是由钙和磷共同构成的，钙磷比例约为 2 ∶ 1。磷也是软组织结构的重要成分，如 RNA、DNA、细胞膜及某些结构蛋白质均含有磷，这一点与钙不同。

2．参与能量的储存和释放　磷以磷酸的形式参与构成三磷腺苷（ATP）、磷酸肌酸（CP）等储能、供能物质，在能量的产生、转移、释放过程中起重要作用。

3．参与酶的组成　体内许多酶系统的辅酶如二磷酸硫胺素（TPP）、磷酸吡哆醛、黄素腺嘌呤二核苷酸（FAD）、尼克酰胺腺嘌呤二核苷酸（NAD）等都需要磷参与。

4．参与物质代谢　碳水化合物和脂肪的代谢中，需要先磷酸化成为含磷中间产物（如葡萄糖转变为葡萄糖 -6- 磷酸）后才能继续进行反应。

5．调节酸碱平衡　磷酸盐可组成缓冲系统，并通过从尿中排出不同形式和数量的磷酸盐，参与维持体液的酸碱平衡。

（三）供给量与食物来源

磷在食物中分布很广。瘦肉、蛋、鱼、鱼子、干酪、蛤蜊，动物的肝、肾中磷的含量都很高。海带、芝麻酱、花生、干豆类、坚果、粗粮中磷含量也很高。但粮谷中的磷多为植酸磷，吸收和利用率较低。由于磷的食物来源广泛，一般膳食中不易缺乏。我国尚无磷供给量标准，一般认为磷的供给量应与钙保持一定比例。儿童、孕妇、乳母钙磷比例保持 1 ∶ 1，成人钙磷比例保持在 1.2 ∶ 1 ～ 1.5 ∶ 1 为宜。

十一、镁

成人体内含镁 20 ～ 30g，是必需常量元素中含量最少的。60% 以上的镁集中在骨骼和牙齿中；25% 分布在肌肉组织中，主要与蛋白质形成络合物。

（一）吸收与代谢

镁主要在小肠被吸收入血。膳食中镁含量高时吸收率约为 40%，而膳食中镁含量低时吸收率可达 70% 以上。膳食成分也影响镁的吸收。如乳糖和某些氨基酸有利于镁的吸收，而较多的草酸、植酸和钙盐则可妨碍镁的吸收。

镁主要由尿液中排出，肾对体内镁含量有调节作用。肠道和汗液也排出少量的镁。

（二）生理功能

镁与钙、磷一起参与骨骼和牙齿的组成，但三者在骨骼中的代谢关系至今仍不十分清楚。镁与钙似乎既协同又拮抗，当体内镁不足时，在不稳定的骨矿物质界面上就不能进行正常的钙、镁离子交换（heterionic exchange），这被认为是低钙血症的原因之一。但镁摄入过多时，又可阻碍骨骼的正常钙化。镁在细胞内主要浓集于线粒体中，对氧化磷酸化、糖酵解、脂肪酸的 β- 氧化等多种代谢有关的酶系统的生物活性有重要影响。细胞外液中的镁虽然只占体内镁总量的 1%，却与钙、钾、钠离子共同维持着神经肌肉的兴奋性。

（三）缺乏症

食物中镁的分布较广，一般膳食不致引起缺乏。但长期慢性腹泻引起镁大量排出时可出现血清镁含量下降和镁缺乏症状，如抑郁、不安、厌食、眩晕、肌肉无力等。血清镁浓度降低可导致神经肌肉兴奋性异常、心律不齐等，幼儿还可发生惊厥。

（四）供给量

中国营养学会推荐镁的参考摄入量（RNI）：1 ～ 4 岁为 140mg/d，11 ～ 14 为 300mg/d，成人和乳母为 330mg/d，孕妇为 370mg/d。

（五）食物来源

镁主要来源于植物性食物，玉米、小麦、小米、大米、干豆、坚果、绿叶蔬菜中含量都较丰富。动物性食物一般含镁较少。精制食品和油脂含镁最少。

小 结

1. 各种营养素缺乏的病因 各种营养素缺乏主要是由于每日膳食摄入不足、吸收利用降低、需要量增加和消耗量增加所导致的。

2. 各种营养素的生理功能 三大生热营养素可以提供能量，同时蛋白质、脂肪、碳水化合物和其他营养素还是共同构成机体组织的重要成分，可以维持生长发育、组织更新和机体的健康，同时还具有参与机体调节的作用；并在多种疾病的发生和治疗方面发挥着重要作用。

3. 各种营养素缺乏的预防和治疗注意事项 要宣传各种营养素缺乏的病因和防治知识，进行膳食指导，必要时配合药物治疗。要积极预防并发症，治疗原发病，避免补充过多导致中毒。膳食治疗要注意遵循循序渐进、持之以恒的原则。

思考题

答案链接 3

1. 某病人患佝偻病，护理要点是什么？
2. 请分析案例 3-3A 中病人患佝偻病的原因有哪些？

（董艳梅）

第四章　水

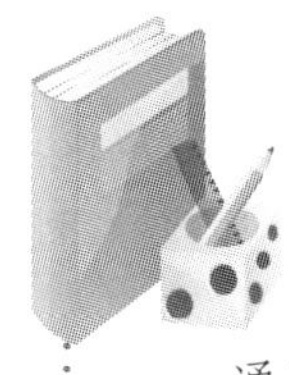

学习目标

通过本章内容的学习，学生应能够：

◎ 识记

复述水的生理功能、需要量与饮水量，脱水的症状表现，科学饮水的原则。

◎ 理解

概括水营养的重要性、水的营养与保健功能。

◎ 运用

运用科学饮水的原则为公众或患者进行饮水指导。

案例 4

在人们的日常生活中，饮水不足和饮水知识缺乏的现象极其普遍，并在不知不觉中影响着人们的健康和生活质量，甚至会产生由于人体长期慢性缺水而导致的各种疾病。

问题与思考：

1．作为一名未来的医务工作者，你认为自己平时的饮水方式正确吗？饮水量充足吗？

2．当你饮水不足时，你出现过哪些身体不舒服的表现？

3．你有没有注意观察过身边那些爱喝水和不爱喝水的人，他们的饮水方式有什么不同？

4．如果需要你为社区居民举办一次“饮水与健康”的知识讲座，你需要具备哪些科学饮水的相关知识？如何将这些知识和经验传授给社区居民，并能回答大家的问题与疑问？

本章内容将为你开启科学饮水知识的大门。

第一节　水是人体内的重要营养物质

“水是人类赖以生存的必要条件”。然而，越是人们习以为常和必需的东西，就越有可能忽视它的存在及重要性。长期以来，医学界对于“饮水”问题的研究重视不够，对水的营养功能了解不多，尤其是缺乏循证医学的研究证据，造成了公众对于饮水知识的普遍匮乏。

一、认识水营养的重要性

1．水是营养素之首　营养素（nutrient）是指食物中可为人体提供能量、机体构成成分、组织修复和生理调节功能的化学成分。水是人体内最重要的营养素，它是全面参与人体生命活动最重要的营养物质。首先人的各种代谢和生理活动都需要水，体内各种营养物质的溶解、消化、吸收和利用都需要水。水解（在水的作用下分解）一词描述了水在其他物质代谢过程中发挥的作用。蛋白质水解成氨基酸的过程，脂肪水解成脂肪酸和甘油的过程，都离不开水。水直接参与体内各种营养物质的水解过程，是水自身的代谢过程，也是参与人体能量代谢的过程。其次，水不仅直接参与人体能量代谢，而且还通过血液循环把营养物质输送到全身。

水是构成人体的重要组成部分，而且水对于人体维持生命和发挥正常生理功能至关重要。因为没有任何一种物质能像水一样需要参与人体的能量代谢、物质代谢和信息交换，也没有任何一种营养素的缺乏对人体健康和生命维持有如此重要的影响。没有水，生命只能延续几天；水和饮水对人体的重要性可以用“生死攸关”来形容。因此，水是生命之源，没有水就没有生命。正常人每天饮 8 ～ 10 杯水，可以保持身体健康，精力充沛，大脑思维活跃。

2．水是百药之王 水作为人体内的营养物质，不仅具有维持生命和促进健康的作用，而且还具有延年益寿的保健作用，以及缓解疾病和辅助疗效的作用。古人曰："药补不如食补，食补不如水补"。明代杰出的医药学家李时珍花费毕生精力所著的《本草纲目》是我国古代医学的不朽巨著。他在书中把收集的 1892 种药物（其中包括水）分为了 16 部，并将水部列在了《本草纲目》的各卷之首。书中对“露水”“节气水”“井泉水”“甘泉”等的释明、气味和主治都有记述，说明了各种水的保健和治疗作用。李时珍说：“水为万化之源，土为万物之母。”他认为人的饮食均源于水土，而饮食又是人生的命脉。所以，人们对于水的性味，即水的流止寒温、浓淡甘苦等应当潜心了解。保证水的足量摄入，能够增强人体的免疫功能，帮助患者早日康复。

3．水是膳食宝塔的基座 水在国际营养学专著中被列在了“膳食宝塔”（食物金字塔）的最底层，作为食物金字塔的重要组成部分，意为水是生命和健康的基础，以及水参与所有固体营养素在人体内代谢的全过程。我国卫计委 2016 年发布的《中国居民膳食指南》中也增加了水和身体活动的项目和内容，强调了足量饮水和增加身体活动对人体健康的重要性。

可见，水是维护人体营养与健康状况的基础要素。水营养是其他一切营养的基础和前提，是科学饮食和合理膳食的保证。对于个体，水营养是健康和活力的保证；对于公众，改善水营养则是提高人口素质，维护人民健康，提高生活质量和构建和谐社会的基础工作。

二、水的生理功能

水在人体内具有多种重要的生理功能，而且这些生理功能之间是相辅相成和相互促进的，具体表现在以下几个方面。

1．营养功能 水是构成人体的重要组成成分，也是参与新陈代谢、维持渗透压和酸碱平衡以及维持机体正常功能活动的必需物质。水能促进细胞的新陈代谢，维持细胞的正常形态，保持皮肤的湿润和弹性，并维持体重稳定。

2．帮助消化 吃进嘴里的食物，经牙齿咀嚼和唾液润湿后，进入从食管到胃肠道的消化和吸收过程。固体食物的消化和吸收必须在有充足消化液（水）的情况下，营养物质才能被充分溶解、消化、吸收和利用。在食物消化过程中消化道会分泌大量消化液，消化液完成消化功能后几乎全部被重吸收。在疾病状态下，如呕吐、腹泻、引流、造瘘等均会丢失大量消化液，容易导致水和电解质的平衡紊乱。

3．参与新陈代谢 水是参与人体营养物质的消化、吸收、运输和代谢的酶促反应的催化剂。体内的每一个酶解和化学反应都需要在有水存在的情况下才能进行。而且，体内的蛋白质和酶在水分充足的体液中的活性比较高，而在缺水状态下黏稠而浓缩的体液中的活性低，因而饮水可以促进新陈代谢。

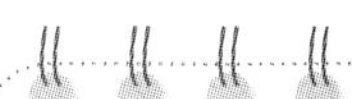

4．溶剂功能　人体内所有具有生理活性的物质必须溶解在水中才能发挥作用，所有的代谢废物也必须溶解在水中才能被排出体外。因此，水也被看作是身体内的溶剂。水能降低血液黏稠度，防止胆固醇等附着在血管壁上引起的血管老化与动脉硬化。水摄取不足会导致水和电解质失衡，血浆浓缩，也会危及细胞功能。

5．运输功能　水的流动性可协助和加快在消化和吸收过程中营养物质的运输及代谢废物的排泄。水也作为载体通过血液和淋巴系统向体内运送氧气、营养物质、激素和抗体，并向体外运出代谢废物和毒素。

6．排泄功能　食物的营养成分经消化吸收后剩余的残渣，以及体内的代谢废物和毒素，需要通过出汗、呼吸、排尿和排便的方式排出体外，这几种排泄方式都需要有水分的参与。充足的水分有助于稀释和排泄代谢废物和毒素，减少肠道对毒素的吸收，防止有害物质慢性蓄积中毒。相反，如果身体缺水，乳酸等代谢废物在体内蓄积可以引起身体酸痛，还可以引起便秘。

7．调节功能　①调节体温：身体通过排汗来调节和维持体温。当环境温度高于体温或者身体发热时，身体会通过大量排汗（水分经皮肤蒸发）而散热，以降低体温。当环境温度低于体温时，为了能够使体温保持在正常范围内，身体会通过减少体内水分的蒸发而减少身体热量的丧失。如果体内水分不足，这种体温调节功能将难以维持。②调节酸碱平衡：水能改善血液、组织液的循环，并有助于平衡血液的黏稠度和酸碱度。水也能调节肌肉张力、细胞内外的渗透压和酸碱平衡。

8．润滑功能　水是关节、黏膜和体腔的润滑剂，对人体组织和器官起一定的缓冲和保护作用。①润滑关节：水是人体关节之间润滑液的主要来源。正常情况下，脊椎骨和长骨端之间的软骨组织和关节腔内含有一定的水分。当软骨和关节腔内含水充足时，关节面滑动自如，不会产生关节面之间的损害性摩擦。但在软骨组织和关节腔脱水的情况下，则容易产生关节面之间的摩擦和损伤，从而逐渐导致关节退化并产生疼痛。②润滑黏膜：人体的眼睛、消化道、呼吸道、泌尿生殖道等均需要水的润滑。例如，泪液防止眼球干燥，唾液和消化液有利于咽部润滑和胃肠消化。③润滑体腔：内脏与内脏之间，需要水分来润滑和保护。

9．缓冲和保护功能　水能缓冲皮肤、器官、肌肉组织和脊椎所受到的冲撞，从而保护人体，减少损伤。

10．维持血液和淋巴液循环　血液和淋巴液是体液的重要组成部分。充足的饮水量可以保证人体的血液和淋巴液循环处于良好状态，以保证及时供给身体所需的营养物质，又能充分溶解和排出体内的代谢废物。水就像人体内大大小小的河流，如果因为身体缺水而流动不畅了，甚至干涸了、堵塞了，河流就会丧失运载和航行的能力，必然会导致身体出现功能障碍或疾病。

总之，人的各种生理活动都需要水，水在人体的各种生理活动和生理功能中均发挥着不可替代的作用。在正常的消化代谢过程中，水是各种物质的溶剂，调节体内的所有生理功能，包括溶解和循环功能。食物在体内的消化和吸收，以及体内所有的酶解和化学反应都需要在有水存在的情况下才能进行。

三、水的营养与保健功能

1．水与大脑功能　大脑组织含水 85%，大脑仅占身体总质量的 1/50，但需要利用身体血液供应的 1/20。充足的饮水或慢慢饮少量水，对脑细胞具有镇静效果。脱水会使大脑产生的能量减少。当身体开始脱水时，首先是大脑细胞脱水，并且脑细胞对脱水比较敏感，耐受力差，会引起脑细胞的活力降低和头晕。据研究结果报道，身体中的含水量与人的智能水平有关，人体丢失 2% 的水分就能降低 20% 的算术、短期记忆和视觉跟踪物体的能力。

2．水与减肥　水是一种天然的食欲抑制剂。水摄入量充足，能减缓饥饿，减少进食量，帮助身体代谢脂肪。水摄入量不足会增加进食量，从而增加体内脂肪的沉积。在减肥时，足量饮水有助于体内脂肪的代谢。

3．水与美容　水能维持干净、年轻和健康的皮肤。平时饮用足量水，能使机体组织细胞水量充足，肌肤细嫩滋润而富有光泽，同时减少褐脂与皱纹，延缓衰老。

4．水与健身　水的溶解力大，有较强的电离能力，可使体内水溶性物质以溶解态及电解质离子态存在，有助于活跃人体内的化学反应，增强体力。肌肉组织的含水量约为70%。体液丢失会影响肌肉的功能。水中溶解的电解质通过细胞膜的传递，产生神经电信号刺激肌肉收缩。足量饮水能够维持理想的肌肉张力，保证肌肉的正常收缩。如果水和电解质的含量降低，肌肉强度和控制能力减弱。在含水充足的肌肉细胞中，蛋白质的合成增强，降解减少。相反，肌肉细胞脱水则会抑制蛋白质的合成，促进蛋白质的降解。水能消除肌肉细胞产生的废物，供给营养物质，缩短体力恢复时间。而且，水不仅能够帮助肌肉更好的收缩，也能阻止运动减重时发生的皮肤退化。

5．水与肾　肾排泄体内废物，如尿酸、尿素和乳酸等，这些废物溶解在水中，被排出体外。当体内水分不足时，肾不能有效排出这些废物，会损害肾。身体成长阶段，个体通常会摄取较多的能量、蛋白质和补充剂，增加了肾的负担，而水能够在其调节范围内帮助肾排出这些多余的物质，减轻肾的负担。

6．水与便秘　当身体摄入水分不足时，它便会把身体内部的水分“抽干”以补充所需，结肠是一个主要的内源性“水源地”。当身体缺水时，就会产生便秘。因此，多喝水能避免或减轻便秘。

7．水与哮喘　组胺是一个调节体内利用和分配水分的主要因子。水分也帮助调控体内的防御机制。脱水时，哮喘患者的组胺水平升高，会动员体内的防御机制来阻断组胺的通路。因此，增加水分摄取可以减轻哮喘发作。

8．水与身体疼痛　脱水是引起头痛和偏头痛的主要因素。剧烈运动和大量出汗后的头痛是脑细胞脱水的表现；热应激时的偏头痛也常常是脱水的表现。而且，脱水会引起紧张，紧张又会加剧身体疼痛。补充体内水分能减少背痛，因为储存在椎间盘孔中的水分能支撑身体上部体重重量的75%。

9．水与怀孕　孕妇晨吐是怀孕早期的普遍现象，原因之一是脱水。这是胎儿和母体发出的“身体需要水分”的信号。母亲是胎儿水分的提供者，如果母亲不摄取足够的水分，将导致胎儿和母体脱水。

10．水与脑卒中　不少心脑血管病患者，夜间血液的黏稠度增加，血容量不足，微循环淤滞，很容易造成血流不畅，容易发生脑卒中。所以，清晨一定要养成喝一杯温开水的习惯。睡前喝一杯水，可使血液稀释，减低血黏稠度。半夜醒来时，床头有杯水，喝上两口也是不错的养生方法。

第二节　水的代谢与水的需要量

一、水的代谢

（一）水在体内的分布

水是人体内含量最多的成分。体内的水和溶解在其中的物质构成了体液。体液由水、电解质、低分子有机化合物和蛋白质等组成，其中水占90%以上。成人体液总量约占体重的65%，

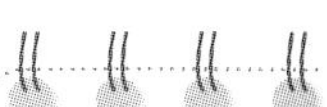

其中细胞内液约占体重的45%，血浆约占体重的5%，组织间液约占体重的15%。广泛分布于细胞内和细胞外的体液构成了人体的内环境。细胞内液约占体液的2/3，细胞外液约为1/3。人体的新陈代谢是在体液中进行的，体液的含量、分布、渗透压、pH及电解质含量必须维持在正常范围，才能保证生命活动的正常进行。

体液的含量和分布因年龄、性别和体型的不同而略有差异。一般来说，人体内体液总量随年龄的增长而减少，新生儿、婴幼儿、学龄儿童体液总量分别占体重的80%、70%、65%。各组织器官的含水量相差很大，体液和血浆中90%是水，肌肉中75%～80%是水，脂肪中10%～30%是水，骨骼和牙齿中也分别含有25%和10%的水。一般情况下，女性体内脂肪含量较多，男性体内肌肉含量较多，所以，女性和肥胖者的体内含水量比较低，对缺水的耐受性较差。

（二）水的平衡

正常成人每日水的摄入量和排出量处于动态平衡状态，出入量均为2500ml左右。体内水的来源包括饮水、食物含水和内生水。正常环境温度条件下，人们通常每人每天饮水约1200ml，食物中含水约1000ml，内生水约300ml。内生水主要来源于蛋白质、脂肪和碳水化合物代谢时产生的水。每克蛋白质产生的代谢水为0.42ml，脂肪为0.7ml，碳水化合物为0.6ml。

体内水的排出以经肾排尿为主，约占60%，其次是经肺、皮肤和粪便排出。①排尿：一般成人每天尿量约为1400ml，介于500～4000ml；最低量为300～500ml，低于此量，可引起代谢产生的废物在体内堆积，会影响细胞的功能。②出汗：以显性和非显性出汗的形式排出。通常成年人每天的出汗量为100ml左右，非显性出汗的失水量300～500ml，婴幼儿体表面积相对较大，非显性失水也较多。但是，显性出汗量与人的自身体质、运动量、劳动强度、环境温度和湿度等因素有关。在高温环境下，人体的排汗量可达3300ml；长久锻炼时排汗量可高达6600ml。③排便：粪便中含水量约100ml。但当胃肠道炎症引起呕吐或腹泻时，可大量丢失体内水分。

一般情况下，食物中含水和内生水的量相对稳定，经皮肤、呼吸道和粪便排出的水量也相对稳定，但是，肾的排尿量会随着饮水量的增减而有所变化。因此，要保持体内水出入量的平衡，就需要根据排泄量调整饮水量。

（三）水平衡的调节

体内水的正常平衡受口渴中枢、垂体分泌的抗利尿激素及肾的调节。口渴中枢是调节体内水来源的重要环节。当血浆渗透压过高时，可引起口渴中枢神经核兴奋，激发饮水行为。抗利尿激素可通过改变肾脏远端小管和集合小管对水的通透性影响水分的重吸收，调节水的排出。抗利尿激素的分泌也受血浆渗透压、循环血量和血压等调节。肾是水分排出的主要器官，通过排尿多少和对尿液的稀释和浓缩功能，调节体内水平衡。当机体失水时，肾排出浓缩性尿，使水保留在体内，防止循环功能衰竭；体内水过多时，则排尿增加，减少体内水量。

二、水的需要量与饮水量

人体对水的需要量可以按照两种方式来计算：①保持水的出入量平衡：人体每天经过呼吸道、皮肤和大小便排泄出的水分约为2500ml，所以每天需摄入同样多的水分，以保持人体的水平衡。②在正常情况下，成人每产生1cal热量，需要1ml的水进行参与，即：按每日能量需要量为2000～2500cal计算，一个身体水分状况良好的成年人，每天至少需要摄取2500ml不含咖啡因和乙醇的液体。

研究表明，要维持理想的身体含水量，健康成年人一天需要2500～3000ml的水（每天10～12杯）。在日常适度活动、适宜温度和海拔高度的情况下，每天饮用8杯或2000ml水是最低的推荐饮水量。人体补充水分的方式主要是通过食物和饮水，一日三餐可摄入水分约 800ml，因而每日尚需主动饮水约 1200ml，而不要等到口渴时才饮水。

但是，人体对水的需要量还与年龄、体重、活动量和环境温度等多种因素有关。例如：在高温、湿度低或高海拔地区的环境下，或在进食、旅行、锻炼、怀孕、哺乳、摄取高蛋白膳食，或在患有某些发热、腹泻等疾病的情况下，人们需要适当增加饮水量。在患有心力衰竭或肾病的情况下，需要限制饮水量。

三、脱水及其临床表现

1．脱水　是指人体大量丧失水分和 Na^+，引起细胞外液严重减少的现象。根据其严重程度，可分为高渗性脱水、低渗性脱水和等渗性脱水。

（1）高渗性脱水：又称为缺水性脱水，即失水多于失盐。这种情况大多是由于高温、大量出汗或发高烧等导致大量失水，又未能及时补充而造成的。由于细胞外液的渗透压升高，抗利尿激素的分泌增加，故患者有明显的口渴、尿少等症状。较轻的高渗性脱水患者，如能及早饮水，可以得到缓解。情况严重时，可给患者滴注 5% 的葡萄糖溶液进行治疗。

（2）低渗性脱水：又称为缺盐性脱水，即失盐多于失水。这种情况大多是由于严重呕吐、腹泻、大出血或大面积烧伤等，导致水和盐的大量丢失，又未能及时补充而造成的。由于细胞外液的渗透压降低，抗利尿激素的分泌减少，故患者的尿量增加，也无口渴的现象，容易造成没有脱水的假象。这种情况可以采用给患者输入生理盐水进行治疗。

（3）等渗性脱水：又称为混合性脱水，即失水和失盐的程度差不多。这种脱水在临床上最常见。呕吐、腹泻引起的脱水多半属于这一类。可以给患者输入生理盐水和 5% 的葡萄糖溶液进行治疗。

等渗性脱水时，细胞内容量保持不变，而细胞外容量减少；高渗性脱水时，细胞外容量和细胞内容量均减少；低渗性脱水时，细胞外容量明显减少，而细胞内容量增加。所以，给脱水患者补液时，应根据以上三种不同的脱水情况及脱水程度、有无酸中毒等，给予不同的补液治疗。

2．脱水的临床表现　身体脱水时会产生许多症状。早期的脱水症状有疲劳、食欲不佳、皮肤潮红、胃部发热、轻微头痛、口干、嗓子干、热耐受不良、尿色加深。严重脱水的症状表现为吞咽困难、身体摇摆、笨拙、皮肤起皱、眼睛下沉和视物模糊、排尿疼痛、皮肤麻木、肌肉痉挛、谵妄。人长期处于慢性脱水状态，就会表现为头昏、疲劳、食欲减退、皮肤发热等。更为严重的是长期慢性脱水会诱发多种疾病。据报道，当人体失水量占体重的 2% 时，就会感到口渴难忍，尿少；失水达 6% 以上，人会全身瘫软无力，无尿；损失体重 10% 的水分就会损害工作能力，出现恶心、虚弱、谵妄、高热等临床症状。失水达 20% 时，就会引起躁狂、昏迷而危及生命。

3．脱水的程度

（1）轻度：黏膜干燥，微感口渴，脉搏速率正常，尿液深黄色。

（2）中度：黏膜相当干燥，口渴，脉搏速率快而弱，尿液暗黄色。

（3）重度：黏膜如纸般干燥，口渴，昏睡，脉搏速率快而弱，呼吸急促，无尿液与泪水，休克，皮肤苍白。

四、健身运动与饮水

（一）失水影响运动能力

水会严重影响运动能力。一般人的失水量达到体重的 2% 时，工作能力会下降 10% ～ 15%。失水量为体重的 5% 时，运动员的运动能力可下降 10% ～ 30%。尤其是运动员在热环

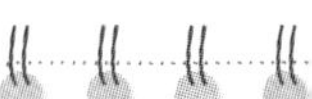

境下运动时，物质代谢产热过程激烈，加上外环境中热的作用，使内环境变化大，体温明显升高，运动能力下降。所以，通过饮水维持内环境相对稳定与保持运动能力十分重要。

（二）健身运动中的饮水量与饮水方式

运动员的水分摄取量以满足失水量及保持水分平衡为原则。人在感觉口渴时，往往已失去相当于 2% 体重的水分。运动员为了预防失水，要采取少量多次的饮水方法。

运动员饮水量要根据年龄、气候和运动强度等情况来确定。运动前饮水 300 ～ 500ml，保证运动员体内有充足的水分贮备；以每 15min 补充一次，每次 250ml 左右，每小时不超过 1000ml 为宜；水温以 8 ～ 12℃为宜，有助于降低运动时的体温及预防身体过热。可以采用运动饮料补充水分，以及时补充体内丢失较多的维生素和无机盐。

进行重量训练及健身时，身体水分、盐分代谢旺盛，丧失的水分很多。合理适时地补充水分不仅有助于血容量的维持，而且有助于身体的血液循环和散热。在运动中及运动后必须以少量多次的方式来补充水分，使得身体逐渐得到水分的补充，以保持水的平衡。

第三节 科学饮水

一、科学饮水的原则

1．主动饮水 主动饮水是指在不感到口渴时也会定时和足量地去饮水，使自己不出现口渴的感觉。被动饮水是指感到口渴时才喝水。很多人认为在一日三餐时饮水或喝汤即可，三餐之间只有感觉口渴时才去饮水。然而，口渴的生理反应与机体的缺水状态并不同步，而且“渴”感相对滞后。当人感到口渴的时候，机体部分细胞已经处于脱水状态了。所以，如果长期被动饮水，人体会处于慢性缺水状态，不利于正常的新陈代谢。为了避免身体出现缺水状态，我们提倡要养成主动饮水的生活习惯。主动饮水不仅有利于机体代谢，还能起到“内洗涤”的作用，有利于改善身体状况，提高机体免疫力。

2．足量饮水 健康成年人每天需要 2000 ～ 2500ml 水。一日三餐可摄入水分约 800ml，因而每日尚需主动饮水 6 ～ 8 杯或 1500ml 水。在出汗多的情况下，应相对增加饮水量。为了补充随汗液排出体外的无机盐，需要在补充水分的同时，适量补充瓜果、汤类或淡盐水等，以维持水和电解质平衡。

二、养成正确的饮水方式

正确的饮水方式是：一次性将整杯水（200ml）缓慢喝完，这样可以使身体进行有效地吸收和利用。老年人可将一杯水分为两次（每次 100ml）缓慢喝完。而且，在空腹时饮用，如早晨或饭前 1h，水会直接在消化道内流通，容易被身体吸收；吃饱后才饮水，对身体健康所起的作用不如空腹饮水大。所以，不要在口渴时随便喝两口水，因为口渴时喝水已经属于被动饮水了，如果只是随便喝两口水湿润一下嗓子，很难缓解体内的缺水状态；也不要在口渴时大量喝水（一次性喝水超过 500ml），因为在短时间内大量喝水，不仅容易影响消化功能，还能引起反射性的大量排汗，也容易加重心脏和肾的负担。

三、控制饮水的温度

适宜的水温是：将白开水自然冷却至 20 ～ 25℃时饮用。此时，水中的气体减少，内聚力增大，与人体细胞的亲和性增强，饮水效果最佳。当饮用温度稍高或稍低的水时，可先将水含于口中，稍稍缓一下后慢慢咽下，让口腔及身体内部器官适应水温，之后再增量饮用。水温过高或过低都不适合饮用。温度过高的水容易灼伤口腔、食管和胃黏膜，已被证实是导致上消化道癌症的一个物理因素。冰水则容易引发胃肠道痉挛。

四、制订饮水时间表

每个人应根据自己的生活起居和工作特点，制订一个适合自己的饮水时间表，养成日常的饮水习惯。一般来说，成年人每天饮 6 ～ 8 杯水，可分为起床后、上下午上班时、饭前 1 小时、晚餐后、睡觉前 1 小时等时间段饮水。以下是建议的参考模式。

1．清晨 1 杯水（起床 1 杯水） 清晨是一天之中补充水分的最佳时机。清晨饮水可以使体内整晚缺水的状况得到改善，有利于将晚上的代谢终产物及时排出体外。所以，早晨的这杯水也被称为"排毒水"。清晨饮水最好是空腹，每天清晨刷牙后饮用 1 杯白开水，约 200ml。可以是温水或凉白开，水分能很快被胃肠道吸收和利用，不仅能够有效降低血液黏稠度，加快血液循环，还能扩张血管，增强血管弹性，并净化血液，有利于防治高血压、脑栓塞等疾病。清晨饮水也是对胃肠道的一次大清洗，可以促进肠胃的蠕动，有效预防便秘。

2．餐前 1h 空腹饮水 1 杯，餐时有汤有水（饭前 1 杯水） 餐前空腹饮水，是指建议早、中、晚三餐前约 1h，应该各饮水 1 杯。餐前空腹饮水，水在胃内仅停留 2 ～ 3min，便会迅速进入小肠被吸收进入血液，并随着血液循环供应到全身的组织细胞中。到进餐时，体内便能产生充足的消化液，促进食欲，帮助食物的消化和吸收。进餐时喝一定数量的汤水，有助于溶解食物，以便胃蠕动时将食物和胃液搅拌，进行初步消化，并供应更多的水分，有利于食物在小肠中的消化和吸收。如果在餐前和餐时没有补充适量的水分，当饭后胃液大量分泌时体液失水，会引起口渴，这时才被动饮水，会冲淡胃液，影响消化，并可能会增加胃肠道和心脏的负担。所以，餐前补水最养胃。

3．上午和下午工作时各饮 1 杯水 上、下午工作期间各饮 1 杯水，补充白天工作状态下的需水量。如果劳动强度大，出汗多，更需要多补充一些水分，而不要因为工作忙而忘记饮水。

4．睡前 1h 饮 1 杯水 人体在睡眠状态，仍然会通过呼吸道和皮肤等途径丢失一定的水分，造成口干舌燥和血液浓缩。所以，晚上睡前 1h 饮 1 杯水，可以有效地供应人体夜间水分丢失的需要量，降低血液黏稠度，预防心脑血管病患者发生夜间脑卒中。

五、保持人体水分充足的正确措施

1．不要等到口渴了才喝水，口渴时体内已经丢失了 2% 体重的水分，应该养成定时主动饮水的好习惯。

2．经常少量多次地饮水，而不是一次大量饮水。

3．活动后称体重，每损失体重 0.45kg（1 磅）需要补充 2 ～ 3 杯水。

4．注意尿液的颜色和气味，量少色深提示已经处于脱水状态。

5．咖啡因和乙醇有利尿作用，会增加排尿，丢失体内水分。所以，不要用咖啡、茶、苏打水或乙醇饮料代替饮水。

6．夜间睡眠时身体也会丢失水分，所以每天早晚均应饮用一杯水。

7．天气温暖或炎热时，饮用凉开水是保持体内水分的最好液体。因为凉水比热水吸收更快，冷却身体更有效，可减少出汗。天气寒冷的季节，则应饮温开水为宜。

六、充足饮水的注意事项

在日常生活中，有一些与正确饮水有关的常识需要大家了解，也有一些与饮水有关的错误认识或者不良习惯需要纠正，现归纳如下：

1．晨起不宜饮用淡盐水 在有些人中流传着一种"晨起饮用淡盐水"的说法。但实际

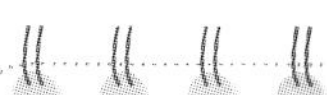

上，晨起饮水是为了补充人体在夜间丢失的水分，此时饮用任何含盐、糖、油或兼而有之的其他饮品，不论浓度高低，都不具有白开水的保健功效。清晨通常是人一天中血压和血液黏稠度最高的时间段，尤其对于高血压和心脏病患者，清晨是最危险、病情最容易发生波动的时间段，此时饮用淡盐水会增加血液黏稠度，加重心脏负担。所以，正确的做法是晨起饮用 1 杯白开水，而不是淡盐水。

2．不宜为了减少上厕所的次数而控制饮水　许多人常常会因工作或学习忙，没时间上厕所而疏忽或尽量少喝水，以避免“常去厕所”。因此，这些人很容易经常处于慢性缺水状态。其实，只要养成了充足饮水的习惯，膀胱也会被慢慢锻炼得“能收能放”，上厕所的频率自然也会逐渐减少。但每天喝 8 杯水，上厕所 7 ～ 8 次亦属正常。而且，建议大家养成白天每小时借着接杯水或者上趟厕所的机会，起身活动一下身体，有助于减轻长期久坐的生活方式引起的腰酸背痛，可谓一举两得。

3．饮水不宜过热　有些人认为饮用热开水解渴。其实，经常饮用过热的水，会使口腔、食道或胃黏膜发生炎症。长期慢性的黏膜炎症可能会引起癌变。因此，建议不宜喝烫水或过热的汤或食物。

4．运动后不宜立即饮凉水　运动后立即饮凉水，这种只图一时痛快的饮水方式很容易引起胃部血管和平滑肌痉挛，严重时可引发胃出血。正确的做法是在运动后先休息一会儿，再缓慢喝一些温水或淡盐水。

5．出汗后不宜大量饮水　在出汗较多的情况下，不能一次性饮水过多，否则会增加心脏负担，出现心慌、气短、出虚汗等现象。因为大量出汗会使身体损失不少盐分，如果再大量饮水，会进一步稀释血液，并且会反射性地增加出汗量，容易导致水和电解质失衡，口渴也难以缓解。而且，在大量出汗时，人体胃肠道的血管处于收缩状态，吸收能力差，以致水在胃肠道里积聚，使人感到闷胀不适，并引起消化不良。因此，正确的做法是先用水漱口，润湿口腔和咽喉，再喝 50 ～ 100ml 淡盐水；休息 30min 后，再继续饮水，但不要饮用冰水。

6．大量出汗后适宜喝淡盐水　在炎热的夏季，人体会因大量出汗而引起体内缺水和丢失较多盐分，导致水和电解质失衡。此时，饮进的水不容易在组织和细胞内停留，就会随汗液排出体外，相应地又会带走体内的一部分盐，不能起到补充体内盐分的作用。所以，“大量出汗后喝淡盐水解渴又健康”。这时，可以在每 100ml 水中加入 2 g 食盐，口渴时饮用这种含盐饮料既解渴又对身体无害。

七、五种水要慎饮

在日常生活中，有些水对身体健康会造成直接或潜在的危害，不适合饮用，现归纳如下：

1．不喝生水　“生水”即自来水。自来水来自于江河、水库。有些自来水含有各种有害的细菌、病毒和人畜共患的寄生虫。未经有效措施处理的河、溪、井、库的生水中可能存在氯气、细菌、虫卵、残留有机物质等，会对人体健康构成潜在威胁，容易导致急性胃肠炎、病毒性肝炎、伤寒、痢疾及寄生虫感染等某些疾病或传染病。而且，为了消毒和杀菌，自来水厂用大量含氯漂白粉处理后的水流经管道进入生活中需要的地方。由于输水管道的锈蚀、细菌的污染，尤其是高层住宅的蓄水池，易造成二次污染，可能会使自来水中的细菌指标、固体含量指标等超出国家的饮用水标准。因此，不喝未经有效消毒过滤的生水，应该成为人人遵守的饮水安全准则。

2．不喝老化水　老化水俗称“死水”，是指长时间贮存不动的水。常喝这种水，对未成年人来说，会使细胞新陈代谢明显减慢，影响身体生长发育；中老年人则会加速衰老；据研究结果报道，食道癌、胃癌发病率增高可能与长期饮用老化水有关。

3．不喝陈水　陈水是指烧开后的白开水在室温或保温瓶中存放过久。白开水在空气中暴露 4h 以上时，空气中的粉尘会落入水中，飘浮在空气中的病原微生物会在水中滋生、繁殖，使水受到细菌和杂质的污染。在室温下存放 3d 的水，每升水可产生 0.914mg 亚硝酸盐。常喝这样的陈水，不仅能使血液丧失输氧能力，还存在潜在的致癌风险。水垢是以碳酸钙为主的多种重金属和盐类的混合物，其成分中含有镉、铅、砷等元素，均对身体有害。所以，应经常对水壶进行除垢，并及时倒掉瓶底的水。

4．不喝反复煮沸的水　反复煮沸的水又称为千滚水或千沸水，是指在炉子上沸腾了一夜或很长时间的水，或者在电热水壶中反复煮沸的水。这种水因煮沸过久，水中的不发挥性物质，如钙、镁等重金属成分和亚硝酸盐含量很高。经常喝这种水会影响胃肠功能，容易出现腹泻、腹胀等。千沸水还会使水中的硝酸盐还原成致癌物的前身亚硝酸盐，长期饮用会造成机体缺氧，严重者会昏迷、惊厥，甚至死亡。

5．不喝重新煮开的水　有人习惯把热水瓶中的剩余温开水重新煮沸后再喝，目的是省水省电（或煤气）、省时省力。其实，重新煮沸的开水会造成水中亚硝酸含量超标。饮用这种水可不同程度地使人产生倦怠、乏力、嗜睡、昏迷、全身青紫、血压下降、腹痛、腹泻、呕吐，日久还能引起恶性病。所以，应该尽量避免开水的重复煮沸。这类水主要包括以下几种形式：

（1）在炉灶上烧了一整夜或很长时间的开水。

（2）自动热水器中隔夜重煮的开水。

（3）经过多次反复煮沸的残留开水。

（4）装在保温瓶中非当天的开水。

（5）蒸过饭菜等食物剩下的开水，俗称“蒸锅水”。蒸锅水里对人体最有害的物质是亚硝酸盐类。如果经常把蒸锅水当开水喝或者烧成稀粥喝，会使血液中大量的血红蛋白还原成高铁血红蛋白，降低携氧能力，可以使人发生头昏、心慌、皮肤发绀等缺氧症状。

八、常用饮用水的种类

水是人类赖以生存的最重要的一种营养素，水中的矿物质和微量元素对人体健康至关重要。人体所需的矿物质需要在饮食和饮水中得到有效补充。20 世纪 90 年代之前，几乎只有白开水供大家饮用，人们也不需要为选择喝什么水而发愁。近年来，不仅各种饮料琳琅满目，而且饮用水也有许多种，如矿泉水、纯净水、蒸馏水、太空水、生命活性水、健康水等，加之许多厂家的宣传夸大其词，使消费者感到无所适从。

1．饮用水　饮用水是以符合生活饮用水卫生标准的水为原料，经过滤、灭菌等工艺处理并装在密闭的容器中，可以直接饮用的水。联合国颁布《饮用水指导方针》和我国发布的强制性《生活饮用水安全标准》之所以强调饮用水的安全性，目的是减少居民由饮用不洁水而引起的疾病。从“干净”这个最低限度来说，普通饮用水也叫安全饮用水，其主要来源为自来水、井水等。

2．白开水　白水就是人们通常所说的经过消毒和过滤的自来水。未经过煮沸的水称为凉水；经过煮沸的水就是白开水。白开水干净、卫生，富含各种矿物质又不含热量，不用消化就能被人体直接吸收和利用，所以，白开水是最好的价廉物美的饮用水。

烧开水的正确方法是：当水烧到接近 100℃时，应把壶盖打开，让水中部分残留的挥发性有机物挥发出去，水煮沸后继续煮 2 ～ 3min 再关火。首先，刚烧开的水由于沸腾时间短，有一部分细菌还没有被杀死，所以还需要继续煮沸 2 ～ 3min。其次，我国的饮用水普遍采用的是含氯消毒剂，家家户户使用的饮用水中还有余氯存在，余氯可以继续起到杀菌作用。但是，用氯处理过的水中可分离出卤代羟、氯仿等有害物质，这些物质的含量与水的温度有密切的关系。当水温上升到 100℃时，这些有害物质的含量即开始下降，继续煮沸 2 ～ 3min，才能达到无害的要求。

把烧开的水倒入茶杯，盖上杯盖，等冷却到 20 ~ 25℃时就成了一杯凉开水。夏天可以饮用与室温相同的凉开水，冬天则应饮稍温的开水。其实，这种老百姓家中煮沸后自然冷却的白开水最适合大众的饮水需要。因为白开水的渗透压与体液相匹配，适宜各种营养素的溶解、吸收和利用，也利于细胞内废物的排出。所以，白开水进入人体后，最容易透过细胞膜促进新陈代谢，发挥水在人体内的各种生理和保健功能。据报道，经常喝凉开水的人，体内乳酸脱氢酶的活性较高，肌肉组织中乳酸代谢充分，故不易感到疲劳。但是，凉开水暴露在空气中后，气体又会重新进入水中；长期贮存及反复倾倒的凉开水会被细菌污染，所以，每次烧的水不要太多。

3．纯净水　纯净水是以符合生活饮用水卫生标准的水为水源，采用蒸馏法、去离子法或离子交换法、反渗透法及其他加工方法制成，密闭于容器中，不含任何添加物，可直接饮用。纯净水在去除水中有害物质的同时，也去除或大大降低了水中其他矿物质的含量。因此，纯净水的优点是水质清纯，不含任何有害物质和细菌，如各类杂质、有机污染物、无机盐和任何添加剂，有效地避免了各类病菌入侵人体，这是常规自来水处理工艺无法实现的。其缺点是同时清除了钙、镁、氟、碘、硒等人体所必需的常量元素和微量元素，使得人体不能通过这种饮水途径获取所需的矿物质。

4．矿泉水　矿泉水是一种自然界出产的含有一定矿物质的泉水。矿泉水有两种：①从地壳 1000 ~ 3000m 的深处远古生态水流出的泉水；②从地表溶岩中流出的矿物溶解水。它含有一定量的人体必需的多种微量元素及对健康有益的矿物盐、二氧化碳等，而且不含热量，没有外来的污染，是人体很好的矿物质补充源。天然矿泉水是从地下深处自然涌出或经人工开采的未受污染的地下矿泉水。矿泉水中含有一定量的矿物盐、微量元素或二氧化碳气体。优质的矿泉水中矿物盐含量适中，含有一种或多种微量元素，既有利于人体健康，水的口感也较好。

矿泉水是一种较好的微量元素补充来源，国家标准对其含量的安全性有严格规定，常饮可促进人体健康。矿泉水的品种很多。由于产地不同，不同品种的矿泉水所含的矿物质也不同，有的富含锶，有的富含锌、碘、锂、硒等。以我国天然矿泉水含量达标较多的偏硅酸、锂、锶为例，这些元素具有与钙、镁相似的生物学作用，能促进骨骼和牙齿的生长发育，有利于骨骼钙化，防治骨质疏松；还能预防高血压，保护心脏，降低心脑血管的患病率和死亡率。因此，偏硅酸含量高低是世界各国评价矿泉水质量最常用、最重要的界限指标之一。矿泉水中的锂和溴能调节中枢神经系统活动，具有安定情绪和镇静的作用。长期饮用矿泉水还能补充膳食中钙、镁、锌、硒、碘等营养素的不足，对于增强机体免疫功能，延缓衰老，预防肿瘤，防治高血压、痛风与风湿性疾病也有着良好作用。此外，绝大多数矿泉水属微碱性，适合于人体内环境的生理特点，有利于维持正常的渗透压和酸碱平衡，促进新陈代谢，加速消除疲劳。

已经证实水中有近 10 种微量元素是人体所必需的，就我国目前的膳食结构而言，许多微量元素难以从食物中摄取，主要是从水中得到，青少年儿童钙的需要量 30% 来自于水，水中钙的吸收率可达 90% 以上，而食物钙的吸收率只有 30%。矿泉水与纯净水相比富含钾、钙、镁、铁、锶等成分。矿泉水是天然形成的，是理想的天然绿色饮品，人体所需的一些矿物质和微量元素在矿泉水中的比例与人体的构成比例基本相同，并呈离子状态，比较容易被人体吸收。

5．矿物质水　矿泉水是天然的，矿物质水是人工合成的，非天然的，人们可以消费其合格产品，但要注意其名称不同，含义也不同。市面上出售的瓶装清水种类繁多，有不同的牌子和名称，消费者应多加留意分辨。例如 natural spring water（天然泉水），natural mineral water（天然矿泉水），sparkling mineral water（有气矿泉水），有的则是 drinking water（食水）或 distilled water（蒸馏水）。

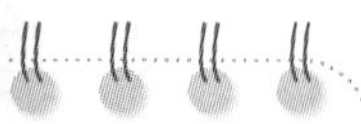

小　结

水是构成人体最重要的组成部分，并在人体内发挥着多种极其重要的生理作用，是生命活动中不可替代的关键物质。“水是生命之源、健康之本”的论述概括了水对于人的生命和健康的重要性。科学饮水的原则包括主动饮水、足量饮水。健康成年人一天的饮水需要量为 2500 ~ 3000ml，最低饮水量为每天 2000ml，即 6 ~ 8 杯水，可以分为起床后、上下午上班时、饭前 1h、晚餐后、睡觉前 1h 等时间段饮水。

思考题

答案链接 4

1．有些社区民众认为“我没觉得口渴，不需要饮水”或者“我活这么大岁数了，没有养成喝水的习惯”，护士应该如何纠正民众对饮水的错误认识，并增加他们主动饮水和足量饮水的意愿？

2．对于上班时间工作繁忙，没有时间饮水的工作人员，如医护人员，如何科学合理地制订饮水时间表，补充每日所需的饮水量？

（刘均娥）

第五章　各类食物的营养价值

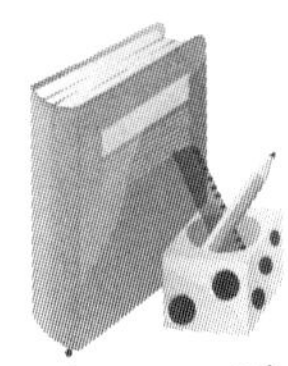

学习目标

通过本章内容的学习，学生应能够：

◎ 识记

复述各类食物的营养价值。

◎ 理解

概括各类食物的营养成分及组成特点、合理利用方法。

◎ 运用

应用各类食物的烹调方法；根据各类食物的营养价值合理选择，合理搭配，合理利用，组成平衡膳食。

第一节　食物的营养价值及其评价

食物的营养价值是指特定食物中所含营养素和能量满足人体需要的程度。食品营养价值的高低取决于其所含营养素的种类是否齐全、数量是否足够、相互比例是否适宜，以及是否易被消化吸收及利用。

人体所需的营养素和能量主要从食物中获得。食品种类繁多，按其来源和性质可分为两大类：动物性食物，如畜禽肉类、内脏类、奶类、蛋类和水产类等，主要提供蛋白质、脂肪、脂溶性维生素和矿物质；植物性食物，如粮谷类、豆类、薯类、硬果类和蔬菜水果类等，主要提供能量、蛋白质、碳水化合物、脂类、大部分维生素和无机盐。

因种类、品系、部位、产地、成熟程度和烹调加工方法等不同，每类食物的营养价值各不相同；了解它们各自的营养价值，人们就可从中合理选择，优化搭配，充分利用，组成平衡膳食。

第二节　谷类食物的营养价值

谷类食物主要包括大米、小麦、玉米、小米、高粱、莜麦、荞麦等。谷类是人体能量的主要来源。我国居民膳食中，约 66% 的能量和 58% 的蛋白质来自谷类食物，占饮食构成比的 49.7%，具有绝对重要的地位。

一、谷类食物的结构与营养素分布

各种谷类种子的结构基本相似，谷粒都是由谷皮、糊粉层、胚乳和谷胚四部分组成。谷皮位于谷粒的最外层，约占谷粒重量的 6%，主要由纤维素和半纤维素等组成，其中含有一定量的蛋白质、脂肪和维生素，并含有较多的矿物质。糊粉层位于谷皮下层，占谷粒重量的6% ~ 7%，由厚壁细胞组成，含有较多磷和丰富B族维生素及矿物质，如谷粒加工碾磨过细，易与谷皮同时脱落而混入糠麸中。胚乳是谷粒的主要部分，占谷粒重量的83% ~ 87%，含有大量淀粉和较多蛋白质。胚芽位于谷粒一端，富含脂肪、蛋白质、矿物质、B族维生素和维生素E。胚芽质地较软而有韧性，不易粉碎，但在加工中因易与胚乳分离而损失。

二、谷类食物的营养成分与组成特点

由于种类、品种，以及气候、地理条件和施肥条件等不同，谷类食物的营养成分与组成特点有一定的差别，应根据目的加以合理选择食用。蛋白质的含量一般为8% ~ 12%，主要由谷蛋白、清蛋白、醇溶蛋白、球蛋白组成。蛋白质组成中赖氨酸含量较低，故蛋白质的营养价值不及动物性食物。脂肪含量较少，约为2%，一般分布在糊粉层和胚芽中，多为不饱和脂肪酸。碳水化合物含量高，平均在70%左右，绝大部分是淀粉，且以支链淀粉为主，是人类最理想、最经济的能量来源。谷类食物是饮食B族维生素的重要来源，以维生素B_1和烟酸含量较多。矿物质的含量为1.5%左右，主要是磷、钙、铁等，多以植酸盐形式存在，消化吸收率较差。膳食纤维在稻米中不足1%，在小麦粉和其他谷类中可达2% ~ 6%。

（一）大米

根据品种不同，大米分为籼米、粳米和糯米。按加工精度又分为特等米和标准米等。籼米质较疏松，淀粉中含直链淀粉多，故米饭胀性大、黏性差，较易消化吸收。粳米质较紧密，含支链淀粉多，故米饭胀性小而黏性强，食味比籼米好，但较籼米难消化。糯米的淀粉全部是支链淀粉，黏性强，较难消化。大米营养成分因品种、产地和加工精度不同而略有差异（见表5-2-1）。

大米蛋白质含量较其他谷类低，平均为8%左右，但氨基酸组成较接近人体的需要，利用率较其他谷类高，生物价达77，如用0.2% ~ 0.3%的赖氨酸强化后，其蛋白质生物价值可明显提高。脂肪含量为4%左右，主要由软脂酸、油酸和亚油酸组成，油酸约占39%，亚油酸占30%左右。

除上述大米外，在我国云南、陕西、江苏、贵州等地还种植一种紫黑米。因其果皮呈紫红色，故又称“红米”“血米”“紫米”“黑米”等。

（二）面粉

面粉加工精度与其营养价值的高低，关系十分密切。根据加工精度，面粉分为标准粉和精白粉。其营养素含量各不相同（表5-2-2）。标准粉加工精度较低，保留了较多的胚芽和糊粉层，因此各种营养素的含量较高。精白粉加工精度较高，胚芽及糊粉层保留得也最少，所以维生素和矿物质的损失也最多，但是精白粉色较白，含脂肪少，易保存，感官性状较好。因植酸及纤维含量较少，消化吸收率比标准粉高。与大米比较，小麦粉蛋白质组成中赖氨酸含量更低，生物价不如大米高，为67。脂肪组成与稻米相似，但亚油酸含量较高，可达40%以上。标准粉膳食纤维含量也高于稻米。

小麦制粉时，如采取合适工艺，可得到小麦胚芽。小麦胚芽是各种营养素最集中的部位，蛋白质、维生素和矿物质的含量明显高于小麦粉，尤其富含维生素E、维生素B_1和维生素B_2、钙、锌、硒等，硒的含量约为小麦粉的10倍。脂肪酸多为不饱和脂肪酸。研究表明，小麦胚芽具有增加细胞活力、改善人脑细胞功能、增强记忆、抗衰老和预防心血管疾病等作用。

小麦麸皮中也含有丰富的营养素，膳食纤维含量最为丰富，钙、铁、烟酸、锌的含量也很高，但是由于受膳食纤维和植酸的影响，吸收率较低。在麦麸中还含有较多的类胡萝卜素。

（三）玉米

玉米按粒色粒质分为黄玉米、白玉米、糯玉米和杂玉米。后两者较少，常见的是黄玉米和白玉米。玉米的品种不同，营养成分存在着一定差异（见表5-2-3）。黄玉米含有少量的胡萝卜

表5-2-1　大米的主要营养成分（每100g）

食物名称	蛋白质（g）	脂肪（g）	膳食纤维（g）	碳水化合物（g）	维生素B_1（mg）	维生素B_2（mg）	烟酸（mg）	维生素E（mg）	钙（mg）	铁（mg）	锌（mg）	磷（mg）	硒（μg）
粳米（标一）	7.7	0.6	0.6	76.8	0.16	0.08	1.3	1.01	11	1.1	1.45	121	2.50
粳米（标二）	8.0	0.6	–	77.7	0.22	0.05	2.6	0.53	3	0.4	0.89	99	6.40
灿米（标一）	8.8	1.0	0.4	76.8	0.16	0.05	2.0	–	10	1.2	1.59	141	2.05
灿米（标二）	9.5	1.0	0.5	74.6	0.20	0.09	2.0	–	6	1.0	1.89	192	1.82
糯米	7.3	1.0	0.8	77.5	0.11	0.04	2.3	1.29	26	1.4	1.54	113	2.71
血糯米	8.3	1.7	1.4	73.7	0.31	0.12	4.2	1.36	13	3.9	2.16	183	2.88

数据来源：杨月欣．中国食物成分表．北京：北京大学医学出版社，2009

表5-2-2　面粉的主要营养成分（每100g）

食物名称	蛋白质（g）	脂肪（g）	膳食纤维（g）	碳水化合物（g）	维生素B_1（mg）	维生素B_2（mg）	烟酸（mg）	维生素E（mg）	钙（mg）	铁（mg）	锌（mg）	磷（mg）	硒（μg）
精白粉	10.3	1.1	0.6	74.6	0.17	0.06	2.0	0.73	27	2.7	0.97	114	6.88
标准粉	11.2	1.5	2.1	71.5	0.28	0.08	2.0	1.80	31	3.5	1.64	188	5.36
麦胚粉	36.4	10.1	5.6	38.9	3.50	0.79	3.7	23.20	85	0.6	23.40	—	65.20
麸皮	15.8	4.0	31.3	30.1	0.30	0.30	12.5	4.17	206	9.9	5.98	628	7.12

数据来源：杨月欣．中国食物成分表．北京：北京大学医学出版社，2009

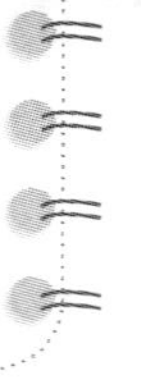

表5-2-3 玉米和其他谷类的主要营养成分（每100g）

食物名称	蛋白质（g）	脂肪（g）	膳食纤维（g）	碳水化合物（g）	维生素B_1（mg）	维生素B_2（mg）	烟酸（mg）	维生素E（mg）	钙（mg）	铁（mg）	锌（mg）	磷（mg）	硒（μg）
玉米粉（黄）	8.1	3.3	5.6	69.6	0.26	0.09	2.3	3.80	22	3.2	1.42	196	2.49
玉米粉（白）	8.0	4.5	6.2	66.9	0.34	0.06	3.0	6.89	12	1.3	1.22	187	1.58
高粱米	10.4	3.1	4.3	70.4	0.29	0.10	1.6	1.88	22	6.3	1.64	329	2.83
小米	9.0	3.1	1.6	73.5	0.33	0.10	1.5	3.63	41	5.1	1.87	229	4.74
大麦粉	10.4	1.1	1.6	74.3	0.15	0.11	2.0	1.25	30	3.0	0.96	120	6.01
莜麦面	12.2	7.2	—	67.8	0.39	0.04	3.9	7.96	27	13.6	2.21	35	0.50
荞麦	9.3	2.3	6.5	66.5	0.28	0.16	2.2	4.40	47	6.2	3.62	297	2.45

数据来源：杨月欣．中国食物成分表．北京：北京大学医学出版社，2009

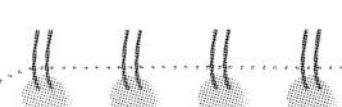

素，而其他玉米中没有。与大米和小麦粉比较，玉米蛋白质的生物价更低，为60。主要原因是玉米蛋白质不仅赖氨酸含量低，苏氨酸含量也不高。在玉米粉中掺入一定量的食用豆饼粉，可提高玉米蛋白质的营养价值。脂肪酸组成中，亚油酸的比例高于稻米和小麦粉，达54%以上。

玉米中所含的烟酸多为结合型，不能被人体吸收利用。若在玉米食品中加入少量小苏打或食碱，能使结合型烟酸分解为游离型。黄玉米中还含有少量的胡萝卜素；嫩玉米中含有一定量的维生素C。

玉米加工时，可提取出玉米胚。玉米胚的脂肪含量丰富，出油率达16%～19%。玉米油是优质食用油，人体吸收率在97%以上。它的不饱和脂肪酸含量占85%左右，其中油酸为36.5%，亚油酸占47.8%，亚麻酸占0.5%，此外还含有丰富的维生素E。食用玉米油有助于降低人体血液中胆固醇的含量，对冠心病、动脉硬化症有辅助疗效。

（四）其他谷类

1．高粱　高粱的营养成分大致与大米和小麦粉相同，但其蛋白质中的赖氨酸和色氨酸含量较低，生物价仅为56。食用时也宜与大豆等食物混合食用，通过蛋白质的互补作用提高其营养价值。直接蒸煮做成高粱米饭，能保留较多的维生素和矿物质。碾成面粉食用时，常因高粱外皮中含有色素及鞣酸使面粉显红色，并有涩味，既妨碍消化，又容易引起便秘。

2．小米　小米的营养素含量均较大米多，尤其是B族维生素、维生素E、钙、磷、铁、硒等。黄小米中还含有少量的胡萝卜素。小米在人体内的消化吸收率较高，其蛋白质的消化率为83.4%，脂肪为90.8%，碳水化合物为99.4%，但小米蛋白质中赖氨酸含量更少，生物价只有57，也宜与大豆类食物搭配食用。

3．大麦　分有稃和无稃两种类型。无稃大麦成熟收获时，是无壳的裸粒，故又称稞大麦或元麦，青海、西藏等地又称青稞。大麦的营养成分和含量与小麦类似，蛋白质生物价为64。食用时，一般先制成粉，然后加工成糌粑（即炒熟的青稞）食用。加工糌粑时，要注意掌握好烘炒的温度与时间。温度过高或烘炒时间太长，易将青稞炒焦，食味变苦，维生素大量破坏，降低其营养价值；温度过低或烘烤时间过短，青稞未熟，则香味不浓，消化吸收率降低。

4．莜麦　又名燕麦，常见的有裸粒莜麦和带壳莜麦两种。前者多作粮食用，后者多用作家畜饲料。莜麦在我国内蒙古、山西雁北、河北张北等地种植最多，也是这些地区居民的主要食物之一。莜麦多制粉食用。莜麦的营养价值很高，蛋白质和脂肪都高于一般谷类食品，是一种高能食物。莜麦蛋白质中含有人体需要的全部必需氨基酸，特别是赖氨酸含量高。脂肪中含有大量的亚油酸，消化吸收率也较高。莜麦还有良好的降血脂和预防动脉硬化症的作用。有实验指出，莜麦可降低血清低密度脂蛋白胆固醇浓度，提高高密度脂蛋白胆固醇浓度，而且对肝肾无副作用，对高脂血症合并肝肾疾病及糖尿病患者更为适用。

5．荞麦　又名三角麦。我国种植地区主要分布在西北、华北和西南一些高寒地区。由于荞麦的适应性强，生育期短，一般60～80d就能成熟，既可春种，也可秋种，是一种救灾作物。荞麦也是一种耐饥抗寒食品，营养价值很高。荞麦面的蛋白质含量高于大米、小麦粉和玉米粉；脂肪含量低于玉米面而高于大米和小麦粉；维生素的含量也很丰富，此外尚有钙、磷、铁等矿物质。荞麦蛋白质含有较多的赖氨酸，生物价较高，荞麦含有铬，临床上用于治疗糖尿病。

三、谷类食物的合理利用

（一）合理加工

由于谷类营养素分布的不均匀性，除淀粉主要集中在胚乳外，其他营养素多分布在谷皮、糊粉层和胚芽组织中，加工精度提高，将使这些营养成分大部分损失。故应合理加工，既要保持良好的感官性质和利于消化吸收，又要最大限度地保留各种营养素。目前市售的大米和小麦粉主要是精白米、精白粉、标准米和标准粉，前两者加工精度较高，出粉率低，即每100kg去壳的糙米和小麦分别加工成88kg左右大米和70kg左右面粉，感官性状好，消化吸收率高，但营养素含量低；后两者是1953年我国规定的加工精度，为“九五米”和“八五粉”，即每100kg去壳的糙米和小麦分别加工成95kg大米和85kg面粉，虽然感官性状略有下降，但保留了部分糊粉层和胚芽，维生素和矿物质含量较高。近年来，人民经济水平明显提高，对精米、精白面需求日益增长，为保障健康，应采取对米、面的营养强化措施，提倡粗细粮混食等方法。以大米为主食的地区应以标准米为主；以面粉为主食的地区，应以标准面为主。

（二）合理烹调

烹调过程可使一些营养素损失。例如淘米，维生素 B_1 损失30%～60%，维生素 B_2 和烟酸损失20%～25%，并丢失部分矿物质。搓洗次数愈多、浸泡时间愈长、水温愈高，损失愈多。故主张减少搓洗次数，但对于品质不好的米，则不宜强调。米、面在蒸煮过程中，B族维生素有不同程度的损失，当烹调方法不当时，如加碱蒸煮、炸油条等，则损失严重，应尽量避免。

（三）合理贮存

谷类在适宜条件下，可贮存很长时间。但当水分含量高、环境湿度大和温度比较高时，谷物呼吸作用加强，可引起蛋白质分解，促进真菌生长，脂肪分解产物积聚，酸度升高，最后霉烂变质，失去食用价值。故粮谷应贮存于避光、通风、干燥、阴凉的环境，控制真菌及昆虫生长繁殖，减少氧气和日光对营养素的破坏。

此外，谷类食物蛋白质中的赖氨酸普遍较低，宜与含赖氨酸多的豆类和动物性食物混合食用，以提高谷类蛋白质的营养价值。近年来已有针对某些营养素不足而生产的营养强化食品面世。

第三节　豆类食物的营养价值

豆类可分为大豆类和其他豆类。大豆按种皮的颜色可分为黄、黑、青、褐和双色大豆五种。其他豆类包括蚕豆、豌豆、绿豆、小豆、芸豆等。豆制品是由大豆或其他豆类等作为原料制作的发酵或非发酵食品，如豆酱、豆浆、豆腐脑、豆腐、豆腐干、百叶、豆腐乳、豆芽等，是我国居民膳食中优质蛋白质的重要来源。

一、豆类食物的营养成分与组成特点

（一）大豆类

大豆类蛋白质含量较高，脂肪含量中等，碳水化合物含量较低。蛋白质含量一般为35%～40%，其中黑豆的含量可达50%以上，是含蛋白质最多的植物性食物。蛋白质中含有人体需要的全部氨基酸，属完全蛋白，富含谷类蛋白较为缺乏的赖氨酸，是谷类蛋白质互补的天然理想食物。

脂肪含量为15%～20%，85%为不饱和脂肪酸，其中油酸占32%～36%，亚油酸占51.7%～57.0%，亚麻酸占2%～10%，此外尚有1.64%左右的磷脂。大豆油是目前我国居民主要的烹调用油。

碳水化合物的含量为20%～30%，其组成比较复杂，多为纤维素和可溶性糖，几乎完全不含淀粉或含量极微，在体内较难消化，其中的寡聚糖如水苏糖、棉籽糖等在大肠内被细菌发酵产生二氧化碳和氨，从而引起肠胀气，但适量摄取有利于肠道内双歧杆菌等益生菌增殖。

此外，大豆还含有丰富的钙、铁、维生素 B_1、维生素 B_2 和维生素 E。干豆类几乎不含维生素 C，但经发芽成豆芽后，其含量明显提高。

（二）其他豆类

其他豆类蛋白质含量中等，脂肪含量较低，碳水化合物含量较高。蛋白质含量为 20% ~ 25%，脂肪含量 1% 左右，碳水化合物在 55% 以上。维生素和矿物质的含量也很丰富（见表 5-3-1）。

其他豆类蛋白质也属完全蛋白质，含有较多的赖氨酸，但蛋氨酸含量较少，营养价值较低。

（三）豆制品

豆制品在加工过程中一般要经过浸泡、细磨、加热等处理，使其中所含的抗胰蛋白酶等抗营养因子被破坏，大部分纤维素被去除，因此，消化吸收率明显提高。豆制品的营养素种类在加工前后变化不大，但因水分增多，营养素含量相对较少（见表 5-3-2）。豆芽一般是以大豆和绿豆为原料制作的，在发芽前几乎不含维生素 C，在发芽过程中，其所含的淀粉水解为葡萄糖，可进一步合成维生素 C。

二、豆类食物的合理利用

不同的加工和烹调方法对大豆蛋白质的消化率有明显的影响。整粒熟大豆的蛋白质消化率仅为 65.3%，但加工成豆浆可达 84.9%，豆腐可提高到 92% ~ 96%。大豆中有一种抗胰蛋白酶的因子，它能抑制胰蛋白酶的消化作用，使大豆蛋白质难以分解为人体可吸收利用的各种氨基酸。经过加热煮熟后，这种因子即被破坏，消化率随之提高，所以大豆及其制品须经充分加热煮熟后再食用。

干豆类几乎不含维生素 C，但经发芽做成豆芽后，其含量明显提高。故北方冬季缺乏蔬菜时，可用豆芽补充供给维生素 C。绿豆芽的维生素 C 含量比黄豆芽高，发芽后第 6 ~ 7 天时维生素 C 含量最高。近年来，以大豆及其他油料蛋白质为原料制成的小分子生物活性肽，其消化吸收率更高，且具有低抗原、增强免疫、抗疲劳等作用，被越来越多地用于功能食品、婴幼儿食品、运动员食品、临床营养食品中，大大提升了食品的品质和营养价值。

第四节　蔬菜类食物的营养价值

蔬菜按其结构及可食部分不同，可分为叶菜类、根茎类、瓜茄类、鲜豆类、花芽类和菌藻类，所含的营养成分因其种类不同，差异较大。

蔬菜在我国居民饮食构成比中为 33.7%，是人体获取维生素和矿物质的主要来源。此外还含有较多的纤维素、果胶和有机酸，能刺激胃肠蠕动和消化液的分泌，因此它们还能促进人们的食欲和帮助消化。此外，蔬菜富含多种植物化学物，具有多种对人体健康有益的生物学作用。蔬菜在体内的最终代谢产物呈碱性，故称“碱性食品”，对维持体内的酸碱平衡起重要作用。

一、蔬菜类食物的营养成分与组成特点

（一）叶菜类

主要包括白菜、菠菜、油菜、韭菜、苋菜等，是胡萝卜素、维生素 B_2、维生素 C 和矿物质及膳食纤维良好来源，在绿叶蔬菜和橙色蔬菜中较为丰富，特别是胡萝卜素的含量较高（见表 5-4-1），维生素 B_2 含量虽不很丰富，但在我国居民膳食中仍是维生素 B_2 的主要来源。国内一些营养调查报告表明，维生素 B_2 缺乏症的发生，往往同食用绿叶蔬菜不足有关。蛋白质

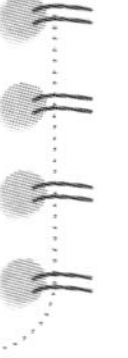

表5-3-1 其他豆类的主要营养成分（每100g）

食物名称	蛋白质（g）	脂肪（g）	膳食纤维（g）	碳水化合物（g）	胡萝卜素（μg）	维生素B_1（mg）	维生素B_2（mg）	烟酸（mg）	维生素E（mg）	钙（mg）	铁（mg）	锌（mg）	磷（mg）	硒（μg）
扁豆	25.3	0.4	6.5	55.4	30	0.26	0.45	2.6	1.86	137	19.2	1.90	218	32.0
绿豆	21.6	0.8	6.4	55.6	130	0.25	0.11	2.0	10.96	81	6.5	6.5	337	4.28
小豆	20.2	0.6	7.7	55.7	80	0.16	0.11	2.0	14.36	74	7.4	7.4	305	3.80
豌豆	20.3	1.1	10.4	55.4	250	0.49	0.14	2.4	8.47	97	4.9	4.9	259	1.69
芸豆	21.4	1.3	8.3	54.2	180	0.18	0.09	2.0	7.74	176	5.4	5.4	218	4.61

表5-3-2 几种豆制品的主要营养成分（每100g）

食物名称	蛋白质（g）	脂肪（g）	膳食纤维（g）	碳水化合物（g）	胡萝卜素（μg）	维生素B_1（mg）	维生素B_2（mg）	烟酸（mg）	维生素E（mg）	钙（mg）	铁（mg）	锌（mg）	磷（mg）	硒（μg）
豆浆	1.8	0.7	1.1	0	90	0.02	0.02	0.1	0.80	10	0.5	0.24	30	0.14
豆腐脑	1.9	0.8	—	0	—	0.04	0.02	0.4	10.46	18	0.9	0.49	5	微
豆腐（南）	6.2	2.5	0.2	2.4	—	0.02	0.04	1.0	3.62	116	1.5	0.59	90	2.62
豆腐（北）	12.6	4.8	0.5	1.5	30	0.05	0.03	0.3	6.70	138	2.5	0.36	158	1.55
腐乳（白）	10.9	8.2	0.9	3.9	130	0.03	0.04	1.0	8.40	61	3.8	0.69	74	1.51
油豆腐	17.0	17.6	0.6	4.3	30	0.05	0.04	0.3	24.7	147	5.2	2.03	238	0.63
千张	24.5	16.0	1.0	4.5	30	0.04	0.05	0.2	23.38	313	6.4	2.52	309	1.75
臭豆腐	11.6	7.9	0.8	3.1	120	0.02	0.03	0.6	9.18	75	6.9	0.96	126	0.48
素鸡	16.5	12.5	0.9	3.3	60	0.02	0.03	0.4	17.80	319	5.3	1.74	180	6.73
绿豆芽	2.1	0.1	0.8	2.1	20	0.05	0.06	0.5	0.19	9	0.6	0.35	37	0.5

数据来源：杨月欣．中国食物成分表．北京：北京大学医学出版社，2009

表5-4-1 叶菜类维生素和矿物质含量（每100g）

食物名称	胡萝卜素（μg）	维生素B_2（mg）	烟酸（mg）	维生素C（mg）	钾（mg）	钠（mg）	钙（mg）	镁（mg）	铁（mg）	锰（mg）	锌（mg）	钼（mg）	磷（mg）	硒（μg）
白菜	250	0.07	0.8	47	130	89.3	69	12	0.5	0.21	0.21	0.03	30	0.33
菠菜	2920	0.11	0.6	32	311	85.2	66	58	2.9	0.66	0.85	0.40	47	0.97
韭菜	1410	0.09	0.8	24	247	8.1	42	25	1.6	0.43	0.43	0.08	38	1.38
金针菜	1840	0.21	3.1	10	610	59.2	301	85	8.1	1.21	3.99	0.37	216	4.22
苜蓿	2640	0.73	2.2	118	497	5.8	713	61	9.7	0.79	2.01	—	78	8.53
荠菜	290	0.02	1.8	5	262	109.4	89	9	1.1	0.19	0.42	0.05	26	1.50
茼蒿	1510	0.09	0.6	18	220	161.3	73	20	2.5	0.28	0.35	0.06	36	0.60
蕹菜	1520	0.08	0.8	25	243	94.3	99	29	2.3	0.67	0.39	0.10	38	1.20
苋菜	1490	0.10	0.6	30	340	42.3	178	38	2.9	0.35	0.70	0.07	63	0.09
油菜	620	0.11	0.7	36	210	55.8	108	22	1.2	0.23	0.33	0.06	39	0.79
雪里蕻	310	0.11	0.5	31	281	30.5	230	24	3.2	0.42	0.70	0.08	47	0.70

数据来源：杨月欣．中国食物成分表．北京：北京大学医学出版社，2009

含量较低，一般为 1% ~ 2%，脂肪含量不足 1%，碳水化合物含量为 2% ~ 4%，膳食纤维约 1.5%。

（二）根茎类

主要包括胡萝卜、马铃薯、甘薯、藕、山药、芋头、葱、蒜、竹笋等。根茎类蛋白质含量为 1% ~ 2%，脂肪含量不足 0.5%，碳水化合物含量相差较大，低者 5% 左右，高者可达 20% 以上，例如马铃薯、甘薯、芋头等富含淀粉，碳水化合物含量在 15% ~ 25%。膳食纤维的含量较叶菜类低，约 1%。维生素和矿物质含量也较丰富，其中胡萝卜中含胡萝卜素最高，每 100g 中可达 4130μg。硒的含量以大蒜、芋头、洋葱等中最高（见表 5-4-2）。

（三）瓜茄类

包括冬瓜、南瓜、丝瓜、黄瓜、茄子、番茄、辣椒等。瓜茄类因水分含量高，营养素含量相对较低。蛋白质含量为 0.4% ~ 1.3%，脂肪微量，碳水化合物含量占 0.5% ~ 3.0%，膳食纤维含量 1% 左右，胡萝卜素含量以南瓜、番茄和辣椒中最高，维生素 C 含量以辣椒、苦瓜中较高（见表 5-4-3）。番茄中的维生素 C 含量虽然不很高，但受有机酸保护，损失很少，且食入量较多，是人体维生素 C 的良好来源。在辣椒中还含有丰富的硒、铁和锌，是一种营养价值较高的食物。

（四）鲜豆类

包括毛豆、豇豆、四季豆、扁豆、豌豆等。与其他蔬菜相比，营养素含量相对较高。蛋白质含量为 2% ~ 14%，平均 4% 左右，其中毛豆和上海出产的发芽豆可达 12% 以上。脂肪含量不高，除毛豆外，均在 0.5% 以下；碳水化合物为 4% 左右，膳食纤维为 1% ~ 3%。胡萝卜素含量普遍较高，每 100g 中的含量大多在 200μg 左右，其中以甘肃出产的龙豆和广东出产的玉豆较高，达 500μg 以上。此外，还含有丰富的钾、钙、铁、锌、硒等。铁的含量以发芽豆、刀豆、蚕豆、毛豆最高，每 100g 中含量在 3mg 以上。锌的含量以蚕豆、豌豆和芸豆中含量较高，每 100g 中含量均超过 1mg，硒的含量以玉豆、龙豆、毛豆、豆角和蚕豆最高，每 100g 中的含量在 2μg 以上。维生素 B_2 含量与绿叶蔬菜相似。

（五）菌藻类

包括食用菌和藻类食物。食用菌是指供人类食用的真菌，有 500 多个品种，我国的食用历史悠久，常见的有蘑菇、香菇、银耳、木耳等。藻类是无胚并以孢子进行繁殖的低等植物，可供人类食用的有海带、紫菜、发菜等。

菌藻类食物中蛋白质的含量可高达 20% 以上，以发菜、香菇和蘑菇较为丰富，并且，蛋白质氨基酸的组成亦较合理，必需氨基酸含量占 60% 以上。碳水化合物含量为 20% ~ 35%，膳食纤维丰富，尤以银耳和发菜中的含量较高。脂肪含量很低，约为 1.0% 左右。B 族维生素如维生素 B_1、维生素 B_2 和烟酸含量丰富，尤其是维生素 B_2。胡萝卜素含量差别较大，蘑菇和紫菜中含量丰富，其他菌藻中较低。微量元素尤其是铁、锌和硒的含量是其他食物的数倍甚至十几倍。尤其值得提出的是，蘑菇硒含量高达 39.2mg/100g。海产植物，如海带、紫菜还含有丰富的碘，每 100g 海带（干）中碘含量可达 36mg（见表 5-4-4）。

二、蔬菜类食物的合理利用

（一）合理选择

蔬菜含丰富的维生素，除维生素 C 外，一般叶部含量比根茎部高，嫩叶比枯叶高，深色的菜叶比浅色的高。因此在选择时，应注意选择新鲜、色泽深的蔬菜。

（二）合理加工与烹调

蔬菜所含的维生素和矿物质易溶于水，所以宜先洗后切，以减少蔬菜与水和空气的接触面积，避免损失。洗好的蔬菜放置时间不宜过长，以避免维生素氧化破坏，尤其要避免将切碎的

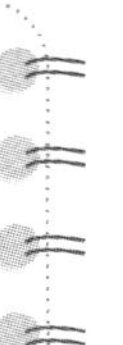

表5-4-2　根茎类维生素和矿物质含量（每100g）

食物名称	胡萝卜素（μg）	维生素B_2（mg）	烟酸（mg）	维生素C（mg）	钾（mg）	钠（mg）	钙（mg）	镁（mg）	铁（mg）	锰（mg）	锌（mg）	钼（mg）	磷（mg）	硒（μg）
白萝卜	20	0.03	0.3	21	173	61.8	36	16	0.5	0.09	0.30	0.04	26	0.61
胡萝卜	4130	0.03	0.6	13	190	71.4	32	14	1.0	0.24	0.23	0.08	27	0.63
马铃薯	30	0.04	1.1	27	342	2.7	8	23	0.8	0.14	0.37	0.12	40	0.78
甘薯	750	0.04	0.6	26	130	28.5	23	12	0.5	0.11	0.15	0.18	39	0.48
藕	20	0.03	0.3	44	243	44.2	39	19	1.4	1.30	0.23	0.11	58	0.39
山药	20	0.02	0.3	5	213	18.6	16	20	0.3	0.12	0.27	0.24	34	0.55
芋头	160	0.05	0.7	6	378	33.1	36	23	1.0	0.30	0.49	0.37	55	1.45
毛竹笋	—	0.05	0.3	9	318	5.2	16	8	0.9	0.35	0.47	0.07	34	0.38
葱	60	0.05	0.5	17	144	4.8	29	19	0.7	0.28	0.40	0.08	38	0.67
大蒜	30	0.06	0.6	7	302	19.6	39	21	1.2	0.29	0.88	0.22	117	3.09
洋葱	3	0.03	0.3	8	147	4.4	24	15	0.6	0.14	0.23	0.05	39	0.92

数据来源：杨月欣 . 中国食物成分表 . 北京：北京大学医学出版社，2009

表5-4-3　瓜茄类维生素和矿物质含量（每100g）

食物名称	胡萝卜素（μg）	维生素B_2（mg）	烟酸（mg）	维生素C（mg）	钾（mg）	钠（mg）	钙（mg）	镁（mg）	铁（mg）	锰（mg）	锌（mg）	钼（mg）	磷（mg）	硒（μg）
冬瓜	80	0.01	0.3	18	78	1.8	19	8	0.2	0.03	0.07	0.07	12	0.22
黄瓜	90	0.03	0.2	9	102	4.9	24	15	0.5	0.06	0.18	0.05	24	0.38
苦瓜	100	0.03	0.4	56	256	2.5	14	18	0.7	0.16	0.36	0.06	35	0.36
丝瓜	90	0.04	0.4	5	115	2.6	14	11	0.4	0.06	0.21	0.06	29	0.86
南瓜	890	0.04	0.4	8	145	0.8	16	8	0.4	0.08	0.14	0.03	24	0.46
茄子	50	0.04	0.6	5	142	5.4	24	13	0.5	0.13	0.23	0.10	2	0.48
番茄	550	0.03	0.6	19	163	5.0	10	9	0.4	0.08	0.13	0.06	2	0.15
辣椒	1390	0.06	0.8	144	222	2.6	37	16	1.4	0.18	0.30	0.11	95	1.90

数据来源：杨月欣 . 中国食物成分表 . 北京：北京大学医学出版社，2009

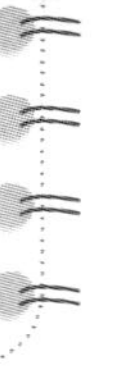

表5-4-4 菌藻类维生素和矿物质含量（每100g）

食物名称	蛋白质（g）	脂肪（g）	膳食纤维（g）	碳水化合物（g）	胡萝卜素（μg）	维生素B_1（mg）	维生素B_2（mg）	烟酸（mg）	维生素E（mg）	钙（mg）	铁（mg）	锰（mg）	锌（mg）	铜（mg）	硒（μg）
蘑菇	21.0		21.0	31.7	1640	0.10	1.10	30.7	6.18	127	–	1.53	6.29	1.05	39.18
黑木耳	12.1		29.9	.5.7	100	0.17	0.44	2.5	11.34	247	97.4	8.86	3.18	0.32	3.72
香菇	20.0		31.6	30.1	20	0.19	1.26	20.5	0.66	83	10.5	5.47	8.57	1.03	6.42
银耳	10.0		30.4	36.9	50	0.05	0.25	5.3	1.26	36	4.1	0.17	3.03	0.08	2.95
海带	1.8		6.1	17.3	240	0.01	0.10	0.8	0.85	348	4.7	1.14	0.65	0.14	5.84
紫菜	26.7		21.6	22.5	1370	0.27	1.02	7.3	1.82	264	54.9	4.32	2.47	1.68	7.22
发菜	22.8		21.9	36.8	–	0.23	–	–	21.7	875	99.3	3.51	1.67	0.72	7.45

数据来源：杨月欣. 中国食物成分表. 北京：北京大学医学出版社，2009

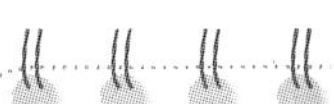

蔬菜长时间地浸泡在水中。烹调时要尽可能做到急火快炒。有实验表明，蔬菜煮 3min，其中维生素 C 损失 5%，10min 达 30%。为了减少损失，烹调时加少量淀粉，可有效保护维生素 C 的破坏。烹调后的蔬菜放置时间过长，不仅感官状况有改变，维生素也会有损失，所以应尽早吃完，不要隔夜。

（三）菌藻类食物的合理利用

菌藻类食物除了提供丰富的营养素外，还具有重要的保健作用。研究发现，蘑菇、香菇和银耳中含有香菇多糖和银耳多糖，具有增强免疫力功能和抗肿瘤作用。香菇中所含的香菇嘌呤有降血脂作用。黑木耳能抗血小板聚集和降低血凝，防止血栓形成，有助于防治动脉粥样硬化。海带因含有大量的碘，临床上常用来治疗缺碘性甲状腺肿。

第五节　水果类食物的营养价值

水果种类很多，根据果实的形态和生理特征分为仁果类、核果类、浆果类、柑橘类和瓜果类等；也可以分为鲜果、干果、野果。水果在我国居民的饮食构成比为 8.4%，是饮食的重要组成部分。新鲜水果的营养价值和新鲜蔬菜相似，主要为人体提供维生素、膳食纤维和矿物质。水果也属碱性食品。

一、水果的营养成分与组成特点

（一）鲜果及干果类

鲜果种类很多，主要有苹果、橘子、桃、梨、杏、葡萄、香蕉和菠萝等。新鲜水果的水分含量较高，营养素含量相对较低。蛋白质、脂肪含量均不超过 1%。碳水化合物含量差异较大，低者为 6%，高者可达 28%，如苹果和梨以含果糖为主，桃、李、柑橘以含蔗糖为主，葡萄、草莓则以含葡萄糖和果糖为主，所以食之甘甜。矿物质含量除个别水果外，相差不大。维生素 B_1 和维生素 B_2 含量也不高，胡萝卜素和维生素 C 含量以品种不同而异，其中含胡萝卜素最高的水果为柑、桔、杏和鲜枣；含维生素 C 丰富的水果为鲜枣、草莓、橙、柑、柿等（见表 5-5-1）。

干果是新鲜水果经过加工晒干制成，如葡萄干、杏干、蜜枣和柿饼等。由于加工的影响，维生素损失较多，尤其是维生素 C。但干果便于储运，并别具风味，有一定的食用价值。

（二）坚果

坚果的种仁为食用部分，因外覆木质或革质硬壳，故称坚果。主要品种有核桃、花生、葵花子、瓜子、栗子、杏仁、榛子、松子等。

坚果富含蛋白质、脂肪、矿物质和维生素 E，并有一定量的胡萝卜素、B 族维生素和少量维生素 C。蛋白质含量一般在 16% 左右，其中花生仁、南瓜子仁、杏仁、榛子含量较高，可达 20% 以上。脂肪含量较高，可达 40% 以上。坚果富含钾、镁、锌、铜等矿物质。在未经炒制之前，其中钠含量普遍较低。一些坚果含有较丰富的钙，如美国杏仁和榛子都是钙的较好来源。一般富含淀粉的坚果矿物质含量略低，而富含油脂的坚果矿物质含量较为丰富。

（三）野果

野果在我国蕴藏十分丰富，这类资源亟待开发利用。野果含有丰富的维生素 C、有机酸和生物类黄酮，下面简单介绍几种重要野果。

1．沙棘　又名醋柳，果实含脂肪 6.8%，种子含脂肪 12%，含有较多的维生素 C（每 100g 含 1000 ~ 2000mg）、胡萝卜素和维生素 E 等。沙棘果实入药具有止咳化痰、健胃消食、活血散瘀之功效。现代医学研究，沙棘可降低胆固醇，缓解心绞痛发作，还有防治冠状动脉粥样硬

表5-5-1　水果和坚果类维生素和矿物质含量（每100g）

食物名称	碳水化合物（g）	胡萝卜素（μg）	维生素B_2（mg）	烟酸（mg）	维生素C（mg）	钾（mg）	钠（mg）	钙（mg）	镁（mg）	铁（mg）	锰（mg）	锌（mg）	铜（mg）	磷（mg）	硒（μg）
菠萝	9.5	200	0.02	0.2	18	113	0.8	12	8	0.6	1.04	0.14	0.07	9	0.24
柑	11.5	890	0.04	0.4	28	154	1.4	35	11	0.2	0.14	0.08	0.04	18	0.30
桔	9.9	600	0.02	0.3	11	127	0.8	27	14	0.8	0.06	0.22	0.13	5	0.12
鸭梨	10.0	10	0.03	0.2	4	77	1.5	4	5	0.9	0.06	0.10	0.19	14	0.28
苹果	12.3	20	0.02	0.2	4	119	1.6	4	4	0.6	0.03	0.19	0.06	12	0.12
葡萄	9.9	50	0.02	0.2	25	104	1.3	5	8	0.4	0.06	0.18	0.09	13	0.20
葡萄干	81.8	——	——	——	5	995	19.1	52	45	9.1	0.39	0.18	0.48	90	2.74
柿	17.1	120	0.02	0.3	30	151	0.8	9	19	0.2	0.5	0.08	0.06	23	0.24
桃	10.9	20	0.03	0.7	7	166	5.7	6	7	0.8	0.07	0.34	0.05	20	0.24
香蕉	20.8	60	0.04	0.7	8	256	0.8	7	43	0.4	0.65	0.18	0.14	28	0.87
杏	7.8	450	0.03	0.6	4	226	2.3	14	11	0.6	0.06	0.20	0.11	15	0.20
枣	28.6	240	0.09	0.9	243	375	1.2	22	25	1.2	0.32	1.52	0.06	23	0.80
干枣	61.6	10	0.16	0.9	14	524	6.2	64	36	2.3	0.39	0.65	0.27	51	1.02

数据来源：杨月欣．中国食物成分表．北京：北京大学医学出版社，2009

化性心脏病的作用。目前，沙棘果实除鲜食外，还可加工成果汁、果酒、果酱、果脯、果冻、饮料、保健品等。

2．金樱子　又名山石榴，盛产于山区，每 100g 鲜金樱子果肉维生素 C 含量 1009mg，含量仅次于刺梨，是鲜枣的 2 倍，猕猴桃的 10 倍，柑橘的 30 倍。其次，金樱子含有丰富的锌和硒，这两种元素为人体必需的具有特定保健和防癌功效的微量元素。现代药理证明，金樱子果实口服既能促进胃液分泌帮助消化，又能使肠黏膜收缩，分泌减少而止泻。

3．猕猴桃　猕猴桃是猕猴桃科植物猕猴桃的果实。每 100g 鲜果维生素 C 含量 700 ～ 1300mg，最高可达 2000mg；并含有生物类黄酮和其他未知的还原物质。

4．刺梨　刺梨盛产于西南诸省。每 100 克鲜果中维生素 C 含量 841.58 ～ 3541.13mg，是柑橘的 50 倍，猕猴桃的 10 倍，具有“维生素 C 之王”的美称。

5．番石榴　番石榴每 100g 鲜果维生素 C 含量 358mg，胡萝卜素含量 0.05mg，维生素 B_2 含量 0.44mg，具有治疗糖尿病及降血糖的药效。果实除鲜食外，还可加工成果汁、浓缩汁、果粉、果酱、浓缩浆、果冻等。

二、水果类食物的合理利用

水果除含有丰富的维生素和矿物质外，还含有大量的非营养物质，可以防病治病，也可致病，食用时应予注意。如梨有清热降火、润肺去燥等功能，对于肺结核、急性或慢性气管炎和上呼吸道感染患者出现的咽干喉疼，痰多而稠等有辅助疗效，但产妇、胃寒及脾虚泄泻者不宜食用。又如红枣可增加机体抵抗力，对体虚乏力，贫血者适用，但龋齿疼痛、下腹胀满、大便秘结者不宜食用。又如杏仁中含有杏仁苷、柿子中含有柿胶酚，食用不当，可引起食用中毒、溶血性贫血、消化性贫血、消化不良、柿结石等疾病。

鲜果类水分含量高，易于腐烂，宜冷藏。坚果水分含量低而较耐储藏，但含油坚果的脂肪含不饱和脂肪酸的比例高，易受氧化而酸败变质，故应当保存于干燥阴凉处，并尽量隔绝空气。

第六节　畜禽肉类食物的营养价值

畜禽肉包括畜肉和禽肉，前者指猪、牛、羊、马等牲畜的肌肉、内脏及其制品，后者包括鸡、鸭、鹅等的肌肉、内脏及其制品。畜禽肉类主要提供优质蛋白质、脂肪、矿物质和维生素。因其营养价值高，饱腹作用强，可加工烹制成各种美味佳肴，已成为人类重要的食物资源。

一、畜禽肉类食物的主要营养成分及组成特点

畜禽肉蛋白质含量比谷类的高，一般为 10% ～ 20%，主要是肌球蛋白、肌红蛋白和球蛋白，存在于肌肉组织中。此类蛋白质为完全蛋白质，必需氨基酸构成比例接近人体需要，生物价较高，易被人体充分利用，属于优质蛋白质。存在于结缔组织的间质蛋白，如胶原蛋白和弹性蛋白，色氨酸、酪氨酸和蛋氨酸含量较低，生物价低，属不完全蛋白，这类蛋白质含量较少。此外，畜肉中含有能溶于水的含氮浸出物，使肉汤具有鲜味，成年动物含量较幼年动物高。

脂肪含量因动物的品种、年龄、肥瘦程度、部位等不同有较大差异，低者为 10%，高者可达 90% 以上。畜肉脂肪组成以饱和脂肪酸为主，熔点较高，主要由硬脂酸、软脂酸和油酸等组成，熔点较高。禽肉脂肪含有较多的亚油酸，熔点低，易于消化吸收。胆固醇含量在瘦肉中较低，每 100g 含 70mg 左右，肥肉比瘦肉高 90% 左右，内脏中更高，一般约为瘦肉的 3 ～ 5 倍，脑中胆固醇含量最高，每 100g 可达 2000mg 以上。动物脂肪的必需脂肪酸含量明显

低于植物油脂，因此其营养价值低于植物油脂。在动物脂肪中，禽类脂肪的必需脂肪酸含量高于家畜脂肪，故其营养价值高于畜类脂肪。

碳水化合物含量为1% ～ 3%，平均1.5%，主要以糖原的形式存在于肌肉和肝中。动物在宰前过度疲劳，糖原含量下降，宰后放置时间过长，也可因酶的分解作用，使糖原含量降低，乳酸相应增高，pH下降。

畜禽肉可提供多种维生素，主要以B族维生素和维生素A为主。内脏含量比肌肉中多，其中肝的含量最为丰富，特别富含维生素A和维生素B_2。维生素A的含量以牛肝和羊肝为最高，维生素B_2则以猪肝最丰富（见表5-6-1）。在禽肉中还含有较多的维生素E。

矿物质的含量一般为0.8% ～ 1.2%，瘦肉中的含量高于肥肉，内脏高于瘦肉。铁的含量为5mg/100g左右，以猪肝最丰富。畜禽肉中的铁主要以血红素形式存在，消化吸收率很高。在内脏中还含有丰富的锌和硒。牛肾和猪肾的硒含量是其他一般食品的数十倍。此外，畜禽肉还含有较多的磷、硫、钾、钠、铜等。钙的含量虽然不高，仅为7.9mg/100g，但吸收利用率很高。研究发现，人体对肉类的各种矿物质元素消化吸收程度都高于植物性食品，尤其是对铁的吸收均高于其他类食品。

二、畜禽肉类食物的合理利用

畜禽肉类食物在烹制过程中可释放出较多的含氮浸出物，主要为肌肽、肌酸、肌酐、氨基酸和尿素等，这些物质可使肉汤具有浓厚鲜美的味道。一般成年动物含氮浸出物多于幼年，禽肉多于畜肉，故禽肉和较老动物的肉汤鲜味更浓。野禽可释放出更多含氮浸出物，但有强烈的刺激味，反而使肉汤失去鲜美滋味。

畜禽肉类食物蛋白质营养价值较高，含有较多的赖氨酸，宜与谷类食物搭配食用，以发挥蛋白质的互补作用。为了充分发挥畜禽肉类食物的营养作用，还应注意将畜禽肉分散到每餐膳食中，防止集中食用。

畜肉的脂肪和胆固醇含量较高，脂肪主要由饱和脂肪酸组成，食用过多易引起肥胖和高脂血症等疾病，膳食中的比例不宜过多。但是禽肉脂肪含不饱和脂肪酸较多，因此老年人及心血管疾病患者宜选用禽肉。内脏含有较多的维生素、铁、锌、硒、钙，特别是肝，维生素B_2和维生素A的含量丰富，需经常食用。

第七节　禽蛋类食物的营养价值

蛋主要指鸡、鸭、鹅、鹌鹑、鸽、火鸡等禽类的蛋。蛋类在我国居民饮食构成中占1.4%，主要提供高营养价值的蛋白质。其中鸡蛋食用最普遍、销量最大。蛋类制成的蛋制品有皮蛋、咸蛋、糟蛋、松花蛋、冰蛋、干全蛋粉、干蛋白粉、干蛋黄粉等。

一、禽蛋类食物的结构

蛋类的结构基本相似，主要有蛋壳、蛋清和蛋黄三部分组成。蛋壳位于蛋的最外层，占全蛋重的11%，由96%的碳酸钙、2%的碳酸镁、2%的蛋白质组成。在蛋壳最外面有一层水溶性胶状黏蛋白，对防止微生物进入蛋内和蛋内水分及二氧化碳过度向外蒸发起着保护作用。当蛋生下来时，这层膜即附着在蛋壳的表面，外观无光泽，呈霜状，根据此特征，可鉴别蛋的新鲜程度。如蛋外表面呈霜状，无光泽而清洁，表明蛋是新鲜的；如无霜状物，且油光发亮不清洁，说明蛋已不新鲜。由于这层膜是水溶性的，在储存时要防潮，不能水洗或雨淋，否则会很快变质腐坏。蛋清位于蛋壳与蛋黄之间，主要是卵白蛋白，遇热、碱、醇类发生凝固，遇氯化

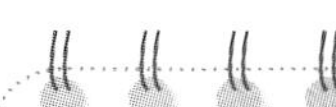

表5-6-1　畜禽肉主要营养素含量（每100g）

食物名称	蛋白质（g）	脂肪（g）	维生素A（μgRE）	维生素B_1（mg）	维生素B_2（mg）	烟酸（mg）	维生素C（mg）	维生素E（mg）	钙（mg）	铁（mg）	锌（mg）	硒（μg）
牛肉（肥肉）	18.1	13.4	9	0.03	0.11	7.4	—	0.22	8	3.2	3.67	9.81
羊肉（肥肉）	19.0	14.1	22	0.05	0.14	4.5	—	0.26	6	2.3	3.22	2.20
猪肉（肥）	2.4	90.4	29	0.08	0.05	0.9	—	0.24	3	1.0	0.69	7.78
猪肉（肥瘦）	13.2	37.0	114	0.22	0.16	3.5	—	0.49	6	1.6	2.06	11.97
猪肉（瘦）	20.3	6.2	44	0.54	0.10	5.3	—	0.34	6	3.0	2.99	9.50
鸡肉	19.3	9.4	48	0.05	0.09	5.6	—	0.67	9	1.4	1.09	11.75
鸭肉	15.5	19.7	52	0.08	0.22	4.2		0.27	6	2.2	1.33	12.25
鹅肉	17.9	19.9	42	0.07	0.23	4.9		0.22	4	3.8	1.36	17.68
牛肝	19.8	3.9	20220	0.16	1.30	11.9	9	0.13	4	6.6	5.01	11.99
羊肝	17.9	3.6	20972	0.21	1.75	22.1	—	29.93	8	7.5	3.45	17.68
猪肝	19.3	3.5	4972	0.21	2.08	15.0	20	0.86	6	22.6	5.78	19.21
鸡肝	16.6	4.8	10414	0.33	1.10	11.9	—	1.88	7	12.0	2.40	38.55
牛肾	15.6	2.4	88	0.24	0.85	7.7	—	0.19	8	9.4	2.17	70.25
羊肾	16.7	2.5	152	0.30	1.78	8.8	—	—	9	5.2	3.58	5.94
猪肾	15.4	3.2	41	0.31	1.14	8.0	13	0.34	12	6.1	2.56	111.77

数据来源：杨月欣．中国食物成分表．北京：北京大学医学出版社，2009

物或某些化学物质，浓厚的蛋白则水解为水样的稀薄物。根据这种性质，蛋可加工成松花蛋和咸蛋。

二、禽蛋类食物的主要营养成分及组成特点

禽蛋类食物虽有品种和产地的不同，但营养成分和组成特点基本相似。全鸡蛋蛋白质的含量为10% ~ 15%，蛋清中略低，蛋黄中较高，加工成咸蛋或松花蛋后，变化不大。鸭蛋的蛋白质含量略低于鸡蛋，为8.7%左右（见表5-7-1）。鸡蛋蛋白质氨基酸组成与人体需要最接近，因此生物价也最高，达94，是最理想的天然优质蛋白。在评价食物蛋白质营养质量时，常以鸡蛋蛋白质作为参考蛋白质。蛋白质中赖氨酸和蛋氨酸含量较高，和谷类及豆类食物混合食用，可弥补其赖氨酸或蛋氨酸的不足。

脂肪的含量为11% ~ 15%，主要集中在蛋黄内，蛋清中几乎不含脂肪。脂肪分散成细小颗粒，故易消化吸收。蛋黄中还含有卵磷脂和胆固醇，胆固醇含量极高，每100g达1705mg，是猪肝的7倍、肥猪肉的17倍，加工成咸蛋或松花蛋后，胆固醇含量无明显变化。

碳水化合物含量不高，一般1% ~ 3%，鸡蛋中为1.5%，鸭蛋中的含量较高，为3.1%。蛋清中主要是甘露糖和半乳糖，与蛋白质结合；蛋黄中主要是葡萄糖，大部分以与磷酸质、磷蛋白结合的形式存在。

维生素也几乎都集中在蛋黄内，其中维生素A、D和B_2含量丰富，也含有维生素B_1和烟酸，但量较少。

矿物质有磷、铁、钾、镁、钠和硅等。铁的含量较高，但因能与蛋黄中的卵黄磷蛋白结合，影响消化吸收率。在咸蛋中钠的含量比未加工的鲜蛋高出20余倍。

三、禽蛋类食物的合理利用

在生鸡蛋蛋清中，含有抗生物素蛋白和抗胰蛋白酶。抗生物素蛋白能与生物素在肠道内结合，影响生物素的吸收，引起食欲不振、全身无力、毛发脱落、皮肤发黄、肌肉疼痛等生物素缺乏的症状；抗胰蛋白酶能抑制胰蛋白酶的活力，妨碍蛋白质消化吸收，故不可生食蛋清。烹调加热可破坏这两种物质，消除它们的不良影响。但是蛋不宜过度加热，否则会使蛋白质过分凝固，甚至变硬变韧，形成硬块，反而影响食欲及消化吸收。

蛋黄中的胆固醇含量很高，大量食用能引起高脂血症，是动脉粥样硬化、冠心病等疾病的危险因素，但蛋黄中还含有大量的卵磷脂，对心血管疾病有治疗作用。因此，吃鸡蛋要适量。据研究，每人每日吃1 ~ 2个鸡蛋，对血清胆固醇水平既无明显影响，又可发挥禽蛋其他营养成分的作用。

第八节 水产动物类食物的营养价值

水产动物包括各种鱼类和其他水产动物，如虾、蟹、贝类等。水产动物可提供优质蛋白、多不饱和脂肪酸、维生素A、维生素D、维生素E、维生素B_2、烟酸等多种维生素及钙、磷、硒、铁、锌等多种矿物质。水产动物的含氮浸出物较多，有别于畜禽肉，滋味鲜美独特。鱼肉含水分多，肌肉纤维短细，比畜禽肉细嫩，更易消化吸收，营养价值很高。

一、水产动物类的主要营养成分及组成特点

（一）鱼类

我国产鱼种类有1500余种。海产鱼类中以大黄鱼、小黄鱼、带鱼、墨鱼较为多见；淡水

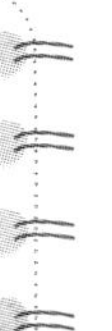

表5-7-1　禽蛋的主要营养素含量（每100g）

食物名称	蛋白质（g）	脂肪（g）	碳水化合物（g）	维生素A（μgRE）	维生素B_1（mg）	维生素B_2（mg）	烟酸（mg）	维生素E（mg）	钙（mg）	铁（mg）	锌（mg）	磷（mg）	硒（μg）
鸡蛋（白皮）	12.7	9.0	1.5	310	0.09	0.31	0.2	1.23	48	2.0	1.00	176	16.55
鸡蛋白	11.6	0.1	3.1	微	0.04	0.31	0.2	0.01	9	1.6	0.02	18	6.97
鸡蛋黄	15.2	28.2	3.4	438	0.33	0.29	0.1	5.06	112	6.5	3.79	240	27.01
鸭蛋	12.6	13.0	3.1	261	0.17	0.35	0.2	4.98	62	2.9	1.67	226	15.68
鸭蛋白	9.9	微	1.8	23	0.01	0.07	0.1	0.16	18	0.1	—	—	4.00
鸭蛋黄	14.5	33.8	4.0	1980	0.28	0.62	—	12.72	123	4.9	3.09	55	25.00
松花蛋（鸡）	14.8	10.6	5.8	310	0.02	0.13	0.2	1.06	26	3.9	2.73	263	44.32
松花蛋（鸭）	14.2	10.7	4.8	215	0.06	0.18	0.1	3.05	63	3.3	1.48	165	25.24
咸鸭蛋	12.7	12.7	6.3	134	0.16	0.33	0.1	6.25	118	3.6	1.74	231	24.04
鹅蛋	11.1	15.6	2.8	192	0.08	0.30	0.4	4.50	34	4.1	1.43	130	27.20

数据来源：杨月欣．中国食物成分表．北京：北京大学医学出版社，2009

鱼中以鲤鱼、鲫鱼、白鱼、鲢鱼、青鱼、鳙鱼、草鱼、鳊鱼为最多。鱼肉的营养成分因鱼种、鱼的年龄、大小和肥瘦程度、性别、取样部位、捕捞季节以及生产地区等的不同而有差异（见表 5-8-1）。一般来讲，鱼肉的化学组成与畜肉比较接近。蛋白质占 15% ～ 20%，平均 18% 左右，分布于肌浆和肌基质。肌浆主要含肌凝蛋白、肌溶蛋白、可溶性肌纤维蛋白、肌结合蛋白和球蛋白；肌基质主要包括结缔组织和软骨组织，含有胶原蛋白和弹性蛋白质。鱼肉蛋白质利用率高达 85% ～ 90%，氨基酸组成较平衡，唯缬氨酸含量偏低。

知识拓展链接 2

鱼类含氮浸出物占鱼体重量的 2% ～ 3%，主要包括三甲胺、次黄嘌呤核苷酸、游离氨基酸和尿素等。有机酸常与磷酸结合成磷酸肌酸，此物略带苦味，三甲氨是鱼腥味是主要来源，而氧化三甲氨则是鱼鲜味的重要来源。

脂肪含量为 1% ～ 10%，平均 5% 左右，呈不均匀分布，主要存在于皮下和脏器周围，肌肉组织中含量甚少。不同鱼种含脂肪量有较大差异，如鳕鱼含脂肪在 1% 以下，而河鳗脂肪含量高达 10.8%。鱼类脂肪多由不饱和脂肪酸组成，一般占 60% 以上，熔点较低，通常呈液态，消化率为 95% 左右。不饱和脂肪酸的碳链较长，其碳原子数多在 14 ～ 22，不饱和双键有 1 ～ 6 个，多为 n-3 系列。鱼类中的 n-3 不饱和脂肪酸存在于鱼油中，主要是二十碳五烯酸（EPA）和二十二碳六烯酸（DHA）。该类物质具有调节血脂、防治动脉粥样硬化、辅助抗肿瘤等作用。鱼类胆固醇含量约为 100mg/100g，但鱼子含量较高，如鲳鱼子胆固醇含量为 1070mg/100g，虾子胆固醇达 896mg/100g。

碳水化合物的含量较低，约占 1.5% 左右，主要以糖原形式存在。其中，捕即杀者糖原含量最高，挣扎疲劳后死去的鱼类体内糖原消耗严重而含量降低。有些鱼不含碳水化合物，如草鱼、青鱼、鳜鱼、鲈鱼等。其他水产品中海蜇、牡蛎和螺蛳等含量较高，可达 6% ～ 7%。除了糖原之外，鱼体内还含有黏多糖类物质。

鱼类肝是维生素 A 和维生素 D 的重要来源，也是维生素 E 的一般来源。鱼类是维生素 B_2 的良好来源，维生素 E、维生素 B_1 和烟酸的含量也较高，但几乎不含维生素 C。一些生鱼制品中含有维生素 B_1 酶和催化维生素 B_1 降解的蛋白质，因此大量食用生鱼可能造成维生素 B_1 的缺乏。

矿物质含量为 1% ～ 2%，其中锌的含量极为丰富，此外，钙、钠、氯、钾、镁等含量也较多，其中钙的含量多于禽肉，但钙的吸收率较低。海产鱼类富含碘，有的海产鱼每公斤含碘 500 ～ 1000μg，而淡水鱼每公斤含碘仅为 50 ～ 400μg。

（二）其他水产动物

其他水产动物是指软体动物和虾蟹类，其营养成分因品种的不同差异较大（表 5-8-2）。蛋白质含量略低于鱼类，为 9% ～ 18%，平均 15% 左右。其中虾、黄螺等的含量较高，可达 18% 以上，但蛏子、牡蛎、螺蛳等的含量不到 9%。脂肪的含量低于鱼类，一般均在 1% 以下。碳水化合物的含量高于鱼类，约 3% 左右。其中海蜇头、香海螺等可达 10% 以上。维生素以维生素 B_2、烟酸、维生素 A 的含量较为丰富。鲜淡菜、蛤蜊、红螺、鲜扇贝和江虾中含有丰富的维生素 E。矿物质中钙和硒的含量较高，尤其富含硒，含硒最高的是牡蛎、蟹、海参等，每 100g 中可达 80μg 以上，是其他食物的数十倍。钙的含量以虾、螺中最高，每 100g 石螺中含钙量可达 2458mg。此外，还含有较多的锌、铁、磷、钾、钠等。

二、水产动物类食物的合理利用

（一）及时保存处理，防止腐败变质

水产动物因水分和蛋白质含量高，结缔组织少，较畜禽肉更易腐败变质，特别是青皮红肉鱼，如鲐鱼、金枪鱼，组氨酸含量高，一旦变质，可产生大量组胺而引起人体组胺中毒。鱼类的多不饱和脂肪酸含量较高，所含的不饱和双键极易氧化破坏，能产生脂质过氧化物，对人体

表5-8-1　鱼类的主要营养素含量与比较（每100g）

食物名称	蛋白质（g）	脂肪（g）	碳水化合物（g）	维生素A（μgRE）	维生素B_1（mg）	维生素B_2（mg）	烟酸（mg）	维生素E（mg）	钙（mg）	铁（mg）	锌（mg）	磷（mg）	硒（μg）
鲳鱼	18.5	7.8	0.0	24	0.04	0.07	2.1	1.26	46	1.1	0.80	155	27.21
带鱼	17.7	4.9	3.1	29	0.02	0.06	2.8	0.82	28	1.2	0.70	191	36.57
海鳗	18.8	5.0	0.5	22	0.06	0.07	3.0	1.70	28	0.7	0.80	159	25.85
黄鳝	18.0	1.4	1.2	50	0.06	0.98	3.7	1.34	42	2.5	1.97	206	34.56
鲫鱼	17.1	2.7	3.8	17	0.04	0.09	2.5	0.68	79	1.3	1.94	193	14.31
鲢鱼	17.8	3.6	0.0	20	0.03	0.07	2.5	1.23	53	1.4	1.17	190	15.68
鲤鱼	17.6	4.1	0.5	25	0.03	0.09	2.7	1.27	50	1.0	2.08	204	15.38
河鳗	18.6	10.8	2.3		0.02	0.02	3.8	3.60	42	1.5	1.15	248	33.66
青鱼	20.6	4.2	0.2	42	0.03	0.07	2.9	0.81	31	0.9	0.96	184	37.69
银鱼	17.2	5.6	0.0		0.03	0.05	0.2	1.86	46	0.9	0.16	22	9.54

数据来源：杨月欣．中国食物成分表．北京：北京大学医学出版社，2009

表5-8-2　其他水产动物主要营养素含量与比较（每100g）

食物名称	蛋白质（g）	脂肪（g）	碳水化合物（g）	维生素A（μgRE）	维生素B_1（mg）	维生素B_2（mg）	烟酸（mg）	维生素E（mg）	钙（mg）	铁（mg）	锌（mg）	磷（mg）	硒（μg）
对虾	18.6	0.8	2.8	15	0.01	0.07	1.7	0.62	62	1.5	2.38	228	33.72
河蟹	17.5	2.6	2.3	389	0.06	0.28	1.7	6.09	126	2.9	3.68	182	56.72
蚌肉	15.0	0.9	0.8	283	0.01	0.22	0.4	——	190	50.0	8.50	300	——
海参（鲜）	16.5	0.2	0.9	——	0.03	0.04	0.1	3.14	285	13.2	0.63	28	63.93
甲鱼	17.8	4.3	2.1	139	0.07	0.14	3.3	1.88	70	2.8	2.31	114	15.19
牡蛎	5.3	2.1	8.2	27	0.01	0.13	1.4	0.81	131	7.1	9.39	115	86.64
田螺	11.0	0.2	3.6	——	0.02	0.19	2.2	0.75	——	19.7	2.71	93	16.73

数据来源：杨月欣．中国食物成分表．北京：北京大学医学出版社，2009

有害。因此打捞的水产动物须及时保存或加工处理，防止腐败变质。一般采用低温或盐腌来抑制组织蛋白酶的作用和微生物的生长繁殖。低温处理有冷却和冻结两种方式。冷却是用人造冰（又叫机冰）冷却鱼体使温度降到 –1℃左右，一般可保存 5 ~ 15d。冷冻是把鱼体放在 –25 ~ –40℃的环境中，此时各组织酶和微生物均处于休眠状态，保藏期可达半年以上。以食盐保藏的海鱼，用盐量不应低于 15%。

（二）合理烹调加工，防止食物中毒

有些鱼含有极强的毒素，如河豚，其肉质细嫩，味道鲜美，但其卵、卵巢、肝和血液中含有极毒的河豚毒素，若不会加工处理，可引起急性中毒而死亡。故无经验的人，千万不要“拼死吃河豚”。有些水产动物易感染肺吸虫和肝吸虫，特别是小河和小溪中的河蟹，常是肺吸虫的中间宿主，若未经充分加热将其彻底杀灭，可使人感染，因此在烹调加工时须烧熟煮透。

第九节　乳类食物的营养价值

乳类是指动物的乳汁，包括牛乳、羊乳和马乳等，其中人们经常食用的是牛乳和羊乳。乳类是一种营养素齐全、组成比例适宜、容易消化吸收、营养价值高的天然优质食品，是各年龄组健康人群及特殊人群（如婴幼儿、老年人、患者等）的理想食品。乳类主要提供优质蛋白质、维生素 A、维生素 B_2 和钙。乳类经浓缩、发酵等工艺可制成乳制品，如乳粉、酸乳、炼乳等。

一、乳类食物的营养成分及组成特点

（一）乳类

乳类主要是由水、脂肪、蛋白质、乳糖、矿物质、维生素等组成的复杂乳胶体。鲜乳的水分含量为 86% ~ 90%，蛋白质含量为 3% ~ 4%。蛋白质组成以酪蛋白为主，占 86%；其次是乳清蛋白，约 9%；乳球蛋白较少，约 3%；其他还有血清白蛋白、免疫球蛋白和酶类等。牛乳蛋白质消化吸收率为 87% ~ 89%，生物价为 85，仅次于蛋类。其中赖氨酸含量较高，能补充谷类蛋白质中赖氨酸的不足。牛乳的脂肪含量为 3% ~ 4%，其中低熔点的油酸占 30% 左右。脂肪以微粒状脂肪球高度分散在乳浆中，所以消化吸收率高达 97%。乳脂中有亚油酸及卵磷脂，也含有胆固醇，但量较少，每 100g 仅含 13mg 左右。

牛乳的碳水化合物含量为 2% ~ 5%，主要是乳糖，其甜度为蔗糖 1/6，有调节胃酸、促进胃肠蠕动和消化腺分泌的作用，还能促进钙的吸收和助长乳酸杆菌繁殖、抑制腐败菌生长。

维生素的含量可因乳牛的饲养条件、季节和加工方式不同而异。维生素 A 和胡萝卜素含量在牛棚中饲养的较低，牧场放牧时较高。有青饲料季节，胡萝卜素和维生素 C 的含量较高，夏季因日照多，维生素 D 含量则高。此外，牛乳也是维生素 B_2、维生素 B_1 和烟酸的良好来源。

牛乳矿物质含量为 0.7% ~ 0.75%，富含钙、磷、钾。100ml 牛乳中含钙 110mg，不仅量高，吸收利用率也高，是人体钙的良好来源。但是牛乳中铁的含量少，所以喂养婴儿时，要注意补充含铁高的食物，以增加铁的供给。乳中成碱元素多于成酸元素，因此牛乳属于碱性食品。

（二）乳制品

乳制品主要包括乳粉、酸乳、炼乳等。因加工工艺不同，乳制品营养成分有很大差异（见表 5-9-1）。

1．乳粉　乳粉是经脱水干燥制成的粉。根据食用目的可制成全脂乳粉、脱脂乳粉、调制乳粉等。

全脂乳粉是将鲜乳浓缩除去 70% ~ 80% 的水分后，经喷雾干燥或热滚筒法脱水制成。喷雾干燥法所制乳粉粉粒小，溶解度高，无异味，营养成分损失少，营养价值较高。热滚筒法生

表5-9-1　乳类及其制品的主要营养素含量（每100g）

食物名称	蛋白质（g）	脂肪（g）	碳水化合物（g）	维生素A（μgRE）	维生素B_1（mg）	维生素B_2（mg）	烟酸（mg）	维生素C（mg）	维生素E（mg）	钙（mg）	铁（mg）	锌（mg）	磷（mg）	硒（μg）
牛乳	3.0	3.2	3.4	24	0.03	0.14	0.1	1	0.21	104	0.3	0.42	73	1.94
羊乳	1.5	3.5	5.4	84	0.04	0.12	2.1	—	0.19	82	0.5	0.29	98	1.75
母乳	1.3	3.4	7.4	11	0.01	0.05	0.2	5	—	30	0.1	0.28	13	—
酸乳	2.5	2.7	9.3	26	0.03	0.15	0.2	1	0.12	118	0.4	0.53	85	1.71
甜炼乳	8.0	8.7	55.4	41	0.03	0.16	0.3	2	0.28	242	0.4	1.53	200	3.26
全脂乳粉	20.1	21.2	51.7	141	0.11	0.73	0.9	4	0.48	676	1.2	3.14	469	11.8

数据来源：杨月欣．中国食物成分表．北京：北京大学医学出版社，2009

产的乳粉颗粒较大不均，溶解度小，营养素损失较多，此种干燥方式已逐渐为喷雾干燥法所代替。一般全脂乳粉的营养成分约为鲜乳的 8 倍左右。

脱脂乳粉是将鲜乳脱去脂肪，再经上述方法制成的乳粉。此种乳粉含脂肪仅为 1.3%，脱脂过程使脂溶性维生素损失较多，其他营养成分变化不大。脱脂乳粉一般供腹泻婴儿及少油膳食的患者食用。

调制乳粉又称人乳化乳粉，是以牛乳为基础，参照人乳组成的模式和特点，进行调整和改善，使其更适合婴儿的生理特点和需要。调制乳粉主要是减少了牛乳粉中酪蛋白、三酰甘油、钙、磷和钠的含量，添加了乳清蛋白、亚油酸和乳糖，并强化了维生素 A、维生素 D、维生素 B_1、维生素 B_2、维生素 C、叶酸和微量元素铁、铜、锌、锰等。

2．酸乳 酸乳是在消毒鲜乳中接种乳酸杆菌并使其在控制条件下生长繁殖而制成。牛乳经乳酸菌发酵后游离的氨基酸和肽增加，因此更易消化吸收。乳糖减少，使乳糖酶活性低的成人易于接受。维生素 A、维生素 B_1、维生素 B_2 等的含量与鲜乳含量相似，但叶酸含量增加了 1 倍，胆碱也明显增加。此外，酸乳的酸度增加，有利于维生素的保护。乳酸菌进入肠道可抑制一些腐败菌的生长，调整肠道菌群，防止腐败胺类对人体的不良作用。酸乳适用于消化功能不良的婴幼儿、老年人，并能使成人原发性乳糖酶缺乏者乳糖不耐受症状减轻。

3．炼乳 炼乳为浓缩乳的一种，分为淡炼乳和甜炼乳。新鲜乳经低温真空条件下浓缩，挥发约 2/3 的水分，再经灭菌而成，称淡炼乳。因受加工的影响，维生素遭受一定的破坏，因此常用维生素加以强化，按适当的比例冲稀后，营养价值基本与鲜乳相同。淡炼乳在胃酸作用下，可形成凝块，便于消化吸收，适合婴儿和对鲜乳过敏者食用。甜炼乳是在鲜乳中加约 15% 的蔗糖后按上述工艺制成，其中糖含量可达 45% 左右，利用其渗透压的作用抑制微生物的繁殖。因糖分过高，需要经大量水冲淡；营养成分相对下降，不宜供婴儿食用。

二、乳类食物的合理利用

乳类食物的碳水化合物主要以乳糖的形式存在，有些成人小肠内乳糖酶活性低，食入乳类可出现腹胀、腹痛和腹泻等乳糖不耐症的症状，若改食酸乳，症状可减轻或消失，因为酸乳中乳糖含量低；或者可减量食用，经一段时间适应后，可刺激提高乳糖酶活性，从而消除乳糖不耐症的不良作用。

鲜乳水分含量高，营养素种类齐全，十分有利于微生物生长繁殖，因此须经严格消毒灭菌后方可食用。消毒方法常用煮沸法和巴氏消毒法。煮沸法是将乳直接煮沸，设备要求简单，可达消毒目的，但对乳的理化性质影响较大，营养成分有一定损失，多在家庭使用。大规模生产时采用巴氏消毒法。巴氏消毒常用两种方法，即低温长时消毒法和高温短时消毒法，前者将牛乳在 63℃下加热 30min；后者在 90℃加热 1s。正确进行巴氏消毒对乳的组成和性质均无明显影响，但对热不稳定的维生素如维生素 C 可损失 20% ～ 25%。

此外，乳应避光保存，以保护其中的维生素。研究发现，鲜牛乳经日光照射 1min 后，B 族维生素很快消失，维生素 C 也所剩无几。即使在微弱的阳光下，经 6h 照射后，B 族维生素也仅剩一半，而在避光器皿中保存的牛乳不仅维生素没有消失，还能保持牛乳特有的鲜味。

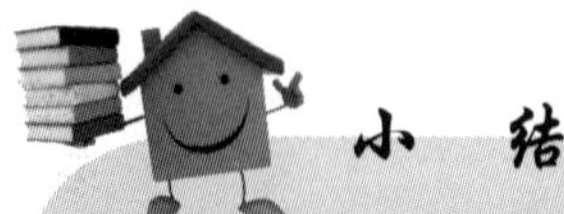

小 结

1. 食物的营养价值是指特定食物中所含营养素和能量满足人体需要的程度。
2. 谷类在我国饮食构成比为 49.7%，是人体能量的主要来源。
3. 豆制品是我国素食人群如和尚、尼姑等佛家弟子获得蛋白质的最主要来源。

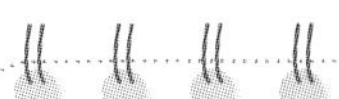

小　结

4. 蔬菜在我国居民的饮食构成比中为 33.7%，是人体获取维生素和矿物质的主要来源。
5. 水果在我国居民饮食构成比为 8.4%，主要为人体提供维生素、膳食纤维和矿物质。
6. 畜禽肉类主要提供优质蛋白质、脂肪、矿物质和维生素。
7. 蛋类在我国居民饮食构成中占 1.4%，主要提供高营养价值的蛋白质。

8、水产动物可提供优质蛋白、多不饱和脂肪酸。

9. 乳类主要提供优质蛋白质、维生素 A、维生素 B_2 和钙。

思考题

1．什么是食物的营养价值?
2．评定食物营养价值的意义何在?

（朱学良）

答案链接 5

第六章　健康人群的营养需要

第一节　孕妇营养

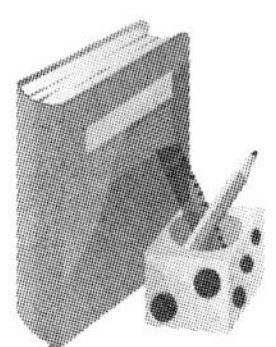

学习目标

通过本章内容的学习，学生应能够

◎ 识记

说出孕妇、乳母、婴幼儿、儿童、青少年及老年人的生理变化。

◎ 理解

总结孕妇、乳母、婴幼儿、儿童、青少年及老年人的营养需要。

◎ 运用

运用相关知识，指导孕妇、乳母、婴幼儿、儿童、青少年及老年人合理膳食。

案例 6-1A

李女士，32 岁，身高 164cm，体重 55kg，结婚一年，既往健康，月经规律。停经 45d，出现畏寒、头晕、流涎、乏力、嗜睡、厌油腻食物、恶心等不适，每天早晨起床后呕吐 1 次，来产前门诊就医。请判断李女士目前的健康状况，并进行适当的营养指导。

从妊娠开始至分娩，母体要经历一系列的生理变化。在此期间，母体不仅要保证自身生理变化的营养需要，而且还要满足胎儿甚至胎儿出生后一段时期生长发育的需要。可见，孕妇的营养不仅关系到自身的健康，同时影响到胎儿及其出生后的正常生长发育。因此，孕妇的合理营养是保证母体健康、胎儿正常生长发育的前提，也被公认为是胎儿成长时期健康生活的营养基础。

一、妊娠期妇女的生理特征与营养需求

（一）妊娠期的生理变化

妊娠是一个复杂的生理过程，孕妇在妊娠期间需要进行一系列的生理调整，以满足胎儿在体内的生长发育、吸收母体营养和排泄废物的需要。

1．新陈代谢的变化　在大量雌激素（estrogen）、孕激素（progesterone）及人绒毛膜生长激素（human chorionicsomatomammotropin，HCS）等的影响下，孕期母体的合成代谢增加，基础代谢率升高，孕后期每日约增加 200kcal。妊娠后合成代谢主要有两方面，一方面是身体合成一个完整的重约 3.2kg 的胎儿，另一方面是母体生殖系统进一步发育。这两种合成都需要

一定的营养物质来支持。

在整个妊娠过程中，母体碳水化合物、脂肪、蛋白质的代谢也有所改变。孕期胰岛素功能旺盛，胰岛素分泌增加，使孕妇空腹血糖降低。但由于胎盘产生的拮抗胰岛素的激素水平增高，糖耐量试验时血糖增高幅度大而恢复慢，致糖耐量异常及妊娠糖尿病发生率升高。妊娠期肠道吸收脂肪能力增强，血脂增加，脂肪积存较多。孕妇蛋白质的需要量增加，应增加供给量使体内保持正氮平衡状态。母体储备的氮，除供给胎儿生长发育及子宫、乳房增长的需要外，还要为分娩期的消耗做准备。如果蛋白质储备不足，血浆蛋白质减少，组织间液增加，出现水肿。

2．消化系统的变化　孕期胃肠道平滑肌张力降低、肌肉松弛，胃内容物易逆流至食管下部产生烧灼感，加之消化液分泌减少，胃肠蠕动减慢，胃排空时间延长，常出现恶心、呕吐、胃肠胀气和便秘。但对某些营养素如钙、铁、维生素 B_{12} 及叶酸的吸收能力增强。

3．泌尿系统的变化　妊娠期孕妇需要排出母体及胎儿的代谢废物，因此肾负担加重。肾血浆流量和肾小球滤过率增加，蛋白质代谢产物尿酸、尿素、肌酐等排出增加。肾小管再吸收能力不能随肾小球滤过率的增加而增加，故孕妇尿中葡萄糖、氨基酸、水溶性维生素的排出明显增加。

4．血容量及血液成分的变化　血容量于妊娠 6 ~ 8 周后开始增加，至妊娠 32 ~ 34 周达高峰，增加 40% ~ 45%，平均约增加 1450ml，一直持续到分娩。红细胞和血红蛋白量也在增加，红细胞量的增加因孕妇是否补铁而不同。未补铁者孕期红细胞量增加 18%，补铁者孕期红细胞量可增加 30%。由于血容量的增加幅度较红细胞和血红蛋白增加的幅度大，致使血液相对稀释，血中血红蛋白浓度下降，出现生理性贫血。世界卫生组织（World Health Organization，WHO）建议；孕早期和孕末期贫血的界定值为血红蛋白（Hb）≤ 110g/L、孕中期为 Hb ≤ 105g/L。从妊娠 7 ~ 8 周，白细胞开始增加，至妊娠 30 周达高峰，主要为中性粒细胞增多。妊娠期血小板略有减少，大部分凝血因子（Ⅱ、Ⅴ、Ⅶ、Ⅷ、Ⅸ、Ⅹ）增加，血液处于高凝状态。

孕早期血浆蛋白质开始降低，至孕中期达到 60 ~ 65g/L，白蛋白降低明显，约为 35g/L，约持续至分娩，主要由于血浆容量增加和蛋白质的合成改变所致。孕期除血脂及维生素 E 以外，几乎母体血浆中所有营养素均降低，包括葡萄糖、氨基酸、铁及大多数水溶性维生素如维生素 C、维生素 B_6、叶酸、生物素等。血浆中这些营养素水平的降低不能完全用孕期血浆容量增加而引起的血内容物相对稀释来加以解释。很多营养素的特点是母体血浆营养素水平降低而胎儿血浆营养素水平较高，胎盘组织的营养素水平更高。

5．体重的变化　妊娠期间，母体最明显的变化是体重的增加。健康妇女正常饮食，孕期体重一般增加 12.5kg。孕早期（1 ~ 13 周）体重增加较少，孕中期（14 ~ 27 周）和孕末期（28 ~ 40 周）则每周稳定增加 350 ~ 400g。孕期的体重增长因孕前体重的不同而有所区别。孕前消瘦者孕期增重应较一般孕妇稍多，而超重和肥胖妇女孕期增重应略少。孕妇体重的增长过多或过少对母体和胎儿均有不利影响。增长过多可引起胎儿生长过大，增加难产机会。母体水肿，体内脂肪过度沉积导致肥胖，大量水钠潴留，妊娠高血压综合征发生率增加。体重增长过低，胎儿在子宫内生长发育迟缓，易使早产儿、低体重儿发生率增高。一般常根据孕前体重指数（body mass index，BMI）推荐孕妇增重的范围（表 6-1-1 ），同时需要考虑受孕年龄、产后是否哺乳或双胎等因素。

孕期增加的体重主要包括水、脂肪、蛋白质。水分布于胎儿、胎盘、羊水、母体子宫、乳房、血液及细胞外液。脂肪的储存主要自孕 10 ~ 30 周，即在胎儿快速生长以前体内额外代谢消耗能量相对较少的时期。储存的脂肪主要分布在腹部、背部及大腿上部，以备必要时满足孕后期能量增加及哺乳期的需要。

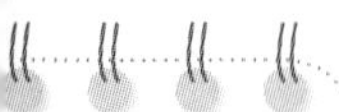

表6-1-1　按孕前BMI推荐孕期体重增长的适宜范围

孕前体重	BMI	推荐体重增长范围（kg）
低	＜ 8.5	14 ～ 15
正常	18.5 ～ 23.9	10 ～ 12
超重	24 ～ 27.9	8 ～ 10
肥胖	≥ 28	7 ～ 8

资料来源：张爱珍．医学营养学．第 3 版．北京：人民卫生出版社，1998.

（二）孕期的营养需要

1．能量　孕期总能量的需要量增加，包括提供胎儿生长、胎盘和母体组织增长、孕妇体重的增加及蛋白质、脂肪储存以利产后泌乳所需的能量。

影响能量需要的因素很多，如孕前体重、孕期体重增长幅度，以及孕妇平时的运动强度等。目前尚无一个确切的能量需要量可应用于所有孕妇。能量的摄入与消耗以保持平衡为宜，过多或过少摄入都无益处。一般可根据定期测量体重的增长情况来判断能量摄入是否过多。建议根据女性身体活动水平（由低到高）确定能量补充标准，中国营养学会推荐每日摄入量（recommended nutrient intake，RNI）为：孕早期 1800 ～ 2400 kcal、孕中期 2100 ～ 2700 kcal、孕末期 2250 ～ 2850 kcal。

2．蛋白质　孕期对蛋白质的需要量增加，以满足母体、胎盘和胎儿生长的需要。孕期所增长的体重中，蛋白质将近 1kg，一半储存于胎儿，其余分布在子宫、乳房、胎盘、血液和羊水中。孕期蛋白质的储存量随孕周的增长而增加，妊娠第一个月每日储存 0.6g，至妊娠后半期每日储存 6 ～ 8g，特别是最后 10 周，胎儿需要更多的蛋白质以满足组织合成和快速生长的需要。为此，中国营养学会建议轻体力劳动的孕妇每日摄入蛋白质总量为：孕早期 55g、孕中期 70g、孕末期 85g，其中动物类和豆类食品等优质蛋白质应占三分之一以上。

3．脂肪　孕妇妊娠过程及胎儿的发育均需要脂肪储备。在胎儿脑及神经系统发育过程中，需要适量的必需脂肪酸构成其固有成分。妊娠期间如缺乏脂类，将推迟脑细胞的分裂与增殖，还可影响脂溶性维生素的吸收。但由于孕妇的血脂已较非孕时增高，如供给脂肪量过多，将使非生理性体重增加，故脂肪总量不宜过多。一般要求孕妇膳食脂肪供能占总能量的 20% ～ 30% 为宜，其中饱和脂肪酸、单不饱和脂肪酸、多不饱和脂肪酸分别为＜ 10%、10%、10%。

4．碳水化合物　碳水化合物是能量的主要来源。对于胎儿来说，由于其组织中脂肪酸氧化酶活力很低，较少利用脂肪供能，葡萄糖就几乎成为提供胎儿能量的唯一形式。妊娠期糖代谢的改变，使孕妇平时血糖低于非妊娠妇女，为了节省葡萄糖以满足胎儿能量的需要，母体不得不以氧化脂肪和蛋白质来供能。当孕妇碳水化合物摄入不足，处于饥饿状态，脂肪动员过快，氧化不完全时，易出现酮症或酮症酸中毒。孕期体重增加少的孕妇对酮症更敏感。孕妇即使妊娠反应严重，每日至少应摄入碳水化合物 150 ～ 200g，由碳水化合物所提供的能量以占总能量的 50% ～ 65% 为宜。

5．矿物质　由于孕期的生理变化，血浆容量和肾小球滤过率的增加，使得血中各种矿物质的浓度降低。孕期膳食中缺乏的主要是钙、铁、锌。

（1）钙：成年妇女体内含钙 1kg，孕期需要增加储存 30g，几乎均在妊娠最后 3 个月积存于胎儿，用于胎儿骨骼和牙齿的发育。孕期一系列复杂的内分泌和生理调节使孕早期即开始增加钙的吸收，至孕 20 周时钙的吸收可增加一倍并保持高吸收率于整个孕期。新生儿脐带血清总钙及离子钙水平较母亲血清钙为高，表明钙通过胎盘从母亲运至胎儿血循环。胎儿 20 个乳牙和第一颗恒牙均在孕 8 个月时发育钙化，因此孕期需要增加钙的摄入，以防止为满足胎儿对钙的需要而耗竭母亲骨骼的钙。中国营养学会推荐钙的 RNI 为：孕早期 800mg/d、孕中末期 1000mg/d。钙的最好食物来源是牛奶及奶制品，此外，豆制品、芝麻酱、虾皮、海带等海产品也含有丰富的钙。

（2）铁：缺铁性贫血是非妊娠女性普遍存在的健康问题之一，许多妇女在开始妊娠时体内铁储存已较少。孕妇及胎儿在妊娠期和分娩时总共需铁约 1000mg，其中 350mg 满足胎儿和胎盘的需要；450mg 为孕期红细胞增加的需要；其余 200mg 用以补偿分娩时所丢失的铁。孕期铁的吸收明显增加，母亲的铁储存被动用以满足孕后期胎儿对铁的需要。胎儿出生时体内储存铁 280mg，能满足婴儿 4 ～ 6 个月红细胞生成的需要。新生儿脐带血铁浓度较母血为高，且在母亲缺铁时也不降低，但孕期铁的吸收量、红细胞增加程度和胎儿铁储备量均受母亲铁营养状态的影响。目前已有大量证据认为孕早期的铁缺乏与早产和低出生体重相关，缺铁性贫血与孕期体重增长不足有关。由于食物中铁的吸收率低，尤其是我国膳食中铁的来源多数为植物性食物所含的非血红素铁，估计膳食铁的吸收率约为 10%。因此，中国营养学会推荐铁的 RNI 为：孕早期 20mg/d、孕中期 25mg/d、孕末期 35mg/d。动物肝、动物血、瘦肉是铁的良好食物来源，含铁丰富且吸收好。此外，蛋黄、豆类、某些蔬菜如油菜、芥菜、雪里蕻、菠菜等也提供部分铁。牛奶是贫铁食物，不是补铁的良好食物。

（3）锌：成年妇女体内含锌 1.3g，孕期可增至 1.7g，其中 60mg 在胎儿成熟期间被利用。胎儿对锌的需要量在孕末期最高，但锌对孕早期胎儿器官的形成极为重要。孕期母体血清锌浓度降低，新生儿脐带血清锌浓度较母亲血清锌约高 50%。孕妇于孕中期开始应增加锌的摄入量，中国营养学会推荐锌的 RNI 为：孕早期为 11.5mg/d、孕中末期为 16.5mg/d。同时，专家还建议对素食、高纤维素膳食、大量吸烟、多次妊娠、大量摄入钙剂和铁剂的孕妇，应额外补锌 15 mg/d。家畜肉、蛋、奶、豆类、鱼类、贝类和谷类食物中锌的含量较高。

（4）碘：碘是合成甲状腺素所必需的营养素。甲状腺素可促进蛋白质的合成，促进胎儿生长发育，对于大脑的正常发育和成熟非常重要。孕妇碘缺乏可致胎儿甲状腺功能低下，从而引起以严重智力发育迟缓和生长发育迟缓为主要表现的克汀病；在妊娠头 3 个月，通过纠正母亲碘缺乏可以预防。孕中期开始基础代谢率增高，甲状腺素增加，碘的需要量增加。中国营养学会推荐碘的 RNI 为 230μg/d。目前我国虽然采用强化碘盐预防碘缺乏，但孕期女性应定期补充含碘丰富的食物，可每周进食一次紫菜、海带等富含碘的海产品。

6．维生素　孕期许多维生素在血清中的浓度降低，这与孕期正常的生理调节有关，并不能说明孕期明显增加了维生素的需要量。脂溶性维生素可以在肝储存，需要时可自行释放出来供给胎儿，较少出现缺乏。但母体摄入过量的脂溶性维生素也可致胎儿中毒。

（1）维生素 A：摄入足够的维生素 A 可维持母体健康及胎儿的正常生长，并可在肝中有一定量的储存。虽然维生素 A 是胎儿所必需，但孕妇不可摄入大量维生素 A，过量维生素 A 不仅可引起中毒，而且有导致先天畸形的可能。中国营养学会推荐维生素 A 的 RNI 为：孕早期为 700μg、孕中末期为 770μg/d，最高摄入量（toleratable upper intake level，UL）为 3000μg/d。视黄醇来源于动物的肝、牛奶、蛋黄等，β- 胡萝卜素来源于深绿色蔬菜、黄红色蔬菜和水果。

（2）维生素 D：孕期维生素 D 缺乏可影响胎儿的骨骼发育，也能导致新生儿的低钙血症（hupocalcemia）、牙齿发育缺陷及孕妇骨质软化症。但孕期维生素 D 缺乏一般较少见，主要发生在北方日照不足的地区，而且常伴有钙摄入量不足。由于过量摄入维生素 D 可引起中毒，故孕期补充维生素 D 需慎重。我国孕妇每日膳食维生素 D 的参考摄入量为 10μg，即 400 国际单位（U）。动物肝、蛋黄、海鱼是维生素 D 的良好来源。

（3）维生素 E：孕期血清维生素 E 水平升高，至孕后期可达非妊娠状态的 2 倍。母血维生素 E 的含量高于新生儿脐带血。血清维生素 E 浓度与血清脂质的浓度密切相关。中国营养学会推荐维生素 E 的适宜摄入量（adequate intake，AI）为 14mga-TE/d。谷类、豆类和果仁是

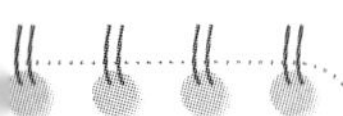

维生素 E 的食物来源。

(4) 维生素 B_1：由于维生素 B_1 主要功能为参与碳水化合物代谢，且不能在体内长期储存，因此足够的摄入量十分重要。孕妇缺乏维生素 B_1 易发生便秘、呕吐、倦怠、肌肉无力，以致分娩时子宫收缩缓慢使产程延长，胎儿出生后易患先天性脚气病。孕期膳食维生素 B_1 的 RNI 为 1.5mg/d。动物内脏如肝、心、肾、瘦肉、豆类和粗加工的粮谷类是维生素 B_1 的良好来源。

(5) 维生素 B_2：核黄素是辅酶 FMN、FAD 的组成成分，与能量代谢密切相关。孕期维生素 B_2 需要量增高，若摄入不足胎儿可出现生长发育迟缓、缺铁性贫血。当体内维生素 B_2 不足时，红细胞谷胱甘肽还原酶活性系数增高，由其可判断维生素 B_2 是否缺乏。我国孕妇维生素 B_2 的参考摄入量为 1.2 ~ 1.5mg/d。肝、蛋黄、肉类、奶类是维生素 B_2 的主要来源，谷类、蔬菜水果也含有少量的维生素 B_2。

(6) 维生素 B_6：维生素 B_6 在体内组织中经磷酸化后成为其活性形式磷酸吡哆醛，对核酸代谢及蛋白质合成有重要作用。孕期血液中维生素 B_6 的浓度降低，对维生素 B_6 的需要量增加。当蛋白质摄入量增多时，维生素 B_6 的供给量亦应增加。孕妇膳食维生素 B_6 的参考摄入量为 2.4mg/d。维生素 B_6 的食物来源主要是动物肝、肉类、豆类及坚果等。

(7) 叶酸：叶酸可促进胎儿的正常发育并防止巨幼细胞贫血。叶酸缺乏可增加早产及神经管畸形的发生率，孕妇对叶酸的需要量大大增加。我国孕妇膳食叶酸参考摄入量为 600μg/d。由于畸形的发生是在妊娠的最初 4 周内，即胎儿神经管形成的闭合期，故叶酸的补充时间应从孕前至少 1 个月至怀孕后 3 个月。大剂量补充叶酸可掩盖维生素 B_{12} 缺乏的早期表现，从而导致神经系统受损，故妊娠期叶酸 UL 为 1000μg/d。肝、豆类、水果、绿色蔬菜、全谷类和强化面粉、强化谷类都是叶酸可靠的食物来源。

(8) 维生素 B_{12}：维生素 B_{12} 缺乏可引起巨幼细胞贫血及神经系统损害。中国营养学会推荐孕妇维生素 B_{12} 的 RNI 为 2.9μg/d。膳食中的维生素 B_{12} 主要来自动物性食物，如肉类、动物内脏、鱼、禽、贝类和蛋类。

(9) 维生素 C：胎儿生长发育需要大量的维生素 C，因其对胎儿骨骼和牙齿形成、造血系统的健全及机体抵抗力都有促进作用。缺乏时，胎儿出生后易患贫血与坏血病，孕妇也可造成流产或早产。因此中国营养学会推荐维生素 C 的 RNI 为：早期 100mg/d、孕中末期为 115mg/d。维生素 C 主要存在于蔬菜、草莓和柑橘类水果中。

(三) 孕期营养不良对母亲及胎儿的影响

1. 孕期营养不良对母亲的影响　如孕期营养不良，妊娠母体可发生代谢改变、生理性代偿甚至牺牲自身的组织以保证胎儿的生长发育，这必将影响到母体的健康，常见的营养缺乏症如下。

(1) 营养性贫血：包括缺铁性贫血（iron deficiency anemia）和叶酸、维生素 B_{12} 缺乏引起的贫血，以缺铁性贫血较多见。调查报告显示，孕妇贫血患病率为 30% 左右，孕末期更高。贫血的原因主要与孕期生理性贫血基础上膳食铁摄入量不足、铁的吸收利用能力减弱、母体和胎儿对铁的需要量增加及某些因素引起失血相关。

(2) 骨质软化症：主要由于维生素 D 缺乏引起血钙浓度降低，为满足胎儿的生长需要不得不动用母体骨钙，使母体骨钙不足，常出现腰痛，甚至脊柱、骨盆变形，可引起难产。多见于日照较少的北方地区。

(3) 营养不良性水肿：由孕期蛋白质严重缺乏或硫胺素缺乏所致。蛋白质缺乏时仅出现下肢水肿，重症者当血浆总蛋白降至 5% 以下、白蛋白降至 2g 以下时，出现全身水肿。硫胺素严重缺乏引起的水肿多见于南方单纯食用精白米地区的脚气病患者。

(4) 维生素缺乏症：孕期对维生素的需要量增加，当膳食维生素的摄入量不能满足需要时，常可出现维生素缺乏症。维生素 A、维生素 D 和维生素 B 族在孕期较易缺乏。

2．孕期营养不良对胎儿的影响

（1）低出生体重（low birth weight，LBW）：低出生体重是指新生儿出生体重＜ 2500mg。低出生体重的影响因素很多，通常认为与母亲孕期体重增长缓慢、血浆总蛋白和白蛋白较低、贫血、能量摄入不足、吸烟、酗酒等有关。

（2）早产儿（preterm infant）及小于胎龄儿（small for gestational age，SGA）：早产儿是指妊娠期少于 37 周出生的婴儿。小于胎龄儿是指胎儿的大小与妊娠月份不符，出生体重在该孕周应有体重的第 10 百分位数以下或平均体重低于 2 个标准差者的新生儿。在西方发达国家中，低出生体重儿中约 2/3 是由于早产，其余 1/3 为小于胎龄儿。发展中国家多数低出生体重儿属于与妊娠月份不符的小于胎龄儿，即小于其应有的体重，反映出胎儿在母体内生长停滞，宫内发育迟缓（intrauterine growth retardation，IUGR）。孕期营养不良是造成 IUGR 发生的重要原因之一，尤其是热量、蛋白质摄入不足。孕前体重小于 40kg，孕期增重小于 12kg，则发生 IUGR 的危险性增加。

（3）围产期新生儿死亡率增加：一些调查资料表明，低出生体重儿的围生期死亡率明显高于正常出生体重的婴儿，约占新生儿死亡率的 70%。

（4）脑发育受损：胎儿脑细胞数的快速增殖期是从孕 30 周至出生后的第一年，脑细胞数量不再增加而体积不断增大，重量增加直至 2 岁左右。因此，妊娠期间的营养状况特别是孕后期母亲蛋白质的摄入量是否充足，关系到胎儿脑细胞的增殖数量和大脑发育，甚至智力发育。

（5）先天畸形（congenital malformation）：孕期某些营养素缺乏或过多，可能导致出生婴儿先天畸形，研究和报道较多的有锌、维生素 A 及叶酸等。孕早期缺乏锌或叶酸，可造成胎儿神经管畸形（neural tube defects），其中尤以无脑儿（anencephaly）和脊柱裂（spina bifida）最为严重。近几年的研究报告已证明，怀孕前和孕早期补充叶酸和多种维生素，可以预防神经管畸形的初发和再发。孕期摄入维生素 A 过多，亦可导致先天畸形。故孕期维生素 A 的补充必须慎重。

二、妊娠期妇女的营养干预措施

（一）妊娠早期（1 ～ 13 周）

妊娠初期胎儿发育缓慢，孕妇能量、营养素的需要与孕前基本相同或略高，故孕妇膳食在量的方面可不加改变。

妊娠初期孕妇常有妊娠反应，如恶心、呕吐、厌食、厌油腻、偏食、嗜酸，晨起最为明显，午饭后减轻。妊娠初期膳食应在不妨碍健康的原则下，根据孕妇喜好给予清淡易消化的饮食，少食多餐。摄入烤馒头片、面包干、饼干等较干的食物，可减少恶心呕吐。孕妇每日必须摄入 150g 碳水化合物，以免体内脂肪分解产生酮体供能，血中过高的酮体将影响胎儿早期神经系统的发育。为避免胎儿神经管畸形，在计划妊娠前 3 个月就应补充叶酸。妊娠反应十分严重而无法进食者需要静脉补充葡萄糖、维生素和矿物质。保证富含优质蛋白质的食物摄入，如鱼、禽、畜肉类、蛋类和奶类；保证蔬菜、水果等碱性食物的供给，防止发生酸中毒；多吃富含维生素 B_1、维生素 B_6 和维生素 C 的食物可增强消化功能，减轻妊娠反应。

（二）妊娠中期（14 ～ 27 周）

妊娠中期胎儿迅速增长，平均每日增重 10 ～ 20g，各种营养素的需要量随之增加，母体也开始储存蛋白质、脂肪、钙、铁等重要营养素。因此，妊娠中期应保证供给充足的能量和各种营养素，尤其注意铁的补充。妊娠中期的膳食应保证充足的鱼、禽、畜肉、肝、血、蛋、奶及豆制品，以提供优质蛋白质、钙、铁。多摄入新鲜蔬菜和水果，以提供维生素和矿物质。保证充足的谷类以提供能量。适量摄入坚果，以提供脂溶性维生素和必需脂肪酸。适量摄入一些海产品。注意控制盐的摄入以避免浮肿。

（三）妊娠末期（28 ～ 40 周）

妊娠末期胎儿生长速度已达高峰，胎儿体内组织、器官迅速增长，脑细胞分裂增殖加快，骨骼开始钙化，胎儿体内铁、钙、蛋白质在此期大量储存。与此同时，孕妇子宫增大、乳腺发育加快，对能量、蛋白质、维生素和矿物质的需要均明显增加。妊娠末期膳食供给应较丰富，尽量做到食物多样化，合理搭配，尤其注意钙的补充。充足的营养固然重要，但不可过量，应维持适宜的体重增长。

（四）妊娠中末期孕妇膳食的选择

1．粮谷类　应保证主食 350 ～ 450g/d。

2．牛奶　含有优质蛋白质及丰富的钙，也是维生素 A、维生素 D 及维生素 B_2、维生素 B_6 的食物来源。供应量应为 250 ～ 500ml/d。食后如有胀气不适，可改用酸奶。

3．蛋类　蛋类是提供优质蛋白的最佳天然食物，也是脂溶性维生素及叶酸、维生素 B_{12}、维生素 B_6、维生素 B_2 的丰富来源，铁含量较高。每天应摄入 1 个鸡蛋。

4．鱼、禽、畜瘦肉、动物血　都是蛋白质、无机盐、维生素的良好来源。应摄入 50 ～ 150 g/d，可用豆制品代替。

5．肝　是维生素 A、维生素 D、叶酸、维生素 B_{12}、维生素 B_1、维生素 B_2、尼克酸及铁的优良来源，也是蛋白质的良好来源。每周至少 1 ～ 2 次，每次 20 ～ 50g。

6．大豆及其制品　是植物性食品中蛋白质、B 族维生素及无机盐的丰富来源，发芽后的豆芽富含维生素 C。应摄入豆类及其制品 50 ～ 100g/d。

7．新鲜蔬菜　绿叶蔬菜、黄红色蔬菜是维生素、无机盐、食物纤维的丰富来源。应摄入新鲜蔬菜 300 ～ 500g/d，其中有色蔬菜应占一半以上。供给新鲜水果 200 ～ 400g/d。

8．碘　为保证碘的摄入，应食用碘盐，每周食用一次海带、紫菜、海鱼、虾、虾皮等海产品。

思考题

请结合案例 6-1A 进行适当的营养指导。

答案链接 6

第二节　乳母营养

母乳是婴儿最好的食物，每一个母亲都期望亲自哺育自己的孩子。母乳喂养会使母婴双方共同受益。母乳中含有多种营养成分，其中丰富的蛋白质可满足婴儿生长发育的需要；抗感染因子、免疫细胞、免疫调节因子可增强婴儿免疫力，防止婴儿发生感染；脂肪酶可促进婴儿的消化功能；特有的长链多不饱和脂肪酸为婴儿神经系统发育所必需，可促进婴儿的认知发育。母乳喂养可预防母亲产后出血，促进母亲子宫恢复，减少母亲卵巢癌和绝经前乳腺癌的发生率；还可促进产后期骨的矿化，减少绝经后髋骨骨折的危险；同时母乳温度适宜，方便经济，可减少家庭支出，节约母亲时间。哺乳期间营养护理的目标不仅是要维持乳母充足的饮食以产生婴儿生长所需的足够乳汁，而且还要避免可能通过乳汁对婴儿产生的有害行为，建立成功的母子关系，以及减少乳母在妊娠期间增长的体重。了解泌乳生理，才能满足乳母的营养需要，从而有针对性地进行乳母营养护理。

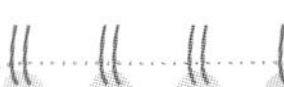

一、哺乳期乳母的生理特征与营养需求

（一）泌乳生理

乳汁的分泌主要受内分泌因素、哺乳期母亲的营养状况及哺乳期母亲的情绪状态等因素影响。

1．内分泌因素对泌乳的影响　青春期乳房的发育主要依赖雌激素和黄体酮的作用促使乳腺腺泡和导管的发育。乳汁由乳腺腺泡细胞分泌，而腺泡又连接许多导管，导管、腺泡的周围是脂肪、结缔组织和血管。妊娠期间乳房较正常增大 2 ～ 3 倍，同时乳腺腺泡、导管处于分泌乳汁的准备状态。一旦分娩，乳汁的分泌受两个反射控制，一为产奶反射（milk production reflex），当婴儿开始吸吮乳头时，刺激垂体产生催乳素引起乳腺腺泡分泌乳汁，并存集于乳腺导管内。二为喷乳反射，婴儿吸吮乳头时还能反射性地引起神经垂体释放缩宫素（oxytocin），使乳腺腺泡周围的肌上皮收缩，促使乳汁沿乳腺导管流向乳头而喷出。可见，乳汁的分泌量与产妇营养、睡眠、情绪和健康状况密切相关，保证产妇合理营养、休息、充足睡眠、良好的精神状况和健康状况对于保持足够的乳汁分泌就显得尤为重要。

2．乳母的营养状况对泌乳的影响

知识拓展链接 3

（1）乳母营养对泌乳量的影响：在正常情况下，孕末期临近分娩时，乳房已可分泌少量乳汁，产后当婴儿开始吸吮乳头则乳汁分泌很快增加。于产后第二天约分泌 100ml，至第二周增加到 500ml 左右，一般达到有效和持久地正常分泌在产后 10 ～ 14 天，随后逐渐增加，一个月时每日约 650ml，3 个月后乳汁分泌量每日为 750 ～ 850ml。但个体差异较大，即使是营养良好的人群泌乳量也不完全一样。由于婴儿的需要量和母亲的泌乳量在个体之间差异很大，很难根据泌乳量来判断乳汁量能否满足婴儿的需要，通常可根据母婴哺乳前后的状态和体重变化情况来推断。如果母亲较孕前消瘦或孕前储存的脂肪不减，表示能量摄入量不足或过多。

（2）乳母营养对乳汁成分的影响：母乳中蛋白质含量多在 0.8% ～ 1%，当乳母膳食的蛋白质质量差、摄入量又严重不足时，会影响乳汁中蛋白质的含量和组成；乳母膳食中脂肪酸的含量和组成影响着乳汁中脂肪酸的含量和组成，但乳母膳食中胆固醇的含量对母乳中胆固醇的含量似乎无影响；乳母膳食碳水化合物的摄入量对乳汁中乳糖含量的影响不明显；母乳中维生素 A 在乳汁中的含量与乳母膳食关系密切，维生素 D、维生素 K 的浓度几乎不受乳母膳食的影响。水溶性维生素如 B 族维生素（维生素 B_1、B_2、B_6、B_{12}，叶酸，尼克酸）和维生素 C 等大多能自由通过乳腺，它们在乳汁中的含量直接受乳母膳食的影响；母乳中钙的含量一般比较恒定，膳食中钙供给不足时，首先会动用母体内的钙，以维持乳汁中钙含量的稳定，但乳母膳食中长期缺钙也可导致乳钙含量降低。母乳中铁含量很低，乳母膳食中铁含量的多少对乳汁中的铁含量影响甚微；乳汁中锌含量与膳食中动物性蛋白质和动物性食物来源的锌有一定关系；乳汁中铜的含量也与乳母动物性蛋白质的摄入量有关。乳母的硒和碘的摄入量与乳汁中这两种元素的浓度密切相关。

（3）乳母的情绪状态对泌乳的影响：乳母的情绪可影响到乳汁分泌，如乳母焦虑、悲伤、紧张、惊恐、愤怒等均可使乳汁分泌减少。部分产妇对母乳喂养缺乏信心，特别是现代职业女性因生活节奏加快而精神紧张，也可影响乳汁分泌。在哺乳期间，乳母应保持心情愉快，树立用母乳喂养婴儿的信心。

（二）乳母的营养需要

乳母的营养状况直接影响乳汁的质和量，进一步影响婴幼儿的生长发育与健康状况。如果母体营养素摄入不足，将动用体内的营养素贮备以维持乳汁营养成分的恒定，同时也影响乳母健康。为了保证乳汁质量以及母体健康，乳母要注意合理营养和平衡膳食。

1．能量　乳母对能量的需要量增加。因为乳母除要满足自身的能量需要外，还要供给乳汁所含的能量和分泌乳汁过程本身需要的能量。产后 1 个月内由于乳汁分泌不多，每日约

500ml，故乳母的膳食能量适当供给即可。至3个月后每日泌乳量增加到750～850ml，人乳的能量含量为280～320kJ（67～77kcal）/100ml，平均为285kJ（70kcal）/100ml，由于母体能量转化为乳汁能量的有效转化率为80%，因此乳母要合成1L的乳汁，约需要3760kJ（900kcal）的能量。妇女在正常妊娠条件下，脂肪储备可为泌乳提供约1/3的能量，其余2/3能量需要由膳食来提供。中国营养学会提出乳母每日能量推荐摄入量，在正常成年妇女的基础上每日增加2090kJ（500kcal），再根据体力活动情况适当增加。

2．蛋白质　蛋白质摄入量的多少，对乳汁分泌的数量和质量的影响最为明显。母乳蛋白质平均含量为12g/L，正常情况下每日泌乳约750ml，所含蛋白质约为9g，但母体内膳食蛋白质转变为乳汁蛋白质的有效率约为70%，故分泌750ml乳汁需要消耗膳食蛋白质13g。如果膳食蛋白质的生理价值不高，则转变成乳汁蛋白质的效率更低。因此除满足母体正常需要量外，每日需要额外补充20～30g蛋白质以保证乳汁中蛋白质含量。中国营养学会推荐乳母应每日额外增加蛋白质20g，达到每日85g，其中一部分应为优质蛋白质，如牛肉、鸡蛋、肝、肾等，可促进乳汁的分泌。

3．脂肪　人乳的脂肪含量在一天之内和每次哺乳期间均有变化，当每次哺乳临近结束时，乳汁中脂肪含量较高，有利于控制婴儿的食欲。膳食中脂肪的种类可影响乳汁中的脂肪成分，如摄入含不饱和脂肪酸的植物油较多，则乳汁中亚油酸的含量也高。乳汁中必需脂肪酸对于婴儿中枢神经系统的发育和脂溶性维生素的吸收有促进作用。中国营养学会建议乳母每日膳食脂肪摄入量应以其能量占总热量的20%～30%为宜。

4．矿物质

（1）钙：人乳中钙含量比较稳定，一般为34mg/100ml，乳母每日分泌乳汁约损失钙300mg。如果膳食钙的摄入量不足，通常不会影响乳汁的分泌量及乳汁中的钙含量，但可消耗母体的钙储备，母体骨骼中的钙将被动用以维持乳汁中钙含量的恒定。乳母可由缺钙而致骨质软化症，常常出现腰腿酸痛、抽搐等症状，因此乳母应增加钙的摄入量，中国营养学会推荐乳母膳食钙的RNI为1000mg/d。乳母每日若能饮用牛奶500ml，则可获得570mg钙；摄入100g左右的豆制品，可获得约100 mg的钙。

（2）铁：由于铁不能通过乳腺输送到乳汁，因此母乳中铁含量极少，仅为0.05mg/100ml。增加乳母铁的摄入可以补充母体分娩时的消耗，矫正或预防乳母贫血，但乳汁中铁的增加并不明显，故婴儿若要补充铁还需要从辅助食品中摄入。中国营养学会推荐乳母膳食铁的RNI为24mg/d。

（3）碘：乳母的基础代谢和能量消耗增加，碘的摄入量也应随之增加。乳汁中的碘一般高于母体血浆中碘的浓度，乳母摄入的碘可很快出现于母乳中，故对乳母应用放射性碘要谨慎，避免累及婴儿、幼儿。中国营养学会推荐乳母膳食碘的RNI为240mg/d。多吃海带、紫菜等海产品可增加碘的摄入量。

5．维生素

（1）脂溶性维生素：乳母维生素A的摄入量可以影响乳汁中维生素A的含量，因为维生素A可以少量通过乳腺进入乳汁，尤以产后2周内的初乳富含维生素A，成熟乳中维生素A的含量逐渐下降。通过膳食补充维生素A可提高乳汁中维生素A的含量数倍，但膳食中维生素A转移到乳汁中的数量有限，超过一定限度则乳汁中含量不按比例增加。维生素D几乎不能通过乳腺，因此母乳中维生素D的含量很低，婴儿必须通过多晒太阳或补充鱼肝油等补充足量的维生素D。维生素E有促进乳汁分泌的作用，尤其是体内处于缺乏状态时，大量补充可使奶量增加。中国营养学会推荐维生素A的RNI为1300μg/d（合4000U）、维生素D为10μg/d（合400U），维生素E的AI为14 mga-TE/d。

（2）水溶性维生素：多数水溶性维生素均可通过乳腺进入乳汁，但乳腺可控制调节其含量，当乳汁中含量达到一定程度时即不再增加。

母乳中维生素 B_1 含量平均为 0.02mg/100ml。不论乳母的营养状况如何，补充维生素 B_1 后乳汁中含量明显增加，且充足的维生素 B_1 有促进乳汁分泌的作用。乳母维生素 B_1 摄入严重不足可导致母乳喂养的婴儿易患脚气病。中国营养学会推荐乳母膳食维生素 B_1 的 RNI 为 1.5mg/d，应增加富含维生素 B_1 的食物，如瘦肉、粗粮、豆类及其制品。

母乳中维生素 B_2 的含量平均为 0.03mg/100ml。维生素 B_2 的情况与维生素 B_1 相似，给乳母补充维生素 B_2，则乳汁中维生素 B_2 的含量就会显著增加。我国乳母膳食维生素 B_2 的 RNI 为 1.5mg/d。富含维生素 B_2 的食物有肝、奶、蛋、蘑菇、紫菜等。

母乳中维生素 C 的平均含量为 4.7mg/100ml，乳汁中维生素 C 含量与乳母的膳食有密切关系。我国乳母膳食维生素 C 的 RNI 为 150mg/d。富含维生素 C 的食物有新鲜的蔬菜和水果，特别是鲜枣、柑橘类。

6．水分　乳母每天摄入的水量与乳汁分泌量有密切关系。为了增加乳汁分泌，乳母膳食应补充流质食物如汤类和各种粥类。乳母每天摄入水量在每千克体重 35 ～ 50ml 的基础上，还需要再增加 500 ～ 1000ml。

二、哺乳期乳母的营养干预措施

（一）产褥期膳食

产褥期（puerperium）是指胎盘娩出至产妇全身组织器官（除外乳腺）恢复至正常未孕状态所需的一段时间，通常为 6 周。正常分娩后 1h 可进食适量、易消化的半流质饮食，如红糖水、蒸蛋羹、蛋花汤等，第 2 天起可进食富含优质蛋白的平衡膳食。分娩时会阴切开或有撕裂伤的产妇，应进食无渣膳食 1 周，以免因排便再次裂伤会阴。剖宫产术后的产妇应根据麻醉方式、术式选择进餐时机。一般于产妇排便排气后进食 1d 的流食，但应避免牛奶、豆浆、蔗糖含量高的易胀气食物，再逐渐过渡到软食、普食。

（二）哺乳期膳食

1．膳食多样化、粗细粮搭配　乳母膳食应尽量做到食物种类齐全、主副食多样化，不要偏食，一日 4 ～ 5 餐为宜。主食不能只选择精白米、面，应适当搭配粗杂粮，如小米、燕麦、红小豆、绿豆等，每日 400 ～ 500g。这样不仅保证各种营养素的供给，还可使蛋白质起到互补作用，提高蛋白质的营养价值。

2．供给充足的优质蛋白质　动物性食物如肉、蛋、奶、海产品等可提供优质的蛋白质，宜多选用。以 200 ～ 250g/d 为宜，保证每天有 1/3 以上的蛋白质来自动物性食物。大豆类食物能提供质量较好的蛋白质和钙质，也应充分利用。

3．多食含钙丰富的食物　乳母对钙的需要量增加，应特别注意补充。乳及乳制品（如牛奶、酸奶、奶粉、奶酪等）含钙量高，且易于吸收，每天至少摄入 250g。小鱼、小虾含钙丰富，可制软后连骨带壳食用。大豆及其制品也可提供一定数量的钙。

4．多食含铁丰富的食物　为预防缺铁和缺铁性贫血，应多摄入动物的肝、瘦肉等含铁丰富的食物。

5．保证蔬菜、水果的摄入　新鲜蔬菜水果富含多种维生素、无机盐、纤维素、果胶、有机酸等成分，还可增进食欲，防止便秘，促进乳汁分泌，是乳母不可缺少的食物，每天应保证摄入 500g 以上，并多选择绿叶和其他有色蔬菜。

6、注意烹调方法　动物性食物如畜、禽、鱼类的烹调方法以煮或煨最好，少用油炸。食用的同时喝汤，这样既可以增加营养，还可以补充水分，促进乳汁分泌。

7．注意食品卫生　少食用刺激性大的食物，不食用污染的食物。如乳母吸烟、饮酒或长期服用某些药物，可通过乳汁影响婴儿的健康，需要特别注意。

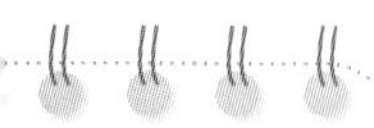

思考题

答案链接 7

产褥期为母乳喂养的关键时期，应采取哪些措施对产褥期乳母进行饮食指导？

第三节　婴幼儿营养

婴幼儿指从出生到 3 周岁的孩子。此期可分为两个阶段，婴儿期和幼儿期，出生至 1 岁为婴儿期，1 ～ 3 岁为幼儿期。婴幼儿期是孩子从完全的母乳喂养向正常成人饮食过渡的时期，更是孩子养成良好饮食习惯的关键时期。由于这一时期婴幼儿各个器官发育尚未成熟，对食物的消化吸收能力有限，若营养成分供应不足或比例不当，将对器官、系统的发育造成严重影响，甚至会影响孩子一生的健康。

一、婴幼儿的生理特征与营养需求

（一）婴幼儿身体的生长与发育

知识拓展链接 4

1．体重与身高　婴儿出生时体重平均为 3.3kg（2.5 ～ 4.0 kg），身高与体重的增加是渐进、协调一致的，可以从外观判断婴儿是否健康。婴儿在 3 ～ 4 个月时体重约为出生时的 2 倍，满周岁时约为 3 倍（10 kg），此时的身高也增加至出生时的 1.5 倍（75cm），其成长速度是一生各年龄中最快的阶段，即人生的第一个生长高峰；幼儿期身高每年增长 8 ～ 10 cm。2 岁的幼儿体重约为出生时的 4 倍，以后维持每年 2kg 的增长速度。

2．神经系统　在胎儿期和婴幼儿期脑细胞的发育速度最快，从胎儿期 5 个月开始，细胞的分化即非常旺盛，出生时神经细胞数目与成人接近，神经鞘的形成与发育 4 岁完成，以后脑细胞生长速度渐渐减慢，细胞数目的增加也很有限。婴幼儿脑和神经组织是身体各器官中发育最快的，满 8 个月时脑重量增加至出生时的 2 倍，1 岁时接近成人的 2/3，4 ～ 5 岁时脑部的发育几乎达到成人的 90% 以上。伴随脑和神经组织的发育，婴幼儿智能发育迅速，尤其是心智与行为的进步，随着年龄的增长而逐渐增加。肌肉组织的发育也随着不断的活动与重复练习，进行越来越精细、协调的工作。因此，若婴幼儿期长期营养不良，成年后可能因脑部发育不正常而影响智力的发展。

知识拓展链接 5

3．循环系统及呼吸系统　婴儿初生的前几个月，生长非常迅速。心排血量、心肌收缩力和脉搏都比一般成人快，以输送足够的氧至各个组织。婴儿的年龄越小，其新陈代谢越旺盛，氧需要量越多，为了提供足够的氧气以供组织利用，呼吸的频率较快。

健康的初生婴儿其血液中血红蛋白含量为 150 ～ 220g/L。这些丰富的血红素，足以应对出生后 4 ～ 6 个月婴儿组织生长所增加血容积的需要。到生后 2 ～ 3 个月，血红蛋白降至 100g/L。因此在 4 个月大时须开始添加含铁质的副食，如到 6 个月时未能及时补充铁，就会发生缺铁性贫血。

4．泌尿系统　婴儿出生后的前几个月，肾脏过滤高浓度溶质的能力较低，要满周岁以后肾功能才逐渐发育完全。对生长迅速的健康婴儿而言，其身体组织合成需要大量的氮及电解质，摄入高生物价蛋白质的乳类不会增加肾的负担。但在发热、腹泻，或患有影响肾功能的疾病时，须特别注意液体的摄取，以及尿液中电解质的浓度，以防止引起脱水和电解质失衡。

5．消化系统　婴儿的胃容量从出生的 30 ～ 60ml 增加到周岁时的 250 ～ 300ml，以便于婴儿在成长过程中逐渐摄食更多的食物。若胃贲门括约肌松弛，幽门肌肉紧张，饱食后易出现溢奶或呕吐。

正常婴儿有足够的能力消化乳类中的乳蛋白，尤其是易消化的乳清蛋白。而母乳含有60% 的乳清蛋白，较牛乳中所含的 15% 要高出许多，更适合婴儿的消化能力。脂肪的消化受到三酰甘油酯分子中所含脂肪酸种类、脂肪酸链长度与饱和程度的影响，婴儿仅能分解构造较为简单或不饱和度较高的脂肪酸。满月婴儿消化道所分泌的淀粉酶活性低，3 个月以后会随着年龄的增长而逐渐增加，其消化淀粉的能力在 4 ～ 6 个月会发育成熟，故婴儿的副食品添加要在 4 ～ 6 个月后实施。

婴儿 4 ～ 10 个月乳牙开始萌出，多于 2.5 岁前 20 颗乳牙全部出齐。2 岁以内乳牙数量可以根据月龄推算，即月龄 –6。幼儿期的骨骼钙化程度比婴儿期更明显，6 ～ 12 岁时所有乳牙会渐次被同位恒牙替换。因此加强婴幼儿钙、磷和维生素 D 的补充，可以确保其牙齿的健康。

（二）婴幼儿的营养需求

1．能量　对于刚出生至 6 个月的婴儿，如果母乳分泌量足够，喂哺母乳则是最理想的方法。虽然，目前的婴儿配方乳已逐渐接近母乳，但终究不能等同于母乳，且有些婴儿配方乳中某些营养素常高于婴儿的需求，所以出生后 6 个月内的热量摄取，是根据母乳哺育正常婴儿的摄取情况确定的。随着婴儿的快速成长，出生 4 ～ 6 个月后母亲所分泌的乳汁逐渐无法提供婴儿成长所需要的全部营养素，因此 4 ～ 6 个月的婴儿适当辅以配方乳与半固体食物，可提供至 12 个月大婴儿所需的大部分营养素。应根据婴儿的健康状况、体重增加幅度和食欲等情况来衡量能量的摄取是否合适。婴儿期因生长较迅速，体内合成较多组织以供给快速生长，其 BMR 较高，所以每千克体重所需要的热量较一般成年人多。每日需要的热量以每千克体重计算（kcal/kg），刚出生的婴儿需要 120kcal/kg、3 ～ 6 个月为 100kcal/kg、6 ～ 9 个月为 95kcal/kg、9 ～ 12 个月为 100kcal/kg。

幼儿期对能量的需要远远超过成人，包括基础代谢、生长发育、体力活动和食物的特殊动力需要。考虑 3 岁以前幼儿热量的需求上无显著的性别差异，可以不分男女，每天约 1250kcal。蛋白质、脂肪、碳水化合物的供能比分别为：10% ～ 15%、30% ～ 35%、50% ～ 60%。

2．蛋白质　婴儿体内组织器官的生长发育，需要质优且量足的蛋白质。婴儿所摄取的主要食物为母乳，其中的蛋白质含有婴儿生长所需的必需氨基酸，足以满足婴儿需要。但若以奶瓶哺喂，或供给较牛奶蛋白质差的食品，蛋白质利用率就会降低。因此，蛋白质的供给应根据母乳喂养婴儿的生长状况加以调整，每日蛋白质的建议摄取量为：出生到 3 个月的婴儿每千克体重 2.5g、3 ～ 6 个月 2.2g、6 ～ 9 个月 2.0g、9 ～ 12 个月 1.8g。

幼儿对蛋白质的量和质的需求都相对高于成人，一般应占膳食总能量的 12% ～ 15%，其中一半是优质蛋白。中国营养学会推荐幼儿蛋白质摄取量为：1 ～ 2 岁幼儿 25g/d，2 ～ 3 岁 30g/d，可不分性别。

3．脂肪　婴幼儿的胃容积小，迫切需要高密度热量的营养素，脂肪除可提供婴幼儿相当的热量，并可促进脂溶性维生素吸收外，其中的必需脂肪酸（亚麻酸、亚油酸）可帮助婴幼儿维持正常发育和皮肤的完整性，并预防湿疹样皮炎。建议 6 个月内的婴儿脂质所占的热量比应为 45%，7 ～ 12 个月占 30% ～ 50%，1 ～ 3 岁的幼儿占 30% ～ 35%。母乳中脂质所占的热量为 50% ～ 55%，其中不饱和脂肪酸含量高达 55% 以上，又含有软脂酸极易被消化。因此，婴儿摄取母乳较容易消化吸收。一般市售的配方奶粉中，脂质的配方难以与母乳媲美。

4．碳水化合物　一个健康婴儿的早期饮食中，有 28% ～ 63% 的热量由糖类供应。母乳的组成中，乳糖占 37% ～ 38% 的热量，而牛奶中仅占 26% ～ 30%，但市售婴儿配方的奶粉常添加乳糖或其他单糖到 40% ～ 50% 的热量。乳糖分解后的半乳糖与脑及中枢神经系统的发育有关，所以一般多以添加乳糖的方式来增加营养，添加量不宜超过母乳的含量，以免影响后期副食的添加。因为婴儿要到 3 个月后，才逐渐有淀粉酶产生，所以多糖类食物要等到 4 ～ 6 个月大时才能开始慢慢添加。对婴幼儿而言，糖类的需要并无建议的摄取量，一般 2 岁以上儿童膳食中，碳水化合物所产生的能量应占总能量的 50% ～ 65%。

5．矿物质

（1）钙、磷：婴儿的骨骼发育关系到全身的生长发育，长期缺乏钙会造成软骨症，因此婴儿期须由饮食中供给丰富的钙和磷。中国营养学会推荐为：出生至 6 个月钙的 AI 200mg/d、磷 100mg/d。6 个月后逐渐增加副食，由于肠道对副食中钙质的吸收率较乳品低，为保证骨骼的正常发育，其建议量提高为 250mg/d、磷 180mg/d。如婴儿对牛乳蛋白过敏需要改吃其他食品，更应及时补充钙质。1 岁以后的幼儿不分性别，建议量为 600mg/d，磷 300mg/d。

（2）铁：据估计，胎儿在母体所贮存的铁质可供应婴儿使用 4 ～ 6 个月，再加上母乳及牛乳中的铁质含量都较低，为防止出现缺铁性贫血，需要从副食中补充铁质。中国营养学会推荐铁的 AI 为：出生至 6 个月为 0.3mg/d、7 ～ 12 个月为 10mg/d。

中国营养学会推荐幼儿铁的 RNI 为 10mg/d。奶类含铁量较少，可添加蛋黄、肉、肝等含铁丰富的副食，补充维生素 C 也有利于铁的吸收。

（3）碘：碘为构成甲状腺素的要素之一，甲状腺素分泌量会影响能量的代谢。婴幼儿期正是能量代谢快速的阶段，一旦能量代谢受阻，身高体重和智力发育都会受到影响，甚至会引起以智力低下、体格发育迟缓为主要表现的克汀病。海产品、蛋、肉、谷类中都含有丰富的碘。

6．维生素　营养状况良好的母亲，其乳汁中所含维生素 C 可满足婴儿的需要，非母乳或以婴儿配方奶粉哺喂的婴儿，中国营养学会推荐维生素 C 的 AI 为 40mg。母乳中维生素 D 的含量明显受母亲维生素状况的影响，若母亲或婴儿没有接受到充足的阳光照射，而只依赖母乳中所含的维生素 D，可能会出现维生素 D 的摄取不足，所以应从鱼肝油、蛋黄、奶油和动物肝中补充。中国营养学会推荐维生素 D 的 AI 为 10μg/d（400U），可在此基础上根据母乳量和母婴接触阳光照射的情况适当补充。婴儿对脂肪及脂溶性物质的吸收较差，若缺乏维生素 E 会发生溶血性贫血。这种现象常发生于出生体重低于 2000g 的婴儿或早产儿。0 ～ 6 个月婴儿中国营养学会推荐维生素 E 的 AI 为 3mg α -TE/d、7 ～ 12 个月婴儿 4mg α - TE/d。因逐渐摄取蔬菜、谷类等固体食物，水溶性维生素易流失，应随婴儿热量的需要而增加。

各类维生素对幼儿的生长发育也极其重要，必须通过饮食及时补充，尤其是维生素 A、维生素 D、维生素 C 和叶酸。中国营养学会推荐 1 ～ 3 岁幼儿维生素 A 的 RNI 为 310μgRAE/d、维生素 D 为 10μg/d、维生素 E 的 AI 为 6μg/ α -TE/d。婴幼儿维生素的补充要适量，注意防止过量中毒。

二、婴幼儿的营养干预措施

（一）母乳喂养

1．母乳喂养的优点　婴儿出生后的前 6 个月，乳汁几乎是其唯一的食物来源，母乳是婴儿的天然最佳食物，其中的蛋白质易于消化吸收。母乳含有利于脂肪消化的酯酶，乳糖可抑制肠道病菌生长，促进钙吸收。含有多种抗感染因子和大量免疫因子等。母乳喂养可增进母子感情，预防婴儿肥胖。

2．母乳喂养的诀窍

母乳喂养，营养理想；初乳重要，不要挤掉；
早期开奶，促进分泌；掌握时机，按需哺乳；
自动调节，满足数量；消化吸收，堪称优良；
不用消毒，减少污染；简单易行，方便喂养；

防病免疫，母乳优点；营养丰富，满足需要；

母婴同室，增进感情；按时喂奶，促进生长。

（二）辅食添加

1．婴儿6个月时，除了母乳及婴儿配方食品外，可适当添加辅食，来弥补母乳中营养成分的不足。一般当婴儿可以坐起、体重已达到出生时的2倍、每次喂完250ml奶后不到4h开始饥饿或24h内吃完1000ml的奶时，可以考虑添加副食。此时，幼儿体内淀粉酶的活性增加，有能力消化淀粉，可以添加米粉、米糊、麦糊等食物，也可以添加果汁、青菜汤，以补充维生素及矿物质。

2．婴儿7～9个月时，可以添加青菜泥、果泥，补充矿物质及维生素的同时，还可以预防婴儿发生便秘。逐渐添加鱼松、肉松、蛋黄泥或豆浆等食物来增加钙质，以满足其需要，蔬菜泥和果泥应蒸熟后喂食。

3．10～12个月时，可以添加鸡蛋羹、稀饭、面条、米糊等。

婴儿各阶段饮食建议见表6-3-1。

4．**辅食的来源与方式**　最好以未加工的新鲜食物作为辅食的主要来源，在烹调方式上略作修改即可。添加的食物必须具有高度的安全性，包括食物本身、制备的过程、使用容器及喂食的器皿，都应特别留意清洁和卫生条件。

5．**根据婴儿本身的需要来决定辅食的种类及量**　一般可选择的各类辅食，必须能提供婴儿从乳汁中无法完全获得的营养素与热量，若添加适宜，则无须另外添加维生素及矿物质。添加辅食必须定时定量，以养成良好的饮食习惯。

6．吃母乳或婴儿配方奶粉时，添加一些半固体的辅食，逐渐增加它的浓度、供给量及食物种类，使婴儿能接受固体食物，顺利完成断奶的准备。

7．补充辅食的顺序一方面要顾全婴幼儿的营养需要，另一方面要考虑婴幼儿的咀嚼能力及肠胃适应能力。辅食的添加应该选择纤维素少、易消化吸收的食物，避免纤维较粗、脂肪含量高或辛辣刺激的食物。供应方式是渐进式的，应按照流质、半流质、半固体、固体的顺序逐步添加。一般婴儿在满1周岁后就应该能适应家庭中的普通饮食。

8．一次只给予一种新食物，待婴儿适应并观察大便正常后再给予另一种食物。皮肤有异常红疹，应立刻停止喂食，过一段时间再尝试。必须注意婴儿对于食物的接受程度，勿强迫进食造成心理负担或引起婴儿对食物的反感。制作过程中要观察婴幼儿是否喜爱食物，注意色、香、味的调理，并经常变换食物的种类。

9．选择制作简便、应季的水果及蔬菜，配合全家人的食物来制作，既经济又省事。

10．应选择柔软易去皮、农药污染及病原感染机会少且维生素A（维生素C）含量丰富的水果。蛋、鱼、肉、肝等的供应要新鲜且煮熟，以免感染或过敏。

11．婴儿水分的需要比成年人多，添加副食品后，乳汁饮用量减少，故需要特别补充水分，婴儿以每千克体重供给150ml/d的需要量，或每千卡热量以1.5ml计算。可摄入温开水或新鲜榨出的果汁，于哺喂乳品的两餐间给予。

12．使用婴儿罐头食物，注意开罐后尽快吃完，若须冷藏应在两天内用完。

13．避免油腻或脂肪含量高的食物。油腻的食物容易刺激胃肠道，造成消化不良或腹泻，而且油脂含热量高，易引起肥胖。

14．避免添加过量的食物，如淀粉、填充剂、蜂蜜或糖类，这些食品除供给不必要的空热量外，无法供应其他必需的营养，更会降低食欲，日后引起龋齿及肥胖。

15．避免添加特殊口味或调味太重的食物。婴儿味觉较淡，约为成人的一半，盐分过高增加婴儿肾的负担；巧克力、可可等口味重的食物会增加辅食添加的难度。应以新鲜、天然、非精制的自然食物为主。

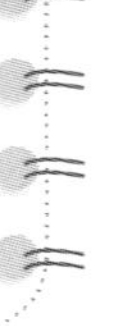

表6-3-1 婴儿每天饮食建议表

项目 / 年龄	母奶喂养次数	婴儿配方食品喂养次数	冲泡婴儿配方食品量/次	水果类	蔬菜类	五谷类	蛋、豆、鱼、肉、肝类
主要营养素				维生素 A 维生素 C 水分 纤维质	维生素 A 维生素 C 矿物质 纤维质	糖类 蛋白质 维生素 B	蛋白质 脂肪 铁质 钙质 复合维生素 B 维生素 A
1 个月	7	7	90 ~ 140ml				
2 个月	7	6	110 ~ 160ml				
3 个月	6	5					
4 个月	5	5	170 ~ 200ml	果汁 1 ~ 2 茶匙	青菜汤 1 ~ 2 茶匙	麦糊或米糊 3/4 ~ 1 碗	
5 个月							
6 个月末							
7 个月	4	4	200 ~ 250ml	果汁或果泥 1 ~ 2 汤匙	青菜汤或青菜泥 1 ~ 2 汤匙	稀饭、面条、面线 1^{1}/4 ~ 2 碗 吐司面包 2^{1}/2 ~ 4 片 馒头 2/3 ~ 1 个 米糊、麦糊 2^{1}/2 ~ 4 碗	蛋黄泥 2 ~ 3 个 豆腐 1 ~ 1^{1}/2 个四方块 豆浆 1 ~ 1^{1}/2 杯（240 ~ 360ml） 鱼、肉、肝泥 50 ~ 75g 鱼松、肉松 25 ~ 30g
8 个月							
9 个月							
10 个月	3	3	200 ~ 250ml	果汁或果泥 2 ~ 4 汤匙	剁碎蔬菜 2 ~ 4 汤匙	稀饭、面条、面线 2 ~ 3 干饭 1 ~ 1^{1}/2 碗 吐司面包 4 ~ 6 片 馒头 1 ~ 1^{1}/2 个 米糊、麦糊 4 ~ 6 碗	蒸全蛋 1^{1}/2 ~ 2 个 豆腐 1^{1}/2 ~ 2 个四方块 豆浆 1.5 ~ 2 杯（360 ~ 480ml） 鱼、肉、肝泥 50 ~ 100g 鱼松、肉松 30 ~ 40g
11 个月	2	3					
12 个月	1	2					

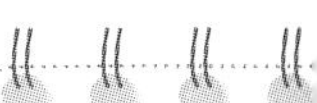

（三）断奶

婴儿断奶的最适宜时期是 1 ～ 1.5 周岁。婴儿 4 ～ 6 个月后，所需要的总热量增加，单靠母乳或牛奶不足以满足其需要，此时若不添加辅食，会影响婴儿的体格及智力发育。开始断奶时，可以选择婴儿最不感兴趣的一餐开始，切不可强迫喂食，以婴儿的意向为断奶的指标。晚餐及临睡前的一餐最不容易改掉，母亲更需要有耐心。

断奶是渐进而有计划性的，完成一次断奶要花 3 ～ 4 个月的时间，开始时用一汤匙的奶水喂给，适应后再渐增量，直到能用杯喂为止。

婴儿断奶后牛奶摄取量亦随之减少，此时是改用固体食物摄取较大热量与营养素的最佳时期。断奶后的儿童仍需要牛奶，应该鼓励孩子养成喝牛奶的习惯。牛奶是钙及维生素 B_2 较佳的食物来源。

（四）幼儿膳食指导

1．养成专心、定时的用餐习惯。切忌边玩边吃，用餐时间在 30min 以内。

2．吃正餐，不吃或少吃零食。点心时间尽量固定，以不影响正餐为原则。拒绝幼儿任何不吃正餐的理由，尽量减少甜腻、油炸及高热量零食。

3．不可强迫进食，以鼓励代替威胁、责骂。不以零食或就餐作为奖惩幼儿的工具，细心观察了解进食不良的原因，注意其身体状况、嗜好和食欲。尽量和家人一起在愉快的气氛中进餐。

4．食谱多变化，广泛选择各类食物。荤素菜合理搭配，粗细粮交替使用。注意食物的新鲜度、色泽、味道和烹调方式，使幼儿渐能接受各种烹调方法和食物，养成不挑食、不偏食的良好饮食习惯。

5．食物软硬适中，温度适宜，色香味形要能引起幼儿的兴趣，以促进食欲，并与其消化能力相适应。

6．点心以季节性天然食材为主，避免过度加工的食物，如生鲜的蔬菜、水果榨汁、红豆汤、绿豆汤、咸粥、全麦面包等。

7．每日给幼儿饮水 600 ～ 1000ml，最好直接饮用白开水。

思 考 题

如何为 6 个月以后的婴儿添加辅食？

答案链接 8

第四节　儿童营养

儿童期的发育又是青春期发育的基础，一般指 3 ～ 12 岁这一时期，其成长发育的速度虽不如婴儿期快，但仍然维持稳定成长的状态。此阶段的年龄跨度很大，可分为两个阶段，即 3 ～ 6 岁的学龄前期和 7 ～ 12 岁的学龄期。各阶段的营养需求会因不同年龄的生长发育速度，性别、体格、运动量不同而有很大差异，需要结合儿童的实际生理成长情况予以评估。

一、儿童的生理特征与营养需求

（一）儿童期的生长发育

1．学龄前期　3 岁以上的儿童生长发育较婴幼儿期缓慢，处于稳步增长状态。体重平均

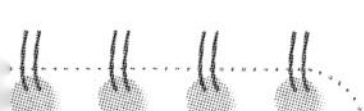

每年增长 2 ～ 3kg，身高每年平均增加 5 ～ 7cm。神经系统发育逐渐完善，脑细胞体积增大，咀嚼消化能力有限。

2．学龄期 学龄儿童的身高和体重，不论性别都有明显的增加，特别是四肢的增长比躯干明显。身高在这 6 年期间，男童平均增加 34cm，女童平均增加 37cm；体重男童平均增加 18kg，女童平均增加 20kg。

大约在 11 岁以前，男孩通常比女孩高而且体重较重。女孩到 10 岁左右，生长发育加速，11 ～ 12 岁时往往比同龄男孩较高且重，到 16 岁以后身高的增长减慢。男孩身高、体重的发育约比同龄女孩慢 2 年。女童较男童早进入青春发育期，并从学龄期的发育开始出现征象。

（二）儿童期的营养需求

1．学龄前期

（1）能量：4 岁以后，男女孩活动量不同，体型差异增加，中国营养学会推荐能力摄入量（RNI）为：4 ～ 6 岁男童 1300 ～ 1600kcal/d、女童 1250 ～ 1450kcal/d。可根据个别儿童体型的差异及活动量适当增减，以供应充足为首要目标。若供应不足会影响其生长发育，若摄取过量则很容易造成肥胖。

（2）蛋白质：蛋白质为构成组织必需的成分，4 ～ 6 岁的学龄前儿童每日需要 30 ～ 35g，其中应有 1/2 ～ 2/3 以上来自动物性高生物价蛋白质的食物。

（3）碳水化合物：儿童期应逐渐减少脂质的热量百分比，要增加糖类的摄取，碳水化合物提供的能量占总能量的 50% ～ 65%。

（4）脂质：脂肪所供应的热量为蛋白质和糖类的 2 倍，有些父母担心动物性饱和脂肪常与心脏病、癌症和过胖症有关，所以严格控制幼儿饮食中的脂肪性饮食，但要避免因过度关心将幼儿饮食中的脂肪摒除，使幼儿生长受阻碍而身材矮小。所以一般建议于 3 周岁时适度减少摄入脂肪性食物，但是脂肪占全部热量范围应在 20% ～ 30%，同时要保证必需脂肪酸尤其是亚油酸的摄入。

（5）矿物质

1）钙、磷：学龄前儿童不分性别，中国营养学会推荐钙的 RNI 为 800mg/d、磷为 350mg/d。可多喝牛奶、干酪、乳制品、小鱼干及深绿色蔬菜等获得钙质来源。维生素 C 及酸性环境有利于钙的吸收。

2）铁：中国营养学会推荐铁的 RNI 为 10mg/d，保证铁的摄入可预防缺铁性贫血；维生素 C 和蛋白质可利于铁质的吸收。

3）碘：甲状腺素的分泌与能量代谢有密切的关系，碘是构成甲状腺的要素之一，若碘的供应不足易使发育受到影响，中国营养学会推荐碘的 RNI 为 90μg/d。海产品、蛋、肉、五谷类中都含有碘。

（6）维生素：儿童若无偏食习惯且均衡摄取五大类食物，不易发生维生素缺乏症，但脂溶性维生素若以滴剂的形式予以补充要注意其剂量，以免服用过多导致中毒。若维生素 A 中毒，会有脱皮、厌食、易骨折、皮肤过敏等症状，停止服用之后症状即消失。若维生素 D 中毒，一旦组织钙化，即使停止使用也已造成不可逆的伤害。水溶性维生素若摄入过多，则会排出体外，影响较小。中国营养学会推荐学龄前儿童维生素 A 的 RNI 为 310μgRAE/d、维生素 D 为 10μg/d、维生素 E 的 AI 为 7μg/α-TE/d。

2．学龄期

（1）能量：根据儿童实际的需要量，建议 7 ～ 10 岁男孩每天应摄取 1700 ～ 2050kcal 热量，女孩 1550 ～ 1900kcal。11 ～ 12 岁男孩应摄取 2300kcal 热量，女孩需 2100kcal 的热量。

（2）碳水化合物：糖类是学龄期儿童最主要的热能来源，喜好运动的儿童较为明显。9 岁以前的热量需要无性别上的差异，10 岁以后，由于体格的发展，以及男、女孩活动量的显著差异，热量需求的差别较大。一般碳水化合物所产生的能量应占总能量的 50% ～ 65%，但不宜食用过多的糖和甜食，应以含有复杂碳水化合物的谷类为主，如大米、面粉、红豆、绿豆等。还可供给适量的膳食纤维，其主要食物来源为谷类、水果和蔬菜。

（3）蛋白质：在任何成长阶段蛋白质的摄取量应足以供给生长发育，必须维持正氮平衡。在 7 ～ 12 岁的成长发育期，蛋白质摄取量应占总热量的 15% ～ 20%，蛋白质供应量是否充足关系着儿童是否能顺利成长。中国营养学会推荐蛋白质的 RNI 为：7 ～ 10 岁男、女孩各需 40g/d，10 ～ 12 岁后 55 ～ 60g/d。

（4）矿物质、维生素

1）钙、磷：钙质的需要量随着成长的需要而增加，中国营养学会推荐 10 岁前钙的 RNI 为 1000mg/d、10 岁以后为 1200mg/d，磷的 RNI 分别为 470mg/d、640mg/d。摄取含钙质高的食物要避免一起食用含草酸多的食物，如菠菜、四季豆、茄子、青椒等。

2）铁：铁的补充十分重要，中国营养学会推荐 10 岁以前铁的 RNI 为 13mg/d，10 岁以后男孩为 15mg/d、女孩为 18mg/d。铁质存在于绿色蔬菜、豆类、瘦肉、全谷类、海藻、肝及内脏中。虽然含铁的食物种类很多，但吸收率差异很大，因此建议除了多样化的摄食习惯外，每周宜补充 1 ～ 2 次肝。

3）维生素：学龄期要供应足够的维生素，才能维持正常的生长与发育，中国营养学会推荐学龄前儿童维生素 A 的 RNI 为男孩 670μgRAE/d、女孩 630μgRAE/d，维生素 D 为 10μg/d，维生素 E 的 AI 为 13μg/α-TE/d。

二、儿童的营养干预措施

（一）学龄前期

1．建立养成良好的饮食习惯，定时定量定点进食，养成不偏食、不挑食、少零食、细嚼慢咽、不暴饮暴食、口味清淡的健康饮食习惯。

2．食物品种多样、合理搭配，每日膳食由适量的谷类、乳类、肉类、蔬菜水果组成，在各类数量恒定的前提下，同类食物轮流选用。

3．食物要专门烹调，易于消化。少用食盐和调味品，蔬菜、肉类制作时要切碎，质地柔软、易于消化。

（二）学龄期

1．养成吃早餐的习惯。早餐的能量摄入以占全天能量的 30% 为宜。若不吃早餐，糖类和蛋白质不足，到中午可能会过度疲劳，影响学习效果。儿童可能在不吃早餐和饥饿情形下养成吃零食的坏习惯。

2．把整天的营养需求均衡分配于三餐。每天两杯牛奶，补充蛋白质、钙和维生素 B_2；每周 1 ～ 2 次食用肝以补充维生素 A，保护儿童视力。午餐和晚餐的能量供给宜各占 35%，晚餐一般较丰富，但不宜过饱和过于油腻。

3．配合学校营养午餐，实施营养教育，认识各类食物和营养成分，掌握摄食内容和技巧。

4．儿童在校期间，无正式安排点心时间，可于傍晚放学回家后供给一次点心。

5．过分摄取少数食品，无法获得均衡营养。太多甜食不仅引起龋齿，而且无法提供必需的蛋白质、维生素和矿物质，造成健康问题。

思考题

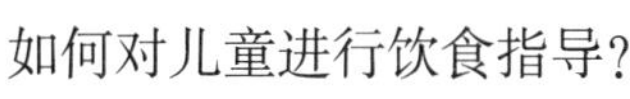

如何对儿童进行饮食指导？

答案链接 9

第五节　青少年营养

青少年期也称为青春期，是介于儿童期与成年期的一个过渡阶段，此期的开始与终止并无严格界定，一般从内分泌腺激素的分泌量增加、出现第二性征开始，一直到个体发育成熟为止。青少年期是人生过程中第二次生长高峰，生长速度仅次于婴儿期，因此需要足够的热量及营养素供给成长发育与活动所需。

一、青少年的生理特征与营养需求

（一）青少年的成长与发育

青春期是人生的另一个生长高峰，各方面的生理发育逐渐过渡到成熟阶段。在青春期的前1～2年生长会加速，一般女孩发育最快时期为11～14岁，男孩为13～16岁，因个体差异，则有提前或延后的情形。

人的身高约有1/5是在青春期增加的，虽然身高受遗传因素影响，但充足的营养供应能改善先天不足。体重方面，男性平均约增加30kg、女性约增加20kg，约占成年人体重的1/2。

女性在快速生长的尖峰后因为性腺激素的变化，初潮来临，腋毛、乳房和阴毛等第二性征开始出现，体内的脂肪含量增加2～3倍。男性在2～3年后才有生理变化，包括喉结突出、声音变得较低沉、肩膀厚实、体毛的发育及阴茎、睾丸的生长。

（二）青春期的营养需求

1．能量　由于快速的成长发育与大量的运动，青少年需要的热量供应显著多于前几个时期。建议13～16岁的男孩每天至少供给2500kcal的热量、女孩约2200kcal；16～20岁的男孩每天需要热量2650kcal、女孩需要2100kcal。由于女孩的青春发育期要比男孩早发生亦较早结束，因此女孩在末期的热量需求不增反降。

2．蛋白质　蛋白质是组成身体各个组织的基本物质，青少年正值重要的生长发育时期，应摄取足够的蛋白质以供生长所需。蛋白质的摄取量占热量的10%～15%，其中要一半以上来自高生物价的蛋白质食物。每千克体重的蛋白质建议摄取量为1.2～1.4g，远超过成年期的建议量，但是与婴儿期比较起来已较为接近成年期的摄取量，其中16～20岁的男性每天要有70g的蛋白质才能满足生长与活动的需要。

3．碳水化合物　碳水化合物为供应机体活动的主要热量来源，尤其对于喜好运动的青少年，需要较高热量。足够的糖类供应可以节省蛋白质的消耗，以使蛋白质能发挥建造与修补身体组织的作用。此阶段的青少年其糖类摄取的热量百分比逐渐接近成年人，占总热量的50%～65%，每天应有300～400g的糖类供给，以满足热能需要。

4．脂肪　脂肪的摄取除了能供应较高的热量外，还能促进脂溶性维生素的吸收。但摄取过多，会增加日后罹患心血管疾病的概率，因此有人呼吁从青春期就应该限制脂肪的摄取。青春期的脂肪摄取量可参考成人饮食的建议，每天脂肪的供应量应在标准体重所需热量的30%以下。

5．矿物质　为应对此阶段的快速成长及调节正常生理功能，矿物质的供应量应该足够。基于骨骼生长发育所需，钙、磷供应量的充足与否相当重要。10～13岁的青少年不论男女每天钙需要量皆为1200mg、14～17岁为1000mg。此时期应多摄取乳制品、小鱼干、豆类等含丰富钙质的食物。10～13岁的青少年磷需要量皆为640mg，14～17岁为710mg。青春期的女孩因每个月月经来潮有固定的血液流失，应多摄取肝、瘦肉、海产品、核果类等富含铁质与蛋白质的食物。青春期甲状腺功能加强，应保证足量的碘摄入，中国营养学会推荐青春期碘的RNI为110μg。其他矿物质的供给量与儿童相似。

6．维生素　维生素主要用于维持正常的生理代谢。青春期为了配合高热量的需要及热量

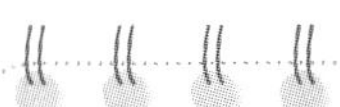

代谢率的增加，维生素 B 族的供应量应作适当的调整，其中以维生素 B_1、维生素 B_2、维生素 B_{12} 和烟酸的需要量较高。维生素 D 特别为骨骼正常发育所需，因此不分男女，中国营养学会推荐青春期维生素 D 的 RNI 为 10μg（400IU）。

（三）影响青少年食物摄取量的因素

1．食物种类的多样化。

2．大量的体能活动。

3．体格的大小。

4．个人的生长模式、生长发育的速度、食物的摄取量。

5．肌肉的利用率、身体的健康情况、激素的分泌等。

二、青少年的营养干预措施

（一）定时规律用餐

青少年要养成良好的饮食习惯，由于参与活动多、考试压力大，常有不定时用餐、以零食取代正餐和暴饮暴食的情况，长久下来会导致肠胃疾病和营养不良。

（二）注意饮食健康

多吃保护性食物，少吃空热量食物。蔬菜、水果、牛奶等蛋白质、钙、铁丰富的食物都具有保护和提高身体功能的作用。

（三）科学控制体重

不要轻信广告或媒体宣传而任意节食、减肥，应通过调整饮食结构、养成良好的生活方式和增加活动强度来控制体重，以免因盲目减肥发生贫血或营养不良。

（四）合理分配能量

早餐占一天热量的 1/3 ~ 1/4，中、西式早餐均可，但要特别注意热量和蛋白质是否充足。

（五）及时补充营养

运动时因为排汗会流失水分，同时体内的盐分也会流失，一般可在食物中加盐补充，或喝稀薄盐水饮料，也可通过补充水果、鲜果汁、开水等增加水分摄入。运动员的饮食应强调均衡营养（比特殊饮食更能得到所需的各种营养素）。

思 考 题

简述青春期饮食指导的具体措施。

答案链接 10

第六节　老年人营养

由于目前世界各国政治、经济情况的差异，人口平均寿命不同，对老年人的年龄划分也没有统一的标准。世界卫生组织（WHO）的划分标准为，发达国家 65 岁以上的人群即为老年人。我国老年人年龄划分一般遵循这一标准，但老化是一个连续、渐进、不可逆的自然过程，很难从年龄上对老年期加以准确界定。一般从 45 岁以后，人体各个部位的组织、器官就会发生不同程度的功能减退，导致人体对外界环境的适应能力下降，尤其是消化吸收功能的下降，如果这一时期的人群不重视营养的调节，容易发生营养不良或营养过剩，甚至会引发多种慢性非传染性疾病。

一、老年人的生理特征与营养需求

（一）老年人的生理功能改变

1．循环系统　老年人血管壁逐渐增厚变狭窄，从而失去弹性，使心脏排血量减少、血流阻力增加、血流速度减慢，致血压逐渐升高，心脏负荷加重。血流减少，相对的身体各部分组织获得营养及排除代谢废物的能力也随之逐渐降低，造成各部位组织细胞的压力，进而加速衰老的进程。

2．消化系统　由于牙齿松动或脱落、唾液分泌减少，使咀嚼、吞咽能力下降，严重影响老年人对食物种类及烹调方式的选择。消化液和胃酸分泌减少，使老年人对食物的消化能力、吸收能力都有所下降，尤其影响到食物中钙、铁和维生素 B_{12} 的吸收及蛋白质的消化。老年人活动减少，胃肠蠕动减慢，胃排空时间延长，大便通过肠道时间延长，水分重吸收增加，老年人常感到饱胀不适和便秘。由于胆汁和胰腺分泌的消化酶减少，影响老年人对脂肪的消化和吸收，易发生营养不良。

3．呼吸系统　由于肺泡表面积随着年龄的增加而减少，肺组织萎缩、弹性减退，肺体积变小、重量变轻，肺扩张能力降低，肺的气体交换功能也随之降低，致老年人氧的供应及对二氧化碳的排出能力下降，较易发生组织受损。

4．内分泌系统

（1）甲状腺激素生成减少，使老年人蛋白质合成减少，基础代谢率降低。

（2）垂体分泌的生长激素减少，易发生肌肉萎缩、脂肪增多、蛋白质合成减少。抗利尿激素分泌减少使肾的排泄及肾小管的重吸收能力下降，细胞内外水分的重新分布影响血中含氮废物的排出和电解质平衡。

（3）甲状旁腺素的功能老化直接影响钙与磷的吸收，加上对钙的保留能力降低，使老年人易出现骨质疏松症。

（4）老年人胰岛萎缩，β 细胞释放胰岛素延迟，糖代谢能力下降。胰岛素受体减少，机体对胰岛素的敏感性下降，导致老年人葡萄糖耐量降低，血糖升高明显。此外，胰高血糖素分泌增加，也使老年人 2 型糖尿病的患病率增加。

5．感觉器官　老年人的视力下降，嗅觉、味觉及听觉功能减退，会影响对食物的喜好程度，使摄取量减少，口味也因此加重，容易摄入过多口味太重的食物。

（二）老年期的营养需要

1．能量　中年后随着年龄增加，人体组织细胞逐渐减少，活动量减少，基础代谢率降低，以及人体脂肪增多和肌肉组织减少等，热量消耗也随之降低。因此，需要减少老年人能量的供应，60 岁以上老年人每天所需的热量可较成年人减少 20%，70 岁以上可减少 30%。对于体型小、活动量低的老年人，男性每天供给 1500 ～ 1800kcal、女性 1200 ～ 1500kcal 的热量就能维持体重或使体重逐渐减轻。

2．蛋白质　老年人的饮食应该是重质而量少的，蛋白质的摄取量以占总热量的 10% ～ 12% 为宜，或每千克体重摄取 1g 左右。适量的蛋白质可帮助维持老年人的各项生理功能，摄取太多易增加肝及肾的负担。谷类、大豆及其制品应作为老年人蛋白质的主要来源，再适量搭配鱼、肉即可。

3．碳水化合物　碳水化合物是供应人体热量的主要来源，与成年人相同，糖类宜占总热量的 50% ～ 65%，多糖、单糖类食物均应适量选择，减少蔗糖摄入。水果和蜂蜜中所含的单糖既容易消化吸收，又不易在体内转化成脂肪，是老年人理想的糖原；如能配合纤维素的供应则更佳，如糙米、全麦面包等可使肠胃的蠕动增加，促进消化并预防慢性病的发生。

4．脂肪　每日脂肪的供应量应随老年人的年龄增加而减少，以占总热量的 20% ～ 30% 为宜，如有心血管疾病者应再降低，避免选择油脂较多或饱和脂肪酸较多的动物性食物。鱼油的多元不饱和脂肪酸较多且胆固醇含量较少，对于降低血清胆固醇有益。食用油可选用含不饱和脂肪酸较多的植物油，防止造成细胞和器官的老化或异常。约有1/4的中老年人对胆固醇的代谢能力较差，血清胆固醇会偏高，所以每天饮食中胆固醇含量应限制在300mg以下；胆固醇含量高的食物如蛋黄、肾、肝、奶油、虾蟹、鱼子等应避免食用。

5．矿物质与维生素　老年人每日矿物质与维生素的建议摄取量原则上与成人相同。应避免摄入盐分太高的矿物质，多吃含钾较多的蔬菜类，亦可获得较多的纤维素，多喝开水可促进体内废物的排出。铁的摄入要充足，停经后的妇女铁质需求量与男性相同。多摄取钙质亦无法抑制骨质流失的现象（女性比男性严重），但若摄取不足，将会加速骨质的流失，且老年人常因行动不便或其他原因而很少到户外接受阳光的照射，所以自我合成的维生素D量减少，若饮食供应又不足，常会有维生素D缺乏的情况，从而影响到钙质的吸收。中国营养学会推荐老年人钙的RNI为800～1000mg/d（400IU）、维生素D为10μg/d。

维生素E有抑制体内氧化物生成的作用，进而减少自由基的产生，因此其供应要足够。维生素B_{12}、叶酸与骨髓红细胞的生成有关，若缺乏则易造成恶性贫血或巨幼细胞性贫血，其摄取量建议与成年期相同。其他B族维生素应与每天热量的摄取成比例。

6．水　老年人对水分的需求比成年人更敏感，但对脱水的反应比较迟钝，若不能及时补充水分就会很快发生脱水。一般老年人每日至少要饮水1000～1500ml。

二、老年人的营养干预措施

（一）老年人膳食原则

以成人均衡饮食为基础，与老年人的生活状况、生活环境及营养需要相结合。控制总能量摄入，饮食饥饱适中，维持理想体重，BMI维持在18.5～23.9kg/m^2。

（二）具体措施

1．少量多餐，定时定量，不宜过饱，促进食物的吸收及避免肠胃的适应不良。

2．制备时要考虑食物质地、颜色与味道的搭配，尽量给予质地柔软易消化的食物，以改善牙齿及胃肠消化能力。

3．采用容易消化的烹调方法，多利用蒸、炖、煮和炒等方式烹调，可以经常变换烹调方式，以促进食欲。

4．减少糖类等质地柔软的淀粉类食物摄入，以免造成其他的营养素缺乏。

5．多吃新鲜的蔬菜水果，以提供足够的维生素、矿物质和膳食纤维。

6．避免盐分太高或过度加工的食物。

7．多摄取优良蛋白质，如牛奶、大豆制品、鱼、鸡肉、瘦肉、豆浆及谷类食物。

8．避免太多的甜食或油煎、油炸、油腻等含脂肪及胆固醇较多且不易消化的食物。

9．多喝开水利于体内废物的排泄，最好做到未渴先喝、适时饮水（清晨起床、睡前、运动后）。也可多吃水分充足的食物，晚间应避免饮用浓茶、咖啡，以免夜间排尿次数增多而影响睡眠。

10．用餐的环境要整洁美观、温馨舒适，用餐气氛要和谐融洽，利于促进老年人食欲。

思考题

如何指导老年人合理膳食？

（邵培双）

答案链接11

第七章　平衡膳食与中国居民膳食指南

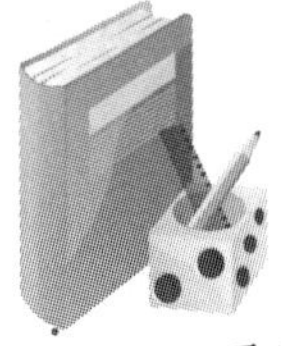

学习目标

通过本章内容的学习，学生应能够：

◎ 识记

复述平衡膳食的概念和基本要求、中国居民膳食指南的内容。

◎ 理解

比较不同人群的膳食指南，分析中国居民平衡膳食宝塔。

◎ 运用

1. 应用中国居民膳食指南和中国居民平衡膳食宝塔制订膳食计划，指导居民合理膳食。
2. 运用各营养素的理论知识对营养不良的患者进行整体护理。

第一节　膳食结构

案例 7-1A

小明（男）今年10岁，身高136cm，体重51kg。小明平时有挑食、偏食的习惯，喜欢吃油炸食品和肉食，不喜欢吃青菜和水果。每周至少要吃两顿“洋快餐”，且在学校期间经常用零花钱购买各种饮料。体重超重的他不愿意参加课外活动和体育锻炼，别看他长得壮壮的，其实体质一点儿都不好，稍微运动几下就会出汗，并且经常感冒。

针对小明这种情况，应如何在饮食上进行调整？如何指导小明合理膳食？

膳食结构又称膳食模式，是指膳食中各类食物的数量及其在膳食中所占的比重。根据各类食物所提供能量及各种营养素的数量和比例来衡量膳食结构的组成是否合理。合理的膳食结构不仅是身体健康的保障，也是提高民族素质的基石。平衡膳食是指人们通过膳食得到保证人体生理需要量的热能和营养素，并且在各种营养素间建立起一种生理上的平衡；人体每天都需要从膳食中获得一定量的各种必需营养成分。如果人体长期摄入某种营养素不足就有发生该营养素缺乏症的危险；当通过膳食、补充剂或药物等途径长期大量摄入某种营养素时就可能产生一定的毒副作用。达到合理营养的唯一途径是平衡膳食，而合理营养是健康的基础。

一、膳食构成

膳食构成是指人们摄入的主要食物种类和数量的组成，它是膳食质量与营养水平的物质基础，也是衡量一个国家和地区农业水平和国民经济发展程度的重要标志。

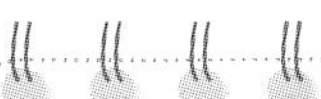

二、膳食模式

膳食模式的形成受一个国家或地区的人口、农业生产、食物流通、食品加工、消费水平、饮食习惯、文化传统、科学知识等多种因素的影响。根据食物的主要来源不同，一般认为膳食模式可分为 3 种类型。

（一）动物性食物为主型

此型见于欧美等经济发达国家和地区。膳食组成以动物性食品为主，年人均消耗畜肉类多达 100kg，奶类 100 ～ 150kg。此外，还消费大量的家禽、蛋等，而谷类消费仅为 50 ～ 70kg。其膳食营养组成特点为高能量、高蛋白、高脂肪、低膳食纤维。长期以动物性食物为主的饮食，优点是蛋白质、矿物质、维生素等含量丰富，最大的缺陷是容易诱发肥胖症、高脂血症、冠心病、糖尿病、脂肪肝等慢性病。

（二）植物性食物为主型

此型见于亚洲、非洲部分国家和地区。膳食组成以植物性食物为主，动物性食物较少，年人均消耗粮食多达 140 ～ 200kg，而肉、蛋、奶及鱼虾共计年人均消费仅为 20 ～ 30kg。此型膳食模式虽然没有欧美发达国家“三高一低”膳食的缺陷，但膳食蛋白质和脂肪的摄入量均较低，蛋白质来源以植物为主，某些矿物质和维生素不足，易患营养缺乏病。

（三）动植物平衡型

其膳食构成是植物性和动物性食品构成适宜，植物性食物占较大比重，动物性食品仍有适当数量，膳食提供的蛋白质中动物蛋白质占 50% 以上。这种膳食模式既可以满足人体对营养素的需求，又可以预防慢性病，一些国家和地区的饮食结构趋于此型膳食模式。

（四）其他

除上述 3 种膳食模式外，还有一些具有其他特点的膳食模式，如地中海膳食模式。该膳食结构的特点是居住在地中海地区的居民所特有，意大利、希腊是采用该类型膳食结构的代表国家。膳食结构的主要特点是富含植物性食物，包括谷类（每天 350g 左右）、水果、蔬菜、豆类、果仁等；每天食用适量的鱼、禽、少量蛋、奶酪和酸奶；每月食用几次红肉，橄榄油是主要食用油；大部分成年人有饮用葡萄酒的习惯。脂肪提供能量占膳食总能量的 25% ～ 35%，饱和脂肪酸占比较低，为 7% ～ 8%；此膳食结构的突出特点是饱和脂肪摄入量低，不饱和脂肪摄入量高，膳食含有大量复合碳水化合物，蔬菜、水果摄入量较高。研究发现，地中海膳食模式是影响地中海地区居民健康的重要因素，可降低心血管疾病、2 型糖尿病、代谢综合征和某些肿瘤的发生风险。

三、中国居民的膳食结构

以植物性食物和谷类为主、高膳食纤维、低脂肪的饮食是中国传统膳食模式的特点。根据中国疾病预防控制中心近年来监测和调查的最新数据，结合《中国居民营养与慢性病状况报告（2015 年）》主要内容，显示随着我国经济社会发展和卫生服务水平的不断提高，居民人均预期寿命逐年增长，健康状况和营养水平不断改善，膳食结构和状况有了较大的改变。例如，1992 年，我国居民谷类食物、动物性食物和脂肪供能比例分别为 66.8%、9.3% 和 22.0%，2012 年我国居民谷类食物、动物性食物和脂肪供能比例则分别为 53.1%、15.0% 和 32.9%。2010—2012 年我国城乡居民能量摄入平均为 2172kcal，蛋白质 65g，脂肪 80g，碳水化合物 301g。主要食物来源为：谷类食物占 53.1%，动物性食物占 15.0%，纯能量食物占 18.3%。城市和农村有明显差别，城市居民能量来源于谷类的比例较低，来源于动物性食物和纯能量食物的比例较高。与 2002 年相比，城市居民谷类食物提供的能量减少，动物性食物和纯能量食物的比例增加。2010—2012 年脂肪提供的能量比例为 32.9%，其中城市 36.1%，农村 29.7%。全国城乡平均膳食脂肪供能比已超过合理范围 30.0% 的高限。

四、我国居民膳食结构存在的主要问题

中国地域广阔，人口众多，各地区生产力发展水平和经济情况极不均衡，城市与农村居民的膳食结构相比存在较大差异，因此存在的弊端也各不相同，需要针对各自的特点进行合理的调整与改善。

随着中国经济的快速发展，人们的膳食结构也发生了较大变化。大多数城市脂肪供能比例已经超过了 30%，且动物性食物来源脂肪所占的比例偏高。疾病谱由以急性传染病和寄生虫病居首位转化为以肿瘤和心血管疾病为主，膳食结构变化是影响疾病谱的主要因素之一。研究表明谷类食物的摄入量与癌症和心血管疾病死亡率之间呈明显的负相关，而动物性食物和油脂的消费量与这些疾病的死亡率呈明显正相关，因此城市居民主要应调整消费比例，减少动物性食物和油脂的过量消费，主要应减少猪肉的消费，脂肪供能比控制在 20% ～ 25% 为宜。

综上所述，中国居民的膳食结构应保持以植物性食物为主的传统食物结构，增加蔬菜、水果、奶类和大豆及其制品的消费。此外，中国居民的食盐摄入量普遍偏高，要逐步降低食盐的摄入量，最好降到每人每天 6g 以下。对于特定人群如儿童、老年人、孕妇及特殊职业人群应进行广泛的营养教育和分类指导；参照《中国居民膳食指南（2016）》所提供的膳食模式进行调整。

五、中国居民营养与健康状况

我国居民膳食结构、营养状况和疾病模式发生了重大改变。在我国居民的营养状况有了明显的改善、营养缺乏病大幅度减少的同时仍然存在营养缺乏，且肥胖、高血压、糖尿病、血脂异常等营养相关慢性疾病也不断增加。主要表现在以下几个方面。

1．婴幼儿、青少年的营养状况逐步得到改善。

2．营养不良患病率大幅度下降。

3．营养缺乏和营养缺乏病依然存在。

4．城市居民超重和肥胖率迅速上升。

5．慢性病不断增加。

第二节　一般人群膳食指南

《中国居民膳食指南》自 1989 年发布以来，得到较好的推广和宣传实施，随后中国营养学会在 1997 年和 2007 年组织了修订。为了满足广大消费者的需要，按照国家卫计委的要求，2014 年中国营养学会开始第三次修订，并于 2016 年发布了第 4 版的中国居民膳食指南。现将第 4 版《中国居民膳食指南（2016）》核心推荐摘要如下。

推荐一：食物多样，谷类为主

平衡膳食模式是最大程度上保障人体营养需要和健康的基础，食物多样是平衡膳食模式的基本原则。每天的膳食应包括谷薯类、蔬菜水果类、畜禽鱼蛋奶类、大豆坚果类等食物。建议平均每天摄入 12 种以上食物，每周 25 种以上。谷类为主是平衡膳食模式的重要特征，每天摄入谷薯类食物 250 ～ 400g，其中全谷物和杂豆类 50 ～ 150g，薯类 50 ～ 100g；膳食中碳水化合物提供的能量应占总能量的 50% 以上。

推荐二：吃动平衡，健康体重

体重是评价人体营养和健康状况的重要指标，吃和动是保持健康体重的关键。各个年龄段

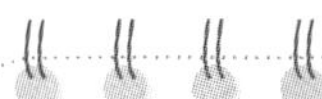

人群都应该坚持天天运动、维持能量平衡、保持健康体重。体重过低和过高均易增加疾病的发生风险。推荐每周应至少进行 5d 中等强度的身体活动，累计 150min 以上；坚持日常身体活动，平均每天主动身体活动 6000 步；尽量减少久坐时间，每小时起来动一动，动则有益。

推荐三：多吃蔬果、奶类、大豆

蔬菜、水果、奶类和大豆及其制品是平衡膳食的重要组成部分，坚果是膳食的有益补充。蔬菜和水果是维生素、矿物质、膳食纤维和植物化学物的重要来源，奶类和大豆类富含钙、优质蛋白质和 B 族维生素，对降低慢性病的发病风险具有重要作用。提倡餐餐有蔬菜，推荐每天摄入蔬菜 300 ～ 500g，深色蔬菜应占 1/2。天天吃水果，推荐每天摄入 200 ～ 350g 的新鲜水果，果汁不能代替鲜果。吃各种奶制品，摄入量相当于每天液态奶 300g。经常吃豆制品，每天相当于摄入大豆 25g 以上，适量吃坚果。

推荐四：适量吃鱼、禽、蛋、瘦肉

鱼、禽、蛋和瘦肉可提供人体所需要的优质蛋白质、维生素 A、B 族维生素等，有些也含有较高的脂肪和胆固醇。动物性食物优选鱼和禽类，鱼和禽类脂肪含量相对较低，鱼类含有较多的不饱和脂肪酸；蛋类各种营养成分齐全；畜肉应选择瘦肉，瘦肉脂肪含量较低。过多食用烟熏和腌制肉类可增加肿瘤的发生风险，应当少吃。推荐每周吃鱼 280 ～ 525g，畜禽肉 280 ～ 525g，蛋类 280 ～ 350g，平均每天摄入鱼、禽、蛋和瘦肉总量 120 ～ 200g。

推荐五：少盐少油，控糖限酒

我国多数居民目前食盐、烹调油和脂肪摄入过多，这是高血压、肥胖和心脑血管疾病等慢性病发病率居高不下的重要因素，因此应当培养清淡饮食的习惯，成人每天食盐不超过 6g，每天烹调油 25 ～ 30g。过多摄入添加糖可增加龋齿和超重发生的风险，推荐每天摄入糖不超过 50g，最好控制在 25g 以下。水在生命活动中发挥重要作用，应当足量饮水。建议成年人每天 7 ～ 8 杯（1500 ～ 1700ml），提倡饮用白开水和茶水，不喝或少喝含糖饮料。儿童少年、孕妇、乳母不应饮酒，成人如饮酒，一天摄入的乙醇量男性不超过 25g，女性不超过 15g。

推荐六：杜绝浪费，兴新食尚

勤俭节约、珍惜食物、杜绝浪费是中华民族的美德。按需选购食物、按需备餐，提倡分餐不浪费。选择新鲜卫生的食物和适宜的烹调方式，保障饮食卫生。学会阅读食品标签，合理选择食品。创造和支持文明饮食新风的社会环境和条件，应该从每个人做起，回家吃饭，享受食物和亲情，传承优良饮食文化，树健康饮食新风。

第三节　特定人群膳食指南

特定人群包括孕妇、乳母、婴幼儿、儿童青少年、老年人及素食人群，根据这些人群的生理特点和营养需要特制订了相应的膳食指南，以期更好地指导孕期和哺乳期妇女的膳食、婴幼儿合理喂养和辅助食品的科学添加、学龄前儿童和青少年在身体快速增长时期的饮食，以及适应老年人生理和营养需要变化的膳食安排。合理营养、平衡膳食是提高健康水平和生命质量的保障。

一、中国孕妇、乳母膳食指南

（一）备孕妇女膳食指南

备孕是指育龄妇女有计划地怀孕、优孕并进行必要的前期准备，是优孕与优生优育的重要前提。备孕妇女的营养状况直接关系着孕育和哺育新生命的质量，并对妇女及下一代的健康产生长期的影响。为保证成功妊娠、提高生育质量、预防不良妊娠结局，夫妻双方都应做好充分的孕前准备。

健康的身体状况、合理膳食、均衡营养是孕育新生命必需的物质基础。备孕妇女应接受健康体检和营养指导，使其健康和营养状况达到最佳备孕状态。备孕妇女的膳食指南在一般人群膳食指南的基础上补充了以下 3 条关键推荐。

【关键推荐】

（1）调整孕前体重至适宜水平。

（2）常吃含铁丰富的食物，选用碘盐，孕前 3 个月开始补充叶酸。

（3）禁烟酒，保持健康生活方式。

（二）孕期妇女膳食指南

营养对孕期妇女和胎儿的健康有着十分重要的影响。因此，妊娠各期妇女膳食都应根据孕妇生理特点和胎儿生长速率进行调整。孕期妇女膳食指南应在一般人群膳食指南的基础上补充 5 条关键推荐。

【关键推荐】

（1）补充叶酸，常吃含铁丰富的食物，选用碘盐。

（2）孕吐严重者，可少量多餐，保证摄入含必要量碳水化合物的食物。

（3）孕中晚期适量增加奶、鱼、禽、蛋、瘦肉的摄入。

（4）适量身体活动，维持孕期适宜增重。

（5）禁烟酒，愉快孕育新生命，积极准备母乳喂养。

（三）哺乳期妇女膳食指南

哺乳期妇女（乳母）一方面要逐步补偿妊娠、分娩时所损耗的营养素储备，促进各器官、系统功能的恢复；另一方面还要分泌乳汁、哺育婴儿。如果营养不足，将影响母体健康，减少乳汁分泌量，降低乳汁质量，影响婴儿的生长发育。因此，应根据授乳期的生理特点及乳汁分泌的需要，合理安排膳食，保证充足的营养供给。在一般人群膳食指南基础上，哺乳期妇女膳食指南增加以下五条关键推荐。

【关键推荐】

（1）增加富含优质蛋白质及维生素 A 的动物性食物和海产品，选用碘盐。

（2）产褥期食物多样不过量，重视整个哺乳期营养。

（3）愉悦心情，充足睡眠，促进乳汁分泌。

（4）坚持哺乳，适度运动，逐步恢复适宜体重。

（5）忌烟酒，避免浓茶和咖啡。

二、中国婴幼儿喂养指南

中国婴幼儿喂养指南是与一般人群膳食指南并行的喂养指导。出生后至满 2 周岁阶段，构成生命早期 1000d 关键窗口期三分之二的时长，该阶段的良好营养和科学喂养是儿童近期和远期健康最重要的保障。生命早期的营养和喂养对体格生长、智力发育、免疫功能等近期及后续健康持续产生至关重要的影响。

（一）0 ～ 6 月龄婴儿喂养指南

本指南适用于出生后 1 ～ 180d 内的婴儿。0 ～ 6 月龄是一生中生长发育的第一个高峰期，对能量和营养素的需要高于其他任何时期。但婴儿消化器官和排泄器官发育尚未成熟，功能不健全，对食物的消化吸收能力及代谢废物的排泄能力仍较低。母乳既可提供优质、全面、充足和结构适宜的营养素，满足婴儿生长发育的需要，又能完美地适应其尚未成熟的消化能力，并促进其器官发育和功能成熟。此外，6 月龄内婴儿需要完成从宫内依赖母体营养到宫外依赖食物营养的过渡，来自母体的乳汁是完成这一过渡最好的食物，基于任何其他食物的喂养方式都不能与母乳喂养相媲美。母乳喂养能满足婴儿6月龄内全部液体、能量和营养素的需要，母乳中的营养素和多种生物活性物质构成一个特殊的生物系统，为婴儿提供全方位呵护，助其在离开母体子宫的保护后，仍能顺利地适应大自然的生态环境，健康成长。

6月龄内婴儿处于1000d机遇窗口期的第二个阶段，营养作为最主要的环境因素对其生长发育和后续健康持续产生至关重要的影响。母乳中适宜数量的营养既能提供婴儿充足而适量的能量，又能避免过度喂养，使婴儿获得最佳的、健康的生长速率，为一生的健康奠定基础。因此，对6月龄内的婴儿应给予纯母乳喂养。

1．产后尽早开奶，坚持新生儿第一口食物是母乳。

初乳富含营养和免疫活性物质，有助于肠道功能发展，并提供免疫保护。母亲分娩后，应尽早开奶，让婴儿开始吸吮乳头，获得初乳并进一步刺激泌乳、增加乳汁分泌。婴儿出生后第一口食物应是母乳，有利于预防婴儿过敏，并减轻新生儿黄疸、体重下降和低血糖的发生。此外，让婴儿尽早反复吸吮乳头，是确保成功纯母乳喂养的关键。婴儿出生时，体内具有一定的能量储备，可满足至少3天的代谢需求；开奶过程中不用担心新生儿饥饿，可密切关注婴儿体重，体重下降只要不超过出生体重的7%就应坚持纯母乳喂养。

【关键推荐】

（1）分娩后尽早开始让婴儿反复吸吮乳头。

（2）婴儿出生后的第一口食物应该是母乳。

（3）生后体重下降只要不超过出生体重的7%就应坚持纯母乳喂养。

（4）婴儿吸吮前不需要过分擦拭或消毒乳头。

（5）温馨环境、愉悦心情、精神鼓励、乳腺按摩等辅助因素有助于顺利成功开奶。

2．坚持6月龄内纯母乳喂养。

母乳是婴儿最理想的食物，纯母乳喂养能满足婴儿6月龄以内所需要的全部液体、能量和营养素。此外，母乳有利于肠道健康微生态环境的建立和肠道功能成熟，降低感染性疾病和过敏发生的风险。母乳喂养营造母子情感交流的环境，给婴儿最大的安全感，有利于婴儿心理行为和情感发育；母乳是最佳的营养支持，母乳喂养经济、安全又方便，同时有利于避免母体产后体重滞留，并降低母体患乳腺癌、卵巢癌和2型糖尿病的风险。应坚持纯母乳喂养6个月。母乳喂养需要全社会的努力，专业人员应提供技术指导，家庭、社区和工作单位应积极支持。充分利用政策和法律保护母乳喂养。

【关键推荐】

（1）纯母乳喂养能满足婴儿6月龄以内所需要的全部液体、能量和营养素，应坚持纯母乳喂养6个月。

（2）按需喂奶，两侧乳房交替喂养；每天喂奶6～8次或更多。

（3）坚持让婴儿直接吸吮母乳，尽可能不使用奶瓶间接喂哺人工挤出的母乳。

（4）特殊情况需要在满6月龄前添加辅食的，应咨询医生或其他专业人员后谨慎作出决定。

3．顺应喂养，建立良好的生活规律。

母乳喂养应顺应婴儿胃肠道成熟和生长发育过程，从按需喂养模式到规律喂养模式递进。婴儿饥饿是按需喂养的基础，饥饿引起哭闹时应及时喂哺，不要强求喂奶次数和时间，特别是3月龄以前的婴儿。婴儿生后2～4周就基本建立了自己的进食规律，家长应明确感知其进食规律的时间信息。随着月龄增加，婴儿胃容量逐渐增加，单次摄乳量也随之增加，哺喂间隔则会相应延长，喂奶次数减少，逐渐建立起规律哺喂的良好饮食习惯。如果婴儿哭闹明显，与平日进食规律不同，应该首先排除非饥饿原因，如胃肠不适等。非饥饿原因哭闹时，增加哺喂次数只能缓解婴儿的焦躁心理，并不能解决根本问题，应及时就医。

【关键推荐】

（1）母乳喂养应从按需喂养模式到规律喂养模式递进。

（2）饥饿引起哭闹时应及时喂哺，不要强求喂奶次数和时间，但一般每天喂奶的次数可能在 8 次以上，生后最初会在 10 次以上。

（3）随着婴儿月龄增加，逐渐减少喂奶次数，建立规律哺喂的良好饮食习惯。

（4）婴儿异常哭闹时，应考虑非饥饿原因，积极就医。

4．出生后数日开始补充维生素 D，不需补钙。

人乳中维生素 D 含量低，母乳喂养儿不能通过母乳获得足量的维生素 D。适宜的阳光照射会促进皮肤中维生素 D 的合成，但鉴于养育方式的限制，阳光照射可能不是 6 月龄内婴儿获得维生素 D 的最方便途径。婴儿出生后数日就应开始每日补充维生素 D 10μg（400 U）。纯母乳喂养能满足婴儿骨骼生长对钙的需求，不需额外补钙。推荐新生儿出生后补充维生素 K，特别是剖宫产的新生儿。

【关键推荐】

（1）婴儿出生后数日开始每日补充维生素 D10μg（400U）。

（2）纯母乳喂养的婴儿不需要补钙。

（3）新生儿出生后应肌内注射维生素 K_1 1mg。

5．婴儿配方奶是不能纯母乳喂养时的无奈选择。

由于婴儿患有某些代谢性疾病、乳母患有某些传染性或精神性疾病、乳汁分泌不足或无乳汁分泌等，不能用纯母乳喂养婴儿时，建议首选适合于 6 月龄内婴儿的配方奶喂养，不宜直接用普通液态奶、成人奶粉、蛋白粉、豆奶粉等喂养婴儿。任何婴儿配方奶都不能与母乳相媲美，只能作为纯母乳喂养失败后无奈的选择，或者 6 月龄后对母乳的补充。6 月龄前放弃母乳喂养而选择婴儿配方奶，对婴儿的健康是不利的。

【关键推荐】

（1）任何婴儿配方奶都不能与母乳相媲美，只能作为母乳喂养失败后的无奈选择，或母乳不足时对母乳的补充。

（2）以下情况，建议选用适合 6 月龄内婴儿的配方奶喂养。

1）婴儿患有半乳糖血症、苯丙酮尿症、严重母乳性高胆红素血症。

2）母亲在 HIV 和人类 T 淋巴细胞病毒感染、结核病、水痘 - 带状疱疹病毒、单纯疱疹病毒、巨细胞病毒、乙型肝炎和丙型肝炎病毒感染期间，以及滥用药物、大量饮用酒精饮料和吸烟、使用某些药物、癌症治疗和密切接触放射性物质。

3）经过专业人员指导和各种努力后，乳汁分泌仍不足。

（3）不宜直接用普通液态奶、成人奶粉、蛋白粉、豆奶粉等喂养 6 月龄内婴儿。

6．监测体格指标，保持健康生长。

身长和体重是反映婴儿喂养和营养状况的直观指标。疾病或喂养不当、营养不足会使婴儿生长缓慢或停滞。6 月龄前婴儿应每半个月测一次身长和体重，病后恢复期可增加测量次数，并选用世界卫生组织的《儿童生长曲线》判断婴儿是否得到正确、合理的喂养。婴儿生长有自身规律，过快、过慢都不利于儿童远期健康。婴儿生长存在个体差异，也有阶段性波动，不必相互攀比生长指标。母乳喂养儿体重增长可能低于配方奶喂养儿，只要处于正常的生长曲线轨迹，即是健康的生长状态。

【关键推荐】

（1）身长和体重是反映婴儿喂养和营养状况的直观指标。

（2）6 个月龄前婴儿每半个月测量一次身长和体重，病后恢复期可增加测量次数。

（3）选用世界卫生组织的《儿童生长曲线》判断生长状况。

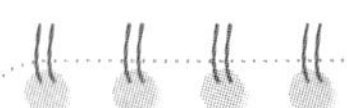

（4）出生体重正常婴儿的最佳生长模式是基本维持其出生时在群体中的分布水平。

（5）婴儿生长有自身规律，不宜追求参考值上限。

（二）7 ~ 24 月龄婴幼儿喂养指南

本指南所称 7 ~ 24 月龄婴幼儿是指满 6 月龄（出生 180d）后至 2 周岁（满 24 月龄）的婴幼儿。对于 7 ~ 24 月龄婴幼儿，母乳仍然是重要的营养来源，但单一的母乳喂养已经不能完全满足其对能量及营养素的需求，必须引入其他营养丰富的食物。与此同时，7 ~ 24 月龄婴幼儿胃肠道等消化器官的发育、感知觉及认知行为能力的发展，也需要其有机会通过接触、感受和尝试，逐步体验和适应多样化的食物，从被动接受喂养转变到自主进食。

这一过程从婴儿 7 月龄开始，到 24 月龄时完成。这一年龄段婴幼儿的特殊性还在于，父母及喂养者的喂养行为对其营养和饮食行为有显著的影响。顺应婴幼儿需求喂养，有助于健康饮食习惯的形成，并具有长期而深远的影响。

7 ~ 24 月龄婴幼儿处于 1000d 机遇窗口期的第三阶段，适宜的营养和喂养不仅关系到近期的生长发育，也关系到长期的健康。针对我国 7 ~ 24 月龄婴幼儿营养和喂养的需求，以及可能出现的问题，基于目前已有的证据，同时参考 WHO 等的相关建议，7 ~ 24 月龄婴幼儿的喂养指南如下。

1．继续母乳喂养，满 6 月龄起添加辅食。

母乳仍然可以为满 6 月龄（出生 180d）的婴幼儿提供部分能量，如优质蛋白质、钙等重要营养素，以及各种免疫保护因子等。继续母乳喂养也仍然有助于促进母子间的亲密连接，促进婴幼儿发育，因此 7 ~ 24 月龄婴幼儿应继续母乳喂养。不能母乳喂养或母乳不足时，需要以配方奶作为母乳的补充。

婴儿满 6 月龄时，胃肠道等消化器官已相对发育完善，可消化母乳以外的多样化食物。同时，婴儿的口腔运动功能，味觉、嗅觉、触觉等感知觉，以及心理、认知和行为能力也已准备好接受新的食物。此时开始添加辅食不仅能满足婴儿的营养需求，也能满足其心理需求，并促进其感知觉、心理及认知和行为能力的发展。

【关键推荐】

（1）婴儿满 6 月龄后仍需继续母乳喂养，并逐渐引入各种食物。

（2）辅食是指除母乳和（或）配方奶以外的其他各种性状的食物。

（3）有特殊需要时须在医生的指导下调整辅食添加时间。

（4）不能母乳喂养或母乳不足的婴幼儿，应选择配方奶作为母乳的补充。

2．从富铁泥糊状食物开始逐步添加，达到食物多样化。

7 ~ 12 月龄婴儿所需能量的 1/3 ~ 1/2 来自辅食，13 ~ 24 月龄幼儿 1/2 ~ 2/3 的能量来自辅食，而母乳喂养的婴幼儿来自辅食的铁更高达 99%，因而婴儿最先添加的辅食应该是富铁的高能量食物，如强化铁的婴儿米粉、肉泥等。在此基础上逐渐引入其他不同种类的食物以提供不同的营养素。

辅食添加的原则：每次只添加一种新食物，由少到多、由稀到稠、由细到粗，循序渐进。从一种富铁泥糊状食物开始，如强化铁的婴儿米粉、肉泥等，逐渐增加食物种类，过渡到半固体或固体食物，如烂面条、肉末、碎菜、水果粒等。每引入一种新的食物应适应 2 ~ 3d，密切观察是否出现呕吐、腹泻、皮疹等不良反应，适应一种食物后再添加其他新的食物。

【关键推荐】

（1）随着母乳量减少，逐渐增加辅食量。

（2）首先添加强化铁的婴儿米粉、肉泥等富铁的泥糊状食物。

（3）每次只引入一种新的食物，逐步达到食物多样化。

（4）从泥糊状食物开始，逐渐过渡到固体食物。

（5）辅食应适量添加植物油。

3．提倡顺应喂养，鼓励但不强迫进食。

随着婴幼儿生长发育，父母及喂养者应根据其营养需求的变化、感知觉，以及认知、行为和运动能力的发展，顺应婴幼儿的需要进行喂养，帮助婴幼儿逐步养成与家人一致的规律进餐习惯，并学会自主进食，遵守必要的进餐礼仪。

父母及喂养者有责任为婴幼儿提供多样化，且与其发育水平相适应的食物，在喂养过程中应及时感知婴幼儿所发出的饥饿或饱足的信号，并作出恰当的回应。尊重婴幼儿对食物的选择，耐心鼓励和协助婴幼儿进食，但绝不强迫进食。

父母及喂养者还有责任为婴幼儿营造良好的进餐环境，保持进餐环境安静、愉悦，避免电视、玩具等对婴幼儿注意力的干扰。控制每餐时间不超过 20min。父母及喂养者也应该是婴幼儿进食的好榜样。

【关键推荐】

（1）耐心喂养，鼓励进食，但决不强迫喂养。

（2）鼓励并协助婴幼儿自己进食，培养进餐兴趣。

（3）进餐时不看电视、玩玩具，每次进餐时间不超过 20min。

（4）进餐时喂养者与婴幼儿应有充分的交流，不以食物作为奖励或惩罚。

（5）父母应保持自身良好的进食习惯，成为婴幼儿的榜样。

4．辅食不加调味品，尽量减少糖和盐的摄入。

辅食应保持原味，不加盐、糖以及刺激性调味品，保持淡口味。淡口味食物有利于提高婴幼儿对不同天然食物口味的接受度，减少偏食挑食的风险。淡口味食物也可减少婴幼儿盐和糖的摄入量，降低儿童期及成人期患肥胖病、糖尿病、高血压、心血管疾病的风险。

强调婴幼儿辅食不额外添加盐、糖及刺激性调味品，也是为了提醒父母在准备家庭食物时也应保持淡口味，即为适应婴幼儿的需要，也为保护全家人的健康。

【关键推荐】

（1）婴幼儿辅食应单独制作。

（2）保持食物原味，不需要额外加糖、盐及各种调味品。

（3）1 岁以后逐渐尝试淡口味的家庭膳食。

5．注重饮食卫生和进食安全。

选择新鲜、优质、无污染的食物和清洁水制作辅食。制作辅食前须先洗手。制作辅食的餐具、场所应保持清洁。辅食应煮熟、煮透。制作的辅食应及时食用或妥善保存。进餐前洗手，保持餐具和进餐环境清洁、安全。

婴幼儿进食时一定要有成人看护，以防进食意外。整粒花生、坚果、果冻等食物不适合婴幼儿食用。

【关键推荐】

（1）选择安全、优质、新鲜的食材。

（2）制作过程始终保持清洁卫生，生熟分开。

（3）不吃剩饭，妥善保存和处理剩余食物。

（4）饭前洗手，进食时应有成人看护，并注意进食环境安全。

6．定期监测体格指标，追求健康生长。

适度、平稳生长是最佳的生长模式。每 3 个月进行一次定期监测并评估 7 ～ 24 月龄婴幼儿的体格生长指标有助于判断其营养状况，并可根据体格生长指标的变化，及时调整营养和喂养方式。对于生长不良、超重肥胖，以及处于急慢性疾病期间的婴幼儿应增加监测次数。

【关键推荐】

（1）体重、身长是反映婴幼儿营养状况的直观指标。

（2）每3个月一次，定期测量身长、体重、头围等体格生长指标。

（3）平稳生长是最佳的生长模式。

三、中国儿童青少年膳食指南

儿童青少年膳食指南适用于满2周岁至不满18岁的未成年人（简称为2～17岁儿童），分为2～5岁学龄前儿童和6～17岁学龄儿童少年两个阶段。2～5岁儿童生长发育速率与婴幼儿相比略有下降，但仍处于较高水平，这个阶段的生长发育状况也直接关系到青少年和成人期发生肥胖的风险。经过7～24月龄期间膳食模式的过渡和转变，2～5岁儿童摄入的食物种类和膳食结构已开始接近成人，是饮食行为和生活方式形成的关键时期，因此也是培养良好饮食习惯最重要的阶段。6岁以后儿童开始进入学校教育阶段，生理、心理发展逐步成熟，充足的营养是儿童少年智力和体格正常发育、乃至一生健康的物质保障，养成良好饮食习惯、纠正饮食行为偏差、培养运动爱好等是此阶段重要的任务。

（一）学龄前儿童膳食指南

1．规律就餐，自主进食不挑食，培养良好饮食习惯。

足量食物、平衡膳食、规律就餐是此阶段儿童获得全面营养和良好消化吸收的保障，因此要引导儿童自主、有规律地进餐，保证每天不少于三次正餐和两次加餐，不随意改变进餐时间、环境和进食量；纠正偏食挑食等不良饮食行为，注意食物多样化。

2．每天饮奶，足量饮水，正确选择零食。

我国儿童钙摄入量普遍偏低，对于快速生长的儿童每天应饮奶350～500ml；儿童的新陈代谢旺盛，活动量大，水分需要量相对较多，每天水的摄入量（包括饮水、膳食中的汤水、牛奶等总和）应达到1300～1600ml，饮用水应以白开水为主，避免含糖饮料。零食应尽可能在加餐时食用，适宜儿童的优质零食包括乳制品、水果、蛋类和坚果类食物，加餐应以不影响正餐的食用量为前提。

3．食物应合理烹调，易于消化，少调料、少油炸。

与成人相比，2～5岁儿童消化系统尚未完全成熟，咀嚼能力仍较差，因此烹调多选择蒸、煮、炖、煨等方式，培养儿童清淡口味，鼓励儿童体验和认识食物的天然味道和质地，了解食物特性，从而增进对食物的兴趣；烹调时少放调料，2～3岁儿童每日食盐的摄入量应少于2g，4～5岁应少于3g；尽量不选择油炸方式烹调。

4．参与食物选择与制作，增进食物的认知与喜爱。

在保证安全的前提下，可以多带儿童去农田认识农作物，了解植物的生长方式、营养成分及对身体的好处，并亲自采摘蔬菜；平日也可以带儿童去市场选购食物，辨识应季蔬果，学着自己选购蔬菜；在家可以参与力所能及的加工活动如择菜，让孩子体会参与的乐趣。

5．经常户外活动，保障健康生长。

鼓励儿童经常参加户外游戏与活动，促进皮肤中维生素D的合成和钙的吸收利用，而且增加户外活动时间，可有效减少近视眼的发生。

（二）学龄儿童青少年膳食指南

学龄儿童青少年是指从6岁到不满18岁的未成年人。他们处于学习阶段，生长发育迅速，对能量和营养素的需求相对高于成年人。均衡的营养是儿童智力和体格正常发育、乃至一生健康的基础。这一时期也是饮食行为和生活方式形成的关键时期，家庭、学校和社会对他们从小开展饮食教育将使他们受益终生。《中国学龄儿童膳食指南（2016）》是在《中国居民膳食指南（2016）》中一般人群膳食指南的基础上，综合分析了我国学龄儿童的营养和健康状况，探究了合理膳食、饮食行为与健康的关系，更加全面、详细地为学龄儿童提出了膳食方面的建议。其核心信息在一般人群膳食指南的基础上，补充了以下内容。

1．了解食物，学习烹饪，提高营养科学素养。

儿童期是学习营养健康知识、养成健康生活方式、提高营养健康素养的关键时期。他们不仅要认识食物、参与食物的选择和烹调，养成健康的饮食习惯，更要积极学习营养健康知识，传承我国优秀饮食文化和礼仪，提高营养健康素养。

家庭、学校和社会要共同努力，开展儿童少年的饮食教育工作。家长要将营养健康知识融入儿童少年的日常生活中；学校可以开设符合儿童少年特点的营养与健康教育相关课程，营造校园营养环境。

2．三餐合理，规律进餐，培养良好饮食习惯。

儿童应做到一日三餐，包括适量的谷薯类、蔬菜、水果、禽畜鱼蛋、豆类坚果，以及充足的奶制品。两餐间隔 4 ~ 6h，三餐定时定量。早餐提供的能量应占全天总能量的 25% ~ 30%、午餐占 30% ~ 40%、晚餐占 30% ~ 35%。要每天吃早餐，保证早餐的营养充足，早餐应包括谷薯类、禽畜肉蛋类、奶类或豆类及其制品和新鲜蔬菜水果等食物。三餐不能用糕点、甜食或零食代替。做到清淡饮食，少吃含高盐、高糖和高脂肪的快餐。

3．合理选择零食，多饮水，少喝含糖饮料，禁止饮酒。

零食是指一日三餐以外吃的所有食物和饮料，不包括水，儿童可选择卫生、营养丰富的食物作为零食，如水果和能生吃的新鲜蔬菜、奶制品、大豆及其制品或坚果。油炸、高盐或高糖的食品不宜做零食。要保障充足饮水，每天 800 ~ 1400ml，首选白开水，不喝或少喝含糖饮料，更不能饮酒。

4．不偏食节食，不暴饮暴食，保持适宜体重增长。

儿童应做到不偏食挑食、不暴饮暴食，正确认识自己的体型，保证适宜的体重增长。营养不良的儿童要在吃饱的基础上，增加鱼禽蛋肉或豆制品等富含优质蛋白质食物的摄入。超重肥胖会损害儿童的体格和心理健康，要通过合理膳食和积极的身体活动预防超重肥胖。对于已经超重肥胖的儿童，应在保证体重合理增长的基础上，控制总能量摄入，逐步增加运动频率和运动强度。

5．增加户外活动，保证每天活动 60min。

有规律的运动、充足的睡眠与减少静坐时间可促进儿童生长发育、预防超重肥胖的发生，并提高他们的学习效率。儿童少年要增加户外活动时间，做到每天累计至少 60min 中等强度以上的身体活动，其中每周至少 3 次高强度的身体活动（包括抗阻力运动和骨质增强型运动）；视屏时间每天不超过 2h，越少越好。

四、中国老年人膳食指南

中国老年人膳食指南所指老年人为 65 岁以上的人群，是在一般人群指南基础上对老年人膳食指导的补充说明和指导。与青年和中年时期相比，老年人身体功能可出现不同程度的衰退，这些变化可明显影响老年人食物摄取、消化和吸收的能力，使得老年人营养缺乏和慢性非传染性疾病发生的风险增加，因此针对这些问题对老年人膳食提出指导很有必要。合理饮食是身体健康的物质基础，对改善老年人的营养状况、增强抵抗力、预防疾病、延年益寿、提高生活质量具有重要作用。

因此，针对这些问题对老年人膳食提出指导很有必要。一般人群膳食指南的内容也适合于老年人，此外，应用近年来老年营养领域的新理念和新技术，补充了适应老年人特点的膳食指导内容，目的是帮助老年人更好地适应身体功能的改变，努力做到合理膳食、均衡营养，减少和延缓疾病的发生和发展。

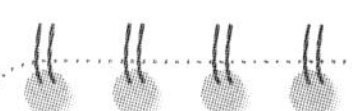

【关键推荐】

1．少量多餐细软，预防营养缺乏。

老年人饮食应多样化，制作细软，少量多餐，预防营养缺乏。不少老年人牙齿缺损，消化液分泌和胃肠蠕动减弱，容易出现食欲下降和早饱现象，造成食物摄入量不足和营养素缺乏，因此老年人膳食更应注意合理设计、精准营养。对于高龄老年人、身体虚弱及体重出现明显下降的老年人，应特别要注意增加餐次，除三餐外可增加两到三次加餐，保证充足的食物摄入。食量小的老年人应注意在餐前和餐时少喝汤水，少吃汤泡饭。对于有吞咽障碍和 80 岁以上老年人，可选择软食，进食要细嚼慢咽，预防呛咳和误吸；对于贫血，钙和维生素 D、维生素 A 等营养素缺乏的老年人，建议在营养师和医生的指导下，选择适合自己的营养强化食品。

2．主动足量饮水，积极户外活动。

老年人身体对缺水的耐受性下降，要主动饮水，每天的饮水量达到 1500 ~ 1700ml，首选温热的白开水。户外活动能够更好地接受紫外光照射，有利于体内维生素 D 合成和延缓骨质疏松的发展。一般认为老年人每天户外锻炼 1 ~ 2 次，每次 1h 左右，以轻微出汗为宜；或每天至少六千步。 注意每次运动要量力而行，强度不要过大，运动持续时间不要过长，可以分多次运动。

3．延缓肌肉衰减，维持适宜体重。

骨骼肌肉是身体的重要组成部分，延缓肌肉衰减对维持老年人活动能力和健康状况极为重要。延缓肌肉衰减的有效方法是吃、动结合，一方面要增加摄入富含优质蛋白质的瘦肉、海鱼、豆类等食物，另一方面要进行有氧运动和适当的抗阻运动。老年人体重应维持在正常稳定水平，不应过度苛求减重，体重过高或过低都会影响健康。从降低营养不良风险和死亡风险的角度考虑，70 岁以上老年人的 BMI 应不低于 $20kg/m^2$ 为好；在血脂等指标正常的情况下，BMI 上限值可略放宽到 $26kg/m^2$。

4．摄入充足食物，鼓励陪伴进餐。

老年人每天应至少摄入 12 种及以上的食物。采用多种方法增加食欲和进食量，吃好三餐。早餐宜有 1 ~ 2 种以上主食、1 个鸡蛋、1 杯奶，另有蔬菜或水果；中餐、晚餐宜有 2 种以上主食，1 ~ 2 个荤菜、1 ~ 2 种蔬菜、1 个豆制品。饭菜应色香味美、温度适宜。老年人应积极主动参与家庭和社会活动，主动与家人或朋友一起进餐或活动，积极快乐享受生活。适当参与食物的准备与烹饪，通过变换烹饪方法和食物的花色品种，烹制自己喜爱的食物，提升进食的乐趣，享受家庭喜悦和亲情快乐。对于孤寡、独居老年人，建议多结交朋友，或者去集体用餐地点（社区老年食堂或助餐点、托老所），以增进交流，促进食欲，摄入更加丰富的食物。对于生活自理有困难的老年人，家人应多陪伴，可采用辅助用餐、送餐上门等方法，保障食物摄入和营养状况。家人应对老年人更加关心照顾，陪伴交流，注意饮食和体重变化，及时发现和预防疾病的发生和发展。

五、素食人群膳食指南

素食人群是指以不食用肉、家禽、海鲜等动物性食物为饮食方式的人群。按照所戒食物种类不同，可分为全素、蛋素、奶素、蛋奶素人群等。完全戒食动物性食物及其产品的为全素人群；不戒食蛋奶类及其相关产品的为蛋奶素人群。素食人群膳食除动物性食物外，其他食物的种类与一般人群膳食类似，因此，除了动物性食物，一般人群膳食指南的建议均适用于素食人群。

全素和蛋奶素人群膳食应以谷类为主，食物多样化；每天摄入的食物种类至少为 12 种，而每周至少为 25 种。谷类食物是素食者膳食能量的主要来源，谷类可提供碳水化合物、B 族维生素、矿物质和膳食纤维等；全谷物保留了天然谷物的全部成分，营养素含量更为丰富，因此应适量增加谷类食物的摄入，特别是全谷物的摄入量。大豆是素食者的重要食物，大豆含有丰富的优质蛋白质、不饱和脂肪酸、B族维生素等，发酵豆制品中含有一定量的维生素B_{12}，因此素食主义者应比一般人群增加大豆及其制品的摄入量，并适当选择发酵豆制品。坚果富含蛋白质、不饱和脂肪酸、维生素E、B族维生素、钙、铁等，蔬菜水果和菌菇类含有丰富的维生素和矿物质，藻类中含有较多的20碳和22碳n-3多不饱和脂肪酸，因此素食主义者应摄取充足的蔬果、坚果、海藻和菌菇类食物。食用油中的主要成分为脂肪，可为人体提供必需脂肪酸。推荐素食人群使用大豆油和（或）菜籽油烹饪，用亚麻籽油和（或）紫苏油拌凉菜。合理搭配膳食，避免缺少动物性食物引起的蛋白质、维生素B_{12}、n-3多不饱和脂肪酸、铁、锌等营养素缺乏的风险。

【关键推荐】

（1）谷类为主，食物多样；适量增加全谷物。

（2）增加大豆及其豆制品的摄入，选用发酵豆制品。

（3）常吃坚果、海藻和菌菇。

（4）蔬菜、水果应充足。

（5）合理选择烹调油。

第四节　中国居民平衡膳食宝塔

为了帮助消费者在日常生活中实践《中国居民膳食指南（2016）》，《中国居民膳食指南（2016）》编写委员会结合中国居民膳食结构特点，将平衡膳食的原则具体转化成各类食物的重量，并以直观的宝塔形式表现出来（见图7-4-1），便于群众理解和在日常生活中实行。

一、中国居民平衡膳食宝塔说明

中国居民膳食宝塔是根据《中国居民膳食指南（2016）》的核心内容和推荐，结合中国居民膳食的实际情况，把平衡膳食的原则中各类食物的数量和比例以图形化表示。

膳食由五大类食物组成，每一组基本食物都至少提供了一种以上的营养素，每天摄入多种多样的食物是十分重要的。平衡膳食宝塔共分5层，各层面积大小不同，体现了5类食物和食物量的多少；5类食物包括谷薯类、蔬菜水果、畜禽鱼蛋类、奶类、大豆和坚果类以及烹饪用油盐。若能量需要量水平增加或减少，食物的摄入量也会有相应变化。膳食宝塔还包括身体活动量、饮水量的图示，强调增加身体活动和足量饮水的重要性。

1．第一层是谷薯类食物　谷薯类是膳食能量的主要来源（碳水化合物总能量的50%～65%），也是多种微量营养素和膳食纤维的良好来源。膳食指南中推荐2岁以上健康人群的膳食应食物多样、谷类为主。一段时间内，成人每人每天应摄入谷、薯、杂豆类250～400g，其中全谷物50～150g（包括杂豆类）、新鲜薯类50～100g。谷类包括小麦、稻米、玉米、高粱等及其制品，如馒头、烧饼、米饭、玉米面、面包、麦片等；薯类包括马铃薯、红薯等；杂豆包括大豆以外的其他豆类，如红豆、黑豆、绿豆等。杂豆本不是谷类，主要是因为我国有把杂豆当作“主食”的习惯，也常常“整粒”食用，与全谷物一样。全谷物保留了天然谷物的全部成分，是膳食纤维、B族维生素、矿物质及其他营养素的重要来源。我国传统食物中常见的小米、玉米、荞麦、燕麦等均为全谷物食品。

2．第二层是蔬菜水果　蔬菜水果是膳食指南中鼓励多摄入的两类食物。在1600～2400kcal能量需要水平下，推荐每人每天蔬菜摄入应在300～500g，水果200～350g。蔬菜水果是膳食纤维、微量营养素和植物化学物的良好来源，蔬菜包括嫩茎、叶、花菜类、根菜

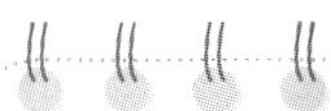

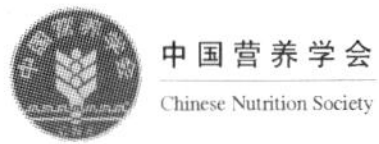

中国居民平衡膳食宝塔（2016）

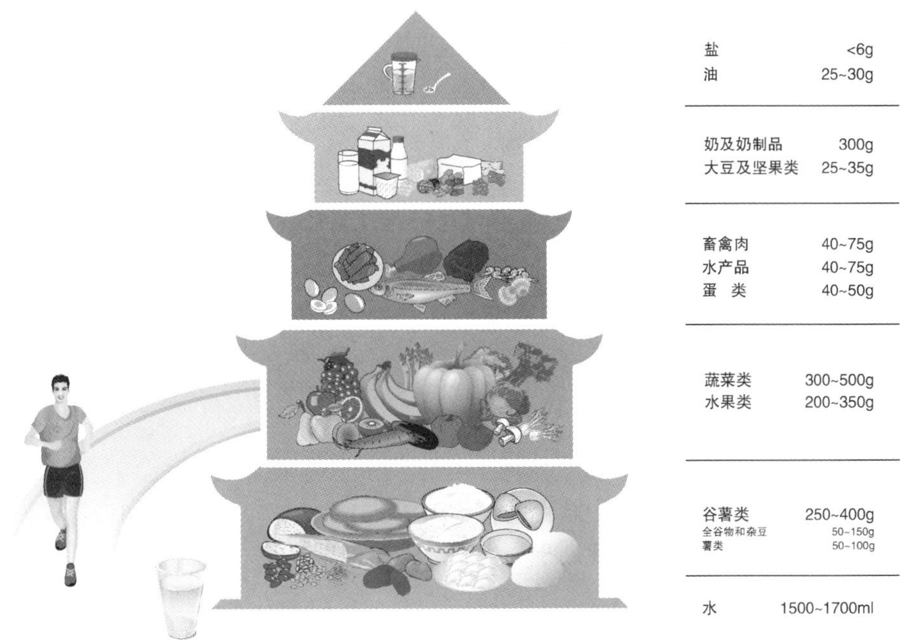

每天活动6000步

http://www.cnsoc.org

图 7-4-1　中国居民平衡膳食宝塔（2016）

（引自：中国营养学会. 中国居民膳食指南 2016. 北京：人民卫生出版社，2016.）

类、鲜豆类、茄果瓜菜类、葱蒜类、菌藻类和水生蔬菜类等。每类蔬菜提供的营养素略有不同。深色蔬菜是指深绿色、深黄色、紫色、红色等深颜色蔬菜，有色蔬菜的植物化学物和微量营养素含量较高，深色蔬菜摄入量每天应达到一半以上。

水果包括仁果、浆果、核果、柑橘类、瓜果、热带水果等。建议吃新鲜水果，在鲜果供应不足时可选择一些含糖量低的干果制品和纯果汁。新鲜水果提供多种微量营养素和膳食纤维，蔬菜和水果各有优势，虽在一层，但不能相互替代。很多人不习惯摄入水果，或者摄入量很低；应努力把水果作为平衡膳食的重要部分，多吃水果。

3．**第三层是鱼、禽、肉、蛋等动物性食物**　在 1600 ~ 2400kcal 能量需要水平下，推荐每天鱼、禽、肉、蛋的摄入量共计 120 ~ 200g。新鲜的动物性食品是优质蛋白质、脂肪和脂溶性维生素的良好来源，建议每天畜禽肉的摄入量为 40 ~ 75g。有条件可以优选水产品、禽类和鸡蛋，少吃畜肉和加工过的肉制品。常见的水产品是鱼、虾、蟹和贝类，推荐每人每天摄入应在 40 ~ 75g。蛋类包括鸡蛋、鸭蛋、鹅蛋、鹌鹑蛋、鸽蛋及其加工制品，推荐每天摄入一个鸡蛋（相当于 50g 左右）。

4．**第四层是奶类、大豆和坚果类**　乳制品多种多样，包括液态奶、酸奶、奶酪、奶粉等；大豆类包括黄豆、黑豆、青豆，常见的豆制品有豆浆、豆腐、香干和千张等。乳制品和大豆类是膳食指南核心推荐并鼓励多摄入的食物。乳类和大豆类是蛋白质和钙的良好来源，也是营养密度高的食物。推荐成人每天应摄入相当于鲜奶 300g 的奶类及奶制品，大豆和坚果制品每日摄入 26 ~ 35g。坚果包括花生、瓜子、核桃、杏仁、榛子等，由于坚果的蛋白质含量与大豆相似，富含必需脂肪酸和蛋白质，作为菜肴、零食等都是实现食物多样化的良好选择。建议每周摄入坚果 70g（每天 10g）。

5．第五层是烹调油和盐　烹调油包括各种动植物油。植物油包括花生油、大豆油、菜籽油、芝麻油等。动物油包括猪油、牛油、黄油等。烹调油要多样化，经常更换种类，食用多种植物油可满足人体对各种脂肪酸的需要。食盐有碘盐和其他类型的盐。作为与慢性病相关的膳食因素，限制盐的摄入水平是我国防控高血压、心血管病等慢性病高发的长期目标。我们应尽量减少油盐的使用。推荐每天调和油摄入不超过 25 ～ 30g，盐摄入量不超过 6g。

6．运动和饮水　身体活动能有效地消耗能量，促进能量平衡和保持身体健康。鼓励养成天天运动的习惯，坚持一周 5d 中等体力强度活动，每次 30min，如骑车、游泳等。成年人每天应主动进行相当于 6000 步以上的身体活动，如跑步等。

水是食物消化吸收和营养素输送的重要载体，饮水不足会对人体健康带来危害。成年人每天至少饮水 1500 ～ 1700ml（相当于 7 ～ 8 杯），在高温或强体力劳动的条件下，还需要适当增加。膳食中的水如食物中的水，汤、粥、奶等，每天共计摄入水应在 2700 ～ 3000ml。

二、中国居民平衡膳食餐盘

中国居民平衡膳食餐盘（见图 7-4-2）是按照平衡膳食原则，在不考虑烹饪用油和盐的前提下，描述了一个人一餐中膳食的食物组成和大致比例。餐盘更加直观，一餐膳食的食物组合搭配轮廓清晰明了。餐盘适用于 2 岁以上人群，即便是对素食者而言，也很容易替换肉类为豆类，以获得充足的蛋白质。

餐盘分成 4 部分，分别是谷薯类、动物性食品和富含蛋白质的大豆、蔬菜和水果以及餐盘旁的一杯牛奶。如果按照 1600 ～ 2400kcal 能量需要水平，按照重量计算，蔬菜占膳食总重量的 34% ～ 36%；谷薯类占总膳食重量的 26% ～ 28%；水果次之，占总膳食重量的 20% ～ 25%；提供蛋白质的动物性食品和大豆最少，占膳食总重量的 13% ～ 17%；一杯牛奶为 300g。按照这个重量比例计划膳食，将很容易达到营养需求。

当然，餐盘也有一定的局限性，膳食指南强调的细节，如谷物中的 50 ～ 150g 应该是全谷物食物、适当薯类摄入量、喝水而不要喝含糖的饮料、选择低盐食物等，并不能一一在平衡膳食餐盘中得到表达，还需要我们每个人在日常饮食中自我注意。

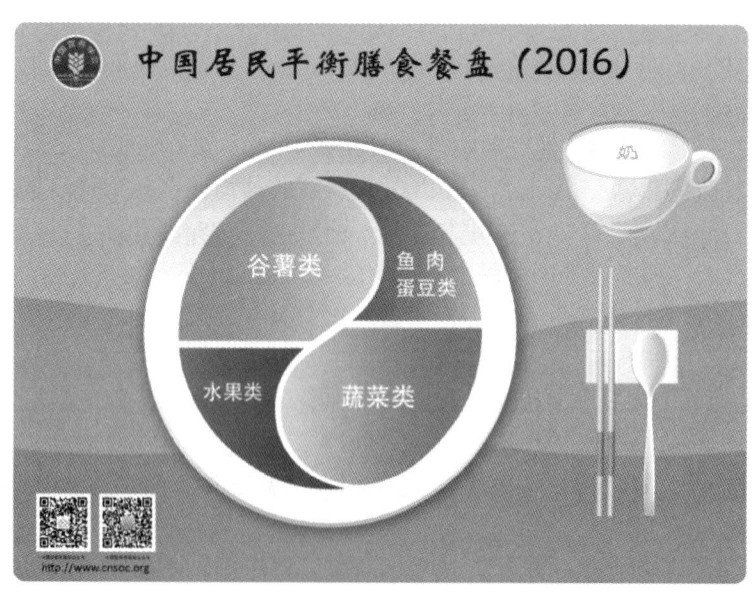

图 7-4-2　中国居民平衡膳食餐盘（2016）

（引自：中国营养学会 . 中国居民膳食指南 2016. 北京：人民卫生出版社，2016.）

三、中国儿童平衡膳食算盘

平衡膳食算盘是根据平衡膳食的原则转化各类食物的分量以图形化表示。中国儿童平衡膳食算盘适用于所有儿童，其食物分量适用于中等身体活动水平下的 8 ～ 11 岁儿童。算盘用色彩来区分食物类别，用算珠个数来示意膳食中食物分量。算盘分 6 层，从上往下依次为油盐类、大豆坚果奶类、畜禽肉蛋水产品类、水果类、蔬菜类、谷薯类。黄色表示谷物，每天应该摄入 5 ～ 6 份；绿色表示蔬菜，每天 4 ～ 5 份；蓝色表示水果，每天 3 ～ 4 份；紫色表示动物性食物，每天 2 ～ 3 份；香槟色表示大豆坚果奶制品，每天 2 份；红色表示油盐，每天 1 份。左下角的儿童跨水壶跑步，表达了鼓励儿童每天多喝白开水，不忘积极锻炼身体的推荐建议。

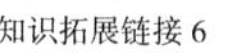
知识拓展链接 6

小　结

1. 膳食结构是指膳食中各类食物的数量及其在膳食中所占的比重，合理的膳食结构不仅是身体健康的保障，也是提高民族素质的基石。

2. 四种膳食模式：东方膳食模式、经济发达国家膳食模式、日本膳食模式、地中海膳食模式。

3. 一般人的膳食指南：食物多样，谷类为主，粗细搭配；多吃蔬菜、水果和薯类；每天吃奶类、大豆或其制品；常吃适量的鱼、禽、蛋和瘦肉；减少烹调油用量，吃清淡少盐膳食；食不过量，天天运动，保持健康体重；三餐分配要合理，零食要适当；每天足量饮水，合理选择饮料；如饮酒应限量；吃新鲜卫生的食物。

思考题

答案链接 12

1．如何评价某种膳食结构是否合理？
2．在临床护理中如何指导案例 7-1A 采取合理的膳食结构？
3．如何利用膳食指南指导居民合理营养？
4．健康体重的判断标准是什么？体重异常有什么危害？
5．为什么育龄妇女需要在孕前开始补充叶酸？
6．母乳的营养价值如何？
7．婴儿辅食的添加原则是什么？
8．怎样预防儿童肥胖？
9．青少年吃早餐的重要性是什么？
10．如何应用中国居民平衡膳食宝塔指导饮食？

（刘均娥　唐振闯）

第八章　临床营养基础理论

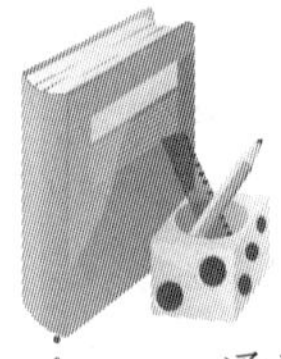

学习目标

通过本章内容的学习，学生应能够：

◎ 识记

复述营养不良的分类，饥饿时机体组成、脏器结构、功能的变化及内分泌改变；肠黏膜屏障在内源性感染和相关疾病中的关键地位；蛋白质代谢和氮平衡；饥饿和创伤时的氮代谢和氨基酸变化；瘦素功能及作用原理。

◎ 理解

概括代谢平衡的概念和重要性；负反馈机制在系统平衡中的意义；中枢代谢调控和体重；体成分稳态的关系；细胞代谢。

◎ 运用

依据肠黏膜通透性检测指标等，设计肠内营养方案及原则；谷氨酰胺及生长激素的使用。

第一节　饥饿及创伤时的机体代谢变化

临床住院患者由于疾病、手术、禁食等原因，摄食减少、消耗增加，普遍存在医源性营养不良。因此，对患者进行营养评价，并根据评价结果了解患者有无营养不良，判断营养不良的类型，了解在营养摄入不足时患者的机体代谢变化，是制订合理有效的营养治疗计划、开展营养护理的基础。

一、营养不良的分类

1．蛋白质营养不良　疾病应激状况下由于分解代谢增加，营养素摄入不足，使血清白蛋白、转铁蛋白浓度降低，细胞免疫及总淋巴细胞计数异常。这种患者的诊断往往因外表及人体测量数值正常而被忽视，只有在监测血浆蛋白及免疫功能时才被发现。

2．蛋白质－能量营养不良（PEM）　PEM是临床上最常见的一种营养不良类型，由于蛋白质和能量摄入不足而逐渐消耗肌肉组织及皮下脂肪，表现为体重明显下降、肌酐/身高指数及其他人体测量值都较低，但血清蛋白仍正常。

3．混合型营养不良　是长期慢性营养不良发展的结果，兼有以上两种类型的某些表现，其主要特点在于内源性脂肪及蛋白质储备的耗竭，可导致器官功能损害，感染及并发症的发生率增高，是一种极其严重而且危及生命的营养不良。

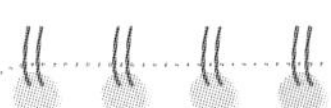

二、饥饿

（一）短期饥饿

饥饿早期（2 ～ 3d），机体首先利用碳水化合物供能直至糖原耗尽。在糖原耗尽后，机体每日的葡萄糖需求则依赖于糖异生作用，这主要是通过体脂分解释放游离脂肪酸，也不排除分解少量肌肉蛋白质释放氨基酸来提供糖异生原料。因此，饥饿时可出现以下表现：①尿氮排泄从饥饿早期就开始逐步下降，至死亡前中等程度升高；②血糖浓度中等程度下降；③血浆脂肪酸、酮酸、酮体增加，产生代谢性酸中毒和酮尿；④尿中 NH_4^+，逐渐增加；⑤尿 Na^+、K^+ 排泄增加。

骨骼肌在饥饿早期成为维持机体生存的关键组织，提供必需的生化介质以维持机体重要的代谢活动，尤其是大脑和肾。骨骼肌正常情况下利用葡萄糖和脂肪酸作为主要能源，葡萄糖可直接来自循环或间接来自肌糖原。肌肉中糖原储存有限，约占肌肉体积的 0.75%，但由于骨骼肌的量相对较大，所以体内作为碳水化合物的肌糖原储备量也较大，为肝糖原的 3 ～ 4 倍。饥饿早期约 60% 的血糖来源于肝糖原而 40% 来源于肌糖原。肌糖原通过葡萄糖 -1- 磷酸到葡糖 -6- 磷酸 - 丙酮酸，后者再进一步氧化成 H_2O 和 CO_2。

在饥饿早期，肝及肌肉蛋白质分解为机体糖异生提供前体物质。65kg 健康男性约可动用 6kg 肌肉蛋白质，约 100 320kJ（24 000kcal）热量；肝含有 100g 可动用蛋白质，约 1672kJ（400kcal）热量。这期间每日约有 75g 蛋白质分解。同时，骨骼肌蛋白质合成下降，这部分依赖于循环中胰岛素水平变化。胰岛素不仅刺激氨基酸转运入肌肉内，还在转录水平上调节肌肉蛋白质合成。

随着饥饿的持续，机体重要的适应性改变之一是脂肪动员增加，脂肪成为机体主要的能量来源，从而减少蛋白质的消耗。在饥饿过程中，如果没有这一适应性改变，机体蛋白质将很快被耗竭，机体各种功能将丧失并最终导致死亡。因此，在饥饿造成糖异生作用占主导地位时，脂肪酸就逐渐取代蛋白质成为主要能量来源，以减少机体对葡萄糖及糖异生作用的依赖。此时，肌肉增加对游离脂肪酸的利用，约 90% 的热量由脂肪酸氧化提供。此外，肝也增加对脂肪酸的利用。这些变化的结果使机体更多地依赖脂肪，而较少依赖蛋白质分解供能，从而使机体得以生存较长时间。

（二）长期饥饿

长期饥饿时肝通过协调葡萄糖和酮体的产生而在代谢中起关键作用。血浆胰高血糖素水平的增加抑制了肝细胞内单酰 CoA 的活性，从而刺激来自游离脂肪酸的酮体合成。酮体在机体适应饥饿、影响骨骼肌分解中起十分重要的作用。Garber 等发现在饥饿 2d 后肝酮体产生明显增高，随后血中的酮体水平也逐渐升高，这主要是由于除大脑外其他组织对酮体利用减少、肾排泄降低所致，保证了酮体对大脑的供应。人类研究表明，大脑可利用 β 羟基丁酸和乙酰乙酸。饥饿 1 周以上时，大脑 2/3 ～ 3/4 的能量供应来自酮酸氧化。当大脑越来越多地利用酮体作为能源时，其葡萄糖的氧化相应减少，酮酸氧化的产物抑制了脑中己糖磷酸激酶，从而影响葡萄糖磷酸化。然而，最有意义的变化是大脑减少葡萄糖利用，即减少了对肝糖异生的依赖，从而减少了骨骼肌蛋白质分解的程度。因此，饥饿 2 周后，机体每日的肌肉蛋白质分解量从 75g/d 下降至 20 ～ 30g/d，每日的尿氮排泄量为 4 ～ 5g。这一机制使机体能够保存大量肌肉蛋白质，使得生命得以持续。有研究表明，机体每日由脂肪酸通过糖异生产生的葡萄糖为 10 ～ 15g，尽管看上去并不多，但对于节省肌肉蛋白质十分重要。

三、饥饿时机体组成及脏器结构、功能变化

进行性体重丢失是饥饿所致的必然结果，其对儿童的影响尤为明显。饥饿早期体重下降的速率较明显，丢失的主要成分为体脂、蛋白质和水分。随着代谢率及活动量的下降，体重的丢

失渐趋缓慢。正常健康人体重丢失 5% ～ 10% 尚不致影响机体正常功能。当体重下降达 40% 时，人体几乎不能生存。动物实验及尸检发现，内脏器官中重量下降最明显的为胰腺、脾、肝、生殖器和肌肉，最不明显的是脑、眼及骨骼。

（一）肾

饥饿时肾能在较长时间内维持其功能，其原因可能是肾具有丰富的血供和有效的代谢氨基酸、乳酸、丙酮酸、甘油、脂肪酸及 β 羟丁酸的能力。Garcia-Salguero 及 Lupianez 等发现，饥饿 16 ～ 48h 的大鼠，肾近曲小管中糖异生增强，糖酵解无明显变化。在远曲小管中，糖酵解能力明显下降。相反，其糖异生作用无变化。当饥饿持续时，肾的糖异生作用明显增强，葡萄糖产生量几乎占机体产量的 50%。

多尿、低渗尿及蛋白尿是饥饿晚期常见症状，此时肾浓缩功能下降，这部分是由于肾髓质中尿素量下降之故（降低了髓质中的渗透梯度）。死于饥饿而无并发症的患者，其肾很少有形态学上的变化。

（二）肝

动物实验发现，饥饿大鼠肝重量下降很快，肝发生一系列适应性代谢改变，肝脂肪量及蛋白质量下降，但肝细胞数目在一段时间内无变化。肝活检发现，饥饿及营养不良者尽管肝细胞内有时含有一定量的铁及脂色素，但组织学基本正常，肝功能在很长一段时间内也保持正常。

（三）消化道

饥饿时消化道重量明显下降，胃排空及小肠转运延长，肠黏膜细胞更新率及移行速度减慢，肠黏膜萎缩、绒毛高度下降，吸收面积减少。同时，小肠黏膜细胞功能下降，消化道及胰腺各种消化酶活性下降，导致肠道消化、吸收功能障碍，肠道通透性增加。Roediger 等认为，饥饿时短链脂肪酸的缺乏可影响肠黏膜完整性，降低吸收，增加分泌和腹泻。此外，饥饿时，人类肠道内菌群发生变化，也影响消化道对营养物质的消化及吸收。

（四）呼吸及循环系统

动物实验表明，饥饿可导致肺蛋白质合成下降，肺表面活性物质减少，可引起肺组织塌陷，无效腔通气增加，肺氧合能力下降。此外，肺是调节机体酸碱代谢的主要器官之一，饥饿时，大量有机酸在体内聚集并经循环输送至肺，肺可代谢羟基丁酸和乙酰乙酸，形成二氧化碳排出体外，因而参与代谢性酸中毒的代偿机制。这种呼吸代偿机制可作为保存机体固定碱和氨，作为饥饿时酮酸氧化减少氮丢失的一种方式。

无论在正常或饥饿状态下，心脏均是乙酰乙酸的主要利用者。大脑是饥饿时酮酸的主要消耗者，而心脏则可利用不被大脑所用的酮酸。长期饥饿可引起心脏功能、形态学及心脏溶酶体酶，特别是组织蛋白酶的明显变化，同时有心脏萎缩及蛋白质代谢变化。Crie 等发现，饥饿时大鼠心脏蛋白质分解下降，心脏丙氨酸释放明显下降，丙酮酸氧化受抑制及丙酮酸向丙氨酸转化增加，这主要是因为饥饿时心脏支链氨基酸释放下降所致。

饥饿可引起心电图异常，主要表现为 Q-T 间期延长，各图形幅度持续下降，QRS 波群及 T 波明显右移。当饥饿持续，心脏形态及功能继续下降，心动过缓，节律紊乱，血压下降，心排血量下降及中心静脉压升高。充血性心力衰竭是其最终结果，贫血及过量体液负荷可加速其发生，猝死原因是心律失常。人类因饥饿死亡者其心脏体积仅为正常人的一半，心肌纤维溶解。

四、饥饿时内分泌系统变化

饥饿可引起明显的代谢及生理变化，使得机体能够更好地抵御饥饿。几乎所有激素均参与饥饿反应，主要包括胰岛素、胰高血糖素、生长激素、儿茶酚胺、甲状腺素、糖皮质激素及抗利尿激素等。

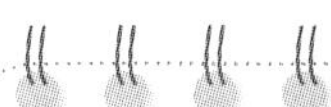

（一）胰岛素

饥饿早期血糖水平下降，胰岛素分泌减少。当饥饿持续，葡萄糖利用率超过其产生量，血糖浓度进一步下降，血清胰岛素浓度也随之降低。低血清胰岛素水平减少了骨骼肌及脂肪组织对葡萄糖的摄取，增加了肌肉的氨基酸动员及肝的糖异生作用，葡萄糖的产生增加，以提供大脑及其他葡萄糖依赖组织的需要。胰岛素在氨基酸代谢中起重要作用，可增加骨骼肌对氨基酸的摄取，从而降低血浆游离氨基酸浓度。长期饥饿或营养不良时，胰岛细胞体积下降，胰岛素对葡萄糖负荷的反应性下降。

血清钾浓度与血胰岛素水平密切相关，在蛋白质 - 热量缺乏性营养不良时，胰岛素对葡萄糖的反应性可通过补充钾而得到纠正。因此，有学者认为饥饿增强了胰岛素抑制其自身分泌的能力，可能是饥饿时机体的自身代偿机制。

大脑主要的能源是葡萄糖，其他组织特别是骨骼肌的能源仅 1/4 ～ 1/3 来自葡萄糖，剩下的 2/3 ～ 3/4 靠从脂肪组织中动员出游离脂肪酸以提供能量。此时，肌肉和血中游离脂肪酸浓度升高，肝糖原开始下降。肝葡萄糖可来自肝糖原的分解，也可来自糖异生作用。随着禁食时间的延长，糖异生作用越来越重要。禁食 24h 后，糖异生作用是肝葡萄糖的主要来源。

（二）胰高糖素

胰高糖素在早期和晚期饥饿时的作用目前尚不完全清楚。饥饿早期，血胰高糖素水平升高，这种增高是继发于胰高糖素清除降低而非胰高糖素分泌增加。长期饥饿时，胰高糖素水平下降至饥饿前水平，其主要原因是分泌下降。在饥饿患者中，胰高糖素可增加机体负氮平衡。

（三）生长激素

生长激素的主要生理功能是促进除神经组织以外所有其他组织的生长，促进机体合成代谢和蛋白质合成，促进脂肪分解，对胰岛素有拮抗作用，抑制葡萄糖利用而使血糖升高等。近年来的研究发现，在饥饿早期，循环中生长激素水平较正常增高 3 ～ 5 倍。随着饥饿时间的延长，生长激素水平稳定下降至禁食前水平。

（四）甲状腺素

饥饿和营养不良时患者血浆甲状腺素和促甲状腺激素（TSH）水平变化有各种不同的报导。有研究发现，在营养不良儿童中，血中蛋白结合碘、总甲状腺素等水平下降，其下降程度与甲状腺素结合前清蛋白（简称为前清蛋白）水平的下降程度一致。血游离 T_4 水平在 Kwashiorkor 型营养不良儿童中正常或上升，而在 Marasmus 型营养不良儿童中则正常或下降。蛋白质 - 热量缺乏型营养不良儿童的甲状腺出现退化，严重营养不良儿童可出现甲状腺纤维化。在成人，健康男性禁食 60h 时，血清 TSH 及 T_4 水平轻度升高；而饥饿 5 ～ 10d，两者浓度明显下降，同时血清总甲状腺素及 T_3 水平也明显下降。

近年来有学者认为，饥饿时血清 T_3 水平下降可节省机体蛋白质消耗。Karl 等发现，添加甲状腺素可引起肌肉中丙氨酸的释放量增加一倍，饥饿患者摄入 T_3 三天，可使蛋白质的分解代谢增加、尿氮排泄增加一倍及脂肪分解代谢增加、循环中的游离脂肪酸及酮体增加。

（五）糖皮质激素

动物实验和临床实践均发现，饥饿时血浆糖皮质激素浓度、半衰期、糖皮质激素的分泌量及持续时间均增加。蛋白质 - 热量缺乏型营养不良患者血浆可的松浓度与清蛋白水平呈明显的负相关，尿中可的松分泌升高，而 17- 羟类固醇及 17- 酮类固醇明显下降。有研究认为，饥饿和营养不良时血糖皮质激素变化，与饥饿时垂体 - 肾上腺轴的负反馈控制作用受损以及糖皮质激素的代谢受损有关。

五、饥饿和创伤时的氮代谢和氨基酸变化

机体蛋白质更新（protein turnover）是一个重要的代谢概念，包括蛋白质分解和合成两个

过程。在正常情况下，成熟个体的蛋白质合成率和分解率大致持平。在病理条件下，两者间产生差别即可引起全身蛋白质总量的增加或减少。蛋白质更新可用氮平衡的概念加以描述，例如，氮的负平衡可由蛋白质分解增加引起，也可由蛋白质合成减少引起，甚至可以由蛋白质分解率和合成率都增加，而分解率增加更明显引起。

单纯饥饿时，机体因能源储备不足，必须对代谢加以调整。饥饿时机体各种代谢改变的目的是尽可能地保存机体瘦组织群（lean body mass，LBM）。首先是降低代谢率，此外，那些靠葡萄糖代谢供能的组织，如神经系统、血中的有形成分、肾髓质等改用氧化酮体供能以减少蛋白质的糖原异生，降低氮的损耗，维持血糖在较低水平。每日尿氮排出量由此前的 10 ～ 15g 减少到 3 ～ 4g。如能在禁食期间每天静脉给葡萄糖 100g，虽然所含能量有限，但能减少糖原异生，起到明显的节氮作用，同时能预防脂肪代谢所产生的酮血症。

创伤、感染等应激状态时，机体的代谢改变与单纯饥饿时的代谢改变不同，其特点为耗能增加，分解代谢增加，合成代谢下降，糖代谢紊乱。这种特殊的代谢改变的程度与创伤、感染的严重程度成正比。一般无感染的手术，其分解期为 3 ～ 7d。在分解期内，患者耗能增加并处于负氮平衡。以无并发症的胃大部切除为例，其分解期为 7 ～ 10d，每天消耗蛋白质约 120g，相当于肌肉 500g。因此，术后患者体重要减少 4 ～ 5kg。这些代谢变化的特点与单纯饥饿引起的代谢变化明显不同，详见表 8-2-1。总的来说，损伤后机体分解代谢增加，而饥饿时合成代谢减弱，二者都表现出不同程度的负氮平衡，但机制不相同。

表8-2-1 单纯饥饿与创伤应激代谢改变

项目	单纯饥饿	创伤应激
基础代谢率	降低	升高
血糖	降低	升高
蛋白质	减少	增加
酮体生成	增加	抑制
尿氮排出	减少	增加
胰高血糖素	减少	增加
皮质醇	减少	增加
消瘦	慢	快

饥饿早期，肌肉组织分解过程相对增加，氨基酸向血液内释放增多，但由于缺乏能量，生糖氨基酸被肝糖异生大量消耗，肌肉组织可直接氧化支链氨基酸而获得能量，而支链氨基酸降解过程中脱下的氨基在肌肉组织中又被用于丙氨酸合成。饥饿时葡萄糖 - 丙氨酸循环过程加强，导致肌肉组织消耗，丙氨酸及其他生糖氨基酸浓度降低，与机体能量缺乏密切相关。创伤伴以饥饿时，体内糖原贮备在数小时内即被耗尽。肌肉组织的分解增加，通过消耗肌肉蛋白质也不能满足机体能量需要，因此机体动用贮备脂肪做主要能源。饥饿引起的机体代谢改变是手术损伤后血浆游离氨基酸谱变化的原因之一。在创伤情况下，尿氮排泄增加的程度和持续时间与创伤的严重性、患者的年龄、患者创伤前营养状况及创伤后营养摄入有关，并在很大程度上受体内激素水平的制约。手术创伤越大，蛋白质合成率低于分解率的情况越严重，负氮平衡越显著，在保持一定营养摄入的情况下，总蛋白质合成率和分解率都增加，而分解率增加比合成率增加更显著。血浆中苯丙氨酸和酪氨酸的比例（Phe/Tyr）是分解代谢的可能指标。手术后 Phe/Tyr 的比例增加，这种增加可能由于肝苯丙氨酸羟化酶活性减少之故。

第二节　主要消化和代谢调控器官

一、胰腺

胰腺是机体同时拥有内分泌和外分泌功能的器官，其分泌的胰液中含有大量的胰蛋白酶、胰淀粉酶和胰脂酶，对食物中三大营养物质进行水解消化，生成寡肽和氨基酸、葡萄糖及甘油和脂肪酸等，以便肠道吸收，是食物消化最重要的酶来源。当胰腺功能因年龄和疾病等因素而受损，可致机体对食物的消化能力下降，对长期存在上述情况的个体，可用胰酶处理的所谓预消化食物予以支持。

胰腺中的胰岛 β 细胞分泌的胰岛素是机体最重要的降血糖激素，与糖代谢平衡密切相关。α 细胞分泌胰高血糖素，在机体低血糖情况下分泌增加，刺激糖原分解和糖异生，升高血糖。在生理条件下，胰岛素与胰高血糖素共同维持血糖平衡。

二、肝

肝是人体最大的腺体，正常成人肝重 1 ~ 1.5 kg，是人体内“物质代谢的枢纽”，在消化、吸收、分泌、排泄、生物转化，以及各类物质的代谢中均起重要作用，其参与的生化反应超过500 种。肝细胞富含线粒体、内质网、微粒体、高尔基体及大量的核糖体等细胞器及肝所特有的高活性酶系，存在活跃的生物氧化、合成、转化等生物过程，具备一般细胞所没有的特殊代谢模式，在代谢中为其他组织提供营养并降毒、排毒等。肝受肝动脉和门静脉双重血供，并在肝细胞索间形成丰富的血窦。肝既从肝动脉中接受由肺及其他组织运来的氧气及代谢产物，又从门静脉血液中获得大量由肠道吸收的营养物质，保证其活跃的代谢功能。肝有肝静脉和胆道系统两条输出通路，与体循环及肠道相通，使肝产生的代谢产物可随胆汁排入肠腔或经肾排出体外。

（一）肝在糖代谢中的作用

肝在糖代谢中最突出的作用是维持血糖浓度的相对恒定，从而确保全身各组织特别是大脑和红细胞的能量供应。肝维持血糖浓度的相对恒定主要是通过糖原合成、分解和糖异生作用来实现的。

进食后，血糖浓度升高时，肝利用血糖合成糖原贮存起来。过多的糖可在肝转变为脂肪，并以 VLDL 的形式运出，从而降低血糖。在空腹时，血糖浓度下降，肝糖原迅速分解生成 6-磷酸葡萄糖，在葡萄糖 -6- 磷酸酶催化下，生成葡萄糖以补充血糖。空腹十多个小时以上为饥饿时期，储存的肝糖原几乎被耗尽，此时糖异生便成为血糖的主要来源，其主要原料生糖氨基酸来自肌肉蛋白质的分解。肝严重损伤时，往往易出现空腹低血糖现象，其耐糖能力也下降。

（二）肝在脂类代谢中的作用

肝在脂类的消化、吸收、分解、合成及运输等代谢过程中均起重要作用。肝分泌的胆汁进入肠道乳化脂类，促进脂类的消化和吸收，其中的胆汁酸是胆固醇在肝的转化产物。肝损伤时，肝细胞分泌胆汁的能力下降；胆道梗阻时，胆汁排出障碍，均可出现脂类消化吸收不良，临床上出现厌油腻、脂肪泻等症状。

肝内脂肪酸的代谢途径主要包括分解和合成作用，即通过胞液中的脂化作用合成三酰甘油和在线粒体内通过 β- 氧化作用产生能量。在饥饿条件下，肝摄取脂库脂肪动员所释放的脂肪酸，在线粒体内进行脂肪酸 β- 氧化生成乙酰辅酶 A，进入三羧酸循环中彻底氧化分解，或生成酮体供脑组织等氧化利用，酮体生成是肝特有的代谢功能之一。饱食后，肝合成三酰甘油、

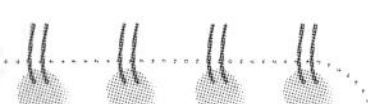

磷脂和胆固醇，并以极低密度脂蛋白（VLDL）的形式分泌入血，供肝外组织摄取利用，当其合成三酰甘油的量超过合成与分泌 VLDL 的能力时，三酰甘油便在肝细胞内堆积，其储量超过细胞重量的 5%，即可造成脂肪肝。此外，肝还是合成脂肪酸及脂肪酸碳链长短加工，以及饱和度改造的重要场所。

（三）肝在蛋白质代谢中的作用

肝在人体蛋白质合成和分解代谢中均起重要作用，其蛋白质更新速度远高于其他组织，不仅可利用氨基酸合成肝细胞自身的固有蛋白，还合成多种分泌蛋白质，如血浆蛋白质中的清蛋白、纤维蛋白原、凝血酶原、血浆脂蛋白中的多种载脂蛋白（如 apoA、B、C、E）以及球蛋白（除 γ- 球蛋白外）。清蛋白是肝合成最多的蛋白质，成人肝每日可合成 12g 清蛋白，占肝蛋白质合成总量的 1/4 以上，是血液中游离脂肪酸、胆红素、胆汁酸的运输载体，同时在维持血浆胶体渗透压方面起重要作用。

肝也是体内氨基酸代谢的主要器官。肝细胞有丰富的氨基酸代谢酶类，如转氨酶及脱羧酶等，氨基酸的分解和转变十分活跃。肝细胞损伤时，其胞内酶，尤其是丙氨酸氨基转移酶（ALT）逸出，血浆中 ALT 活性升高，可作为肝功能受损主要诊断指标之一。

（四）肝在维生素代谢中的作用

维生素既非构成身体结构的原料，也非细胞能量来源，而是一类有机调节物，对维持和调控机体正常代谢十分重要。维生素通过食物补充（外源性），需求量少（微量性），在人体新陈代谢中发挥重要作用（调节性），人在缺乏某种维生素时，即呈现特定病态。已知许多维生素是酶的辅酶或者是辅酶的组成分子。

肝是多种维生素吸收、储存、转化的场所，其分泌的胆汁酸促进脂溶性维生素 A、D、E、K 的吸收。肝是体内含维生素 A、K、B_1、B_2、B_6、B_{12}，及泛酸和叶酸丰富的器官，其中肝维生素 A 的含量占体内总量的 95%。肝还可合成维生素 D 结合球蛋白和视黄醇结合蛋白，通过血液循环运输维生素 D 与维生素 A。肝同时参与多种维生素的转化。维生素 K 则参与肝凝血酶原的合成等。肝、胆系统疾病时常导致维生素代谢障碍，如维生素 K 及维生素 A 的吸收、储存与代谢障碍，表现为出血倾向及夜盲症等。

（五）肝在激素代谢中的作用

激素在发挥其强大的生物调节作用后，主要经肝代谢失活，称激素灭活，该机制是调节激素在体内作用时间和强度的重要手段。例如，体内类固醇类激素、蛋白质类激素、儿茶酚胺类激素都是经肝生物转化而灭活的。肝功能严重障碍时，激素灭活功能降低，体内雌激素、醛固酮、抗利尿激素等水平升高，这些激素都在机体代谢平衡中发挥特定作用，上述异常可出现男性乳房发育、蜘蛛痣、肝掌，以及水、钠潴留等现象。

三、肠道与肠黏膜屏障学说

肠道是人体最大的消化器官和排毒器官，是指从胃幽门至肛门的消化管，包括十二指肠、空肠、回肠、盲肠、结肠和直肠，全长 7m 左右。大量的消化作用和几乎全部的消化产物的吸收是在小肠内进行的，大肠主要浓缩食物残渣，形成粪便，再通过直肠经肛门排出体外。肠道的主要功能包括：消化吸收功能、代谢调节功能和免疫屏障功能。肠道的消化吸收功能比较直观，其免疫屏障功能与多种疾病和病理有关，是我们后面要详细讨论的内容。

最新研究表明，正常肠道中寄生着大约上千种菌，其个数是人体细胞数的 10 倍。在多种病理条件下，肠道细菌可引发严重的病理后果，不仅造成肠道消化吸收及代谢调节功能紊乱，还可引发全身多脏器衰竭，危及生命。因此，肠道也是人体的应急中心和最大的免疫器官。肠黏膜屏障学说强调肠道免疫屏障功能在相关疾病治疗和营养支持中的核心地位。

正常肠道黏膜屏障包括机械屏障、化学屏障、免疫屏障与生物屏障四个方面，以机械屏障最为重要，其结构基础为完整的肠黏膜上皮细胞及细胞间的紧密连接，可有效阻止细菌及内毒素等有害物质透过肠黏膜进入血液。化学屏障包括肠黏膜上皮细胞分泌的黏液、消化液及肠腔正常寄生菌产生的各种抑菌物质。免疫屏障则由肠黏膜淋巴组织和肠道内浆细胞及其分泌的 IgA 抗体构成。在胃肠黏膜中，淋巴组织约占 25%，其产生的特异性分泌型免疫球蛋白（S-IgA）选择性地包被革兰阴性菌，形成复合物，阻碍细菌与上皮细胞受体结合并刺激肠道黏液分泌，有效阻止细菌对肠黏膜的粘附。生物屏障即指对外来菌株定植有抵抗作用的肠内正常寄生菌群，后者与宿主形成一个相互依赖、相互作用的微生态系统，是肠道对抗病原体入侵的重要屏障。

肠道的代谢调节功能需要受到足够的重视。事实上，营养素经肠道吸收比直接进入血液有很大的不同。主要是食物经肠道消化吸收会触发多种代谢调节功能。例如，麦金太尔（McIntyre）和埃尔里克（Elrick）等人在 20 世纪 60 年代发现，口服葡萄糖对胰岛素分泌的促进作用明显高于静脉注射，这种额外的效应被称为“肠促胰素效应”，其产生的胰岛素量占进食后胰岛素总量的 50% 以上。1986 年，瑙克（Nauck）等人发现，2 型糖尿病患者肠促胰素作用减退，提示在 2 型糖尿病患者中，肠道的代谢调节功能受到损害。目前临床上多主张在条件允许的情况下尽量经肠道给予营养，除后面将详细讨论的有利于保护和发挥肠黏膜免疫作用外，还与发挥肠道的代谢调节功能不无相关。

在创伤、手术、放疗、化疗、严重感染、重症胰腺炎等应激状态或长期进行肠外营养的情况下，肠黏膜的结构和功能可能受到严重的损害，表现为肠黏膜萎缩、肠黏膜通透性增高、肠道相关淋巴组织（GALT）呈选择性抑制状态、S-IgA 分泌减少，增加了细菌粘附进而发生易位的机会。创伤及重度感染患者因炎性介质与细胞因子的介导及细菌内毒素的作用，肠黏膜水肿，肠绒毛高度降低，肠系膜血管收缩，血流量减少，并加速细胞凋亡，导致肠黏膜屏障功能障碍。

发生肠功能障碍后，肠道的消化和吸收功能丧失，肠液大量排出，造成脱水，进一步加重时，常合并肠梗阻，肠液排进第三间隙及腹腔，造成体液丢失，并可出现细菌和毒素易位，引发肠源性感染。上述病理变化的发生需要三个基本条件：①肠黏膜屏障受损；②肠道细菌过度繁殖；③全身免疫及肠道免疫功能降低。

当肠道微生态菌群的稳定性遭到破坏后，肠道定植抵抗力大为降低，可导致肠道中条件致病菌的定植和入侵。肠道细菌及其毒素（脂多糖）易位可激活单核 - 巨噬细胞、中性粒细胞、内皮细胞等释放一系列炎性介质或细胞因子，引发全身过度炎症反应、微循环障碍，甚至多脏器功能衰竭（MOF）。临床上出现不规则高热、血细菌培养阳性等。

上述患者常需要肠外与肠内营养治疗，但长期使用又可加重肠屏障损害；早期诊断肠屏障损害有重要临床意义。

肠黏膜支持系统包括正常菌群构成的生物屏障、适宜的营养摄入和健全的免疫功能等。其中任一环节受损均可导致肠黏膜支持系统功能受损，降低黏膜更新和修复能力。

1．广谱抗生素的广泛使用造成在正常情况下专性厌氧菌占主导的肠道菌群失调，并破坏由正常菌群构成的肠道生物屏障。

2．长期禁食或长期接受肠外营养，使肠道长期处于无负荷的“休眠”状态，黏膜缺少食物和消化道激素的刺激，可使肠绒毛萎缩，肠黏膜变薄，并使黏膜更新和修复能力降低；同时，胃酸、胆汁、溶菌酶、糖胺聚糖（黏多糖）和蛋白分解酶分泌减少，肠液化学杀菌能力减弱，都可促使肠道致病菌繁殖。

3．肠黏膜间质中的 T、B 淋巴细胞和浆细胞产生 S-IgA（肠道免疫屏障的第一道防线）的能力下降，或病原体 / 抗原物质穿过肠壁进入门静脉或淋巴管，到达肝或肠系膜淋巴结后，肠壁和肠系膜淋巴组织及肝、脾内网状内皮系统吞噬和解毒（肠道免疫屏障的第二道防线）功能降低，致使细菌及其毒素易于进入循环和组织。

长期肠外营养治疗还存在一些问题，如脂肪和水分增加偏多、瘦组织质量（lean body mass，LBM）增加不足、肠黏膜萎缩及肠道内细菌易位等可能发生。当前重要的改进包括谷氨酰胺和生长激素的应用。同时，人们重新认识到肠内营养的重要性，并明确提出在肠道功能允许的条件下首选肠内营养。

小 结

1. 临床住院患者由于各种原因普遍存在营养风险，故需要对患者进行营养评价，并根据评价结果，制订合理的营养治疗方案，开展营养护理。

2. 疾病状态下的饥饿会造成各脏器的生理功能改变，肾、肝等器官，以及消化、呼吸、循环、内分泌等系统都会出现不同程度的损伤，从而影响患者的临床结局。

3. 肝在人体代谢过程中起着非常重要的作用，对各类营养素的代谢都有着调控作用。

4. 肠道微生态与肠道黏膜屏障都是人体重要的免疫屏障，保持微生态的稳定性，对于机体的免疫功能有着很大的影响。

思考题

答案链接 13

1. 饥饿状态下肾的功能改变有哪些？
2. 饥饿状态下消化道的结构与功能改变有哪些？对机体有什么影响？
3. 饥饿状态下胰岛素水平的变化情况如何？对机体代谢产生哪些影响？
4. 简述肠道黏膜屏障对机体的作用，以及其对营养素吸收的影响。
5. 肠道微生态的稳定性受到破坏后，会对机体造成什么影响？

（高 千 陶应龙）

第九章　肠内和肠外营养支持

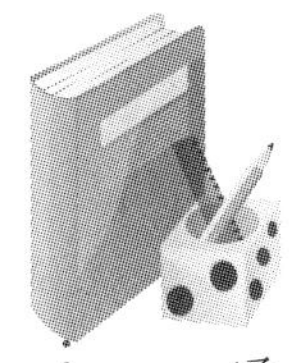

学习目标

通过本章内容的学习，学生应能够：

◎ **识记**

复述肠外营养与肠内营养的概念、适应证及禁忌证。

◎ **理解**

总结设定营养干预计划与目标的意义。

说出常用肠内营养配方、肠外营养制剂选择标准及其实施途径。

◎ **运用**

演示肠内营养和肠外营养并发症的处理方法、肠内营养支持与肠外营养支持的护理注意事项。

第一节　肠内营养支持

案例 9-1A

万××，男，28 岁，身高：172cm，体重 65kg。因车祸外伤急诊入院。患者入院时处于低血容量性休克状态，脉搏 120 次 / 分，呼吸 32 次 / 分，血压 70/40mmHg。体格检查发现患者左下肢骨折、骨盆骨折、严重颅脑损伤。CT 检查提示闭合性脑挫裂伤、脾破裂、腹腔积血。患者急诊行脾切除术，术中发现存在胰腺挫裂伤，行腹腔引流。

问题与思考：

1．该患者是否需要进行肠内营养，若需要，选择何种途径？

2．患者术后进入 ICU 机械通气，1 周后因严重肺部感染而行气管切开，同时出现胰腺炎、败血症和感染性休克，需要大量液体复苏并应用血管活性药物维持血压。此时，该患者是否需要继续肠内营养治疗？

一、概述

（一）肠内营养

肠内营养（enteral nutrition，EN）是指当患者不能耐受正常经口摄食时，通过口服或管饲方式经胃肠道喂饲一些仅需化学性消化或不需消化就能被肠黏膜吸收的营养配方的一种营养干预措施。

肠内营养的有效实施有赖于临床营养医师或营养护士对肠内营养的适应证和禁忌证，各种制剂组分和特点，输注系统的使用和维护，在实施过程中针对营养干预目标进行的计划制订，以及在实施过程中对可能发生的并发症的预防、监测与处理等充分的了解；只有充分的了解才能使那些不能正常摄食的患者的营养状况得以改善。

（二）适应证和禁忌证

1．适应证

凡有营养支持指征，不能经口摄入足量食物，但胃肠道功能存在并可利用的患者都可接受肠内营养支持。肠内营养支持的适应证主要包括以下几种情况。

（1）吞咽和咀嚼困难患者：如口腔和咽喉部手术、下颌骨骨折等患者。

（2）消化道疾病稳定期患者：如胃瘘、胰瘘、胆瘘、肠瘘、短肠综合征后期、炎性肠道疾病和急性胰腺炎等。

（3）意识障碍或昏迷患者：如脑外伤、脑血管疾病所致的昏迷或意识障碍、精神病、老年痴呆患者等无进食能力者。

（4）高分解代谢状态患者：如严重感染、手术、创伤及大面积烧伤患者。

（5）慢性消耗性疾病患者：如结核、晚期肿瘤等由食欲不振和慢性消耗导致营养不良的患者。

（6）手术前后可能存在营养不良的患者：如胃肠道围术期的患者。

2．禁忌证　有下列情况存在的属于肠内营养禁忌证，不能使用肠内营养支持。

（1）完全性肠梗阻（麻痹性或机械性肠梗阻）。

（2）活动性消化道出血。

（3）严重肠道感染、严重腹泻及休克等。

（4）高流量小肠瘘。

（5）严重腹腔感染。

（6）严重腹泻和极度吸收不良时。

（三）实施途径与投递方式

1．实施途径　肠内营养液进入消化道的途径有经口服、鼻胃、鼻十二指肠、鼻空肠和胃造口、空肠造口置管等多种，具体视胃肠道的病理情况、预计应用管饲的时间和最合适患者的途径而定。

（1）经鼻置管肠内营养：经鼻置管适用于短期的肠内营养支持（小于 6 周）。

（2）胃造瘘术和空肠造瘘术（肠内营养）：当鼻饲营养超过 6 周时，应考虑经皮穿刺内镜胃造瘘术（PEG）或经皮穿刺内经空肠造瘘术（PEJ）。目前以上技术已经在临床上广泛开展使用。目前大多数的胃造口术和空肠造口术都是与上消化道大手术同时进行的。

2．投递方式　当喂养途径及肠内营养配方确定以后，就要决定如何输注才最合适。此时需要一个多学科的小组保证所有的临床常规，如治疗、护理计划等都被考虑。肠内营养常见的投递方式有口服和管饲两种。

（1）口服：口服肠内营养能刺激具有抗菌作用的唾液分泌，可提供患者所需要的全部营养组分。是否使用口服肠内营养制剂取决于患者有无吞咽能力和食管、胃肠道的梗阻状况。通常成人口服足量的肠内营养液需要每次 200 ～ 300ml，每天 6 ～ 10 次。

（2）管饲：管饲的方法可分为推注法、间歇输注法和连续输注法 3 种。采用何种输注方法取决于所用的制剂的性质、用量喂养管的类型及管端的位置。

二、常见的肠内营养制剂

肠内营养制剂不同于普通食品，它更强调易消化吸收或不需消化就能吸收。肠内营养制剂按营养素是否齐全分为完全肠内营养制剂和不完全肠内营养制剂。完全肠内营养制剂又可以按

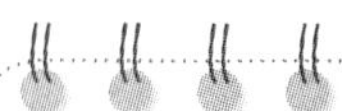

照营养素预消化的程度，分为大分子聚合物制剂和要素膳两大类。按临床应用特点，还可分为用于营养支持的平衡制剂、针对某种疾病的特殊制剂及调节性肠内营养制剂。

（一）大分子聚合物制剂

大分子聚合物制剂是指以完整型蛋白质、脂肪和糖等大分子为主要成分的营养制剂，能提供完整的营养。通常包括自制匀浆膳和商品化大分子聚合物制剂两类，适用于有较完整胃肠道消化和吸收功能的患者。

1．匀浆膳 匀浆膳是用牛奶、鱼、肉、豆制品、水果、蔬菜、粥、面条等天然食物，加工成熟食后经捣碎消毒制备成的糊状流体膳食。由于其所含营养成分与正常膳食相似，容易消化吸收，又具有良好口感，因此一般可以长期使用。其不足之处在于制备的食品种类有限、营养素含量较难精确计算而不能保证营养成分的完整。

2．商品化大分子聚合物制剂 商品化大分子聚合物制剂是化学成分明确的肠内营养制剂，不但营养素种类齐全、数量充足，而且各种营养素的比例也非常合理，再加上使用方便，是临床上应用最多的肠内营养制剂。肠内营养剂型有粉剂和溶液之分。当调配成液体时，标准能量密度一般为 1kcal（4.18kJ）/ml，非蛋白质能量与氮的比例约为 150kcal（627kJ）：1g，渗透压为 300 ～ 450mOsm/（kg·H_2O）不等，适用于大多数患者。

（二）要素膳

要素膳是以含单分子的水解蛋白产物或氨基酸为氮源，以不需消化或很易消化的糖类为能源，混以多种维生素和矿物元素以及适量脂肪而组成的完全膳食。其主要特点是营养素比较全面，不需消化或很少消化即可直接被胃肠道消化吸收。要素膳配方的组成分子小，渗透压常较高，该类配方的渗透压一般为 400 ～ 700mOsm/（kg·H_2O）。

（三）特殊肠内营养制剂

特殊肠内营养制剂是指在肠内营养配方中增加或限制某种营养素的摄入，以满足特殊疾病状态下代谢的需要。常用的有先天性氨基酸代谢缺陷病制剂、肝肾衰竭制剂、糖尿病制剂等。

1．先天性氨基酸代谢缺陷肠内营养制剂 该类制剂的特点是去除机体存在代谢障碍的氨基酸。如苯丙酮尿症患者可采用缺乏苯丙氨酸的制剂，高胱氨酸尿症及组氨酸血症分别给予缺乏蛋氨酸和组氨酸的制剂。

2．肝功能衰竭肠内营养制剂 该类制剂的特点为支链氨基酸（亮氨酸、异亮氨酸和缬氨酸）的浓度较高，占总氨基酸量的 35% ～ 40% 以上；而芳香族氨基酸（色氨酸、酪氨酸和苯丙氨酸）的浓度较低。其原因主要是支链氨基酸在肝外代谢，增加其浓度不会增加肝负担，还可以与芳香族氨基酸竞争性通过血脑屏障，降低芳香族氨基酸的浓度，从而防治肝性脑病。

3．肾衰竭肠内营养制剂 该类制剂的特点是含有足够的能量、必需氨基酸、组氨酸、少量脂肪和电解质。其主要原因是肾衰竭患者处理蛋白质能力降低，血清中必需氨基酸水平下降。通过提供适合肾衰竭患者代谢特点的营养物质，使体内氮质性代谢产物再利用，将受损肾处理代谢产物的负荷降至最低。

4．糖尿病肠内营养制剂 该类制剂的特点是适当降低糖类的含量，增加单不饱和脂肪酸含量。糖类以低聚糖或多糖如淀粉为主，再加上足够的膳食纤维，这样有利于减缓血糖的上升速度和幅度，而且含相对高比例的单不饱和脂肪酸可延缓营养液在胃内的排空速度。

（四）调节性肠内营养制剂

调节性营养制剂又称营养素组件，指各类营养素，如蛋白质、糖和脂肪等以独立形式组成的肠内营养制剂。单体肠内营养制剂可以是大分子聚合物，也可以是水解后形成的小分子化合物。临床应用时可以采用单体组件形式或多种组件的混合形式，也可以将某一营养素组件加入其他肠内营养配方中，以增加这种营养素的含量。在额外添加这些制剂时应充分考虑对肠内营养配方渗透压的影响，以及各种物质之间的相容性，以防产生结块、沉淀等。

三、肠内营养支持的并发症

肠内营养虽然比肠外营养支持更安全易行，但也可因营养剂选择或配制不合理、营养液污染及护理不当等因素而产生一系列与之相关的并发症。常见并发症有机械并发症、吸入性肺炎、胃肠道并发症和代谢性并发症。

（一）机械并发症

主要包括鼻咽部和食管黏膜损伤、鼻翼脓肿、喂养管堵塞等。

1．鼻咽部损伤的常见原因 ①喂养管放置的时间过长；②喂养管管径过粗、质地过硬；③没有很好地进行鼻咽部护理。

2．喂养管阻塞的常见原因 ①药丸未经研碎即注入喂养管；②营养液未调匀或较黏稠；③管径太细；④添加的药物与营养液不相容，形成凝结块；⑤未按时冲洗喂养管。

（二）胃肠道并发症

在肠内营养治疗时最多见，常与营养配方、喂养速度、营养液的配制及管饲器具的卫生情况等有关。胃肠道并发症主要包括恶心、呕吐、腹胀、腹泻、肠痉挛和便秘等，其中腹泻最常见。导致腹泻的原因主要包括脂肪吸收不良、营养液的高渗透压、营养液被污染、营养液输注速度过快、营养液温度过低、乳糖不耐受症、同时所用药物的副作用（如抗生素、H_2受体阻滞药等）及低蛋白血症等。

（三）误吸所致的吸入性肺炎

误吸所致的吸入性肺炎是一种较严重的并发症，多见于经鼻胃管喂养者，它可能和喂养管移位、胃排空迟缓、不合理的体位、咳嗽或呕吐反射受损、精神障碍等有关。如果不及时发现和处理营养液的误吸，会严重损害呼吸功能，严重者甚至危及生命。

（四）代谢性并发症

肠内营养治疗时因胃肠道具有缓冲作用而较少发生代谢性并发症。代谢方面的并发症主要包括输入水分过多、脱水、非酮性高渗性高血糖、电解质和微量元素异常等。

四、肠内营养支持的护理

（一）机械并发症的防治

1．选用管径合适、质地柔软的导管。

2．妥善固定喂养管，每天润滑和清洁鼻腔黏膜，避免喂养管扭曲、折叠和受压。

3．药丸制剂使用时应彻底研碎后，溶在合适的溶剂中直接注入导管内。

4．在每次检查胃残留量后、给药前后，管饲结束后及连续管饲过程中，每间隔 4h 都应用温开水或生理盐水冲洗管腔。

（二）减少胃肠道并发症的措施

1．控制营养液的输注量和速度，一般术后患者可先从 20ml/h 的速度开始，如果患者耐受良好，可以逐渐递增。

2．选择合适的营养液，注意营养液的渗透压和脂肪含量。应从低浓度、小剂量开始，根据胃肠道的适应情况逐步递增。

3．对同时应用抗生素治疗者，可给予乳酸杆菌以帮助肠道正常菌群的恢复。

4．避免营养液在配置和操作过程中受到污染，营养液最好现配现用，配好后如暂时不用应放入 40℃左右的冰箱内保存，放置时间一般不超过 24h。

5．低蛋白血症者应先使用要素膳或静脉输注清蛋白，等小肠吸收能力恢复后再开始管饲。

6．根据季节和个体耐受性调节营养液的温度，一般在 37 ～ 40℃。

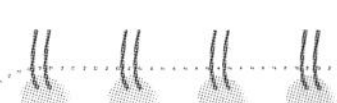

（三）预防误吸的护理措施

1．选择合适的体位。滴注肠内营养液时患者应该采取坐位、半卧位或床头抬高 30 ～ 45°，输注完毕后可继续保持该体位半小时。

2．连续输注肠内营养液者每间隔 4h，间断输注者在每次输注前抽吸并估计胃内残留量。若连续 2 次抽吸胃内残留量大于 100 ～ 150ml，应暂停输注，必要时加用胃动力药物。

3．原有呼吸道病变或误吸的高危患者，可选用放置在幽门以下的喂养管或经空肠内输注。

4．及时做好病情观察，每 4h 检查一次喂养管位置，以便及时了解喂养管有无移位。如果出现呛咳或呼吸急促等现象，应该考虑有误吸的可能。

5．如果患者在喂养过程中出现呛咳、伴有营养液样分泌物、心率加快、呼吸急促，要高度怀疑吸入性肺炎。应该立即停止输注肠内营养液，鼓励或刺激患者咳嗽，及时吸出气管内残留的液体，同时可遵医嘱使用抗生素防止肺部感染。

（四）及时发现及处理代谢并发症

可以通过密切监测检查，及时调整肠内营养方案、输注方式和喂养速度，预防并发症。

第二节　肠外营养支持

案例 9-2A

孙 ××，男，70 岁。因排便异常诊断为升结直肠癌，入院行升结直肠肿瘤切除术，术后第 8 天出现肠瘘，腹部稍隆，肠鸣音略亢进，腹部引流物为粪汁样液体，估计短时间内无法回正常进食。10 年前诊断为 2 型糖尿病。近 1 个月来体重下降 10kg。辅助检查白蛋白 27g/L，前白蛋白 0.05 g/L。

问题与思考：

该患者是否具备肠外营养营养支持指征？为什么？

一、概述

（一）肠外营养

胃肠外营养（parenteral nutrition，PN）又称肠外营养，是指通过静脉途径提供营养素，以达到维持机体代谢的要求。它可以分为完全胃肠外营养和部分胃肠外营养，其中完全胃肠外营养（total parenteral nutrition，TPN）是指从静脉途径供给患者每天所需的所有营养物质。

（二）适应证和禁忌证

1．适应证　当外科患者出现下列病症而不能充分利用胃肠道摄入营养时，可以考虑胃肠外营养支持。

（1）无法从胃肠道正常进食者，如短肠综合征、消化道先天性畸形、严重腹泻、肠瘘等。

（2）消化道需要休息或功能障碍者，如溃疡性结肠炎、消化道大出血、长期腹泻等。

（3）高代谢状态者，如严重烧伤、多发性创伤、大手术、脓毒症等。

（4）特殊病例，如中度 / 重度急性胰腺炎、急性肾衰竭。

（5）蛋白质能量营养不良者，如化疗或放疗等引起的严重呕吐、慢性胆道梗阻伴呕吐、幽门梗阻等。

2．禁忌证

（1）无明确治疗目的或已确定不可治愈而盲目延长治疗时间的患者。

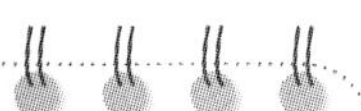

（2）胃肠道功能正常或可适应肠内营养者。

（3）患者一般情况良好，以及肠外营养时间少于 5d。

（4）原发病需要立即进行急诊手术者。

（5）心血管功能紊乱或严重代谢紊乱尚未控制或纠正者。

（6）预计发生肠外营养并发症的危险性大于其可能的收益者。

（三）实施途径

1．输注途径　输注途径包括周围静脉和中心静脉，其选择需要视病情、营养液组成、输液量及护理条件等而定。当短期（< 2 周）、部分营养支持或中心静脉置管和护理有困难时，可经周围静脉输注；但当长期、营养液渗透压> 900mOsm/L 时以选择中心静脉途径为宜。

2．输注方式

（1）全营养混合液（total nutrient admixture，TNA）输注法：将每天所需的营养物质在无菌条件下按次序混合输入由聚合材料制成的输液袋或玻璃容器内后再输注，以保证所提供营养物质的完全性和有效性。

（2）单瓶输注：在无条件以 TNA 方式输注时，可以用单瓶方式输注。但可因各营养素的非同步输入而造成某些营养素的浪费或负担过重，及其他并发症。不推荐使用。

二、常见的肠外营养制剂

（一）葡萄糖制剂

葡萄糖是肠外营养时主要的非蛋白质供能物质之一。成人每天葡萄糖需要量为 4 ～ 5g/kg 体重，一般占总能量的 50% ～ 60%。但由于机体代谢葡萄糖的能力有限，当供给过多或输入过快时，部分葡萄糖可以转化为脂肪沉积在肝上，加重肝的负担，因此每日葡萄糖的供给量不宜超过 300 ～ 400g。

（二）脂肪乳剂

脂肪乳剂的能量供给量占总能量的 20% ～ 30%，成人每天 1 ～ 2g/kg 体重，高代谢状态时可增加至 40% ～ 50%。临床常用的脂肪乳剂分为两类。一类是由 100% 长链三酰甘油（long chain triglyceride，LCT）构成，另一类则由 50% 中链三酰甘油（medium chain triglyceride，MCT）与 50%LCT 经物理混合而成（MCT/LCT）。LCT 能提供必需脂肪酸，但需要依赖肉毒碱进入线粒体，应激状态下由于肉毒碱水平下降可能导致 LCT 代谢障碍。MCT 不需要依赖肉毒碱即可进入线粒体氧化，不易在肝蓄积，但纯 MCT 不能提供必需脂肪酸，而且可能引起代谢性酸中毒和神经系统副作用。所以，将 MCT 和 LCT 按一定比例物理混合可以达到扬长避短的目的。目前脂肪乳剂大多制成等渗液，因而也适用于外周静脉营养。

（三）氨基酸溶液

氨基酸是用于合成机体蛋白质及其他生物活性物质的氮源。现有的复方结晶氨基酸溶液可归纳为两类：平衡型与非平衡型氨基酸溶液。平衡型氨基酸溶液中所含必需氨基酸与非必需氨基酸的比例符合人体基本代谢的需求，适用于多数营养不良患者；非平衡型氨基酸溶液的配方是针对某一疾病的代谢特点而设计的，兼有营养支持和治疗的作用，如用于治疗肝昏迷的高支链低芳香族氨基酸溶液、治疗肾衰竭的必需氨基酸溶液等。临床每天提供的氨基酸量一般为 1 ～ 1.5g/kg 体重，占总能量的 15% ～ 20%。

近年来，随着代谢理念的改变，不少营养学家开始重视和强调谷氨酰胺、精氨酸等个别氨基酸的应用。谷氨酰胺是人体含量最高的非必需氨基酸，是许多重要代谢反应中的底物和调节物质，也是氮和氨的转运者，但在严重感染、手术、创伤等应激状态下体内谷氨酰胺的量大大下降，从而影响多脏器的一些代谢功能。因此，在高代谢危重患者中谷氨酰胺又称为“条件必需氨基酸”。现已研制成功稳定的谷氨酰胺二肽制剂并用于临床。精氨酸能促进尿素形成，降

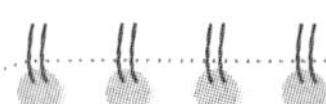

低血氨浓度，同时对免疫反应有多种作用，如促进生长素分泌和伤口愈合、改善 T 细胞增殖反应、促胸腺作用等。

（四）维生素和矿物质

1．维生素制剂　维生素每日需要量虽然很少，却至关重要，是参与调节物质代谢和维持人体内环境稳定所必需的营养物质。水溶性维生素在体内无储备，长期 TPN 时可通过常规提供多种维生素来预防其缺乏。脂溶性维生素在体内有一定的储备，但在应激状态或长期 TPN 者应常规补充以预防其缺乏。目前应用于 TPN 液中的维生素共有 13 种，包括 9 种水溶性维生素和 4 种脂溶性维生素。

2．电解质　对大多数 TPN 患者，应根据病情和代谢状态变化来决定电解质的补充量。在无额外丢失的情况下，电解质按正常需要量补充，如在有大量引流、呕吐、腹泻等情况下应相应增加。肝、肾、心脏功能障碍时应适当减少电解质的用量。

3．微量元素　对临床较具实际意义的微量元素包括锌、铜、铁、硒、铬、锰等。长期 TPN 时，应重视可能出现的微量元素缺乏问题。现已有商品化的复方微量元素制剂，基本可达到预防微量元素缺乏的目的。

三、完全胃肠外营养的并发症

（一）与导管相关的并发症

在静脉穿刺和营养液输注过程中，可能发生一些与导管有关的并发症。常见的有：①气胸；②血管神经损伤；③空气栓塞；④心脏、胸导管损伤；⑤导管内血栓形成；⑥导管错位或移位；⑦静脉炎、血栓形成；⑧纵隔损伤等。其中空气栓塞是一种严重的情况，可导致患者的死亡，气栓可发生在插管过程中，也可发生在更换输液管道时。

（二）感染性并发症

感染是 TPN 的常见并发症之一，主要包括导管性和肠源性感染。

1．导管性感染　感染源可来自导管的皮肤入口处、导管或输入的营养液，常见的病原菌为白色葡萄球菌、金黄色葡萄球菌和真菌，大肠埃希菌较少见。

（1）穿刺部位感染：一般于置管后数天或数周出现，表现为穿刺部位红肿、压痛。若处理不当，可成为全身性感染的原发灶，关键在于加强局部护理。

（2）导管性感染或败血症：常见原因为患者免疫力低下、静脉穿刺置管、局部护理和营养液配制时无菌操作技术不严。当临床出现难以解释的发热、寒战、反应淡漠或烦躁不安，甚至休克时，应怀疑有导管性感染或败血症。必须立即按无菌操作要求拔管，剪下导管尖端并采取周围血送细菌培养，同时做抗生素敏感试验。当导管与周围血培养结果（菌种）一致时，即为导管性败血症。拔管后立即建立周围通道，更换输液系统和营养液，根据病情选用抗生素。观察 12 ～ 24h 后，可按需要更换的部位重新穿刺置管。

2．肠源性感染　TPN 患者可因长期禁食、胃肠道黏膜缺乏食物刺激和代谢燃料、肠黏膜结构和屏障功能受损，通透性增加而导致肠内细菌和内毒素易位，并发全身性感染。故提倡尽可能应用肠内营养和经口饮食，或在应用肠外营养一段时间后，根据患者情况逐步过渡到肠内营养。另外，及时补充谷氨酰胺制剂也可以减少肠源性感染的发生。

（三）代谢方面的并发症

长期应用 TPN 时，如营养液配制或使用不当，可发生代谢性障碍。这组并发症中包括糖代谢紊乱、电解质紊乱和脂肪代谢紊乱等。常见的几种如下。

1．非酮性高糖高渗性昏迷　常见原因：①单位时间内输入过量葡萄糖；②胰岛素相对不足，临床主要表现为血糖升高、渗透性利尿、脱水、电解质紊乱、中枢神经系统功能受损，甚至昏迷。处理：①停输葡萄糖溶液或含有高糖的营养液；②输入低渗或等渗氯化钠溶液，内加

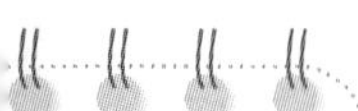

胰岛素，使血糖逐渐下降。但应注意避免血浆渗透压下降过快，以免引起急性脑水肿。

2．低血糖性休克　常由于突然停输高渗葡萄糖溶液或营养液中胰岛素含量过多所致。临床表现为心率加快，面色苍白、四肢湿冷、乏力，严重者出现休克症状。一经证实，推注高渗葡萄糖或输注含糖溶液即可缓解。较理想的预防方法是应用全营养混合液方式输注。

3．高脂血症或脂肪超载综合征　脂肪乳剂输入速度过快或总量过多可发生高脂血症。当临床出现发热、急性消化道溃疡、血小板减少、溶血、肝脾大、骨骼肌肉疼痛等症状时，应监测患者的脂肪廓清率。如果确定为脂肪超载综合征，应立即停止或延期使用脂肪乳剂。对长期应用脂肪乳剂的患者，最好定期做脂肪廓清试验以了解人体对脂肪的代谢、利用能力。

4．肝胆系统并发症　肝胆系统并发症主要包括胆汁淤积性肝炎、胆石症和肝功能衰竭。主要表现为肝酶谱异常、肝脂肪变性、胆汁淤积等，可能与长期禁食、配方不合适或胆碱缺乏有关。与 PN 相关的肝损害，一般经减少总能量摄入、调整葡萄糖与脂肪的比例、降低热氮比、更换氨基酸制剂或停用 TPN 1 ～ 2 周后得以逆转。

四、肠外营养支持的护理

（一）TPN 的一般护理

1．TPN 开始前应完善各项检查，做好心理护理。

2．认真做好置管护理，严格遵守操作程序，置管后 24h 内密切观察患者有无胸闷、呼吸困难、肢体活动障碍等症状，以确定有无并发症的发生，并要及时发现、及时处理。

3．观察患者全身情况，定期做好肝肾功能测定和营养状况的评估。

4．做好导管护理。加强导管局部护理，每天消毒导管的皮肤入口部位并更换敷料，注意观察穿刺点局部有无出血、渗血，以及红、肿、热、痛、脓性分泌物等炎症反应。同时应该每日更换输液外接系统，输液时保持通畅，避免导管受压、扭曲或滑脱。

5．维持水电解质平衡。计算并补充患者所需要的各种营养素，同时应在治疗过程中进行较系统和全面的监测，为早期发现和早期处理提供线索。已经有电解质紊乱的患者，应该先予以纠正，再给予 TNA 溶液。

（二）TPN 的合理配制和保存

1．配液前准备　配液前做好配液室、洁净台、操作人员的清洁、消毒工作；将所用药品、器械准备齐全，避免多次走动增加污染机会；按每一患者的需要量准备好各种液体，并分组放置；配液前再次洗手或戴无菌手套。

2．TNA 液的混合顺序

（1）将微量元素和胰岛素加入到氨基酸中。

（2）将磷酸盐加入到另一瓶氨基酸中。

（3）将电解质和水溶性维生素加入到葡萄糖中。

（4）将脂溶性维生素加入到脂肪乳剂中。

（5）将含有各种添加物的氨基酸液或葡萄糖液以三通路同时加入静脉营养输液袋。

（6）将脂肪乳剂、脂溶性维生素混合液最后加入静脉输液袋。

（7）排气，轻轻摇匀，注明床号、姓名及配制时间备用。

3．TNA 配制时的注意事项

（1）混合液中一般不能加入其他药物。

（2）钙剂和磷酸盐应分别加入不同的溶液中稀释，以免发生磷酸钙沉淀。

（3）电解质不应直接加入到脂肪乳剂中，以免引起脂肪颗粒的聚集和融合。

（4）加入的液体总量应该大于 1500ml。

(5) 配好的营养液最好现用现配，如果暂时不输注，应保存在4～8℃冰箱内，并在24h内输完。

小　结

营养支持的途径、方法的选择需要根据患者的具体情况而定。肠内支持与肠外支持各有优缺点，不同时期使用不同的营养支持方式。肠外营养过渡到肠内营养需要经历一个转变过程，这样可减少胃肠道负担，有利于恢复。在临床营养支持干预护理工作中，营养护士要注重输注途径的维护及并发症处理的方法。

思考题

答案链接14

1．对于肠内营养支持的并发症，护理工作注意事项有哪些？
2．对于肠外营养支持的并发症，护理工作注意事项有哪些？

（范　旻　刘均娥）

第十章　营养素的药理学研究与应用

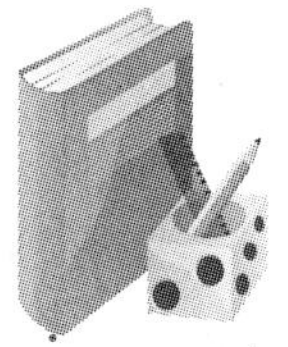

学习目标

通过本章内容的学习，学生应能够：

◎ 识记

复述药物 - 营养素相互作用的概念。

◎ 理解

概括药物、食物及营养素三者在机体的相互影响机制。

◎ 运用

在营养护理工作中，演示如何避免患者营养素的不合理使用。

第一节　营养素对药物的影响

一、概述

（一）药物 – 营养素相互作用

药物进入人体后，可不同程度地影响营养素的摄入、吸收、代谢与排泄，使营养价值发生改变；而食物及营养素也可对药物吸收、分布、代谢和排泄产生一定的影响，使药物的药效和不良反应增强或减弱。这种药物与营养素在体内彼此发生药动学和药效学变化的作用，或药物引起营养状态减低的现象，称为药物 - 营养素相互作用（drug-nutrient interactions）。

目前，临床上的营养医生和药师越来越关注此项研究，对患者所用的药物与食物及患者的营养状况进行密切观察监测，及时避免食物与药物之间的相互不利影响，并进行正确的药食配伍的患者宣传教育，指导患者安全合理地使用营养素，以达到有效防治疾病的目的。

二、营养素和其他食物成分对药物吸收的影响

膳食成分既可促进也可阻碍或减缓药物的吸收，如钙、镁、铁、锌等矿物质可与四环素类抗生素结合成不溶性物质，故服用土霉素、四环素、多西环素等药物的患者若同时摄入富含钙的牛奶或不溶性物质而影响药物的吸收。洋地黄类药物在胃肠道内有食物存在时吸收减慢。含上述元素的其他食物可妨碍药物的吸收。膳食纤维也可与某些药物结合而阻碍其吸收。高纤维膳食还影响那些随胆汁分泌，并经肠肝循环的药物的重吸收；而膳食脂肪可促进脂溶性药物如灰黄霉素等的吸收。

阿司匹林、巴比妥、左旋多巴、四环素、青霉素、氨茶碱等多数药物在饭前服用时吸收快、药效高；而硝呋妥因、普萘洛尔、肼屈嗪等在饭后服用时吸收完全。这是因为左旋多巴和青霉素在胃内停留的时间越长，有效成分就破坏得越多；而肼屈嗪、普萘洛尔等药物在胃内停留的时间越长，溶解到胃液里的药物成分就越多，其生物利用率也就越高。消化液的酸度也影

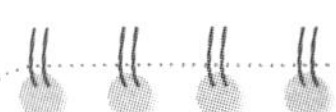

响药物的吸收。酸度较高时，可减少异烟肼和青霉素的吸收，但促进四环素的吸收。此外，阿司匹林、红霉素和青霉素等药物在酸性环境中易被破坏，故同时摄入柑橘、柠檬等酸性较强的食物可影响药效，甚至使之完全失效。茶叶中的鞣酸可与氯丙嗪、氨基比林、小檗碱、乳酶生、硫酸亚铁、四环素、红霉素等结合影响药物的吸收。常见的食物对药物的影响见表10-1-1。

表10-1-1　常见的食物对药物的影响

进食后延迟吸收的药物	进食后减少吸收的药物	食物促进吸收的药物
青霉素	土霉素	氢氯噻嗪
氨苄西林	四环素	氯噻嗪
头孢氨苄	奎尼丁，多西环素	螺内酯
头孢拉定	美他环素	灰黄霉素
克拉霉素	红霉素	普萘洛尔
依诺沙星	阿奇霉素	卡马西平
环丙沙星	利福平	地西泮
氧氟沙星	异烟肼	华法林
阿司匹林	氨苄西林	锂盐
对乙酰氨基酚	阿司匹林	维生素 B_2
阿莫西林	苯巴比妥	沙奎那韦
呋塞米	左旋多巴	酮康唑
奎尼丁	卡托普利	胺碘酮
西咪替丁	去羟肌苷	洛伐他汀
格列本脲	诺氟沙星	头孢呋辛
地高辛	伏立康唑	更昔洛韦
甲硝唑	茚地那韦	利福喷汀
磺胺类	扎鲁司特	伊曲康唑（胶囊剂）

三、营养素对药物代谢的影响

肝和其他组织中的药物代谢主要经过两个阶段。第一阶段是氧化过程，第二阶段是结合过程。前一阶段可活化某些药物，也可灭活某些药物；后一阶段是将氧化后的药物与其他物质结合成水溶性复合物以便排出体外。膳食营养因素主要影响氧化反应，而对于结合反应的影响目前还所知甚少。

由微粒体混合功能氧化酶催化的药物代谢反应可被药物本身诱导加速，也可被蛋白质以及十字花科蔬菜，如卷心菜、花茎甘蓝中的某些成分诱导加速。研究表明，高蛋白、低碳水化合物膳食可使血浆中氨基比林或氨茶碱的半衰期缩短约1/3，而进食含较多十字花科蔬菜的膳食时，能加快非那西汀等药物的清除。反之，低蛋白、高碳水化合物膳食，以及某些维生素和矿物质的不足都能降低药物代谢酶的活性，从而使药物代谢减慢、体内药物浓度的维持时间延长。因此在多数情况下，营养不足可使药物的作用增强。维生素 B_1 缺乏可加快某些药物的代谢，如加快炔雌甲醚的脱甲基反应等。

在饥饿时，微粒体混合功能氧化酶活性受影响，对氯霉素和磺胺嘧啶的清除速率减慢。但饥饿不影响其他药物的代谢。

锂被用于治疗躁狂型抑郁症，而钠对锂的排泄有很大影响。膳食中限钠可使服用锂盐的患者产生锂的蓄积和中毒，而增加钠的摄入量则可增加尿中锂的排出。咖啡因通过对肾脏的作用也可使锂的排泄增加，服锂盐的患者如停止喝咖啡可导致锂排泄减少而毒性增大。尿液的酸度也影响药物的排泄，如阿司匹林在酸性尿中被重吸收，而苯异丙胺则在碱性尿中被重吸收。

洋地黄的强心作用与抑制钠 - 钾泵有关，膳食中钾摄入量低或长期腹泻失钾过多的患者容易发生洋地黄中毒。

五、饮酒对药物代谢的影响

饮酒对药物代谢的急性作用是乙醇可抑制药物代谢酶的活性，如取代药物与细胞色素P450结合、降低NADPH（还原型辅酶Ⅱ）的可利用程度，以及干扰提供药物氧化内环境的生物膜等。长期饮酒对药物代谢的影响是增强药物的毒性和副作用，如镇痛药、麻醉药、抗血凝药、抗惊厥药、抗组胺药、抗微生物药、镇静药等可因饮酒而增大毒副作用。事实上，任何药物的毒副作用都有可能因饮酒而被增强。

膳食对药物吸收和代谢的影响是多方面的。应尽量从有利于药物的吸收、药效的发挥，以及减少毒副作用诸方面来考虑服药者的膳食。为安全起见，至少在服药期间不要饮酒。有些药物还应注意饭前或饭后服用的时间顺序。

第二节　药物对营养素的影响

一、药物对食欲的影响

食欲的调控机制非常复杂，色、香、味的感觉，食物的需要程度都和食欲有关。体内的去甲肾上腺素、阿片样肽、胰腺多肽、生长激素释放因子、γ- 氨基丁酸等能刺激食欲增加，而多巴胺、肾上腺素、5- 羟色胺、神经紧张素、降钙素、促肾上腺皮质激素释放因子、缩胆囊肽、生长激素释放抑制因子、高血糖素等能抑制食欲。

目前对药物引起厌食的作用机制了解还较少。据研究，苯异丙胺、芬氟拉明（食欲抑制剂）和盐酸苯丙醇胺等药物可作用于中枢神经系统，使其释放一些使人产生饱腹感的神经递质，也有报道认为这些药物有降低体重固定平衡点的作用。利尿药乙氧苯唑胺等也有抑制食欲的作用。动物实验发现这些药物能降低体重，用于人类减肥却有争议。一些研究认为这些药物有降低人体体重的作用，另一些研究认为不但无用，而且还有其他危害。例如长期使用盐酸苯丙醇胺未见减肥效果，却有不少副作用，可引起头痛、恶心、高血压、脑卒中等。目前有人研究用麻醉药拮抗剂如纳洛酮（抗吗啡中毒药）等来阻断脑组织中内啡肽的刺激食欲作用，但用于减肥的可能性尚在研究之中。

另一些药物可增强食欲，如肾上腺皮质激素类药物、碳酸锂、氯氮䓬、地西泮等。

二、药物对营养素吸收的影响

一些药物对营养素的吸收有阻碍作用，其作用方式包括药物对肠道内营养素的直接作用，改变胃肠功能如胃肠内pH、胆酸活性、胃肠道转运时间、肠道吸收机制，药源性肠病等。

氢氧化铝可与膳食中的磷酸根结合，形成不溶性的磷酸铝而使磷不能被吸收。过度使用含铝的抗酸药可造成体内磷酸盐耗竭综合征。碳酸氢钠等抗酸药可升高胃肠内 pH，从而影响膳食中非血红素铁的吸收。抗酸药还不利于硫胺素的稳定，长期服用时易导致硫胺素缺乏。考来烯胺和降胆宁可阻止胆汁酸在肠道的重吸收，促进胆固醇向胆汁酸转化，从而降低血液胆固醇含量。这些药物同时也降低胆汁酸的活性，因而会引起脂肪、脂溶性维生素、维生素 B_{12} 及叶酸的吸收障碍。给断奶大鼠考来烯胺可使其体重增重减少，而同时补充维生素 A 的大鼠增重仍正常，提示考来烯胺可造成维生素 A 缺乏。故给予考来烯胺和考来替泊这类药物时，需要补充这些维生素制剂。导泻药缩短食物在肠道内的停留时间，可影响碳水化合物、蛋白质、钙、钾等营养素的消化吸收。用于治疗痛风的秋水仙碱对肠道吸收转运机制有影响，可使氨基酸、脂肪酸、钠、钾吸收减少；而对氨基水杨酸等可阻碍维生素 B_{12} 的肠道转运。某些抗生素如新霉素等可损害肠黏膜并沉淀胆汁酸，也影响营养素的吸收。大量应用广谱抗生素会破坏肠道中产生维生素 K 的正常菌群，使可吸收的维生素 K 减少，从而引起维生素 K 的缺乏。总之，在营养素或是食物的营养下，有的药物吸收增多或是变快，有些则减少或变慢，在服药时应考虑到这一点。引起营养素吸收不良的常见药物见表 10-2-1。

表10-2-1　引起营养素吸收不良的常见药物

药物	类型	损失的营养素	机制
液状石蜡	泻药	胡萝卜素、脂溶性维生素、钙、磷	溶解营养素并使之丢失
酚酞	泻药	维生素 D、钙	肠蠕动加快，肠壁完整性破坏
考来烯胺	调脂药	脂肪、脂溶性维生素、铁	与胆汁酸和营养素结合而减少吸收
对氨基水杨酸	抗结核药	脂肪、叶酸、维生素 B_{12}	阻碍肠黏膜吸收维生素 B_{12}
柳氮磺吡啶	抗生素	叶酸	阻碍叶酸的肠黏膜吸收
甲氧苄啶	抗菌增效剂	叶酸	抑制二氢叶酸还原酶
氨苯蝶啶	利尿药	叶酸	抑制二氢叶酸还原酶
碳酸氢钠	抗酸药	叶酸	阻碍叶酸的肠黏膜吸收
二甲双胍	口服降糖药	维生素 B_{12}	阻碍肠黏膜吸收维生素 B_{12}
秋水仙碱	抗痛风药	维生素 B_{12}、胡萝卜素、脂肪	阻碍胃肠黏膜摄取，肠结构缺陷，酶形成障碍
苯妥英钠	抗癫痫药	维生素 D、叶酸	加速维生素 D 代谢、拮抗叶酸
阿司匹林	解热镇痛药	维生素 C、叶酸、铁	胃肠黏膜破坏，减少吸收
香豆素	抗凝药	维生素 K	竞争性拮抗作用
氨甲蝶呤	抗肿瘤药	叶酸、钙	限制叶酸代谢，阻碍钙自小肠吸收
氯化钾	电解质类药	维生素 B_{12}	降低肠 pH

三、药物对营养素代谢的影响

抗癫痫药物巴比妥类或苯妥英钠（大仑丁）可激发酶系统，使维生素 D 的代谢加速而缩短其半衰期，引起儿童佝偻病和成人骨软化症。这些抗癫痫药还抑制维生素 K 的合成，干扰维生素 B_{12} 的代谢并可造成叶酸缺乏状态。孕妇服用苯妥英钠或巴比妥类药物可引起叶酸和维生素 K 的缺乏，导致新生儿先天畸形和凝血障碍。苯妥英钠引起的继发性骨软化症在补充维生素 D 的同时还需要补充维生素 K，因为骨质中钙代谢所需要的某些蛋白质的合成有赖于维生素 K 的存在。氨甲蝶呤、氨苯蝶啶、乙氨嘧啶等药物是叶酸的拮抗剂，它们与二氢叶酸还原酶结合在一起，阻止四氢叶酸的合成，故也可造成叶酸的缺乏。抗凝药双香豆素、华法林等是维生素 K 的拮抗剂，有对抗维生素 K 的作用。异烟肼可与维生素 B_6 结合，使之失去活性，造成维生素 B_6 缺乏状态和周围神经炎。所以服用异烟肼者应同时补充维生素 B_6。肼屈嗪也是维生素 B_6 的拮抗剂，长期服用可造成周围神经炎。有些研究认为口服避孕药会降低血中维生素 B_6 和锌的水平，其机制和意义目前尚不清楚。长期接触麻醉剂氧化亚氮可引起巨红细胞症和脊神经病变，与典型的维生素 B_{12} 缺乏症相似，可能由于氧化亚氮与维生素 B_{12} 中的钴结合并使其失去活性所致。一些抗高血压药可干扰脂肪和糖的代谢，引起高脂血症，并使糖耐量降低。β 受体阻断药能升高血中三酰甘油浓度，并降低高密度脂蛋白胆固醇的浓度。噻嗪类利尿药可降低葡萄糖耐量，升高血清低密度脂蛋白胆固醇浓度。螺内酯降低血清高密度脂蛋白胆固醇和血清胰岛素水平。

四、药物对某些特殊食物成分代谢的影响

1．酪胺反应　单胺氧化酶抑制剂苯环丙胺、苯乙肼等药物可提高情绪，用来治疗忧郁症。正常情况下，肝、肠中的单胺氧化酶可将膳食中的酪胺、多巴胺等能使血管收缩、血压增高的物质转化成可溶性物质，经尿液排出体外。但服用单胺氧化酶抑制剂或具有阻断单胺氧化酶作用的抗肿瘤药丙卡巴肼（甲基苄肼）后，可使酪胺、多巴胺等未经脱氨就进入血循环，从而诱发酪胺反应，表现为头痛、恶心、脸色苍白、严重高血压，甚至危及生命。因此，服用上述药物的患者应避免摄入富含酪胺、多巴胺的食物，如奶酪、啤酒、葡萄酒、香肠、咸鱼干、鸡肝、蚕豆、茄子、葡萄干、香蕉等。

2．戒酒硫反应　戒酒硫可抑制乙醛脱氢酶，使乙醇的代谢产物乙醛不能被氧化而引起恶心呕吐，这就是用戒酒硫治疗嗜酒的药理基础。服用戒酒硫后严禁饮酒，否则就会在 15min 内发生严重头痛、脸红、恶心呕吐、血压下降、视物模糊、全身无力等症状，称为戒酒硫反应。戒酒硫反应系由乙醛引起，又称乙醛综合征。服用甲硝唑、氯磺丙脲等药物后饮酒也可发生类似反应。

此外，服用氯磺丙脲等磺酰脲类降糖药后饮酒，还可诱发胰岛素快速释放，引起低血糖反应。

五、药物对营养素排泄的影响

肾上腺皮质激素和性激素类药物可增加尿中氮和锌的排出，延缓伤口的愈合。补充锌可改善此种情况。这些激素类药物还增加尿钾排出，引起肌肉无力等症状。

抗忧郁症的药物碳酸锂可促进钙的排泄而使骨钙减少。

许多药物和营养素是与血浆蛋白结合而转运的。阿司匹林可竞争性地置换与血浆白蛋白结合的叶酸，导致叶酸排泄增加。

抗结核病药环丝氨酸每日服用 0.8g 时维生素 B_6 排出量就会增加，更大的剂量还可引起瘙痒、痉挛等反应，给予维生素 B_6 可纠正。

利尿药呋塞米等可增加尿中钙、镁、锌的排出，噻嗪类利尿药可增加尿中钾、镁、锌和核黄素的排出，长期用药时，有 20% ~ 25% 的患者血清中钾低于正常值。一般而言，药物和营养素相互作用的临床表现是不明显的，多数情况下只有实验室检查才能发现。短期的药物治疗不易引起营养方面的问题，而用药时间越长，所用的药物越多，药物和营养之间相互作用所产生的影响也就越大。尤其是老年人、孕妇和儿童，对药物的毒副作用较为敏感，更应注意药物与营养素的相互作用，及其所产生的可能危害。

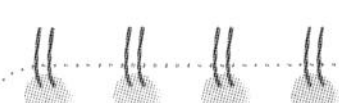

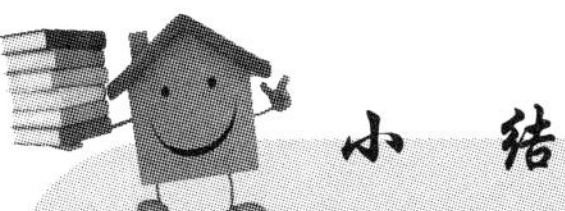

小　结

药物与营养素的相互作用于20世纪70年代以后逐渐被认识。药物进入人体后，除发生一般的治疗作用和毒副作用以外，还可能对人体的营养状况发生某些作用，如妨碍或促进营养素的吸收、拮抗某些营养素的生物学功能，改变人体对营养素的需要量等。另一方面，人体的营养状况和膳食中的营养素也会对进入人体的药物发生某些作用，如影响药物的吸收和代谢，特殊情况下还可使药物的毒性增大或药物失效。这种营养素和药物在体内发生影响彼此的作用和效应的现象，称为营养素和药物的相互作用。药物之间的相互作用及由此产生的药物禁忌早已为人们所重视。

思考题

对患者所用的药物与食物及患者的营养状况进行密切观察监测，及时避免食物与药物之间的相互不利影响，其意义是什么？

（范　旻　赵卫伟）

答案链接 15

第十一章　食品安全

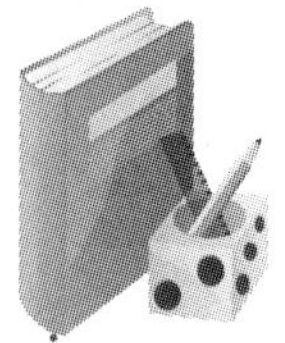

学习目标

通过本章内容的学习，学生应能够：

◎ **识记**

复述食品污染的种类及特点，食源性疾病的概念，食物中毒的概念及发病特点，保健食品、特殊膳食用食品概念及适用人群、各类食品的安全问题。

◎ **理解**

概括食品添加剂、转基因食品的种类及利弊。

◎ **运用**

诊断各食源性疾病的病因。

运用食品安全的理论知识对患者进行食品安全健康宣教。

食品安全指食品无毒、无害，符合应当有的营养要求，对人体健康不造成任何急性、亚急性或者慢性危害。食品安全是一个相对和动态的概念，会随着社会的进步和发展长期与人类共存，今天认为是安全的食品，明天可能发现有不安全的因素，同样，今天认为是不安全的食品成分，明天可以用新的技术将其变得安全。食品安全问题世界各国都存在，不是中国特色，无论从政府角度还是科学的角度都看不出什么时候会消除食品安全问题，但各国社会发展阶段不同，面临的食品安全问题不同。为保证门诊及住院患者的食品安全，防范食品安全事故的发生，做好食源性疾病的护理工作，保障公众身体健康和生命安全，了解和掌握一些食品安全知识很有必要。

第一节　食品污染

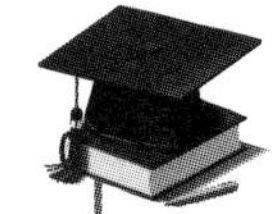

案例 11-1A

国家市场监督管理总局（原国家食品药品监督管理总局）2014 年第 40 号公告（节选）

……现将抽检结果公布如下：

本次监督抽检涉及 20 类食品（略）和食品添加剂，覆盖全国 4996 家企业，抽检样品共计 8429 批次。……本次抽检的肉及肉制品主要包括熏烧烤肉制品，熏煮香肠与火腿制品，速冻调制肉制品，酱卤肉制品、熟肉干制品，腌腊肉制品，畜禽内脏和畜禽肉等 7 类食品。抽检项目包括肉及肉制品中镉、山梨酸、亚硝酸盐、苯甲酸、诱惑红、菌落总数等 38 个指标。共抽检肉及肉制品样品 1255 批次，覆盖 28 个生产省份的 518 家企业。其中：……抽检熏烧烤肉制品 89 批次，不合格样品数为 9 批次，样品不合格率为 10.11%，检出不合格的项目为苯并（α）芘、菌落总数……

请问国家市场监督管理总局为什么把抽查重点放在肉及肉制品上？为什么要抽检菌落总数等项目？

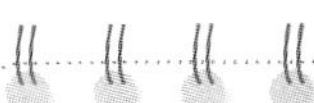

一、概述

食品污染是指食品受到有害物质的侵袭，致使食品的质量安全性、营养性和（或）感官性状发生改变的过程。

参照《中华人民共和国食品安全法》，本章所述食品指各种供人食用或者饮用的成品和原料，以及按照传统既是食品又是药品的物品，但是不包括以治疗为目的的物品。食品本身一般不含有害物质或含量极少，在生产、加工、储存、运输和销售的过程中有很多污染的机会，会受到多方面的污染，污染后有可能引起具有急性短期效应的食源性疾病或具有慢性长期效应的长期性危害。一般情况下，常见的主要食品安全问题均由这些污染物所引起。食品污染的种类按其性质可分为三类。

1．生物性污染　食品的生物性污染包括微生物、寄生虫和昆虫的污染。主要以微生物污染为主，微生物污染危害较大，主要为细菌和细菌毒素、真菌和真菌毒素。病毒污染包括肝炎病毒、脊髓灰质炎病毒和口蹄疫病毒等，其他病毒一般不易在食品上繁殖。

2．化学性污染　食品的化学性污染来源复杂，种类繁多。主要有：

（1）来自生产、生活和环境中的污染物，如农药、兽药、有害金属、多环芳烃化合物、N-亚硝基化合物、杂环胺、二噁英、三氯丙醇等。

（2）接触食品容器、包装材料及运输工具等，溶入食品中的有害物质。

（3）在食品加工、储存中产生的物质，如酒类中有害的醇类、醛类等。

（4）滥用食品添加剂等。

（5）掺假、制假中加入的物质。

3．物理性污染　食品的物理污染主要是复杂的非化学性杂物。主要有：

（1）来自食品生产、储存、运输销售中的污染物，如粮食收割中混入的草籽、食物运销过程中的灰尘和苍蝇等。

（2）食品掺假中加入的物质，如粮食中掺入的沙石、肉中注入的水、奶粉中掺入的糖。

（3）食品的放射性污染主要来自放射性物质的开采、冶炼、生产、应用及意外事故。

二、食品的生物性污染

（一）食品的细菌污染

食品中的细菌（简称食品细菌）及由此引起的腐败变质是食品安全中最常见的有害因素，食品细菌分：①致病菌；②条件致病菌；③非致病菌。

评价食品的细菌污染常用菌落总数和大肠菌群最近似数表示。

1．菌落总数　是指被检测样品单位重量（g）、单位容积（ml）或单位表面积（cm^2）内，所含能在严格规定的条件下（培养基、pH、培养温度与时间、计数方法等）培养所生长的细菌菌落总数，以菌落形成单位（colony forming unit，CFU）表示。我国食品卫生标准中规定了各类食品的菌落总数最高允许限量，以保证食品安全。

2．大肠菌群最近似数　食品中大肠菌群的数量一般相当于100g或100ml食品中的可能数来表示，简称大肠菌群最近似数。食品中检出大肠菌群，表明食品曾受到人或动物粪便污染。但冷冻食品未必适用，近年来有研究用肠球菌（即粪便链球菌）作为水产品和冷冻食品粪便污染指示菌。

（二）食品的真菌与真菌毒素污染

与食品安全关系密切的真菌大部分属于半知菌纲中曲霉菌属、青霉菌属和镰刀霉菌属。真菌污染食品可降低食品的食用价值，每年全世界平均至少有2%的粮食因为霉变而不能食用，如在食品或饲料中产毒可引起人畜霉菌毒素中毒。

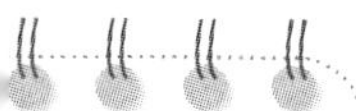

1．真菌的产毒条件　影响真菌产毒的条件主要是食品基质中的水分、环境温度和湿度及空气流通情况。

2．主要产毒真菌　只有部分真菌中的部分毒株可以产毒。

3．真菌污染食品的评定　主要从两个方面进行：①真菌污染度，即单位重量或容积的食品污染真菌的量；②食品中真菌菌相的构成。

4．真菌毒素　目前已知的有200多种，与食品安全关系密切的有黄曲霉毒素、赭曲霉毒素、杂色曲霉素、烟曲霉震颤素、单端孢霉烯化合物、玉米赤霉烯酮、伏马菌素，以及展青霉素、桔青霉素、黄绿青霉素等。

（三）食品腐败变质

食品的腐败变质是指食品在一定环境因素影响下，由微生物引起食品成分和感官性状发生改变，并失去食用价值的一种变化。

1．食品腐败变质的原因

（1）食品本身的组成和性质：动植物食品本身含有各种酶类，在适宜温度下，酶类活动增强，使食品发生各种改变，如新鲜的肉和鱼的后熟，粮食、蔬菜、水果的呼吸作用。这些作用可引起食品组成成分分解，加速食品的腐败变质。

（2）环境因素：主要有气温、气湿、紫外线和氧等。

（3）微生物：起主要作用，除一般食品细菌外尚包括酵母与真菌，但一般情况下细菌常占优势。

2．食品腐败变质的鉴定指标　食品腐败变质实质上是食品中营养成分的分解过程，其程度常因食品及微生物的种类和数量等而异，其鉴定一般从感官、物理、化学和微生物等四个方面进行。

（1）蛋白质的腐败变质：肉、鱼、禽、蛋和大豆制品等富含蛋白质的食品，主要以蛋白质分解为主。蛋白质在微生物酶的作用下，先分解为氨基酸，再通过脱羧基、脱氨基、脱硫作用，形成多种腐败产物。如在脱羧酶的作用下，组氨酸、酪氨酸、赖氨酸、鸟氨酸脱羧分别生成组胺、酪胺、尸胺和腐胺，后两者均具有恶臭味；在脱氨基酶的作用下，氨基酸脱去氨基而生成氨，脱下的氨基与甲基构成一甲胺、二甲胺和三甲胺。色氨酸可同时脱羧、脱氨基形成吲哚及甲基吲哚，均具有粪臭味。含硫氨基酸在脱硫酶的作用下，脱硫产生恶臭的硫化氢。

（2）脂肪的腐败变质：食用油脂与食品脂肪的酸败受脂肪酸饱和程度、紫外线、氧、水分、天然抗氧化物质以及食品中微生物的解脂酶等多种因素影响。食品中的中性脂肪分解为甘油和脂肪酸，脂肪酸可进一步断链形成酮和酮酸，多不饱和脂肪酸可形成过氧化物，进一步分解为醛和酮酸等羧基化合物，有“哈喇味”。脂肪分解早期酸败时，首先是过氧化值上升；其后由于生成各种脂肪酸，油脂酸度（酸价）增高。过氧化值和酸价是脂肪酸败的常用指标。脂肪分解时，其固有碘价（值）、凝固点（熔点）、比重、折光系数、皂化价等也发生明显改变，也是油脂酸败较为敏感的指标。

（3）碳水化合物的腐败变质：含碳水化合物较多的食品在细菌、真菌所产生的相应酶作用下发酵或酵解，生成双糖、单糖、有机酸、醇、羧酸、醛、酮、二氧化碳和水，食品的酸度升高，并带有甜味、醇类气味等。

3．食品腐败变质的控制措施

（1）低温防腐：低温可以抑制微生物的繁殖，降低酶的活性和食品内化学反应的速度，但并不能杀灭微生物，也不能将酶破坏，因此，食品质量变化并未完全停止，保藏时间有一定期限。

（2）高温灭菌防腐：食品经高温处理，可杀灭其中绝大部分微生物，并可破坏食品中的酶类；如结合密闭、真空、迅速冷却等处理，可有效地控制食品腐败变质，延长保存时间。

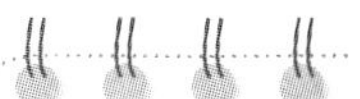

（3）脱水与干燥防腐：将食品水分含量降至一定限度以下，微生物则不易生长繁殖，酶的活性也受抑制，例如，预防细菌繁殖，食品水分含量应降至10%以下；预防真菌、酵母繁殖应降至13% ~ 16%以下、20%以下，从而防止食品腐败变质。冰冻干燥是将食物先低温速冻，使水分变为固体冰，然后在较高的真空度下，使固态变为气态而挥发。食用时加水复原，可恢复到原有的形状和结构。

（4）提高渗透压防腐：常用的有①盐腌法；②糖渍法。

（5）提高氢离子浓度防腐：pH4.5以下，大多数细菌不能正常发育，提高氢离子浓度的方法有醋渍和酸发酵等，醋渍法是向食品内加食醋，酸发酵法是利用乳酸菌和醋酸菌等发酵产酸来防止食品腐败，多用于各种蔬菜。

（6）添加化学防腐剂：化学防腐剂可抑制或杀灭食品中引起腐败变质的微生物，使用应限于我国规定允许使用的几种，如苯甲酸及其钠盐、山梨酸及其钠盐、亚硫酸及其盐类，以及对羟基苯甲酸酯类等。

（7）辐照保藏防腐：食品辐照保藏是20世纪40年代开始发展起来的一种新的保藏技术，主要利用 ^{60}Co、^{137}Cs 产生的 γ 射线及电子加速器产生的电子束作用于食品，进行灭菌、杀虫、抑制发芽，从而达到食品保鲜并延长食品保存期限的目的。

三、食品的化学性污染

1．残留农药　农药的大量和广泛使用可通过食物、水、空气和皮肤接触等途径对人体造成多方面的危害，还会对环境造成严重污染，使环境质量恶化，物种减少，生态平衡破坏。

2．残留兽药　兽药残留对人体健康的危害：包括毒性作用、过敏反应和变态反应、细菌耐药性、菌群失调、“三致”作用、激素的副作用。

3．有害金属　金属元素可以通过食物、饮水、呼吸道和皮肤接触等途径进入人体，其中部分在较低摄入量的情况下对人体即可产生明显的毒性作用或潜在危害。

4.N—亚硝基化合物污染　N—亚硝基化合物是对动物具有较强致癌作用的一类化学物质，已研究的有300多种亚硝基化合物，其中90%具有致癌性。

5．多环芳香族化合物污染　多环芳香族化合物动物的致癌性是肯定的，多项流行病学研究资料显示，人类摄入多环芳族化合物与胃癌发生率有相关关系。

6．杂环胺污染　在烹饪的肉和鱼类中发现的杂环胺是在高温下由肌酸、肌酐、某些氨基酸和糖形成的。主要可诱发小鼠肝肿瘤，也可诱发出肺、前胃和造血系统的肿瘤等。

7．氯丙醇　可引起某些实验动物肿瘤，并造成肾和生殖系统损伤。

8．丙烯酰胺　易污染淀粉含量较高的食品，具有潜在的神经毒性、遗传毒性和致癌性。

9．多氯联苯污染　多氯联苯（PCB）又称氯化联苯，为高毒性化合物，有致癌作用。长期接触能引起肝损害和痤疮样皮炎。

四、食品的放射性污染

绝大多数动、植物性食品中都不同程度的含有天然放射性物质，亦即食品的放射性本底。环境中人为的放射性核素污染主要来源于核爆炸、核废物的排放、意外事故。环境中的放射性核素可通过食物链向食品中转移。人为污染的放射性核素主要有 ^{131}I、^{90}Sr、^{89}Sr、^{137}Cs。对人体的危害主要是放射性物质对人体内各种组织、器官和细胞产生的低剂量长期内照射效应，主要表现为对免疫系统、生殖系统的损伤和致癌、致畸、致突变作用。

五、食品容器、包装材料设备的食品安全

目前我国已制订的食品容器、包装材料卫生标准有6类38种。某些高分子食品容器、包

装材料在生产加工过程中需要加入加工助剂，我国容许使用的助剂共有 17 类 57 种。

1．塑料及其制品的安全　塑料是由大量小分子的单位通过共价键合成的高分子化合物。其中单纯由高分子聚合物构成的称为树脂，而加入添加剂以后就是塑料。

2．橡胶的食品安全　橡胶主要通过瓶盖、垫片、垫圈、婴儿奶嘴、高压锅圈等，以及食品工业中应用的橡胶管道接触食品。这些制品可接触各类食品，包括含油食品、乙醇饮料，因此对其有无有害溶出物值得重视。

3．涂料的食品安全　一般涂料是由高分子成膜物质和助剂组成。涂料涂覆后形成一层高分子膜，用来防止罐头听内壁、食品容器、工具，以及存放白酒、啤酒的大型储存池内壁与食品接触而受到腐蚀。由于涂料直接接触食品，必须防止涂料中某些有害成分被溶出而进入食品中。

4．陶瓷和搪瓷的食品安全　陶瓷和搪瓷容器是由黏土、长石、石英等混合烧成素色胎后，再涂上陶釉或瓷釉的釉药烧结而成。釉中的主要成分为各种金属盐类，为了加快煅烧过程，常在釉料中加入铅盐以降低其熔点。陶瓷和搪瓷器具烧制过程中的最后一步需要加彩料烧结。彩料多为无机颜料，许多含有害重金属，如铅、镉、锑、锌等，遇酸性食物易被溶出。

5．铝制品的食品安全　主要的卫生问题在于回收铝的制品，原因是其含有的杂质种类常较多（常见的有锌、镉和砷）。

6．不锈钢的食品安全　不锈钢的食品安全问题以控制铅、铬、镍、锡和砷为主。

7．玻璃制品的食品安全　玻璃制品的原材料为二氧化硅，毒性小，但应注意原材料的纯度，在 4% 醋酸中溶出的金属主要为铅。高档玻璃器皿（如高脚酒杯）制作时，常加入铅化合物，其数量有的可达玻璃重量的 30%，是较突出的卫生问题。

8．包装纸的食品安全　包括 4 个方面①荧光增白剂；②废品纸的化学性污染和微生物污染；③浸蜡包装纸中多环芳烃化合物；④彩色或印刷图案油墨的污染等。

9．复合包装材料的食品安全　为使包装食品可以经高温杀菌，延长保存期，并有良好密封性能，保持食品的色、香、味，从而采用复合包装。

10．食品用工具设备的食品安全　食品用工具设备是指食品在生产经营过程中接触食品的机械、管道、传送带、容器、用具、餐具等。随着化学工业与食品工业的发展，新的包装材料已越来越多，在与食品接触时，某些材料的成分有可能迁移于食品中，造成食品的化学性污染，给人体带来危害。

六、食品添加剂

1．食品添加剂的含义及分类　食品添加剂指为改善食品品质和色、香、味，或为防腐、保鲜和加工工艺的需要，而加入食品中的人工合成或者天然物质，是构成现代食品工业的重要因素。

按来源可将食品添加剂分为天然和人工合成食品添加剂：天然食品添加剂主要是来自动、植物组织或微生物的代谢物，一般不含有害物质，但目前品种较少，价格较高；人工合成食品添加剂是化学合成物质，品种比较齐全，价格低，使用量较少，但其毒性一般大于天然的食品添加剂，特别是质量不纯或用量过大时容易造成对机体的危害。

2．食品添加剂的食品安全问题　随着试验方法的发展，当前国内外食品添加剂不断出现新的问题。目前认为在食品添加剂中存在的卫生问题有以下四个方面：①急 / 慢性中毒；②引起变态反应；③体内蓄积问题；④转化产物问题。

3．常见的食品添加剂

（1）防腐剂。

（2）抗氧化剂。

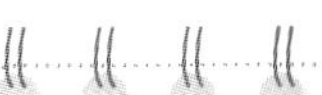

(3) 护色剂。
(4) 漂白剂。
(5) 呈味剂。
(6) 着色剂。

第二节 食源性疾病

案例 11-2A

国家卫计委办公厅关于征求拟批准养殖红鳍东方鲀和养殖暗纹东方鲀为新食品原料意见的函（国卫办食品函〔2014〕299 号）

根据《中华人民共和国食品安全法》和《新食品原料安全性审查管理办法》的规定，经审查，拟批准养殖红鳍东方鲀和养殖暗纹东方鲀为新食品原料。现公开征求意见，截止时间为 2014 年 5 月 30 日。

请问为什么卫计委批准养鱼还要征求意见？您觉得应该批准吗？为什么？

知识拓展链接 7

一、概述

食品安全事故指食物中毒、食源性疾病、食品污染等源于食品，对人体健康有危害或者可能有危害的事故。

食源性疾病指食品中致病因素进入人体引起的感染性、中毒性等疾病。食源性疾病的病原物可概括为生物性、化学性和物理性三大类。食源性疾病包括最常见的食物中毒、食源性肠道传染病、食源性寄生虫病、食源性变态反应性疾病、暴饮暴食引起的急性胃肠炎、酒精中毒，以及由食物中有毒、有害污染物引起的中毒性疾病。

食物中毒指食用了被有毒有害物质污染或者含有毒有害物质的食品后，出现的急性、亚急性疾病。食物中毒的发病特点：①食物中毒的发生与摄取某种食物有关；②发病潜伏期短，来势急剧，呈暴发性；③所有中毒患者的临床表现基本相似；④一般无人与人之间的直接传染。食物中毒的流行病学特点表现为原因分布、食品种类分布、季节性和地区性分布方面的特征。

二、细菌性食源性疾病

1. **沙门菌食物中毒**　临床前驱症状有寒战、头晕、头痛、食欲减退，主要症状为恶心、呕吐、腹痛、腹泻及高热。

2. **葡萄球菌食物中毒**　临床主要症状为恶心、剧烈而频繁的呕吐，同时伴上腹剧烈疼痛，腹泻为水样便，体温一般正常。

3. **副溶血性弧菌食物中毒**　临床主要症状为上腹部阵发性绞痛，继而腹泻，可出现洗肉水样血水便。多数患者在腹泻后出现恶心、呕吐。

4. **变形杆菌食物中毒**　在临床上主要表现为恶心、呕吐、发热、头痛、乏力、脐周边阵发性剧烈腹痛、腹泻水样便，常伴有黏液、恶臭。多在 24h 内恢复，一般预后良好。

5. **肉毒梭菌食物中毒**　临床上以对称性颅脑神经受损的症状为特征，表现为眼睛功能降低、咽部肌肉和呼吸肌麻痹的症状，并常因呼吸衰竭而死亡。

6. **蜡样芽胞杆菌食物中毒**　临床表现有①呕吐型中毒：呕吐的发生机制与葡萄球菌肠毒素致呕吐的机制相同。中毒者以呕吐、恶心、腹痛为主要症状；②腹泻型中毒：腹泻毒素可通过激活肠黏膜细胞膜上的腺苷酸环化酶，使黏膜细胞分泌功能改变而引起腹泻。

三、真菌性食源性疾病

1．赤霉病毒食物中毒　主要发生在长江中下游地区，赤霉病毒的病原菌为镰刀菌，食后10 ～ 30min内出现恶心、头昏、腹痛、呕吐、全身乏力，少数伴有腹痛、流涎、面色潮红。严重者可有呼吸、脉搏、体温及血压波动；四肢酸软，步态不稳（醉谷病）。一般停止食用病毒后1 ～ 2d即可恢复，未见死亡报道。

2．霉变甘蔗中毒　多见于儿童，病情常较严重，甚至危及生命。发病初期为消化功能紊乱，恶心、呕吐、腹泻，后出现神经症状，头晕、头痛、复视等。严重者发生抽搐，四肢强直、内旋、手呈鸡爪状，瞳孔散大，口吐白沫，昏迷，常死于呼吸衰竭，死亡率可达50%。

3．霉变甘薯中毒　甘薯贮藏不当可引起霉变（黑斑），食用后可引起人畜中毒。

四、动（植）物性食源性疾病

1．四季豆与豆浆中毒　生豆浆加热不彻底，饮用后可造成中毒。

2．木薯中毒　生食木薯或食用前未经合理加工处理，可引起中毒。木薯中毒是因为群众不了解木薯的毒性，生食或食用未煮熟的木薯，或喝洗木薯的水、煮木薯的汤而中毒。

3．发芽马铃薯中毒　急性发芽马铃薯中毒一般在食后数十分钟至数小时发病。先有咽喉及口内刺痒或灼热感，继有恶心、呕吐、腹痛、腹泻等症状。轻者1 ～ 2d自愈；重者因剧烈呕吐而有失水及电解质紊乱，血压下降；严重中毒患者有昏迷及抽搐，最后因呼吸中枢麻痹而导致死亡。

4．毒蕈中毒　根据毒素种类和中毒表现，大致将毒蕈中毒分为胃肠毒型、神经型、精神型、溶血型、脏器毒害型和光过敏性皮炎型。其临床表现差异较大。

5．棉酚中毒　棉籽未经蒸炒加热，直接榨油所得的粗制生棉籽油中含有毒物质棉酚、棉酚紫和棉酚绿。棉酚紫存在于棉籽色素腺体中，游离棉酚含量最高为20% ～ 40%。长期食用生棉籽油可引起慢性中毒。

6．黄花菜中毒（萱草、金针菜）　毒素是秋水仙碱；预防措施：①食用新鲜黄花菜要去其长柄；②开水焯后再冷水浸泡2h，或开水焯后晒干食用。

7．苦杏仁中毒　苦杏仁含氰苷最多（3%），称苦杏仁苷；甜杏仁含氰苷0.11%。氰苷是有毒物质，在酸或适当水解酶的作用下可分解产生氢氰酸。

8．河鲀鱼中毒　河鲀鱼的有毒成分叫河鲀毒素，在春季易发生中毒。中毒特点为发病急速而剧烈，一般食后10min至5h即发病。

五、化学性食源性疾病

1．亚硝酸盐食物中毒　多数原因是误将亚硝酸盐当作食盐食用，其次为食用含有大量硝酸盐和亚硝酸盐的不新鲜蔬菜。

2．砷中毒　引起中毒的原因主要是误食，即把砒霜当成碱面、食盐或淀粉使用，或误食拌有含砷农药的种粮。

知识拓展链接8

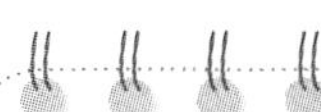

第三节　食品安全管理

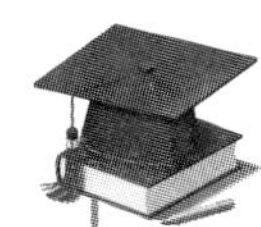

案例 11-3A

关于媒体曝光亚运会盒饭检出沙门菌

据韩国媒体《NEW1》报道称，仁川亚运会为射击、击剑和举重等项目配送的午餐盒饭中，检测出沙门菌，76 盒盒饭被废弃。对此，组委会进行了深入的调查，最终将快餐企业替换，启用新的快餐供应商。请问此事件的处理恰当吗？国内对于食品安全突发事件如何处理？如何预防管理？

知识拓展链接 9

十八届三中全会《中共中央关于全面深化改革若干重大问题的决定》要求健全公共安全体系，完善统一权威的食品药品安全监管机构，建立最严格的覆盖全过程的监管制度，建立食品原产地可追溯制度和质量标识制度，保障食品药品安全。政府提出要用最严谨的标准、最严格的监管、最严厉的处罚、最严肃的问责，确保广大人民群众"舌尖上的安全"。

一、各类食品的安全问题

1．食用油脂的安全问题

（1）油脂酸油脂由于含有杂质或在不适宜条件下久藏而发生的一系列化学变化和感官性状恶化。

（2）油脂污染和天然存在的有害物质：①黄曲霉毒素：来源于油料种子，其中花生极易受到黄曲霉污染；②多环芳烃类化合物：来源有作物生长期的工业降尘、油料种子的直火烟熏烘干、压榨法的润滑油混入或浸出法的溶剂有残留、反复使用的油脂在高温下热聚。

（3）棉酚：是棉籽色素腺体中的有毒物质，包括游离棉酚、棉酚紫和棉酚绿。采用热榨法和碱炼或精炼工艺可降低棉籽油中游离棉酚的含量。

（4）芥子苷：在油菜子中含量较多，它在植物组织中葡萄糖硫苷酶的作用下，分解为硫氰酸酯、异硫氰酸酯和腈。硫氰化物可阻断甲状腺对碘的吸收，有致甲状腺肿的作用。

（5）芥酸：芥酸是一种二十二碳不饱和脂肪酸，在菜籽油中含量较高。它可使动物心肌中脂肪聚积，心肌单核细胞浸润，并导致心肌纤维化；另外可引起动物生长发育障碍和生殖功能下降。

2．粮豆的安全问题

（1）真菌和真菌毒素的污染：粮豆在农田生长期及收获、贮存过程中的各个环节均可受到真菌的污染。常见的真菌有曲霉、青霉、毛霉、根霉和镰刀菌等。

（2）农药残留：来自直接喷洒施用和污染环境中的农药通过水、空气和土壤途径再进入粮豆作物。

（3）有害毒物的污染：用工业废水和生活污水对农田和菜地进行灌溉时，其中可能含有的汞、镉、砷、铅、铬、酚和氰化物等，容易对粮豆作物造成污染。

（4）仓储害虫：我国常见的主要是甲虫、螨虫及蛾类。

（5）其他污染：包括无机夹杂物和有毒植物种子的污染，前者如砂石、泥土、金属等，后者有麦角、毒麦、曼陀罗子、苍耳子等。

3．蔬菜、水果的安全问题

（1）人畜粪便对蔬菜、水果的污染：主要污染物为肠道致病菌和寄生虫卵。

（2）有害化学物质的污染：主要是农药、酚、砷和有害金属、亚硝酸盐的污染。

4．畜肉及其制品的安全问题　畜肉从新鲜到腐败变质需要经过僵直、后熟、自溶和腐败四个过程。常见人畜共患传染病有炭疽、鼻疽、口蹄疫、猪水泡病、猪瘟、猪丹毒、结核、布氏杆菌病等。常见人畜共患寄生虫病有囊虫病、旋毛虫病、猪弓形体病等。对这类病畜肉也应按有关规定进行处理。

5．禽肉的安全问题　禽肉污染沙门菌、金黄色葡萄球菌和其他致病菌后，如在食用前未充分加热，可引起食物中毒。禽肉如污染能在低温下生长繁殖的假单胞菌等，可引起禽肉的感官改变甚至腐败变质。

鲜蛋内的微生物或来自卵巢、生殖腔，或来自不洁产蛋场所及运输、销售环节。微生物可通过蛋壳进入蛋内生长繁殖，导致腐败变质。对鲜蛋要在低温下保藏。制作蛋制品应用新鲜鲜蛋。

6．鱼类食品的安全问题　鱼死后的组织变化与畜肉相似，但其僵直持续时间较短，更容易发生腐败变质。鱼类体中重金属、农药和病原微生物的污染状况与其生长水域的污染程度有关。

7．酒类的安全问题

（1）蒸馏酒：蒸馏酒中可能存在的有害物质：①甲醇；②杂醇油；③其他有害物质如醛类、氰化物、铅和锰。

（2）发酵酒：指以含糖和淀粉的原料，经糖化和发酵，但不需蒸馏而成的酒，包括啤酒、黄酒和果酒等，安全问题有：① N- 二甲基亚硝胺；②黄曲霉毒素 B_1；③二氧化硫残留；④微生物污染。

（3）配制酒：指以发酵酒和蒸馏酒为酒基，经添加可食用的辅料配制而成（也称露酒）。配制酒的酒基和辅料（包括水果、水果汁、食用糖、食用香精和色素）必须符合相关卫生标准。

8．奶及奶制品的安全问题　奶中营养成分丰富，挤奶过程中污染的微生物容易生长繁殖，引起奶的腐败变质。当奶牛患有结核、布氏杆菌病、口蹄疫、乳腺炎等疾病时，致病菌可通过乳腺排出进入奶中。

9．转基因食品的安全问题　转基因食品是基因修饰生物体（genetically modified objects，GMO）中的一类，又称基因修饰食品（genetically modified food，GMF）。GMO 指利用分子生物学手段，将某些生物的基因转移到其他生物物种上，使其出现原物种不具有的性状或产物。以 GMO 为原料加工生产的食品就是 GMF，比如转基因番茄、利用转基因大豆生产的豆奶。

转基因食品的安全性是全球社会普遍关注的问题，欧洲国家的转基因食品技术并不是非常发达，他们甚至通过立法来防止转基因食品的过分播种与生产。转基因食品的安全性受到质疑，可能在以下方面：①缺乏长期的安全性研究；②食物的某种成分的改变；③过敏反应；④毒素副产品；⑤产生抗生素耐药性细菌；⑥引起急性中毒；⑦对生态系统的影响；⑧转基因技术本身的不足。

10．保健食品　保健食品是食品的一个特殊种类，界于其他食品和药品之间，是指声称具有特定保健功能或者以补充维生素、矿物质为目的的食品，即适用于特定人群，具有调节机体功能，不以治疗疾病为目的，并且对人体不产生任何急性、亚急性或者慢性危害的食品。

（1）保健食品与其他食品的主要区别：①保健食品强调具有特定保健功能，而其他食品强调提供营养成分；②保健食品具有规定的食用量，而其他食品一般没有服用量的要求；③保健食品根据其保健功能的不同，具有特定适宜人群和不适宜人群，而其他食品一般不进行区分。

（2）保健食品与药品的主要区别：①使用目的不同：保健食品是用于调节机体功能，提高人体抵御疾病的能力，改善亚健康状态，降低疾病发生的风险，不以预防、治疗疾病为目的。药品是指用于预防、治疗、诊断人的疾病，有目的地调节人的生理功能并规定有适应证或者功能主治、用法和用量的物质。②保健食品按照规定的食用量食用，不能给人体带来任何急性、亚急性和慢性危害；药品可以有毒副作用。③使用方法不同：保健食品仅口服使用，药品可以注射、涂抹等。④可以使用的原料种类不同：有毒、有害物质不得作为保健食品原料。

（3）选择和食用保健食品应注意：①检查保健食品包装上是否有保健食品标志及保健食品批准文号；②检查保健食品包装上是否注明生产企业名称及其生产许可证号，生产许可证号可到企业所在地省级主管部门网站查询确认其合法性；③食用保健食品要依据其功能有针对性地做出选择，切忌盲目使用；④保健食品不能代替药品，不能将保健食品作为灵丹妙药；⑤食用保健食品应遵照标签说明书的要求；⑥保健食品不含全面的营养素，不能代替其他食品，要坚持正常饮食；⑦不能食用超过所标示有效期和变质的保健食品。

11．特殊膳食用食品　指为满足特殊的身体或生理状况和（或）满足疾病、紊乱等状态下的特殊膳食需求，专门加工或配方的食品，其分类见图 11-3-1。这类营养素和（或）其他成分的含量与可类比的普通食品有显著不同，主要包括如下几点。

（1）婴幼儿配方食品：包括婴儿配方食品、较大婴儿和幼儿配方食品、特殊医学用途婴儿配方食品。

（2）婴幼儿辅助食品：包括婴幼儿谷类辅助食品、婴幼儿罐装辅助食品。

（3）特殊医学用途配方食品（特殊医学用途婴儿配方食品涉及的品种除外）。

（4）除上述类别外的其他特殊膳食用食品（包括辅食营养补充品、运动营养食品，以及其他具有相应国家标准的特殊膳食用食品）。

特殊医学用途配方食品特指适用于 1 岁以上人群，为满足进食受限、消化吸收障碍、代谢紊乱或特定疾病状态人群对营养素或膳食的特殊需要，专门加工配制而成的配方食品。该类产品必须在医生或临床营养师指导下单独食用或与其他食品配合食用，包括：①全营养配方食品：可作为单一营养来源满足目标人群营养需求的特殊医学用途配方食品。②特定全营养配方食品：可作为单一营养来源能够满足目标人群在特定疾病或医学状况下营养需求的特殊医学用途配方食品，如糖尿病、呼吸系统疾病、肾病、肿瘤、肝病、肌肉衰减综合征、炎性肠病、食物蛋白过敏、难治性癫痫、胃肠道吸收障碍、胰腺炎、脂肪酸代谢异常、肥胖、减脂手术全营养配方食品，以及创伤、感染、手术及其他应激状态全营养配方食品。③非全营养配方食品：可满足目标人群部分营养需求的特殊医学用途配方食品，如营养素组件、电解质配方、增稠组件、流质配方和氨基酸代谢障碍配方等，不适用于作为单一营养来源。

特殊医学用途配方食品的配方应以医学和（或）营养学的研究结果为依据，其安全性及临床应用（效果）均需要经过科学证实。特殊医学用途配方食品的生产条件应符合国家有关规定。

二、食品安全监督管理

食品安全监督管理就是指从食品的生产、制造到最后消费之间，为确保食品的安全卫生而采取的所有必要措施。分为县级、市（地）级和省级三个层次，各级卫生行政部门依法对辖区内的食品安全进行监督管理。

1．食品安全法律体系

食品安全法律体系由以下具有不同法律效力层次的规范性文件构成：食品安全法律、食品安全法规、食品安全规章、食品卫生标准和其他规范性文件。

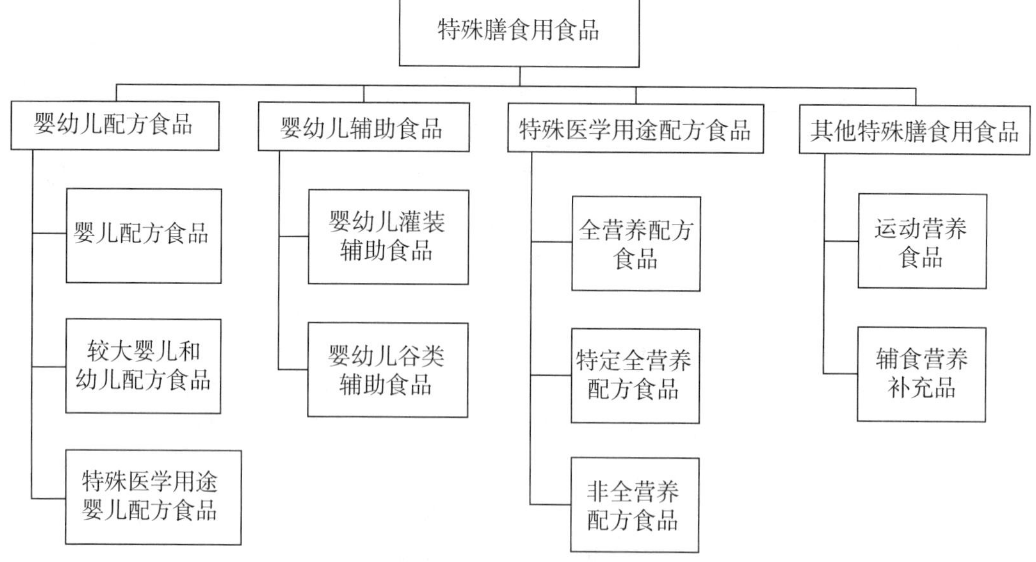

图 11-3-1　我国特殊膳食用食品分类

知识拓展链接 10

知识拓展链接 11

（1）国家法律：有中华人民共和国食品安全法、中华人民共和国农产品质量安全法；此外，于 1995 年 10 月 30 日生效的中华人民共和国食品卫生法从 2009 年 06 月 01 日起失效。

（2）行政法规：有中华人民共和国食品安全法实施条例、乳品质量安全监督管理条例、生猪屠宰管理条例、国务院关于加强食品等产品安全监督管理的特别规定。

（3）部门规章：有食品安全抽样检验管理办法、食品药品监督管理统计管理办法、食品药品行政处罚程序规定、国家食品药品监督管理总局行政复议办法等。

（4）地方法规规章：如上海市人民政府关于加强基层食品安全工作的意见、市政府关于禁止生产经营食品品种的公告、上海市餐厨废弃油脂处理管理办法、关于印发《上海市超市熟食卤味销售和加工卫生操作规定（试行）》的通知等。

（5）规范性文件：如上海市食品药品监督管理局关于印发《上海市保健食品生产单位食品安全信用等级评定和分类监管暂行办法》的通知、上海市食品药品监督管理局上海市商务委员会关于印发《上海市豆制品送货单管理规定》的通知等。

（6）工作文件：如食品药品监管总局办公厅关于进一步加强春节期间食品安全监管工作的通知、食品药品监管总局关于进一步加强白酒小作坊和散装白酒生产经营监督管理的通知等。

2．食品标准

（1）主要技术指标包括：严重危害人体健康的指标、反映食品可能被污染以及污染程度的指标、间接反映食品安全质量发生变化的指标、营养质量指标、保健功能指标。食品中有害物质限量标准通常根据食品毒理学安全性评价的基本原理，按照以下程序来制订：确定动物最大无作用剂量、确定人体每日容许摄入量、确定每日膳食中容许含量、确定每种食物中的最大容许量、制订食品中有害物质的限量标准。

（2）分类：按审批权限分为：

1）国家食品卫生标准：包括国家卫生标准（国标，GB）和暂行国家卫生标准（暂行国标，GBn）；GBn 表示不够成熟的内部标准。

2）行业食品卫生标准：即由原卫生部及国家食品药品监督管理总局审批的卫生标准，一旦有相应的国家卫生标准颁发，行业标准废止。

3）地方标准：由省、自治区、直辖市审批的卫生标准。

4）企业标准：由企业制订的标准。

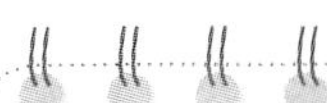

按约束性分为：

1）强制性标准：涉及人体健康与安全的标准则是强制性标准，如各类食品卫生标准、添加剂卫生标准、强化剂卫生标准等，代号为“GB”。

2）推荐性标准：如 DIRs 属于推荐标准，代号为“GB/T”。按适用对象分类，常用的如食品原料与产品卫生标准、食品添加剂使用卫生标准等。

3．食品良好生产规范　食品良好生产规范（GMP）是为保障食品安全、质量合格而制订的贯穿食品生产全过程的一系列措施、方法和技术要求。大致分为由国家政府机构颁布的、行业组织制订的、食品企业自定的 GMP 三种类型。根据 GMP 的法律效力又分为强制性 GMP 和指导（推荐）性 GMP。

4．危害分析关键控制点（HACCP）　为了防止食物中毒或其他食源性疾病的发生，应对食品生产加工过程中造成食品污染或发展的各种危害因素进行系统和全面的分析，在此分析的基础上，确定能有效地预防、减轻或消除各种危害的“关键控制点”，进而在此对危害因素进行控制，并同时监测控制效果，随时对控制方法进行校正和补充。HACCP 方法由以下各部分连续地、有机地组成：危害分析、确定关键控制点、制订控制措施与标准、检测控制效果、校正或补充控制措施、验证 HACCP 系统。

三、医院食品安全管理

医院食品安全问题包括两个方面：首先是食品应具有其本身所固有的营养价值；第二是食品不应对人体健康产生任何不利影响，保证食品安全是营养科的重要工作之一。

1．供膳单位的资格要求

（1）必须取得食品卫生许可证。

（2）所有食品从业人员须持有有效的预防性健康体检卫生培训证明。

（3）必须由取得卫生部门颁发的营养师或营养医师资格证书的专职营养师来负责病员膳食的管理、指导和监督工作。

（4）烹制治疗膳食的厨师必须持有市营养质控中心的医疗营养膳食配制技工上岗培训证书。

2．基本条件

（1）病员膳食配制厨房应保持内外干净整洁，周围不得有粉尘、有害气体、放射性物质和其他扩散性污染源。

（2）厨房应距垃圾箱、公共厕所和其他有碍食品卫生的扩散性污染源 10m 以上。

（3）布局和建筑设置：厨房应按照生进熟出的原则合理布局，防止生熟食品交叉污染。营养厨房应设有原料储存、原料初加工、烹饪加工、备餐（分装、输送）、餐具、加工用具清洗消毒等相对独立的专用场地，其中备餐间应单独设立。

（4）设施和设备：厨房应配备足够的照明、通风、排烟装置和有效的防蝇、防尘、防鼠，以及污水排放和符合卫生要求的存放废弃物设施；配备分别存放生熟食品的专用冰箱或冷库；配备足够的工具、容器。

营养厨房各专用场地应配备以下设施：

1）食品原料储存场地应当安装机械通风设备，建有有效的防鼠、防蝇设施。应分别设有主食、副食品和调味品置放区域，各区域应相对独立。

2）原料初加工场地应分别设有蔬菜、水产品、禽肉类等食品清洗池、切配加工操作台，并有明显标识；设有存放废弃物的容器。

3）烹调场地净高度应符合有关要求，并应有良好的机械通风；应当设有烹饪时放置生食品（包括配料）、熟食品的操作台或货架。

4）备餐间应设有二次更衣设施、空调、冰箱、备餐台、专用的食品工用具、能开合的食品传递窗及清洗消毒设施，并配备紫外线灯等空气消毒设施。紫外线灯安装应距地面 2.5m 左右，安装数量按 $1w/m^3$ 计算。备餐间操作时的室温应控制在 25℃以下。

5）用于原料、半成品、成品的盛器、加工用具应能明显区分，宜能从形状或材质或颜色上予以区分。

6）餐具、加工用具清洗消毒场地应配备专用清洗池，不得与清洗蔬菜、肉类等食品的清洗池混用；患者餐具须单独设置清洗间；配备餐具、加工用具专用保洁柜。

（5）建筑设施卫生要求：

1）厨房墙壁（含天花板）应用浅色、耐腐蚀、耐酸碱、耐热、防潮、无毒的材料涂覆，表面平整无裂缝，并铺设 1.5m 以上的浅色瓷砖或其他相当材质的墙裙，其中粗加工间、熟食卤味专间、点心间、洗消间、备餐间等场地墙裙宜铺设到顶；天花板应选用防霉材料涂覆。

2）原料粗加工、清洗消毒和切配烹调等场地的地面应由防水、防潮、防滑、无毒、易清洗的材料建造，具有 1% ～ 2% 的坡度。设有通畅的明沟（熟食卤味专间、备餐间除外）并有可拆卸清洗的明沟盖。

3）食品清洗池、餐具、加工用具清洗和消毒池应使用耐腐蚀、耐磨损、易清洗的无毒材料制成。

4）存放废弃物的容器应加盖，并具有防渗漏、防破裂、易清洗的特性。

3．食品采购　营养厨房必须向持有食品卫生许可证的生产经营单位采购食品，禁止采购不符合食品卫生标准和要求的食品。

4．储存

（1）食品原料储存地应有专人管理，禁止存放有毒、有害物品、个人生活用品；建立食品入库、出库和日常性查验制度。

（2）食品入库前必须严格验收，发现不符合卫生要求的食品不得入库。

（3）食品储存应当分类分架、隔墙离地（至少 15cm）存放，储存的食品应标明进货日期，出库食品应遵循先进先出原则。冰箱（冷库）内温度应符合食品储存卫生要求。

5．初加工　食品原料初加工应当符合下列卫生要求。

（1）保持场地整洁，加工前应当认真检查待加工食品的质量，发现腐败变质、感官性状异常等有碍食品卫生的，不得加工。

（2）蔬菜切配前应先整理冲洗、浸泡，再经充分冲洗。禽蛋类在使用前应当对外壳进行清洗，必要时进行消毒处理。肉类、水产品类与蔬菜类食品原料的清洗必须分别在专用清洗池内进行。

（3）切配加工必须在专用操作台上进行。切配加工后的食品原料应当保持整洁，放在清洁的容器内，并置放于货架或专用车上。当天切配的蔬菜应当天烹调加工。

（4）荤、素食品原料的存放容器和加工用具应严格进行区分，并有明显标识。使用后应洗净，定位存放。

（5）及时清理加工后的废弃物，并做好台面和地面的清洗。

6．烹饪加工　烹饪加工应符合下列卫生要求。

（1）烧煮或配料前应严格检查待烧煮食品的卫生质量；食品应当烧煮煮透，中心温度不得低于 75℃。

（2）烹饪后熟制品必须盛放于专用容器内，并送至备餐室分餐，或直接分发到消毒好的餐具内。

7．供应

（1）烹调后至食用超过 2h 的，应当在高于 60℃或低于 10℃的条件下存放。分餐应当在备餐间内进行，不得在配膳室或病区走道、病房等场地分餐。

（2）供应后剩余的食品应冷藏，冷藏时间一般不得超过 24h。隔夜、隔餐的食品（蔬菜类除外）在确认没有变质的情况下，必须经高温加热后方可食用。

（3）患者膳食由院外单位供应的，必须取得相应资质并按照有关规定进行配制和供应。

（4）患者膳食禁止供应下列食品：①毛蚶、泥蚶、魁蚶等水产品；②炝虾、醉虾、醉蟹、等生食水产品；③超过保质期的食品；④变质、霉变、腐败、虫蛀及有毒有害食品；⑤其他不适合患者食用的或卫生法律法规、规定禁止供应的食品。

8．留样制度　当日供应的菜肴（批量供应患者菜肴）应当分别在冰箱内留样 48h，每种膳食的留样量不得少于 100g，并做好留样记录。

9．餐具、加工用具的清洗消毒

（1）餐具、加工用具使用前必须洗净、消毒，严格执行"一洗、二清、三消毒、四保洁"制度。未经清洗消毒的餐具、加工用具不得使用。

（2）清洗餐具、加工用具必须在专用水池内进行。

（3）加工用具消毒使用的消毒剂必须是取得卫生许可的产品。

（4）餐具清洁消毒流程：回收餐具—刮去残物—清洗（洗涤剂、冷热水洗刷）—消毒—保洁备用。隔离患者（肝炎等传染性疾病）所用的餐具连同剩余食物应收入专用容器内先消毒，再按前述步骤进行二次消毒。

（5）餐具、加工用具清洗、消毒后必须储存在专用的密闭保洁柜中备用，保洁柜应定期清洗，保持洁净，并有明显标识。保洁柜内不得置放其他杂物或私人物品。

10．供膳单位的自身管理　营养厨房应配备专职的营养膳食质量和食品卫生安全管理营养师（士），建立健全膳食营养质量和食品卫生安全管理制度，事前计算所供应的每种膳食的营养成分，做好厨房从业人员和送餐人员的晨检工作，定期组织食品卫生检查。

11．膳食质量　住院患者的膳食，每餐应有营养师（士）检查并签字的质量检查记录；所提供的基本膳食应达到市医疗护理常规中的营养膳食常规的质量要求；如由院外单位供膳的，应将有关资料提供给医院营养科，治疗膳食必须按所在医院临床营养师或营养医师开出的饮食配方配制。

12．个人卫生　营养科工作人员的个人卫生问题中，除了要勤洗手、剪指甲、勤理发、勤洗澡、勤换衣服（包括工作服）外，还应严格遵守配餐卫生制度，遵守操作间规章制度；还应建立营养科工作人员健康档案，每半年做一次胸透、大便培养、肝功能检查，每年定期由皮肤科医师作一般的体格检查一次；凡发现有肺结核、肝炎、伤寒、痢疾、梅毒、急性淋病、疥疮时，应立即停止工作。

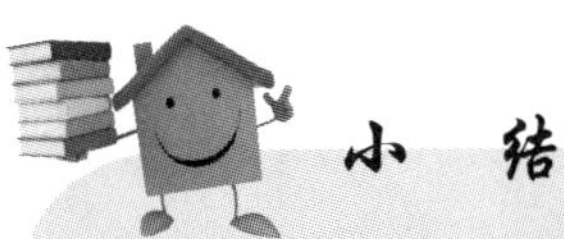

小　结

1. 食品污染分为生物性、化学性、物理性污染三类。

2. 食源性疾病：指食品中致病因素进入人体引起的感染性、中毒性等疾病。病原物可概括为生物性、化学性和物理性病原物三大类。

3. 各类食品的安全问题特点各不相同。

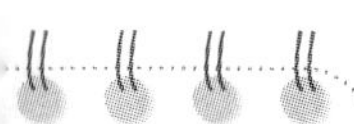

思考题

答案链接 16

1．请分析案例 11-1A 国家食品药品监督管理总局所抽检各项指标的原因。

2．现实生活中，遇到类似“冒死吃河鲀”的事情，你将如何应对？

（马爱勤）

第二篇　各种疾病的营养治疗与护理

第十二章　危重患者的营养治疗与护理

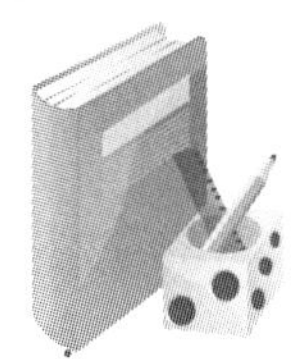

学习目标

通过本章内容的学习，学生应能够：

◎ 识记

复述危重症患者的代谢支持途径、时机；各种特殊营养物质在危重症患者中的治疗作用；危重症患者肠内肠外营养的适应证、禁忌证、时机、途径、输注方式、制剂类型的选择、营养成分及需要量、并发症的处理，监测指标及护理；危重症患者肠黏膜屏障功能及肠道微生态的调节机制及意义。

◎ 理解

概括危重症患者器官功能障碍的代谢改变和营养康复的机制；菌群易位与控制感染的机制。

◎ 运用

对各类危重症患者进行正确的营养评估、营养诊断、营养治疗；

根据患者的具体情况添加特殊营养物质，促进患者早日康复；

运用相关理论知识对营养治疗的危重症患者进行整体护理；

管理与运行肠内与肠外营养治疗室。

严重创伤、感染、大手术后并发器官功能衰竭等的危重患者，伴有明显的代谢改变，进入高分解代谢状态，合成代谢受限、免疫功能低下，加上摄入热量及蛋白质量的不足，机体出现营养不良状态，如果得不到及时、足够的营养补充，就会出现不同程度的蛋白质消耗，影响器官的结构和功能，最终将会导致多器官功能衰竭，从而影响治愈，无疑会出现较高的病死率。随着近来对有关创伤、感染后高代谢反应的进一步认识，及对危重患者临床、生理和代谢免疫关系的进一步了解，促进了临床营养治疗的发展；从实施肠外营养发展到有条件的危重患者首先实施肠内营养，或肠外营养加肠内营养，并且推荐尽早开始肠内营养；特殊营养物质如精氨酸、谷氨酰胺、核苷酸、ω-3 脂肪酸、生长激素等对危重患者的特殊作用和临床应用，有利于改善机体的营养状态、免疫功能，防止严重并发症如器官功能衰竭的发生，这对提高危重患者的治愈率、降低病死率起到积极重要的作用。

第一节　危重患者的代谢改变

案例 12-1A

患者，男，67 岁。咳嗽、咳痰 10 年余，加重伴意识不清 2h。既往有慢性支气管炎 10 年余，高血压 4 年。家属诉近 6 个月进食差，患者中度昏迷，体型消瘦，体温：38.4℃，脉搏：120 次 / 分，呼吸：16 次 / 分，血压：102/76mmHg，双侧瞳孔等大等圆，直径约 0.25cm，呼吸机辅助呼吸，双肺呼吸音粗，可闻及痰鸣音。心音弱，律齐，120 次 / 分，各瓣膜区未闻及病理性杂音。腹软，未见明显肠形及蠕动波，双下肢可见凹陷性水肿。请问此患者是否属于危重症？能否通过营养治疗改善预后？

一、代谢改变的机制

危重患者在严重创伤、大手术、严重感染等情况下机体产生应激反应，中枢神经系统立即产生适应性反应，从而引起一系列神经内分泌效应。首先是交感神经高度兴奋，肾上腺髓质儿茶酚胺大量释放，从而引起一系列内分泌改变，包括胰岛素，特别是胰高血糖素的释放增多、胰高血糖素 / 胰岛素的分子比率明显增高。其次是下丘脑 - 垂体轴兴奋，促使激素分泌增多，血循环中糖皮质激素、醛固酮、生长激素、甲状腺素也均明显增高。上述激素可分成两类，一类为促分解代谢作用，有儿茶酚胺、糖皮质激素、胰高血糖素、甲状腺素；另一类是促合成代谢作用，有胰岛素、生长激素。在创伤、感染等情况下，促分解代谢激素的分泌及其在血循环中的水平都增高，占明显的优势，引起糖原迅速消耗，葡萄糖利用障碍，脂肪动员分解，蛋白质合成减慢、减少而分解加速、血糖增高。出现胰岛素阻抗现象使机体葡萄糖的分解氧化发生障碍。生长激素一般被认为是一种促合成激素，在应激状态下升高，但与血糖水平相反，在高血糖和葡萄糖不耐受时，生长激素受到抑制，生长激素的抑制可以提高血液中氨基酸的水平，以利于糖异生。

目前认为危重患者代谢的改变与细胞因子有关，至少有六种细胞因子如白介素 -1（interleukin-1，IL-1）、IL-2（ interleukin-2）、IL-6（interleukin-6）、IL-8（interleukin-8）等和肿瘤坏死因子（tumor necrosis factor，TNF），在创伤后都有所上升，或在内毒素和细菌入侵后，巨噬细胞产生了这些因子，对蛋白质代谢起了作用，使肌肉中蛋白质分解加速和肝急性时相反应蛋白产生增加，同时肾上腺也受刺激产生分解代谢激素。以上使机体表现为一个分解代谢大于合成代谢的高代谢状态，其程度与危重患者创伤感染的严重程度成正比。

二、代谢改变的特征

案例 12-1B

患者实验室检查结果：白细胞 14.9×10^9/L，红细胞 2.3×10^{12}/L，血红蛋白 45g/L，白蛋白 26g/L，肝功：谷草转氨酶 246U/L，谷丙转氨酶 342U/L，肾功：尿素氮 23mmol/L，肌酐：353μmol/L，血糖 23mmol/L，降钙素原 14.3ng/ml，肺部 CT 示双肺可见多发片状高密度影。

问题与思考：

此患者为什么会出现血糖增高？是否存在高代谢状态？

在严重创伤性应激和严重感染时，机体的糖代谢、脂肪代谢和蛋白质代谢均发生了一系列的反应和改变（图 12-1-1）。处于高分解代谢状态时静息能量消耗（REE）增加。一般体温每增加 1℃，基础代谢率将增加 16%，同时氧耗增加，代谢加快，肌肉等周围组织由合成代谢进入分解代谢。

（一）糖代谢改变

危重患者在创伤性应激和感染时，机体由于得不到足够的外源性能量供给，肝糖原被迅速分解消耗。另一方面组织缺血缺氧，细菌毒素和炎症介质的作用、过度的神经内分泌反应使肝细胞的有氧代谢产生障碍，出现了无氧糖酵解，丙酮酸不能进入三羧酸循环，使血中乳酸和丙酮酸升高。在葡萄糖有氧化障碍时，糖异生作用明显增强，这些改变与激素的调节改变有关。另一方面还与葡萄糖的酵解产物乳酸、脂肪动员形成的甘油及肌肉蛋白分解释放的氨基酸特别是丙氨酸的增多有关。故在多器官功能障碍综合征（multiple organ dysfunction syndrome，MODS）早期血糖明显升高，而高糖血症又成为机体的应激反应，形成恶性循环。

（二）脂肪代谢改变

在创伤感染的急性期，脂肪动员加速，脂肪的储存减少，游离脂肪酸的周转和氧化增加，机体外周组织可直接摄取游离脂肪酸作为燃料，血中三酰甘油的清除率也相应增加。而酮体生成则相对受抑，这与饥饿时酮症有明显区别，其机制尚不清楚，可能部分与血中胰岛素水平升高有关。当 MODS 恶化时，脂肪分解受抑制而脂肪的净合成增加。脂肪生成部位似乎主要在肝。有人推测与肝不能合成蛋白质和原发性功能缺陷有关，三酰甘油的清除率随之降低，自发性的脂质血症或高三酰甘油血症成为一个明显的特征。Robin 等认为这与脂蛋白脂肪酶的活性降低相关，特别是骨骼肌和脂肪组织。脂肪利用障碍的发生可能与肉毒碱缺乏有关。Nanni 证明感染患者的肉毒碱水平下降，经过补充肉毒碱后可以提高脂肪乳剂的利用率。因为肉毒碱是长链脂肪酸进入线粒体氧化的辅助因子。有学者用核素标记的方法研究了创伤与感染等患者的脂肪代谢，发现脂肪分解与脂肪氧化均增加。

（三）蛋白质代谢改变

由于葡萄糖的无氧酵解、高胰岛素血症抑制游离脂肪酸释放和酮体的形成，当能量需求增大时，患者将减少潜在性脂肪能的最大贮存。由于脂肪和以肝糖原形式的糖类贮存均有限，机体就加强糖的异生，但是葡萄糖不耐受，能量消耗就依靠肌肉蛋白及细胞结构蛋白的大量分解，机体必须把 1/3 的主要能量底物蛋白质"燃烧"于高代谢反应。体内蛋白质分解后，一方面丙氨酸等成糖氨基酸被血循环运送到肝用于糖异生，形成肌肉肝之间的燃料循环；其糖异生所利用的碳架结构是由瘦体群释放的氨基酸衍生而来，所以 Cerra 等把这种进行性过程描述为"败血性自身相食作用"。另一方面支链氨基酸（branch chain aminoacid，BCAA）可直接被肌肉组织摄取氧化供能。在肝糖异生作用的同时，氨基酸脱氨基生成含氮的最终产物尿素合成增加，血中尿素水平增加，尿中尿素排出增多。当临床出现此现象时，应首先想到内源性蛋白质处于分解代谢所致；并出现明显的负氮平衡，每日尿氮排出量可高达 15 ～ 20g。随着外周和内脏蛋白质分解增加，虽然肝的蛋白质合成在早期增加，主要是急性期蛋白（acute phase protein，APP），但总体的净蛋白质合成是降低的。在肝功能损害时，糖异生受抑制，肝合成蛋白质障碍，从肌肉释放出来的大量芳香族氨基酸（AAA）和含碳氨基酸的血浆浓度明显升高。支链氨基酸（BCAA）因肌肉蛋白分解释放增加，但又不断被外周组织摄取利用而消耗，其血浆水平正常或降低。BCAA/AAA 的比例明显下降，当组织释放和利用 BCAA 都出现抑制时，机体的能量代谢衰竭，患者即要死亡。

三、肝肾功能障碍时的代谢改变

感染、理化、免疫、遗传、营养等因素均导致肝损害，引起严重的代谢异常。肝葡萄糖

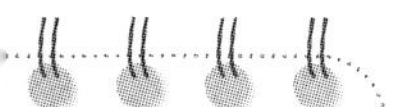

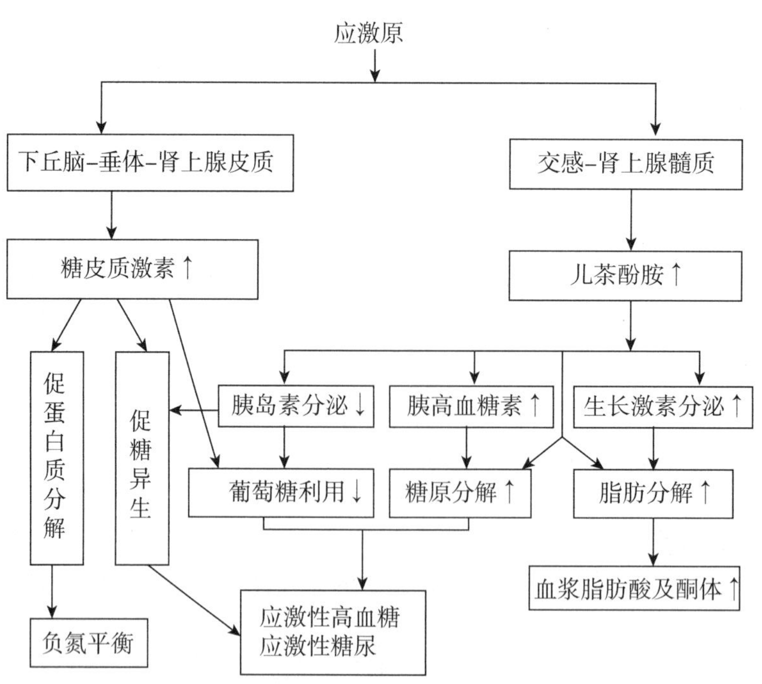

图 12-1-1　应激时糖、脂肪、蛋白质代谢变化

（金惠铭，王建枝．病理生理学．第 7 版．北京：人民卫生出版社，2008）

生成减少，酮体生成和脂肪利用下降，蛋白质代谢也降低。从腺苷酸代谢和能量负荷水平受损害程度来对比各种脏器的变化，结果发现肝是各种脏器中首先受损而且受损程度最重的靶器官。肝在 MODS 发生中占有重要地位。肝为代谢中心器官，当肝功能进一步衰竭时，芳香族氨基酸（AAA）的清除受阻，使其在血中浓度升高，从而产生肝性脑病。Frennd 等发现与死亡者相比，幸存者的 BCAA 血浓度大于 AAA 和含硫氨基酸血浓度。肝血流灌注减少是引起肝功能不全的重要原因。脓毒血症患者对甲硫氨酸、脯氨酸和酪氨酸的清除能力降低，这些氨基酸不是由肌肉进行代谢的。死于 MODS 者在生前 BCAA 的清除加快，但对酪氨酸的清除能力下降。亮氨酸—酪氨酸清除比例可用作衡量肝功能的一个指标。因为酪氨酸几乎全部在肝中代谢，而亮氨酸在其他内脏和肌肉中代谢。周围组织能利用支链氨基酸（BCAA）的主要是肌肉，血循环中 BCAA 和谷氨酰胺的浓度都很低，而死亡前又升高，脯氨酸和 AAA 浓度升高提示周围组织能量缺乏（主要是肌肉）。谷氨酰胺、鸟氨酸、脯氨酸和 AAA 的血浓度都升高是由于各种代谢障碍所致。最后阶段所有氨基酸水平均上升，提示体内已无任何物质可用作代谢底物。有研究表明肝功能损害时血浆中的 BCAA 浓度降低。因此主张肝功能障碍时，应选用含高 BCAA 和低 AAA 的氨基酸溶液提供氮量。

创伤、应激、药物、血流灌注不足等因素导致的肾功能不全可出现内分泌功能障碍。肾素 - 血管紧张素 - 醛固酮系统（renin-angiotensin-aldosterone system，RAAS）是调控血压和肾功能的关键通路（通过参与调解循环血量、血压和水、钠代谢）。肾功能障碍时可出现 RAAS 活性增强，形成肾性高血压，醛固酮分泌增加出现水钠潴留；促红细胞生成素（erythropoietin，EPO）90% 由肾产生，是一种多肽类激素，与受体结合可加速骨髓造血干细胞和原红细胞的分化、成熟，促进网织红细胞释放入血和加速血红蛋白的合成。肾功能障碍时易出现 EPO 合成减少，导致肾性贫血。维生素 D_3 本身并无生物学活性，肾皮质细胞线粒体含有 1-α 羟化酶系，可将由肝生成的 25-（OH）$_2D_3$ 羟化成 1，25-（OH）$_2D_3$。当肾功能障碍时，由于肾实质损害，1，25-（OH）$_2D_3$ 合成减少，可发生维生素 D 治疗无效的低钙血症，并诱发肾性骨营养不良；同

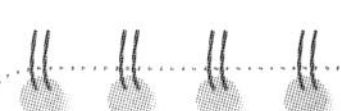

时肾可灭活甲状旁腺激素（parathyroid hormone，PTH），PTH 具有溶骨和抑制肾重吸收磷的作用，所以肾衰竭时易出现高磷低钙。因此当肾功能障碍时，营养制剂可加入 1，25-（OH）$_2D_3$ 来预防肾性骨营养不良。

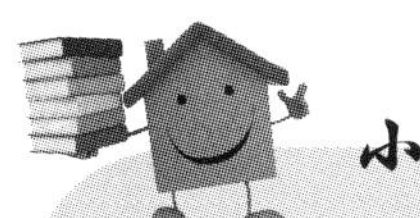

小　结

1. 危重症患者处于应激状态，代谢的特点是：分解增加，合成相对减少，基础代谢率提高。

2. 三大营养素的代谢也发生了一系列的改变，易出现应激性的高血糖，脂肪分解增加，血浆脂肪酸及酮体生成增多，蛋白质分解增加，合成减少，机体呈负氮平衡。

3. 肝为代谢中心器官，当肝功能障碍时，肝葡萄糖生成减少，氨基酸的摄入减少，酮体生成和脂肪利用下降，蛋白质代谢也降低。

4. 肾功能障碍时易出现内分泌异常，水钠潴留，肾性贫血，钙磷代谢紊乱。

思考题

1、请问应激状态下的患者为什么会出现血糖升高的现象？
2．请简述严重创伤应激时血浆脂肪酸升高的机制。
3．危重症患者为什么易出现负氮平衡？
4．请分析案例 12-1A，对患者进行营养治疗时应如何制订治疗方案？

答案链接 17

第二节　危重患者的代谢支持

案例 12-2A

患者，男，59 岁。主因黑便 5 个月，呕血 2d 入院。患者于 5 个月前无明显诱因出现黑便，伴恶心呕吐，烧心反酸，进食差，2d 前出现呕血，为鲜红色，遂来我院。患者神志清楚，精神差，体型消瘦，体温 38.1℃，脉搏：120 次 / 分，呼吸：22 次 / 分，血压：80/40mmHg。查体未见明显阳性体征。胃镜示：胃窦部胃癌。拟行手术治疗，术前禁饮食，需营养治疗。请问目前此患者是否属于危重症？目前能否进行营养治疗？护理评估内容包括哪些？

随着对危重患者代谢变化的深入研究，发现高代谢是严重创伤、严重感染危重患者伴随发生的代谢特点。由于儿茶酚胺、肾上腺皮质激素等分解激素分泌增加，机体很快就会继发严重的身体组织的分解与自身相食现象；脏器功能受损，出现生命器官功能不全或衰竭。若不适当地提供过多或过少的营养物，将使脏器功能恶化。如输入糖较多时，CO_2 生成增加，呼气通气负担加重，使呼吸衰竭更易发生或加重。肝脂肪变性、淤胆导致肝功能不良。提供氮量不足会出现负氮平衡、尿氮排出增加，以及组织修复和免疫功能受到抑制。现在越来越认识到原来的营养治疗原则不适用于危重患者（代谢亢进患者及 MODS 患者）。

Cerra 等提出了代谢支持，其应用对象是代谢亢进（创伤、严重感染、脏器受损）的危重患者。为此，应该及时积极地对危重患者进行代谢支持治疗。代谢支持是营养治疗在代谢亢进患者具体应用中的发展，目的不仅是为了满足危重患者代谢过程中对能量、蛋白质、电解质、微量元素、维生素等的需求增加的需要，同时为了维持或增强危重患者的免疫能力及对抗感染的防御机制，促进组织修复、维护器官的结构和功能。近来随着对营养物的生物化学、细胞生物学等进一步的研究和认识，新的知识用于指导临床工作，使代谢支持治疗更完善更合理，成为抢救危重患者的重要措施之一。应用原则包括：①强调由脂肪与碳水化合物混合提供能量，两者的能量比为 4 ∶ 6。②减少葡萄糖负荷，每日提供非蛋白质热量不超过 125 ～ 145kJ/kg（30 ～ 35kcal/kg），每分钟输入葡萄糖不超过 5mg/kg。③将非蛋白质热量与氮的比例降至 418kJ（100kcal）∶ 1g 以下，蛋白质量增至 2 ～ 3g/（kg · d）。④应用特殊物质如谷氨酰胺、精氨酸等。

一、代谢支持途径

可经肠外（parenteral nutrition，PN）或肠内（enteral nutrition，EN）或肠外加肠内途径进行代谢支持治疗。根据患者的具体情况选择而定，如果肠道结构和功能完整，应该首选并尽量利用肠内营养。但是常见严重创伤和腹腔感染术后患者的胃肠功能减退，或食欲减退，从而进食量很少；或由于严重创伤及手术造成胃肠道的完整性和功能破坏，不能进食，而禁食是一种治疗方法，目的是使消化道休息；又由于危重患者术后胃功能受损，临床多见胃排空延迟，如急性出血坏死性胰腺炎术后胃潴留的发生率很高，有资料统计达 100%，潴留时间最长达 60d。对于这类患者所提供的营养物质开始必须完全从胃肠道外途径给予（PN），这样才能保证机体每日能得到足够的热量和氮量、电解质、微量元素、维生素等。但一旦这类患者的胃肠功能恢复，应尽早开始实施肠内营养，并逐步增加肠内营养的量，最后完全过渡到肠内营养。因为对于危重患者来讲，较长时间的全胃肠外营养（total parenteral nutrition，TPN）具有更多的风险，容易出现并发症，影响肠道免疫功能。

（一）肠内营养

1．实施方法和时间　危重患者经口实施肠内营养有一定的困难，因此往往根据患者的不同情况采取不同的方法，如经鼻胃管或胃造瘘管滴注营养液。前者适用于昏迷患者等，后者适用于食管损伤、食管肿瘤患者。对十二指肠、胃功能障碍者，可选用空肠造瘘置管滴注肠内营养液。其他如十二指肠损伤、急性出血性坏死性胰腺炎术后、胰头癌根治术吻合口欠满意者，均可在手术结束前加做空肠造瘘术，主张术后早期肠功能恢复后即可开始实施肠内营养。小肠的活动和吸收功能在手术后一直存在，因此是安全、有效的。

2．肠内营养液的选用　危重患者选用的肠内营养液建议应用要素膳（elemental diet，ED），ED 能提供机体足够的热量、氮量、电解质、微量元素、维生素、纤维素等，并含有谷氨酰胺（Gln），它是肠黏膜细胞、淋巴细胞和纤维细胞的必需营养物质，可使肠黏膜细胞结构保持完整，并保护肠道黏膜的屏障，减少肠道细菌易位，减少肠源性感染的发生。另一方面，ED 能在肠道不经过消化即被全部吸收，粪便量少。一般只要注意滴注的速度、营养液的温度（30℃左右）、浓度等，腹胀、腹痛、腹泻等并发症可以避免，危重患者一般能够接受，并可持续较长时间；空肠造瘘置管时间最长可达 120d。在抢救危重患者中经空肠造瘘实施早期肠内营养对提高存活率起到积极作用。

3．肠道免疫营养的实施　近年来有学者提出早期术后肠道免疫营养的实施。1997 年 Senkal 报道这方面的研究，选择了外科重症监护室的 164 例患者进行免疫营养组和对照组的治疗效果比较。发现术后早期 EN 对多数病人是可以耐受的，免疫营养组的营养液中补充了精氨酸、食物核苷酸和 ω-3 脂肪酸，可以明显减少手术后的后期感染，包括肺炎、吻合口漏、尿路感染、导管败血症以及伤口感染的发生。Oraga 和 Lin 等报告对严重创伤和大手术的危重病人给予富含精氨酸、核苷酸和 ω-3 脂肪酸的饮食，患者的免疫功能恢复明显优于标准肠内营养。

（二）肠外营养 + 肠内营养

对于术后早期不宜 EN 或不能耐受 EN 的危重患者，应选用完全胃肠外营养（TPN）或 PN+EN。近来认为对于 TPN 期间少量经肠营养是有益的。Lucas 证实 TPN 期间少量饮食刺激能使胃肠道激素达到生理水平，激活肠道神经内分泌轴，对维持肠免疫功能有利。Sax 的动物研究发现，25% 部分肠内营养（partial enteral nutrition，PEN）组肠系膜淋巴结细菌易位为 10%，较 100%TPN 组的 67% 明显改善。25%PEN 组肠重量 29.9±3.0mg，实验前后重量无变化，组织学检查无改变。100%TPN 组肠重量降至 16.4±8.4mg，组织学显示肠萎缩。得出全肠外营养期间少量经肠营养是有益的。对急性出血坏死性胰腺炎、肠瘘、短肠综合征等一些长期需要 TPN 的病例，经鼻十二指肠插入导管或空肠造瘘置管实施少量肠内营养，可给予肠道必要的肠内刺激，减少肠黏膜的萎缩和免疫抑制所致的肠屏障功能下降，从而保护肠黏膜的结构和健康，减少肠道细菌易位，减少细胞因子释放，维持肌肉体积，改善氮平衡。少量肠内营养能尽可能完善 TPN，且能加速向全肠内营养转变。

（三）全胃肠外营养

危重患者术后或并发消化道出血、肠梗阻、肠道完整结构受到损伤的情况下，不宜首选 EN。首先采用 TPN 进行支持，此途径供给的水分、热量和氨基酸均可多于 EN，并能补足及调整电解质的量。

1．能量的供给

（1）葡萄糖：危重患者的代谢支持与外科患者的饥饿性营养不良的营养治疗有区别。对后者的营养治疗原则是以高渗葡萄糖提供热量，以蛋白质或氨基酸提供氮源。每日供给蛋白质 1.0 ~ 1.5g/kg 体重，要求热氮比例为（150 ~ 300）：1。但此原则若用于代谢亢进的危重患者是不利的，会使病情加重恶化。因为上述原则所生成的 CO_2 增多，呼吸通气负担加重，可使得呼吸功能不全加重，肝出现淤胆、功能损害、脂肪肝，形成无结石性胆囊炎；高糖血症致高渗性非酮性昏迷、糖尿。同时，应激程度升高，又增加了能量消耗需要量，负氮平衡得不到改善。但是当减少总热量和葡萄糖负荷时，临床表现即明显改善。此时要求增加脂肪和氨基酸负荷，减少葡萄糖负荷。

在代谢支持中，非蛋白质热量的供给必须适当，以 123 ~ 146kJ（30 ~ 35kcal）/（kg・d）为宜。葡萄糖输入速度不宜超过 5mg/（kg・min）。葡萄糖是中枢神经系统、红细胞、肾上腺髓质等的优选燃料。MeMenamy 认为高糖的输入可以减少内脏色氨酸和脯氨酸的释放，同时增加亮氨酸和异亮氨酸的释放。然而，热量的供给随机体静息能量消耗量而变，故临床测定静息能量消耗（resting energy expenditure，REE）是很有价值的。另外，测定呼吸商亦可以评价非蛋白质热量的供给是否合适。

葡萄糖是常用的能量物质，应用葡萄糖需要加外源性胰岛素。由于创伤和严重感染后糖代谢紊乱，有时虽给胰岛素也难控制高血糖。因此临床应用时必须随时根据血糖、尿糖浓度调整胰岛素量，以防高糖血症的发生。同时会产生电解质紊乱如低钾、低钠、低磷、低钙、代谢性酸中毒等情况。因此，治疗时应监测血电解质浓度。在一般情况下，机体代谢葡萄糖的最大速率是每分钟 22.20 ~ 33.31μmol/kg（4 ~ 6mg/kg），较好的耐受量是每分钟 11.10 ~ 16.65μmol/kg（2 ~ 3mg/kg）。目前认为高代谢危重患者输注的葡萄糖每分钟不超过 5mg/kg。所需热量的其他部分可用脂肪形式来供给。

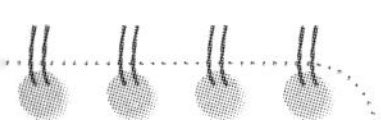

果糖、木糖醇可替代部分葡萄糖，果糖和木糖醇在代谢初期可不需要加胰岛素，但在代谢后期仍需要胰岛素的参与，同时还有产生乳酸与尿酸过高的副作用。

（2）脂肪：①用脂肪作为热源可使机体减少对葡萄糖的依赖，并且在创伤应激反应中，由于胰岛素分泌的下降，葡萄糖的节氮效应受到限制，而脂肪乳剂则避免了对胰岛素的依赖。实验表明输入脂肪乳剂后，应激状态下机体尿氮排泄量明显下降。这是因为脂肪乳剂提供了机体合成蛋白质所必需的 ATP。此外，脂肪乳剂还能促进氨基酸进入肌肉组织，尤其能促进内脏组织对氨基酸的摄取和内脏蛋白质的合成。在脂肪代谢过程中，甘油及脂肪酸裂解产生的乙酰辅酶 A 在进入三羧酸循环后所产生的一系列中间代谢产物如酮戊二酸等，都为机体合成非必需氨基酸提供原料。因此，脂肪乳剂除了供能外，还能促进机体蛋白质的合成，起到良好的节氮效应。②提供人体必需脂肪酸，亚油酸、亚麻酸、花生四烯酸等不饱和脂肪酸是人体内不能合成的，必须由外源性供给，所以称为必需脂肪酸（EFA）。在创伤应激反应中，倘若只供给葡萄糖、氨基酸等进行营养治疗，势必造成体内必需脂肪酸缺乏，引起必需脂肪酸缺乏症（EFAD）。其结果引起机体免疫功能、血小板功能下降，皮肤、毛发及神经组织的正常生理功能遭到破坏。因此高分解代谢患者静脉营养配方中，必须提供脂肪乳剂。由于花生四烯酸可以由亚油酸在体内衍生而得，因此，尤以提供亚油酸更为重要。③没有 CO_2 负荷过重的副作用。④脂肪乳剂能加重感染患者的高三酰甘油和高非脂化脂肪酸血症。这种高三酰甘油血症能抑制网状内皮系统、肺和心肌功能。高浓度的血清非脂化脂肪酸还有潜在心律失常的可能。脂类可单独应用或与葡萄糖和氨基酸联合应用。如果摄入量超过氧化能力，这些脂类可能堆积并引起副作用。脂类作为非蛋白质能量的来源应占总能量的 30% ～ 50%，当给予脂类供能大于总能量的 70% 时，可导致脂肪储存的增加，对保持氮平衡非但没有益处，反而可导致感染患者的病死率增加。

脂肪乳剂可经周围静脉输入，可与氨基酸、葡萄糖混合输入，无高糖引起的高渗性利尿等现象。但是单用脂肪乳剂无明显的节氮作用，而与葡萄糖合用能提供更多的能量与改善氮平衡。因为中枢神经系统的神经细胞与红细胞必须依赖葡萄糖供能 100 ～ 150g/d，若无葡萄糖供给则需要消耗蛋白质进行糖异生作用供能。另一方面因为脂肪分解后的脂肪酸需要有一定量的乙酰乙酸才能在三羧酸循环中被氧化利用，而乙酰乙酸由碳水化合物产生，因此必须同时供给葡萄糖。我国成年人应用脂肪乳剂的常用量为每日 1 ～ 1.5g/kg。在创伤高代谢状态可适当增加一些，所供应的热量一般不超过总热量的 50% 为宜。Wilmore 以脂肪乳剂提供 38% 的非蛋白质热量，维持了大多数处在代谢亢进的烧伤患者的正氮平衡。Skilman 认为脂肪乳剂与葡萄糖的促进氮平衡节氮作用同样有效。Macfie 认为脂肪乳剂比葡萄糖更能促进机体的蛋白质合成代谢。因此目前认为以脂肪提供 40% ～ 50% 的非蛋白质热量是相对安全的。危重患者不能耐受过于积极的静脉输注脂肪，应该审慎地使用脂肪。监测血浆三酰甘油和游离脂肪酸水平可以及时发现脂肪利用或清除障碍。

知识拓展链接 12

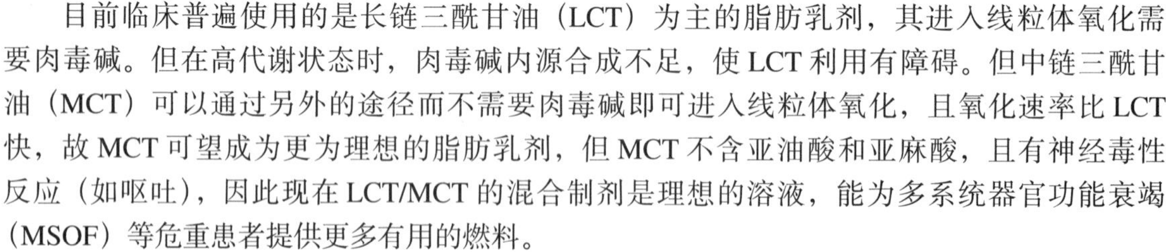
目前临床普遍使用的是长链三酰甘油（LCT）为主的脂肪乳剂，其进入线粒体氧化需要肉毒碱。但在高代谢状态时，肉毒碱内源合成不足，使 LCT 利用有障碍。但中链三酰甘油（MCT）可以通过另外的途径而不需要肉毒碱即可进入线粒体氧化，且氧化速率比 LCT 快，故 MCT 可望成为更为理想的脂肪乳剂，但 MCT 不含亚油酸和亚麻酸，且有神经毒性反应（如呕吐），因此现在 LCT/MCT 的混合制剂是理想的溶液，能为多系统器官功能衰竭（MSOF）等危重患者提供更多有用的燃料。

采用全营养混合液（TNA）方式在 24h 内均匀输注脂肪，并由小剂量开始逐渐增加到所需要的剂量，可改善机体对输入脂肪的廓清和代谢。一般剂量是从每日 0.5g/kg 开始，逐渐增加 2.5g/（kg・d）。同时监测血浆三酰甘油的水平，调整剂量和速度。脂肪乳剂所供给的热量占

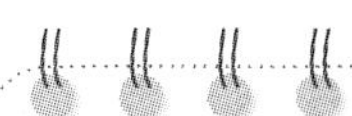

总热量的 30% ～ 50% 为合适。近来认为中链三酰甘油在体内分解生成的中链脂肪酸（MCFA）由门静脉系统廓清，可保护肝巨噬细胞（库普伟细胞）的功能，比长链脂肪酸（LCFA）更为安全。因为 LCFA 由淋巴管清除，不持续方式输注时可损害肝的肝巨噬细胞，影响肝巨噬细胞的吞噬功能。

2．蛋白质或氮的供给　因为机体无贮备的蛋白质，人体每日用于合成蛋白质的氨基酸（AA）有 1/3 依赖饮食供给。若无外源供给，只能靠分解自体血浆蛋白、肌肉蛋白和其他组织器官的蛋白质来提供氮源，以满足机体合成急需的蛋白质。严重创伤、大手术后各器官的生理活动功能都增强，肝除了增加血清蛋白的合成外，还增加合成分泌性蛋白质，如 C 反应蛋白、α_1- 酸性糖蛋白、视黄醇结合蛋白、转铁蛋白、纤维蛋白原及各种免疫性球蛋白，同时骨髓加快制造抗感染的白细胞，神经内分泌系统生理性活动增强，以提供应激所需的激素，从而为支持生命器官，如心、肺的活动和伤口的愈合提供必需的蛋白质和能量基质。清蛋白分解以补充每日损失的 AA，也是组织蛋白质和血浆蛋白质之间 AA 转运中间传递体。血浆清蛋白在周围分解成 AA，AA 进入肝再参与清蛋白的合成，并再输出至周围而分解成 AA。如此反复循环之结果是使创伤和感染后短期内血浆蛋白质（尤其是清蛋白）明显下降。要维持应激状态下瘦体细胞总体，防止内脏蛋白质分解利用，除提供能量基质外，更重要的是提供蛋白质基质。危重患者的机体蛋白质丧失增加，如创伤后机体的蛋白质分解明显增加，氮丢失量可达 20 ～ 40g/d，最近认为蛋白质的供给量以每日 1.5 ～ 1.7g/kg 较为合适。

总之，因为饥饿与危重患者的高代谢所致病理改变有明显差别，所以危重患者的代谢支持不同于标准的营养治疗，其主要区别在于代谢支持的底物是由碳水化合物、脂肪、氨基酸混合组成，每日所供给的代谢底物中蛋白质增加到 2 ～ 3g/kg 体重，热量与氮的比例则下降为 100 ∶ 1，30% ～ 40% 的非蛋白质热量由静脉输注的脂肪乳剂所供给。

3．其他营养物质的供给

（1）维生素：严重腹腔感染、创伤、MODS 等危重患者对各种维生素（水溶性、脂溶性维生素）的需要量均大为增加。这与患者的高代谢率有密切关系，由于细菌的生长繁殖亦需要从机体获得维生素，造成维生素的消耗增加。机体在组织修复时需要足够的维生素 C 用来产生正常的胶原。维生素 A、维生素 E 与创伤的愈合、内脏损伤的修复及机体免疫功能有密切关系。维生素 E 是抗氧化剂，在严重创伤等应激状态下可清除体内自由基，降低脂质过氧化物。因此为提高患者抵抗力，促进术后机体的恢复，应保证补足维生素 A、维生素 E 的摄入量。我们认为在营养治疗的同时，供给各种水溶性维生素、脂溶性维生素是不可忽视的事情。

（2）电解质和微量元素：严重感染患者术后早期，由于机体处于应激状态，胃肠道功能发生障碍，大量体液或消化液丧失，机体往往存在低钾、低钠、低钙、低磷的现象；低磷血症的发生率高，资料统计，严重创伤的患者低磷血症的发生率为 76.5%，腹腔严重感染患者的低磷血症发生率为 61.5%。40 例死亡的危重患者中有 31 例存在低磷血症，占 77.5%。也有文献报道严重感染会造成血清锌、铁、铜代谢的改变。当有全身性感染、炎症反应与内毒素侵入时，锌进入肝内致血清锌浓度下降。铁大部分蕴藏在肝，一部分在网状内皮系统与骨髓之中。当有炎症时，血清铁浓度就会下降。有学者认为铁的供应减少，会降低杀灭病原菌的能力，亦即营养性免疫的能力。低铁血症有利于细菌的繁殖，当血清铁下降，血清铜与铜蓝蛋白将增加。这些均说明临床营养治疗除了供给足够的热量、氮量、维生素外，还需要根据患者的具体情况，及时供给电解质；并根据电解质浓度的监测结果，及时调整供给电解质的量。微量元素的补充也应引起重视，应在微量元素的总储量未受到影响之前补充，而不应该在有明显的缺乏症时再去纠正。

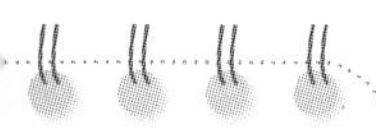

案例 12-2B

患者已行手术治疗，术后第二天，仍禁饮食。化验结果回报：血常规：白细胞 13.9×10^9/L，中性粒细胞百分比 0.91，红细胞 3.5×10^{12}/L，血红蛋白 89g/L，白蛋白 29g/L；肝功能检查：谷草转氨酶 105U/L，谷丙转氨酶 143U/L；肾功能检查：尿素氮 4.6mmol/L，肌酐 83μmol/L；血糖 16.5mmol/L，降钙素原 2.3ng/ml，请问此患者目前营养治疗的方式如何选择？营养处方应注意什么？护理评估内容包括哪些？

二、代谢支持的时机

严重感染的初期，由于细菌、内毒素等的作用，神经内分泌紊乱，过多地分泌了分解代谢激素如儿茶酚胺、胰高糖素、促生长激素等；出现胰岛素 / 胰高糖素比例失调，骨骼肌蛋白质分解，血浆中游离氨基酸、脂肪酸增加，血糖浓度增高和糖耐量下降等现象，同时出现水和电解质紊乱，酸碱平衡失调，易于水、钠潴留，并发代谢性酸中毒。这一阶段如果不适当地进行营养治疗，非但不能达到营养治疗的目的，反而会引起更多的代谢紊乱。因此，在感染患者的治疗初期，首先应积极纠正水、电解质紊乱和酸碱平衡，补充血容量，降低肾素 - 血管紧张素 - 醛固酮的活性，潴留于体内的水分加速排出，恢复正常的胰岛素与胰高糖素的比例，并且要积极控制感染，及时手术，清除感染病灶和引流。对严重创伤、大手术后患者也应先积极纠正休克、补充血容量，然后争取尽早给予代谢支持。根据创伤感染的严重程度给予能量与蛋白质，从而防止机体的过度消耗。实施后再根据患者具体情况，调整能量与蛋白质的补充量，并选择应用合理的脂肪乳剂与氨基酸以及特殊营养物质。

综上所述，危重患者营养治疗的途径和时间是决定治疗过程的重要因素。早期经肠营养及必要的营养素在缩短危重患者的高代谢期，促进合成代谢，促进机体恢复，维持肠免疫功能中起着重要的作用。当无法完全经肠营养来维持机体的需要时，需要实施 TPN 或将肠外营养与肠内营养结合使用。每小时经肠道输注 10 ～ 20ml 营养液，不仅可维持肠道结构与功能的完整性，而且也避免了全肠外营养（TPN）可能引起的肠道细菌和毒素的易位，改善氮平衡，加速向 TEN 转变。

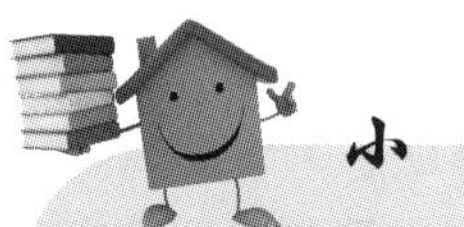

小　结

1. 危重症患者处于高代谢状态，应积极地对其进行代谢支持治疗。

2. 危重症患者代谢支持的途径包括：肠内营养、肠内＋肠外营养、全胃肠外营养，应根据患者的具体病情选择合适的治疗途径。

3. 危重症患者行营养治疗时应选择合适的治疗时机，以期达到最佳的治疗效果。

思考题

1. 当危重症患者进行营养治疗时，如何选择正确的途径及处方？
2. 案例 12-2B 术后需要长期营养治疗，如何进行序贯治疗？

答案链接 18

第三节　特殊营养物质在危重患者中的作用

长期以来，人们已认识到营养是产生免疫反应的一个重要组成部分，并且营养物质和免疫功能之间存在复杂的相互作用。在危重患者中，中、重度的蛋白质 - 热量缺乏性营养不良会引起细胞介导免疫、吞噬细胞功能，补体系统和黏膜抗体反应等很大异常，而特殊营养物质对免疫活性的特殊方面产生不同程度的作用，同时在促进蛋白质的合成与降低蛋白质的分解方面也有一定的作用。近几年来关于特殊营养物质在危重患者中的特殊作用已有许多实验和临床研究。

一、精氨酸（arginine，Arg）

精氨酸是条件非必需氨基酸。但在危重患者高代谢状态下，精氨酸是必不可少的营养物质，是必需氨基酸。因为肾在创伤、感染时对氨基酸，尤其是精氨酸、谷氨酰胺的再吸收能力下降，导致负氮平衡。

1．精氨酸可增加体内氮潴留，促进蛋白质合成，增强免疫反应　精氨酸具有刺激激素分泌的活性，包括刺激垂体释放生长激素和泌乳素、胰腺释放胰岛素和胰高糖素、肝和小肠释放胰岛素样生长因子（IGF-1）、肾上腺释放儿茶酚胺；通过其还能影响胸腺的作用，增强损伤后有丝分裂原刺激的 T 细胞增生。它也牵涉蛋白质合成和伤口愈合，可能通过刺激产生生长激素而增加创伤后蛋白质的潴留。因此精氨酸可增加体内氮潴留、促进蛋白质合成、改善机体氮平衡。有研究表明，创伤后早期精氨酸的需要增加，给予正常浓度的精氨酸能增强组织的修复能力，增强代谢和免疫功能。在肠内与肠外营养制剂中，适当地强化精氨酸能有效地发挥细胞免疫作用。

2．精氨酸能有效改善肠黏膜屏障，减少细菌易位　全肠外营养（TPN）引起肠黏膜屏障损伤，肠道细菌易位及肠源性脓毒血症已引起广泛重视。大量实验和临床研究证明，TPN 的应用常引起肠道黏膜“饥饿”，在 1 周内即可发生肠黏膜或绒毛萎缩症，从而导致肠黏膜的形态和功能发生改变；肠壁的通透性增高，增加了潜在的肠道致病菌易位的机会。有资料显示易位的肠道内菌群主要为大肠埃希菌、奇异变形杆菌；其次为念珠菌、表皮样肠球菌等。这些条件致病菌、内毒素和其他毒性混合物，可穿透肠黏膜溢出肠腔而进入腹腔，最终经淋巴管和血管播散到全身，导致肠源性菌血症或脓毒血症。而添加精氨酸的营养液对 TPN 并发症的预防和机体康复将起着重要作用。因为实验和临床研究证明精氨酸强化的营养液可以改善 TPN 的肠黏膜损伤状态和功能，增加肠黏膜的总厚度及小肠绒毛细胞计数，降低肠黏膜的通透性，减少肠道细菌易位。因为精氨酸可以改善 T 细胞的功能，促进 T 辅助细胞分泌白介素 -2 产生一氧化氮（NO），增强巨噬细胞的细胞内杀伤作用，促进多胺、胍氨酸、鸟氨酸、酮戊二酸等肠黏膜滋养因子合成，恢复肠黏膜结构完整性。因此精氨酸及其代谢产物是有效改善肠黏膜免疫障碍、减少细菌易位，是防止 TPN 并发症发生的保护剂。

3．精氨酸在免疫防御及免疫调节中的作用　严重创伤的患者因应激反应使蛋白质处于亢进的高代谢状态，而肾对氨基酸尤其是精氨酸、谷氨酸的再吸收能力下降，从而导致负氮平衡。创伤使大量的 IL-1、IL-6、TNF 释放，以及 IL-2 水平下降。若持续时间过长将导致细胞群的衰竭、损伤免疫功能，增加潜在并发症的发生机会。在多种动物实验中观察到，给予精氨酸后导致胸腺增大和细胞计数增多，促进植物凝集素（DHA）、刀豆蛋白 A（Con-A）等有丝分裂原的产生，并且显著提高 T 淋巴细胞对有丝分裂原的反应性，从而刺激 T 淋巴细胞的增生，增强巨噬细胞的吞噬能力和天然杀伤细胞对肿瘤细胞的溶解作用；增加脾单核细胞对 IL-2 的分泌活性，以及 IL-2 受体的活性，显著降低前列腺素 E（PGE2）的水平，进一步促进 IL-2 合成，最终产生以提高 T 淋巴细胞间接反应为中介的免疫防御与免疫调节的强力作用。精氨酸在肠内营养中的强化对严重创伤大型手术患者的营养状态和免疫功能的恢复以及免疫防御和免疫调节机制的正常运行发挥了重要作用。因此在强化精氨酸的肠内营养治疗中，精氨酸的作用是：①可增加机体内氮潴留；②有效地发挥调节作用，控制蛋白质更新；③促进肌肉内蛋白质的合成；④有助于改善机体氮平衡，提高机体的免疫状态。

4．精氨酸及其体内代谢活性产物一氧化氮（NO）在腹腔严重感染时对急性胰腺炎（AP）具有保护作用　外源性 Arg 对急性胰腺炎的保护作用已有许多报道，Werner 等给水肿性胰腺炎鼠静注外源性 Arg，以增加 NO 生成量的基质。结果显示，外源性 Arg 能显著抑制 AP 对胰酶的激活，减轻胰腺组织损害。Lin 等给坏死性胰腺炎鼠分别静注 125mg/kg 和 250mg/kg 两种剂量的 Arg。结果显示：两种不同剂量的外源性 Arg 均能改善胰腺微循环，减轻胰腺损害。但 250mg/kg 组减轻胰腺组织损伤更明显。提示外源性 Arg 对 AP 的保护作用在一定剂量范围内可能存在着正性剂量 - 效应关系。

在新近的研究中还发现存在 NO 的免疫调节机制。NO 是体内多种组织及细胞产生的一种多功能的气态生物信使，而 L- 精氨酸是合成 NO 的唯一底物。L- 精氨酸在两种 NO 合酶催化下经过氧化脱氨基作用生成 NO，并同时生成 L- 胍氨酸。NO 的活性高，不稳定，可迅速代谢为稳定的终末产物硝酸盐及亚硝酸盐，并以硝酸盐的形式从尿中排出体外。目前认为 NO 对免疫系统的调节作用可能有几个方面：① NO 抑制 T 淋巴结增生，抑制抗体应答反应，抑制肥大细胞反应性；②促进天然杀伤细胞活性，激活外周血中的单核细胞；③调节 T 淋巴细胞和巨噬细胞分泌细胞因子；④介导巨噬细胞的细胞凋亡。近来体外研究表明，精氨酸通过巨噬细胞和淋巴细胞对肿瘤和感染细胞发挥毒性的关键作用，是基于 NO 的产生和释放所致。精氨酸在危重患者的营养治疗中有特殊的作用。

二、谷氨酰胺（glutamine，Gln）

谷氨酰胺对许多器官、组织有特殊的营养作用。可作为肠黏膜细胞、免疫细胞等快速生长和分化细胞的主要能源及核酸合成的前体，用于维持肠道的结构和功能，促进免疫功能（包括肠道免疫和全身免疫功能）等。Gln 已日益受到重视。以往认为谷氨酰胺是一种非必需氨基酸，但是在机体应激状态下，肠道黏膜上皮细胞、免疫细胞等对谷氨酰胺利用明显增加，血液和组织中谷氨酰胺浓度却急剧下降，因此在外科危重患者中谷氨酰胺可能是一种非常重要的必需氨基酸。

谷氨酰胺在外科危重患者治疗中有以下作用。

1．降低危重患者机体的高代谢状态　大手术、创伤、脓毒症后机体处在高代谢状态，氮的丧失量可超过 2g/d。骨骼肌游离谷胺酰胺浓度的下降是蛋白质分解代谢中常见的现象。肌肉细胞谷氨酰胺含量的下降往往影响患者的生存率，而肌肉蛋白质合成率高低与谷氨酰胺含量的多少有关。临床研究表明，给予不含谷氨酰胺的标准 TPN 者，不能纠正肌肉谷氨酰胺含量的降低，而加入谷氨酰胺的 TPN 患者中骨骼肌内谷氨酰胺下降程度明显改善，证实了谷氨酰胺在减少肌肉游离谷氨酰胺浓度下降和促进蛋白质代谢中有积极作用。

2．维持和恢复危重患者肠道屏障的结构和功能　危重患者中谷氨酰胺的缺乏可导致不同程度的肠黏膜萎缩，增加肠道的通透性，破坏肠道的屏障功能。Pastores SM 等认为在肠内外营养中补充谷氨酰胺可防止肠黏膜的萎缩，维持正常的肠黏膜重量、DNA 含量、绒毛的高度；上调肠道谷氨酰胺的活性，增加肠道刷状缘对谷氨酰胺的转位。TPN 中加入谷氨酰胺还可维护小肠黏膜的通透性和保护小肠黏膜的结构。肠内营养给予谷氨酰胺亦可防止小肠黏膜通透性的增加，维持肠道结构的完整性。Lnoue 等用大鼠腹膜炎模型研究了肠黏膜屏障和动物生存率与谷氨酰胺的关系，同样发现谷氨酰胺加强的 TPN 组其肠黏膜的有关指标得到明显改善，大鼠的生存率从 44.75% 提高到 92.1%。Dugan 等的研究表明肠道给予谷氨酰胺可防止内毒素大鼠小肠的通透性增加，维持肠道结构的完整性。

3．改善机体的免疫功能　危重患者出现免疫功能受抑制伴有肌肉和血浆谷氨酰胺浓度的显著降低。谷氨酰胺对肠道免疫功能的改善已有报道，给烧伤动物肠内营养补充谷氨酰胺后，能增加空、回肠肠液中 D-IgA 的含量，减少肠道细菌的易位。体外实验已表明，培养液中谷氨酰胺浓度的下降可使淋巴细胞的增生与分化明显减退，使抗体的合成及巨噬细胞的吞噬功能明显减退，并导致 IL-1、IL-2 量下降。Gianotti 等在肠源性脓毒血症的动物模型中给动物口服谷氨酰胺，结果明显降低了动物的细菌易位，提高了成活率，分析原因可能主要是谷氨酰胺在保护肠黏膜屏障的同时，也改善了肠道的免疫功能，促进了 S-IgA 的合成与分泌。但有关体内给予谷氨酰胺对机体各种免疫抑制状态的免疫功能调节的研究目前还很少，有待进一步的研究。

知识拓展链接 13

4．提高创伤和感染后组织细胞的抗氧化能力　谷胱甘肽（glutathione，GSH）是细胞内重要的抗氧化剂，其主要功能为保护细胞膜、核苷酸和多种蛋白质、免疫自由基反应性氧化物的损伤。Hong 等提出给予谷氨酰胺强化的 TPN 可通过保持组织中 GSH 的储备，保护组织细胞免疫氧自由基造成的损伤。危重患者由于经历了严重创伤，可有失血性休克的缺血再灌注，以及局部组织损伤，感染引起全身炎症反应时有中性粒细胞、巨噬细胞和补体的激活，可导致大量的氧自由基产生和释放，引发脂质过氧化作用。另外，由于危重患者的肌肉和血浆中谷氨酰胺水平急剧下降，可能使 GSH 合成受到限制，使机体抗氧化能力下降，使氧化损伤加剧，形成恶性循环，最终可导致多器官功能衰竭。因此对于危重患者补充谷氨酰胺，可通过保持和增加组织细胞内的 GSH 的储备，从而提高机体抗氧化能力，稳定细胞膜和蛋白质结构，改善机体各重要脏器如肝、肺、肠道、肾等的功能及细胞免疫能力。新近在严重创伤失血性休克的肠道缺血 - 再灌注损伤及放射性肠炎的研究中，补充谷氨酰胺后可显示出能维护肠道谷胱甘肽（giutathione，GSH）的水平。GSH 是细胞内重要的抗氧化剂，它保护细胞膜、核苷酸和多种蛋白质免受自由基反应性氧化物的损伤，从而降低细胞膜脂质过氧化物的形成。另外，化疗药物氨甲蝶呤可损害机体肝、肾、肺、心、肠、肌肉等的组织细胞，并降低 GSH 水平。添加谷氨酰胺能明显提高上述组织内 GSH 含量，提高氧化能力，稳定细胞膜及蛋白质的结构，改善肝、肺、肠道等重要器官及免疫细胞的功能。

5．保持和恢复体内的酸碱平衡内环境稳定和降低感染性并发症发生率　谷氨酰胺是肾小管细胞代谢的能源物质，并且作为氨的载体直接参与尿氨的生成和 HCO_3^- 的生成和回收，以维持酸碱平衡。研究表明，由于外科危重患者的每日酸负荷增加，故肾谷氨酰胺的需要量增加，这对支持外科危重患者肾氨的产生是非常必要的。由于危重患者高分解代谢造成肌肉谷氨酰胺的消耗增加，血浆谷氨酰胺浓度下降，造成供肾利用的谷氨酰胺减少，于是体内酸性产物蓄积，破坏了机体酸碱平衡，增加了感染性并发症的发生率。

综上所述，在危重患者应激状态下，Gln 在各器官间的氮流动中起着极为重要的作用，是依赖 Gln 氧化供能的器官如肠道和组织细胞（如血管内皮细胞、巨噬细胞、黏膜和肺泡上皮细胞、成纤维细胞等）的重要营养底物和调节因子。提供外源性 Gln 既有利于改善体内平衡，纠正危重患者的代谢性酸中毒，增强免疫细胞和肠黏膜屏障功能，降低肠源性细菌和内毒素易位，又可有效地减轻缺血 - 再灌注损伤和内毒素介导的血管内皮细胞和黏膜上皮损伤，促进各种免疫活性细胞的分化、增生，增强机体非特异性防御能力，并调节免疫活性细胞的各种介质、细胞毒素和免疫球蛋白的分泌和相互作用。因此认为在危重患者的抢救中，提供外源性 Gln 是很有益的。

三、核苷酸

1．研究资料表明膳食核苷酸在维持机体正常的免疫功能中起重要的作用　如膳食能提供核苷酸来源，特别是尿嘧啶，可选择性地抑制辅助T细胞及IL-2的产生。核酸和其他嘌呤和嘧啶源已成为细胞主要成分的唯一营养物。核苷酸是脱氧核糖核酸（DNA）和核糖核酸（RNA）的前体，故在大多数生化过程中起重要作用。RNA和DNA分别是细胞分裂和蛋白质合成所必需的。核苷酸膳食是支持代谢活跃细胞最适生长和功能所必需的。Ruddph等证明选用不含核苷酸的膳食会降低细胞免疫功能和对感染的抵抗力。

2．膳食中加入核苷酸对进行肠外和肠内营养治疗的患者可能有治疗价值　文献报道，机会性微生物如白念珠菌是处理免疫损害患者过程中较为重要的一点。条件性感染已成为心脏等大手术及器官移植等危重患者较为常见的一种感染。Fanslow等用白念珠菌感染4～6周的小白鼠进行研究，结果发现不含核苷酸的膳食喂养的小白鼠会降低对白念珠菌全身感染的抵抗力，而当膳食中添加RNA或嘧啶时，抵抗力大大增加。根据这些发现，学者们认为膳食提供核苷酸来源，特别是尿嘧啶（被认为可能是一种重要的营养底物）。

四、脂肪酸

1．膳食中的脂类是必需脂肪酸和热量的来源，是脂溶性维生素A、D、E和K的转运载体，而且在调节机体的免疫功能方面有重要的作用；它对特异性和非特异性免疫系统的一些免疫细胞、单核细胞、巨噬细胞、淋巴细胞和多形核细胞产生很大的作用。因为这些细胞和构成膳食中脂肪酸的构成类似，这些细胞能合成非必需脂肪酸，但必须从循环血液脂质中摄取必需脂肪酸。必需多不饱和脂肪酸如亚油酸（ω-6）及产生的花生四烯酸（AA），和亚麻酸（ω-3）及其产物二十碳五烯酸（EPA）和二十二碳六烯酸（DHA），均是循环血浆脂类的重要成分，是人体内不能合成的，必须由外源性供给，称为必需脂肪酸。在创伤应激反应中，如果只给葡萄糖及氨基酸，必会造成必需脂肪酸的缺乏，从而引起必需脂肪酸缺乏症，结果是机体免疫功能下降、血小板功能下降，皮肤、毛发及神经组织的正常生理功能遭到破坏。由于花生四烯酸可以由亚油酸（ω-6）在体内衍生而得，因此供给亚油酸（ω-6）更为重要。然而花生四烯酸在环加氧酶的作用下转化为前列烷类；在脂氧化酶作用下转化为白三烯，形成二十烷类的量取决于血浆花生四烯酸的量，花生四烯酸的量反映出膳食中脂肪酸的摄入量。

膳食中脂肪酸的类型与浓度最终调节花生四烯酸及其产物二十烷类的合成。二十烷类化合物包括前列腺素和白三烯，它们有强大的免疫调节特性。二十烷类水平的增高，特别是前列腺素E2（PGE2）与一些病理状态包括肿瘤生长、免疫抑制、术后感染、脓毒症、内毒素血症和器官衰竭有关。

2．添加来自鱼油的ω-3脂肪酸能改变免疫细胞的组成和功能，在调节免疫功能方面起着重要作用。许多研究表明ω-3脂肪酸能降低与免疫特别有关的炎症反应，此作用的可能机制之一是富含ω-3脂肪酸的膳食以某种方式降低细胞内花生四烯酸的水平，从而降低第二系列二十烷类的合成和免疫抑制作用。临床研究报道给予ω-3脂肪酸能减少患者的住院日数；认为通过调整ω-3脂肪酸和ω-6脂肪酸的比例可改善患者的免疫状态，从而降低感染等危重患者的病死率和并发症，有一定的临床意义。

五、生长激素

近年来，许多研究证实适当地应用重组人生长激素（rhGH）能够逆转和改善危重患者机体的高代谢状态，对预后产生积极的作用。生长激素是垂体前叶分泌的一种蛋白质激素，其生物功能是直接的代谢作用和间接的促生长作用。主要表现为促进葡萄糖氧化，从而提高能量水平，促进脂肪分解和糖异生，改善蛋白质分解，促进蛋白质的合成。国内外已有许多研究证明并且指出：

1．生长激素对创伤感染患者有促进蛋白质合成的作用　在外科感染患者、消化道大手术

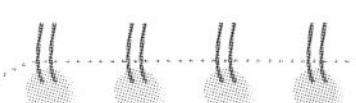

后、复合外伤手术后，给予生长激素后能降低蛋白质的氧化分解作用，增加蛋白质的合成，改善氮平衡。北京协和医院以 ^{15}N- 甘氨酸恒速输入法研究了腹部手术前后患者蛋白质代谢的变化及重组人生长激素对其的影响，结果表明术后加用 GH 比单纯应用肠外营养明显有效。南京军区南京总医院解放军普通外科研究所对肠瘘伴腹腔感染患者，在 TPN 支持的基础上加用重组人生长激素 12U/d，共用 7d，结果发现加用 GH 组的血清蛋白值、前清蛋白值、转铁蛋白值均明显高于对照组，同时也促进了创伤的愈合。Ward 等曾研究了生物合成人生长激素对消化道大手术患者蛋白质和能量代谢的影响。结果表明与对照组相比，实验组蛋白质的氧化分解代谢明显降低和蛋白质的合成代谢增加。Petersen 等研究表明，rhGH 对外伤患者氮平衡的改变是通过刺激蛋白质合成而实现的。Koea 等研究表明，rhGH 能够明显降低处于高分解代谢状态的外科感染患者的纯蛋白质分解代谢水平，改善氮平衡。

2．生长激素对脂肪代谢影响 Wand 等研究了生长激素对消化道大手术患者脂肪代谢的影响。结果表明生长激素 [0.1mg/（kg·d）×6d）与对照组相比，脂肪分解率明显提高。LO 等研究手术应激下 TPN 维持的 SD 雄性大鼠给予 rhGH 对代谢的影响，结果显示 rhGH 组大鼠脂肪的氧化代谢较 TPN 组明显提高，而机体总的能量代谢改变不明显。

3．生长激素对血糖影响 危重患者由于应激性激素分泌改变而引起血糖升高，高血糖的主要原因是肝输出葡萄糖增多而非组织从血浆中摄取葡萄糖降低。Jeevanandam 等随机对照试验研究了 20 名严重外伤患者的血糖代谢特点，结果表明与单纯 TPN 治疗组相比，生长激素组（TPN+rhGH）血糖水平明显增高（16±1.6 mmol/L 对 12.5±1.1mmol/L），而且血糖动力学研究表明内源性葡萄糖的产生、葡萄糖的氧化和循环无明显差别。产生这一结果的可能机制是葡萄糖的非氧化贮存功能不全和葡萄糖向组织细胞转移受到抑制。

4．生长激素影响肠黏膜的结构和功能 严重创伤时血液中 Gln 浓度降低，这可能是危重患者肠道功能障碍并发 MOF 及死亡的原因。Inoue 等通过临床研究表明大剂量 GH[0.2mg/（kg·d）] 能明显促进空回肠黏膜对氨基酸尤其是谷氨酰胺的转运。这一作用使肠黏膜有足够的谷氨酰胺来维持黏膜的正常结构和功能，这对长期应用 TPN 的患者防止肠黏膜萎缩和维持及促进小肠营养物的吸收有积极作用。1995 年，Mialancl 等通过动物实验也证明 GH 能显著增强肠黏膜对 Gln 的吸收。目前关于 GH 促进肠道对 Gln 吸收的机制尚未完全清楚，可能是通过胰岛素样生长因子 -1（IGF-1）介导的。Shiraoda 等通过动物实验研究表明 GH 能够促进小肠黏膜增生，提高小肠绒毛的高度和肠壁厚度。

5．生长激素能刺激肠道生长，促进小肠营养物质的转运 目前短肠综合征（SBS）的主要治疗方法是 TPN 支持和小肠移植。众所周知，长期 TPN 会出现一系列并发症，为了减少 SBS 患者 TPN 并发症，进行了实验动物及人体研究。结果表明生长激素能够刺激肠道生长和促进小肠营养物质的转运。Byrne 等研究了联合应用低脂高碳水化合物饮食（DIET）、谷氨酰胺（Gln）及生长激素（GH）对 SBS 患者（平均空回肠长度 50±7cm，平均结肠长度 102cm）小肠吸收功能的影响。结果发现应用 DIET+GLN+GH 4 周后，明显提高 SBS 患者对钠的吸收（57%），改善对蛋白质的吸收（38%）。粪便量减少约 1/3，最终使 57% 的 SBS 患者摆脱了对 TPN 的依赖，约 30% 的 SBS 患者减少了对 TPN 的需要量。Wilmore 等也证明了 GH 及 GLN 等生长因子能够降低 SBS 患者对 TPN 的依赖性。

6．外源性生长激素对 GH–IGF–1 轴的影响 1996 年，Thorbeck 等通过临床对照试验发现与单纯应用 TPN 的对照组相比，GH 组（TPN+GH）能提高外科手术患者的 GH 及 IGF-1 水平。Jeevanandam 等也于 1996 年证实了同时应用 rhGH 能提高需要 TPN 支持的多发性创伤患者的 IGF-1（230%）和 GH（560%）水平。IGF-1 是重要的合成代谢因子，所以 rhGH 的合成代谢效应除通过 GH 本身的作用机制外主要还是通过提高 IGF-1 水平实现的。

7．临床应用方法 代谢支持治疗同时加用生长激素时，一般采取低热量的肠外营

养 [63.68kJ/（kg·d）] 加生长激素（北京协和医院等均有报道）。①剂量：多数学者主张 0.1 ～ 0.2mg/（kg·d）或 8 ～ 12U/（kg·d）；②途径：1 次 / 日或 2 ～ 3 次 / 日皮下注射；③注意点：GH 能导致高血糖，故应掌握指征并严格监测血糖。孕妇及哺乳期妇女应慎用。避免身体同一部位反复多次用药。rhGH 在应用过程中导致高血糖和胰岛素抵抗，而 IGF-1 除了具有合成代谢效应外尚有降低血糖作用，因此 rhGH 与 IGF-1 的联合应用使合成代谢效应明显增强。

小　结

1. 精氨酸可促进蛋白质合成，增强免疫反应；有效改善肠黏膜屏障，减少细菌易位；能够改善机体的免疫状态。

2. 谷氨酰胺能够降低危重患者机体的高代谢状态；维持和恢复危重患者肠道屏障的结构和功能；改善机体的免疫功能；提高创伤和感染后组织细胞的抗氧化能力。

3. 核苷酸在维持机体正常的免疫功能中起重要的作用。

4. 脂肪酸能够为机体提供必需脂肪酸和热量；来自鱼油的 ω-3 脂肪酸能调节免疫功能。

5. 生长激素对创伤感染患者有促进蛋白质合成的作用；可以促进脂肪氧化；升高血糖；能刺激肠道生长，促进小肠营养物质的转运。

思考题

答案链接 19

1．与免疫营养有关的营养素有哪些？

2．当危重症患者进行营养治疗时，如何添加合适的特殊营养素？

第四节　危重患者的营养护理

案例 12-4

患者，男，67 岁，主因高热伴意识不清 4d 入院。既往有高血压病史 3 年，糖尿病 2 年。诊断：病毒性脑炎。查体：体温 39.9℃，脉搏 128 次 / 分，呼吸 23 次 / 分，血压 183/89mmHg，体重 60kg。神志处于深昏迷，呼吸急促，双肺呼吸音粗，心音底，腹软，肠鸣音 2 次 / 分。化验回报：血红蛋白 97g/L，钾 2.3mmol/L，钠 136mmol/L，白蛋白 29g/L。患者需营养支持治疗，请问该患者应选用哪种途径？如何为该患者计算能量需要及三大营养素、电解质的适宜供给量？营养治疗过程中应监测哪些指标？如何进行营养护理？

护理工作者在危重患者的急救及康复过程中起着重要作用，营养护理就是其中一个重要组成部分。24h 密切观察病情，发现问题，及时、慎重处理，是对每一名 ICU 护士最基本的要求。下面就营养护理中如何观察病情、发现问题后如何正确处理，谈以下几方面内容。

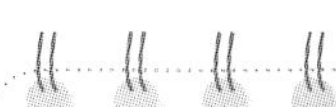

一、危重患者营养支持的监测指标

1．体重　体重用以评价患者的营养状态，估算营养需要量。危重患者由于存在水肿、水钠潴留等，体重的变化较大。因此，这类患者在估算营养需要量时，应考虑理想体重和患病前体重，并动态测定。

2．能量消耗的测定　过低与过度营养均会给机体造成损害，尤其是对于代谢紊乱、能量消耗变异较大的危重患者，提供适量的营养底物非常重要。理想的营养支持应按照实际测量的能量消耗量供给营养底物。间接能量测定法使这成为现实。

$REE = [(3.9 \times VO_2) + (1.1 \times VCO_2)] \times 1.44 - (2.8 \times UUN)$

REE：静息能量消耗；VO_2：氧耗量（L/min）；VCO_2：CO_2 产生量（L/min），UUN：尿中尿素氮的量。

呼吸商（RQ）是营养物质净氧化的指标。呼吸商正常为 0.7 ～ 1.0。呼吸商的价值在于反映营养物质的利用比例或混合的能量氧化。

$RQ=VCO_2/VO_2$

3．液体平衡　准确测量 24h 的出入量，包括尿量、胃肠引流液、腹泻、各种体腔引流及伤口渗出量等。根据丢失的液体来考虑需要补充的液体量，这对心功能不全及肾衰竭等严重限制液体入量的患者尤为重要。

4．血气分析检查　危重患者常存在多重酸碱紊乱，营养支持，特别是肠外营养支持又常影响体内的代谢状态，应监测血气。

5．内脏蛋白测定　内脏蛋白测定是常用的观察指标，反映体内蛋白质储存情况与代谢状态。监测内脏蛋白水平，可指导制订营养支持的方案以及判定营养支持的效果。

（1）C 反应蛋白：C 反应蛋白为急性相蛋白，应激反应时合成增加。C 反应蛋白浓度变化与血浆阴性蛋白及氮平衡无明显相关。

（2）白蛋白：白蛋白半衰期较长，代表体内较恒定的蛋白质含量。异常丢失时血浆白蛋白迅速降低。白蛋白过低将影响营养底物转运与代谢、药物作用及血浆胶体渗透压等。

（3）快速转换蛋白：包括前白蛋白、转铁蛋白、纤连蛋白、视黄醇结合蛋白、铜蓝蛋白等。快速转换蛋白半衰期短，是评价蛋白质合成状况及营养支持效果的常用指标。

6．免疫功能测定

（1）淋巴细胞计数：正常参考值（1.5 ～ 3.0）$\times 10^9$/L，$< 1.5 \times 10^9$/L 为营养不良。

（2）免疫球蛋白：在营养不良、感染、肿瘤等疾病状态下，可导致免疫球蛋白合成减少和（或）应答能力下降，导致机体对致病微生物的抗病能力下降。

（3）T 淋巴细胞亚群：营养不良、蛋白质丢失、应用皮质激素等时，均可使 T 淋巴细胞受抑制，损害免疫功能。CD_4/CD_8 可作为评估机体细胞免疫状态的指标。细胞免疫受抑制时 CD_4/CD_8 下降。

7．氮平衡测定　氮平衡是每日入氮量与排出量之差。氮平衡测定是估算营养支持效果的一种方法，也可用于了解机体代谢状态及体内蛋白质分解程度。氮平衡测定结果有 3 种可能：①摄入与排出氮量基本相等，称为总平衡，表示体内蛋白质的分解与合成代谢处于动态平衡之中；②摄入氮量＞排出氮量，称为正氮平衡，表明摄入氮或蛋白质除补偿组织的消耗外，尚有部分构成新的组织而被保留；③摄入氮量＜排出氮量，称为负氮平衡，表明体内蛋白质分解大于合成。创伤、感染等应激或营养供给不足时，表现为明显负氮平衡。

鉴于机体代谢过程产生的氮大部分（85% ～ 90%）由尿排出，且尿中以尿素氮占大多数，经尿排出的其他含氮物约 2g/d，故氮的排出量可根据 24h 尿中尿素氮的量计算得出。

肠内营养时应计入每日粪便测定的含量。血制品系整蛋白，不计入氮平衡计算中。接受血滤和透析治疗的患者，排氮量中还应计入透析液与超滤液中氨基酸或氮含量。

8．3– 甲基组氨酸　3- 甲基组氨酸是肌肉蛋白质分解代谢产物。严重创伤、烧伤和全身感染后，尿 3-MH 排泄增加；反之，代谢率降低时，其排泄量减少。动态观察可了解肌肉蛋白质的变化。

9．并发症监测

（1）体温：注意营养支持中的体温变化以及时发现感染性并发症。

（2）血糖监测：应激状态下机体糖代谢常处于不稳定状态，严重感染、创伤、MODS 以及既往糖代谢异常的危重患者尤为明显。应加强血糖监测，调整葡萄糖供给及胰岛素使用。

（3）血浆渗透压：当怀疑有高渗情况时应作测定。无测定仪器的单位可按以下公式计算：血浆渗透压分子浓度（mmol/L）=2（Na^{+}+ K^{+}）+ 血糖 +BUN（各项单位为 mmol/L）。

（4）血清电解质：危重患者容易出现电解质紊乱。应注意电解质的检测。

（5）血清微量元素与维生素：一般不列为常规检测。某些疾病，特别是危重时期，可诱发体内微量元素含量与分布变化，并影响机体代谢与生理功能，需要时应予检测。

（6）血常规：营养支持期间可每周检查 1 ～ 2 次。

（7）肝功能：一般情况要求每周测定 1 ～ 2 次，全肠外营养（TPN）治疗 2 ～ 3 周后，尤应注意肝功能的监测。

（8）血脂测定：可每 1 ～ 2 周测定一次。输注脂肪乳剂的过程中，应监测血脂情况，即每日在脂肪乳剂输注完后 6h 取血标本，以评价输注的脂肪乳剂是否被利用。肝功能障碍、低白蛋白血症及胆红素代谢异常等情况下，应特别注意监测血脂。

（9）尿电解质检查：留取 24h 尿液，主要测定尿液中钾、钠的含量，每日 1 次。

（10）胆囊 B 超：检查胆囊容积、胆汁稠度、胆泥形成等，评价肝胆系统损害与淤胆情况。

（11）粪常规与细菌学检查：全肠外营养期间，因为时间较长，可发生肠道菌群失调，导致腹泻。肠内营养时亦可因营养液污染导致肠炎、腹泻。应注意粪常规与细菌学检查。

10．肠黏膜通透性检测　测定肠黏膜通透性可间接评价肠黏膜完整性及判断肠黏膜屏障功能。可测定尿乳果糖排泄率 / 甘露醇排泄率。肠黏膜缺血 / 再灌注损伤后，可导致黏膜细胞萎缩，吸收面积减少，同时细胞间紧密连接破坏，致乳果糖通过增加，乳果糖 / 甘露醇排泄比率增加。

二、危重患者营养支持的原则

营养支持是危重患者的重要治疗措施，应重视营养支持的时间、量与方法，否则加重代谢紊乱。

1．营养支持的适应证

（1）既往存在营养不良，如慢性呼吸衰竭、肝病、心功能衰竭或肾功能不全等导致营养不良，又合并了急性病变的患者。

（2）既往营养状况良好，因严重烧伤、严重创伤、全身性感染等高代谢疾病，使患者处于高度消耗状态。

（3）肠道因损伤或疾病不能进食或不宜进食超过 5d 以上的患者，如重症急性胰腺炎、肠梗阻、肠损伤并发肠瘘。

（4）胃肠功能减退，食欲差，胃肠道手术或损伤后，进食量不足或不能进食超过 1 周。

（5）接受机械通气治疗的患者，尤其是合并呼吸衰竭的患者，如营养状态不能得到改善或维持，将导致感染难以控制，呼吸肌萎缩及脱机困难甚至难以撤离。

2．营养支持的时机　患者循环稳定，水、电解质与酸碱失衡得到初步纠正后，为了维持细胞代谢与器官功能，防止进一步的营养耗损，应及早给予营养支持。一般在初期治疗后

24 ～ 48h 可开始。应用营养支持前需要进行代谢与营养状态的评估。

3．能量与营养物质的供给　应用间接能量测定法或氧耗测定后，发现应激患者的代谢率增加较以往估计得要低。根据应激时的代谢特点及支持原则，一般认为危重患者的能量供给常规以 25 ～ 30kcal/（kg・d）为宜，亦可按实际测定的静息能量消耗（REE）×（1.1 ～ 1.2）计算。非蛋白质热量中糖脂比为 6：4 ～ 5：5，葡萄糖静脉输注的速度通常为 2.5 ～ 3.0mg/（kg・min）。但血糖应＜ 11mmol/L，在 8 ～ 10mmol/L 较为理想。脂肪供给按 1 ～ 1.5g/（kg・d）进行，一般不会造成脂肪负荷过剩及脂肪代谢障碍。氮的供给在 0.2 ～ 0.35g/（kg・d）。

4．营养支持的方式与选择　营养支持分为肠外营养与肠内营养两大类。肠外营养成为许多危重患者，尤其是肠功能障碍患者主要的营养支持方式，起到保持机体的结构与功能、改善氮平衡与蛋白质合成等作用。肠内营养具有简单，并发症少，有助于促进肠道运动与释放胃肠激素，增加门脉血流等优点，并且更全面地提供营养素，维护肠黏膜屏障功能，提高营养的效价比等。

危重患者营养支持方式的选择主要依赖于病情和疾病状态，特别是肠功能状态。原则上肠内营养应是首选，可通过鼻营养管、胃或空肠造瘘管。当患者存在肠功能障碍、腹腔内存在严重感染灶、循环不稳定时，肠外营养便成为主要的营养供给途径。胃无张力时，应限制肠内营养量，以防胃滞留或误吸。肠外与肠内两大途径起着互补作用，需合理选择。部分肠外营养＋肠内营养也许是一些危重患者更切实的营养支持模式，但应尽量争取肠内营养比例达到 25% 以上。

三、危重患者肠内营养护理

临床上危重患者肠内营养治疗的原则是：只要有胃肠功能应尽早使用。但是使用中应遵循由少到多，由低浓度到高浓度，速度由慢到快、循序渐进的原则；不要急于求成，不要公式化；要因人而异，选择不同的支持途径、不同方法、不同的营养素；在配制营养素时操作要规范；减少并发症的发生；同时要了解患者的心理状况，做好相应的工作，使肠内营养的治疗作用收到实效。

1．肠内营养的指征　胃肠道功能状态因疾病状态不同个体差异较大。相当部分危重患者由于肠道缺血 / 再灌注损伤、腹腔炎症使肠壁水肿、粘连等，以及手术、创伤使胃肠道分泌、消化、吸收能力与蠕动能力部分受到损害，难以实现理想的完全肠内营养，且易出现不耐受现象。近年来的研究证实了大手术、烧伤、创伤等应激后早期肠道营养的可行性与益处。只要危重患者肠功能状态允许，特别是小肠运动、消化、吸收功能允许，应该尽早考虑给予肠内营养。临床应用时应考虑以下因素。

（1）不能经口摄入正常固体食物以获得所需足够热量与营养物者，如机械通气的患者或经口摄食量＜ 2/3 需要量。

（2）可建立胃肠道喂养的通路以保证营养的供给。

（3）经过早期复苏与抗休克治疗，循环稳定，水、电解质与酸碱失衡纠正。

（4）严重低蛋白血症予以纠正，血浆白蛋白水平 28 ～ 30g/L。临床资料显示，血浆白蛋白＜ 25g/L 者，腹泻发生率较血浆白蛋白＞ 28g/L 者明显增高。

（5）胃液潴留量不多，24h 小于 200ml，临床无腹胀存在，或可闻及肠鸣音。

2．肠内营养支持的禁忌证　某些危重患者或疾病危重时期不宜选用肠内营养，主要包括：

（1）严重应激状态，血流动力学不稳定，水、电解质、酸碱失衡未纠正，应先处理全身情况，待内环境稳定后，再酌情考虑肠道喂养的时机。

（2）腹腔感染未予控制导致肠管运动障碍，出现明显腹胀，肠鸣音消失或腹腔大量炎性积液时，不能耐受肠道喂养。

（3）机械性完全性肠梗阻和麻痹性肠梗阻。

（4）肠瘘早期，腹腔感染较重且未局限。

（5）急性肠道炎症伴有持续腹泻、腹胀者，吸收功能差。

（6）较严重消化道出血及剧烈呕吐。

3．肠内营养支持的时机　近10年来，人们越来越认识到早期肠道喂养的重要意义：在维持营养代谢的同时，其重要的药理作用在于维护、支持肠黏膜屏障与消化功能，改善组织灌注，明显降低了感染性疾病与MODS的发病率等。为此提出"只要肠道仍在工作，就要用它"的观点，并在临床实践中遵循这一原则。具体可参考以下几方面因素。

（1）危重患者早期肠道喂养建议在患病24 ～ 48h内开始。前提是血流动力学基本稳定，腹腔感染灶清除或得到控制。

研究显示，严重烧伤患者早期出现高代谢反应，而早期（48h内）肠内营养明显减少了肠源性高代谢反应，使能量消耗降低，同时维护了肠黏膜屏障功能，改善肠通透性；大手术、创伤后的危重患者早期肠内营养可从手术后12 ～ 48h开始实施，但较理想的是24h内。术后早期的肠内营养有助于改善营养状态，促进伤口愈合，减少并发症等。

（2）全身性感染和MODS危重患者病情往往较重，受累的器官多，相当部分患者存在不同程度的肠道功能障碍，肠内营养特别是早期肠内营养难以理想实现，腹胀、胃液潴留以及误吸等并发症也较多。这类患者肠内营养的药理作用大于其营养作用，争取在适宜的时期开始肠道喂养，以肠外营养＋肠内营养形式实现危重患者的营养支持，并使肠内营养比例超过20%。

4．肠内营养支持途径选择及建立　肠内营养置管类型包括鼻胃管、鼻肠管、胃造口或空肠造口置管。鼻胃管、鼻肠管可通过非手术方法置入，而胃造口或空肠造口置管则通过手术或内镜协助完成。胃肠功能良好、神志清醒的患者，应放置鼻胃管，但存在反流、误吸等并发症，而且常常需要进行胃肠减压。因此，鼻胃管不宜首选。应选择放置鼻空肠导管，导管尖端应达到幽门以下，达十二指肠悬韧带以下更为理想。急性胰腺炎患者导管顶端位置应更低，以减少对胰腺分泌的影响。鼻肠导管与胃或空肠造口置管是ICU患者常常选择的肠内营养通道。

（1）经鼻肠导管：合并吞咽困难或放置气管插管的患者经鼻置管不易成功，或难以通过幽门，可采用经导丝置管或内镜协助下，将营养管送入食管以及通过幽门。此法成功率高，患者易于耐受，绝大多数患者置管过程中不需镇静。导管留置时间亦可延长。

（2）经空肠造口置管：空肠造口置管常与开腹手术同时进行，操作简单，置管安全、可靠。而空肠穿刺置管（NCJ）使这一方法更加简化，损伤小，简单易行，但管腔较细，要求肠内营养液溶解性更好。主要适应证：①手术时存在有营养不良；②较大的上消化道手术；③手术后可能接受放射治疗或化疗；④严重创伤行开放手术。

（3）经皮内镜导管胃造口及空肠造口：经皮内镜导管胃造口术（PEG）和空肠造口术（PEJ）是在内镜协助下，经腹壁、胃壁造口置管的方法，床旁即可实行。经内镜引导下十二指肠或空肠造口术的操作难度大，安全性方面不如PEG，主要的并发症是导管异位和穿刺部位外瘘。目前更多采用的方法是PEG，即通过PEG放置一较细的空肠营养管，由此施行肠道喂养，PEG导管可同时行胃肠减压。

一般来说，鼻肠导管与空肠造口导管更适用于危重患者。需要较长时间肠内营养支持者及经鼻置管困难者，可考虑空肠造口置管法。应强调导管顶端达幽门以下，十二指肠悬韧带以下更理想，这样使得反流与吸入性肺炎等并发症的发生率明显降低。贲门功能不良、反流明显、颅脑损伤严重及意识障碍的危重患者更应如此。

5．肠内营养液的输注方式　营养支持投给方法一般有分次推入法、间断重力滴注法、连续滴注法（可采用重力或输液泵）。采用何种投给方式取决于配方饮食的性质、喂养管的类型与大小、管端的位置及营养需要量。危重患者肠内营养输注计划举例见表12-4-1、表12-4-2、

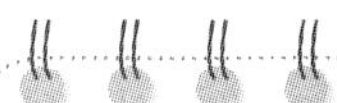

表 12-4-3。

（1）分次推入法（定时灌注）：将配好的液体饮食吸入注射器内，缓缓注入胃内。每次 200ml 左右，每日 6 ～ 8 次。适用于胃肠运动良好、贲门功能正常、神志清醒的非机械通气支持的患者，也适用于鼻胃管或胃造口管注入匀浆膳食，以及由肠内营养向口服饮食过渡的患者。部分患者对此种方式耐受性差，易引起恶心、呕吐、反流、腹胀、腹泻及腹部痉挛性疼痛，有的患者经过几天后可以耐受。但对于大多数危重期患者不宜采用此方法。

（2）间断重力滴注法：将配好的液体膳食或营养素放入管饲容器内，经输液管及莫非滴管与喂养管相连缓慢滴注，每次 250 ～ 500ml，速率 30ml/min，每次持续 30 ～ 60min，每天 4 ～ 6 次。此方式适合鼻胃管和胃造口管，优点是患者活动方便，缺点可能有胃排空缓慢。

表12-4-1　危重患者肠内营养输注计划举例1（适用于常规患者）

		速率（ml/h）	速率（滴数/分钟）
第 1 天	0 ～ 6h	50	15
	6 ～ 12h	75	25
	12 ～ 24h	100	35
第 2 天	0 ～ 6h	100	35
	6 ～ 12h	125	40
第 3 天		125	40
		150	50

表12-4-2　危重患者肠内营养输注计划举例2（适用于常规患者）

	容量（ml）	速率（ml/h）
第 1 天	500	40 ～ 60
第 2 天	800	60 ～ 80
第 3 天	1000	80 ～ 100
第 4 天	1200	100 ～ 120
第 5 天	1000 ～ 1500	120 ～ 140
第 6、7 天	1500	120 ～ 140
第 8 天	1500 ～ 2000	120 ～ 140

表12-4-3　危重患者肠内营养输注计划举例3（适用于严重营养不良的患者）

		速率（ml/h）	速率（滴数/分钟）
第 1 天	0 ～ 6h	25	10
	6 ～ 24h	50	15
第 2 天	0 ～ 6h	75	25
	6 ～ 12h	100	35
	12 ～ 24h	100	35
第 3 天		100	35
第 4 天		125	40

（3）连续滴注法：与间断重力滴注法的装置相同，通过重力滴注或输液泵连续 24h 输注。除输注匀浆膳外，采用营养素目前多主张此种方式，特别适合危重患者，其优点在于腹胀、腹泻、腹痛等并发症减少。输入速度采用循序渐进的方法，从少到多，从低浓度到高浓度。温度

为常温或42℃左右。连续滴入从每分钟15滴开始，维持在50滴左右。也可以用泵维持开始每小时40ml，以后递增。但此法肺炎的患病率较高，因为胃液pH呈酸性，有助于肠道内细菌的定居，并进一步从胃移居至气管和咽部。

此外，还可以采用间歇持续输注法：在持续匀速输注期间有一定的间歇期，如连续输注16～18h，停止输注6～8h，这样有助于保持胃液pH处于正常范围，抑制上消化道细菌的生长。

6．肠内营养的类型与选择　肠内营养制剂根据其组成分为要素饮食、整蛋白配方饮食、匀浆膳和管饲混合饮食等。危重患者较常应用要素饮食和整蛋白配方饮食。

要素饮食是指由氨基酸或水解蛋白（短肽）、葡萄糖、脂肪、电解质、微量元素、维生素制成的混合物。可提供人体所需的营养素与热量，不需胃液、胰液、胆汁等参与消化，直接吸收或稍加消化即可吸收；不含残渣或极少残渣，粪便形成少。要素饮食是早期肠内营养和危重患者施行肠道喂养时选择的膳食。根据其氮源的不同，要素饮食又分为水解蛋白为氮源的要素饮食和氨基酸为氮源的要素饮食。要素饮食配成液体后的热量密度一般为1.0～1.5kcal/ml。

随着营养支持的发展，根据不同疾病状态下机体对某些营养素的特殊需要，人们制成了特殊配方要素饮食，如适用于危重患者的免疫增强配方的要素饮食等，可使肠内营养支持更趋合理。

氨基酸要素饮食是危重患者理想的肠内营养制剂。小肠黏膜细胞具有游离氨基酸，以及二肽和三肽的转运吸收系统，如要素饮食所含为游离氨基酸和二肽及三肽的混合成分，氮的吸收成分将因此会增加，但较长的肽链将影响氮的吸收。对于某些氨基酸吸收障碍的疾病，短肽类要素饮食可被患者较好地吸收。

随着对早期肠内营养重要意义的认识加深，除上述配方要素饮食外，还增加了疾病状态下对组织细胞有特殊作用的营养素，如谷氨酰胺、精氨酸、中链脂肪酸、ω-3脂肪酸（鱼油）、核苷酸、支链氨基酸、酪氨酸、牛磺酸，以及含有乳酸杆菌、双歧杆菌的生态免疫营养。

危重患者早期应用添加精氨酸、核酸和鱼油3种免疫营养素的商品肠内营养制剂行肠内营养支持，血浆精氨酸与鸟氨酸水平增加，多不饱和脂肪酸浓度增加，PGE2产物降低，T淋巴细胞功能得到改善及免疫球蛋白浓度升高，医院获得性感染的发生率也显著降低，呼吸机应用时间和ICU住院时间减少。

谷氨酰胺是肠黏膜细胞与免疫细胞等的重要能源物质，可增加食物中Gln的含量，能够促进肠黏膜细胞的防御功能；可促进肠黏膜细胞的生长与防止细菌移位；并通过增加小肠对葡萄糖的吸收和肝细胞对葡萄糖的摄取来调节葡萄糖水平。经肠内途径补充比经肠外途径补充更重要。

被认为有免疫促进作用的营养因子还有维生素E、β-胡萝卜素和微量元素Zn、Se及中草药中的人参皂苷和黄芪多糖等。在标准的肠内与肠外营养配方中加入某种或几种免疫营养因子，可以上调机体免疫功能。

膳食纤维的重要作用近年来受到重视，特别是可溶性膳食纤维在结肠内酵解后形成短链脂肪酸（SCFA），进一步影响结肠、小肠的结构与功能。目前临床上应用的膳食纤维制品有含大豆多糖的液体肠内营养制剂、果胶。在补充膳食纤维时应注意水的补充。

7．肠内营养的并发症与处理

（1）反流、误吸与肺部感染：营养液和消化液的反流、误吸，易致吸入性肺炎。相关因素包括以下方面。

1）肠内营养管移位与折返。

2）胃排空不良及腹胀：这类患者强调营养液肠内输注而不能胃内灌注，营养管尖端位于十二指肠悬韧带以下较为安全。此外，可应用胃动力药物甲氧氯普胺、西沙比利等促进胃的排空及肠蠕动。同时注意监测患者胃或肠内营养液的潴留量或胃肠减压量与 pH。

3）胃液 pH 升高：胃液 pH 升高导致肠道细菌移位、定殖。研究认为连续输注 16 ~ 18h 后间断 6 ~ 8h，则有助于保持胃液的正常酸度，减少肠道菌的移位与口咽部定植，从而有助于减号革兰氏阴性杆菌导致的肺部感染发生。

4）意识障碍：将肠内营养管置于十二指肠悬韧带以下空肠或幽门以下十二指肠，且在接受肠内营养治疗时将头及上半身抬高＞ 30°，需要长时间接受肠内营养支持者，可考虑行 PEG 或 PEGJ。

5）呼吸道防御能力降低：危重患者呼吸道自我防护能力下降。机械通气的肠内营养危重患者十二指肠 - 胃反流较常发生，反流液碱化胃液，pH 升高。防治方面亦应使肠内营养管达到足够深度，以保证营养液从小肠内输注，并注意监测胃内容物酸碱度及残留量。

（2）胃肠不良反应

1）肠内营养相关腹泻：腹泻是肠内营养较常见的并发症，肠内营养期间发生腹泻的相关因素包括以下几方面。①配制营养液与开放容器时，造成肠内营养液被污染；②悬挂时间较长或存留有前期未输完的营养液；③营养不良；④低白蛋白血症；⑤全身性感染；⑥ MODS；⑦存在感染灶；⑧发热或低温；⑨应用广谱、强力抗生素。

另外，腹泻发生还与输注速度过快、溶液渗透压较高及温度较低等有关。

对于腹泻的防治，应注意以下几方面：①无菌配制营养液，并置于封闭容器中，每日更换输注用品；②血浆白蛋白＜ 25g/L 者应先予补充纠正；③适当控制体温，清除体内感染病灶；④输注速度由慢逐渐增加；⑤若腹泻与抗生素应用有关，则应停用抗生素，并补充肠道生态菌；⑥注意输注过程中营养液的温度及浓度，以不同个体能够耐受为标准。

2）腹胀、便秘和腹痛：危重患者在肠道喂养时易出现不同程度的腹胀，重者使肠内营养无法继续。这类患者在开始肠道喂养时，更应注意减慢输注速度，降低浓度，配合胃肠动力药物及密切监测胃或肠内潴留量，如胃内潴留量＞ 100ml、小肠内潴留量＞ 200ml，应予注意减量或停用。便秘者可增加膳食纤维的补充。

3）恶心与呕吐：常常是肠内营养液应用不当所致，特别是采用间歇性一次性投给喂养方式时。此外，胃肠排空障碍导致的胃、肠内液体潴留也可导致呕吐。

4）倾倒综合征：放置空肠营养管的危重患者可出现倾倒综合征，多由高渗溶液快速进入小肠所致。减慢输注速度，适当稀释营养液以降低渗透压，多可使症状缓解。

（3）机械性并发症

1）肠内营养管堵塞：应用营养液均要输注前检查营养液的性状，每次营养液输注完及注射药物后均应用＞ 30ml 盐水或温开水冲洗导管，以确保无堵塞。

2）鼻咽食管和胃黏膜损伤及炎症：留置时间长、管径粗、质地硬的导管，可造成鼻腔、咽部、食管黏膜受刺激及黏膜受损，并由此导致炎症。鼻黏膜炎症肿胀可影响鼻窦分泌物引流而发生鼻窦炎，甚至进一步引发颅内感染。对于无症状发热的患者，应注意鼻窦区域的物理检查，必要时可行头颅 CT 检查。

留置鼻导管者注意鼻咽部分泌物清除，保持鼻窦开口通畅。长期留置营养管的患者可考虑行空肠造瘘。

3）与 PEG/PEGJ 相关的并发症：较严重的有腹壁下脓肿和筋膜坏死，其他有穿刺造口局部感染、胃液漏出或出血及气性腹膜炎等。随着内镜技术的成熟与 PEG 材料及器械的不断改进，相关并发症已逐渐减少。

（4）代谢性并发症：随着临床营养支持的发展与对胃肠道重要地位的认识，危重患者营养支持的选择中越来越多地注重肠内营养的特殊作用与应用。但由于应激对胃肠结构与功能的影响，使患者对肠道喂养的耐受性与相关并发症的发生率均不同于一般患者，不恰当地使用加

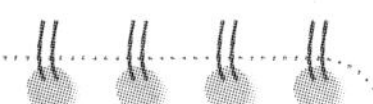

重肠功能紊乱，增加并发症。因此，肠内营养在应用时应注意以下几点。

1）符合肠内营养的基本条件：具有有功能的、可安全使用的肠道。

2）肠道喂养前确定营养管位置正确：营养管应达幽门以下，最好达十二指肠悬韧带以下。

3）营养液输注速度与浓度：要素饮食的渗透压较高，需要适应过程，应由低浓度、低速度开始逐渐增加。如出现不良反应，应减量甚至停药。某些肠功能状态较差或脆弱的患者，开始浓度可更低，甚至从温水 / 盐水开始。

4）营养膳食的选择：选择肠内营养素时应考虑病种，胃肠道消化和吸收主要营养素的能力，全部营养素的需要量，水、电解质情况等。

①肠功能状态较好的，可选择整蛋白或肽类（或多聚物配方）肠内营养膳食。否则可选择短肽或结晶氨基酸为氮源的要素饮食；医院营养科配制的匀浆膳、混合奶；天然食物加食品营养制剂、天然食物加单一营养素。

②应激较重的危重患者，能量消耗增加，可适当增加配方中脂肪比例，添加支链氨基酸、谷氨酰胺等特需营养成分。

③重症胰腺炎及肠道炎症疾病者，可选择短肽或氨基酸为氮源的要素饮食以减少对胰腺分泌的刺激和肠道消化负担。

④小儿及肝、肾功能障碍者选择特殊配方的要素饮食。

5）胃排空状态评定：胃残留量被广泛用于评价胃的排空状况，但对于残留量多少来判断排空状态的标准尚不一致。多数学者认为胃残留量＞ 100ml 或小肠残留量＞ 200ml 时，应密切观察胃肠运动状态与排空功能。治疗可予减量，加用促进胃排空药物，如仍不改善则应停输。空肠喂养同时留置胃引流管者，每日胃液引流应＜ 400ml 为宜。否则，应注意胃肠运动状态、引流液性状与 pH。

6）加强相关并发症的监测：鉴于危重患者胃肠功能减退及易出现不耐受情况，肠内营养期间应加强护理与反复定时监测胃液 pH、残留量、肠鸣音、腹胀情况、排便次数等。

8．危重患者肠内营养的监测与护理

（1）常规进行口腔护理。

（2）观察使用 EN 后患者的胃肠道反应，有无腹胀、反流等不适。如果腹胀应减慢速度，为防止反流，给予推入方法时床头应抬高 45°，并餐后持续 1h。

（3）注意营养液的温度、速度、浓度，开始时每小时为 40ml，开始 3h 后增至 60ml；以后逐渐调整；一般可维持 100 ～ 120ml。控制输注速度，可用输液泵控制速度。

（4）监测患者的水、电解质变化，出入量，尿糖，血糖，肝功能变化，患糖尿病或高血糖时给予胰岛素。

（5）营养管及输注的管理

1）妥善固定管道，防止导管移位、脱出。

2）胃造口及空肠造口处的敷料应每隔 2 ～ 3 日更换 1 次。

3）为预防管道堵塞，定期冲洗管道：每次喂养后用无菌水（或温开水）冲洗管道，连续滴注时，每次更换液体时可滴入无菌水（或温开水）30 ～ 50ml；分次推入时应在每次推入前抽吸胃内容物，大于 150ml 应暂停喂养；经营养管给药需在给药前后用温开水至少 30ml 冲洗营养管；每日输注完毕，应冲洗管道。

④鼻饲瓶（袋）和接营养管的输注导管每 24h 应更换。

⑤胃内输注时，患者应取头高 30° ～ 45° 卧位，以减少误吸发生率。

（6）观察大小便并进行记录，对于腹泻患者应分析情况，排除菌群失调或肠黏膜低蛋白水肿。在给予药物治疗同时，可采用纤维型肠内营养制剂。

（7）对神志清醒的患者必须进行心理状况的了解，消除手术对其造成的心理紧张，讲解肠内营养的必要性、有效性和安全性，询问食物过敏史和口味，让其认识到肠内营养对其康复的重要作用，得到配合，必要时介绍成功的病例，增强患者的信心。对长期肠内营养者同时讲解使用方法，以便让患者参与实施管理。及时处理管饲过程中出现的问题，提高患者的安全感。

9．营养治疗室的条件和制度　由于 EN 营养有液体和粉状制剂之分，同时患者使用的浓度不一，因此需要专门的肠内营养治疗完成配制工作。

（1）治疗室的面积和设备要求：治疗室面积应在 30 ~ $60m^2$，分准备间和制作间，室内地面应用水磨石或瓷砖，墙壁应瓷砖到顶，设施有上下水道、空调、照明和紫外线消毒设备、操作台。仪器包括电冰箱、微波炉、食物粉碎机、胶体磨、消毒柜、烘干机、药品储存柜、食品储存柜、秤、天平、电磁炉、蒸锅、玻璃量筒、漏斗、搅拌器、剪刀、无菌纱布等，器械应采用不锈钢材质的，有条件的要备干燥箱。

（2）治疗室规章制度

1）室内应保持清洁干净。

2）操作人员进入治疗室应二次更衣。

3）严格按食品卫生要求，生熟食品必须分开存放，要有明确的标识。

4）营养制剂要单独存放。

5）机械使用前须清洗；器皿每周消毒一次，用 3% 的 TD 浸泡 30min，再用净水冲洗。

6）每日操作后做好室内卫生，地面用 3% 来苏擦拭，紫外线照射 45min。

7）室内严禁存放与本室无关的物品。

8）电冰箱定期除霜。

（3）配制营养液的操作步骤

1）操作者先将配制肠内营养制剂的台面用净水擦拭一遍，再用消毒液擦拭。

2）配制前操作人员应用肥皂洗手，用纱布擦干，戴口罩和帽子。

3）配制乙醇擦拭营养制剂外包装，检查药品出厂日期和有效期。

4）仔细核对营养制剂品名。

5）用热水冲洗水龙头、器具和容器。

6）将一天所需要的营养制剂倒入无菌的不锈钢容器内，先用 300ml 左右的少许温开水（30 ~ 40℃）将营养制剂搅拌成糊状，再用量筒量好需要的水量倒入营养制剂中，搅均匀成混悬液，然后用无菌纱布过滤，放入无菌容器内，有条件的留 10ml 营养溶液进行定氮。

7）在配制好的营养液容器上贴好病人的姓名、床号、配制日期。

8）配好的营养液存放在冰箱内，在 24h 内用完。

9) 清洁室内卫生、登记配制内容和患者姓名等情况。

（4）匀浆膳的制备：根据病情的营养治疗原则，采用不同种类的匀浆，按营养医嘱执行。操作前的准备工作同营养制剂的标准。

1）粮谷类食物首先制熟，肉蛋类食品应按烹调原则制备。

2）蔬菜根据病情挑选菜的品种，选好可食部分，洗净，制熟，可直接食用的蔬菜应先消毒，再用清水冲洗，切碎备用。

3）奶类豆类制品应制熟。

4）其他配料按需要称重备用。

5）按营养处方要求将各种食物混合投入粉碎机或胶体磨中（胶体磨先开机后投料，粉碎机先投料后启动机器。）

6）制备后的匀浆按个体要求存放在 250 ~ 500ml 专用的玻璃瓶内。

7）制备后的匀浆用蒸汽消毒，再贴好标识。

8）清理好所用的所有器皿和机械，以备再用。

四、危重患者肠外营养的护理

肠外营养是指营养底物从肠外，如静脉、肌肉、皮下、腹腔内等途径供给，其中以静脉为主要途径。肠外营养亦可狭义地称为静脉营养。

1．营养途径选择

（1）经中心静脉肠外营养：适用于静脉置管时间长、营养液浓度较高者。对于代谢率明显增高的危重患者，能量、营养素及液体量需求均较高，常选择中心静脉途径，同时可监测中心静脉压。

置管部位以上腔静脉系统为首选，因下腔静脉导管多经股静脉插入，易污染，同时肾静脉平面以下的腔静脉血流量较上腔静脉小，血栓形成、栓塞及损伤的危险性增加，故一般较少采用下腔静脉途径行肠外营养支持。

（2）经外周静脉肠外营养：对于代谢率中等度增加的患者，能量与氮量的需求不高，全营养混合液（TNA）的渗透压和总容量不是很大，应逐渐由肠外营养＋肠内营养向全肠内营养过渡，可首选经外周静脉的肠外营养。

外周静脉穿刺操作简单，无中心静脉穿刺相关并发症。但由于营养液葡萄糖浓度与渗透压较高，pH 低时常常引起局部疼痛与不适，甚至静脉炎。营养液量较大时，患者多不耐受。外周静脉可耐受的渗透压最高为 860mOsm/L，脂肪乳剂的渗透压与血浆相似，所以对外周血管无刺激性，而氨基酸液的渗透压多较高，复方微量元素注射液的渗透压为 1600mOsm/L。因此，应以 TNA 液的形式输注。外周静脉输注葡萄糖液的浓度应低于 12% ～ 15%。

外周静脉营养支持时应考虑以下问题：①采取 TNA 的形式输注；②每日更换输注静脉；③总疗程不宜太长，一般少于 10 ～ 14d；④患者总热量、氮量及液体的需要量不宜太高。

经外周静脉至中心静脉置管是近年来开展的一项穿刺置管技术，操作安全、简便，避免了中心静脉插管的并发症，也降低了导管相关性感染的发生率；并解决了经外周静脉输注营养液时对浓度与剂量的限制，导管保留时间延长。但液体的输注速度受到一定影响，在液体负荷较大及无输液泵控制的情况下较为突出。

2．营养素的成分及需要量　常规的营养素成分包括碳水化合物、脂肪（包括必需脂肪酸）、氨基酸、电解质、维生素、微量元素和液体。

（1）碳水化合物：碳水化合物是当前非蛋白质热量的主要部分，临床常用的是葡萄糖，其他还有果糖、木糖和山梨糖醇等。

葡萄糖每日最低需要量为 100 ～ 150g，以保证依赖葡萄糖氧化供能的细胞所需。在应激状况下，尽管胰岛素分泌增加，胰岛素的反应伴随血糖的升高而增强，但对葡萄糖的处理能力受到抑制，葡萄糖的氧化代谢发生障碍，糖的利用受限制。补充过多将加重其代谢紊乱，并增加 CO_2 的产生，增加呼吸做功及肝代谢负担等。应激患者早期静脉输注葡萄糖的供给速度一般低于 4mg/（kg · min），输注速度应限制在 2.0 ～ 2.5mg/（kg · min）。血糖升高者应增加外源性胰岛素的补充。

果糖、山梨糖醇、乙醇等亦可作为能量来源，适用于不能耐受葡萄糖的应激患者。但果糖代谢后使血液中的乳酸浓度升高，甚至发生乳酸酸中毒；山梨糖醇在肝转化为果糖。木糖醇代谢亦不依赖胰岛素，但利用率不如葡萄糖，尿中排泄多。木糖醇、山梨糖醇、果糖输入量过大将发生高尿酸血症。在肝肾功能障碍及酸中毒时不宜使用。

（2）脂肪：脂肪乳剂可供给较高的热量，并提供必需脂肪酸，代谢不依赖胰岛素。溶液 pH 在 6.5 左右，可经外周静脉输入。脂肪乳剂本身并不产生渗透压，渗透压系由等张剂甘油产生。

以脂肪乳剂替代一部分葡萄糖提供非蛋白质热量，有利于减轻葡萄糖代谢障碍，保证热量供给及补充必需脂肪酸。其补充量可占非蛋白质热量的 30% ～ 50%，脂肪乳剂与葡萄糖同时应用提供非蛋白质热量，有较好的节氮效应。脂肪提供量一般可在 1 ～ 3g/（kg・d）。

目前临床上常用的脂肪乳剂根据其碳链长短分为含长链三酰甘油的脂肪乳剂（LCT）和含中链三酰甘油的脂肪乳剂（MCT）。MCT 在严重创伤、感染的危重患者及肝功能障碍、黄疸患者的营养支持中较 LCT 具有优势。目前使用较多的是 MCT 与 LCT 各占 50% 的物理混合乳剂。

结构三酰甘油是近年来研制的一种新型脂肪乳剂，被认为比物理混合 MCT/LCT 毒性更小，并能改善脂肪的氧化与氮的利用，以及不影响网状内皮系统功能。

（3）氨基酸：现静脉输注的氨基酸液含有各种必需氨基酸（EAA）及非必需氨基酸（NEAA）。EAA 与 NEAA 的比例为 1 ∶ 1 ～ 1 ∶ 3，提供热量为 4kcal/g。在危重患者的营养支持中，需要降低非蛋白质热量与氮量之比（NPC ∶ N），NPC ∶ N 为 100kcal ∶ 1g N，氮的补充量可达到 0.25 ～ 0.35g/（kg・d）。但应激状态下肝代谢功能下降，氨基酸代谢亦受影响，增加氮补充常不能获得理想的代谢效应，并可加重肝的代谢负担。应视病情选择不同的氨基酸液。一般营养支持治疗常选用平衡氨基酸液（不但含有各种必需氨基酸，也含有各种非必需氨基酸，且各种氨基酸间的比例适当）。蛋白质代谢的效率与每种氨基酸含量有关。当氨基酸不平衡时，合成的蛋白不仅量少，而且其组成也不合适。对于危重患者来说，绝大多数复方氨基酸制剂中缺乏其所需要的谷氨酰胺、酪氨酸、胱氨酸和牛磺酸。在危重患者的营养支持中，应根据需要，添加不同的氨基酸，起到营养、药理的双重作用。

1）支链氨基酸：当患者处于应激状态或肝功能障碍时，血浆氨基酸谱发生改变，芳香族氨基酸在肝代谢下降，而且血浆浓度升高，支链氨基酸在骨骼肌等肝外组织氧化代谢，出现血浆支链氨基酸 / 芳香氨基酸比例失调，此时如不适当地补充复方氨基酸液可加重失衡，甚至导致血氨升高与脑病发生。提高支链氨基酸比例既增加可利用的氨基酸，又能调整血浆支链氨基酸与芳香族氨基酸的比例，预防肝性脑病。

2）精氨酸：精氨酸不足可产生高氨血症。精氨酸是应激状态下体内不可缺少的氨基酸，影响应激后的蛋白质代谢。药理剂量下的精氨酸能上调机体免疫功能，使机体对感染抵抗能力提高。此外，精氨酸还具有促进蛋白及胶原合成的作用。因此，危重患者营养支持应补充精氨酸。静脉补充量可占氮量的 2% ～ 3%，静脉补充量一般为 10 ～ 20g/d。

3）谷氨酰胺：对蛋白质合成及机体免疫功能起调节与促进作用，是肠黏膜细胞、淋巴细胞、肾小管细胞等快速生长细胞的能量底物。在创伤、感染等应激状态下，需要量明显增加，被称为组织特殊营养素。但是谷氨酰胺在溶液中不稳定，现有的复方氨基酸液中不含谷氨酰胺。为增加谷氨酰胺的输入量，可用甘氨酰 - 谷氨酰胺或丙氨酰 - 谷胺酰胺等二肽，或谷胺酰胺前体物质鸟氨酸 -α- 酮戊二酸（输入体内后再分解出谷氨酰胺）。谷氨酰胺的补充量宜达到氨基酸供氮的 25%。

4）牛磺酸：牛磺酸是分解代谢应激和尿毒症时不可缺少的营养素，牛磺酸结合物可增强牛磺酸的细胞内转移。

（4）电解质

1）钾：肠外营养支持期间，钾的需要量一般在 40 ～ 60mmol/d。危重患者内环境多不稳定，体液出入变化较大，尤其在应用胰岛素及给予利尿等治疗时，钾的补充应根据血钾浓度的监测酌情考虑，防止低钾或高钾。

2）磷：危重患者磷的需要量常常是增加的，且营养支持中的某些因素亦可加重低磷血症。低磷血症可导致红细胞、白细胞功能不良，代谢性酸中毒，骨软化，心肌收缩无力及呼吸肌收缩无力等。因此，在危重患者的营养支持时应注意磷的补充与监测。磷制剂有两种剂型，即无机磷注射液与有机磷制剂。前者可与全营养混合液（TNA）中的钙结合产生磷酸钙沉淀物，从而影响磷与钙的吸收。有机磷制剂避免了上述欠缺，输注后不形成钙磷沉淀。磷的需要量与疾病状态有关，严重分解代谢的患者需要量增加，可达 0.5mmol/（kg · d）。脂肪乳剂中的磷脂亦可以提供部分磷。

3）钠和氯：在出入量变化大，第三间隙积液及肾衰竭、颅脑损伤等患者更应注意监测。

4）镁：危重患者常存在严重低镁血症，诱发恶性心律失常，但易被临床医师忽视。每日需要输入镁 7.5 ～ 10mmol，在额外丢失增加的患者（利尿、肠瘘等）应适当增加补充。

5）钙：一般情况下，每日应输入钙 2 ～ 5mmol。

总之，危重患者电解质的补充量除按每日的需要量外，还应考虑额外丧失，以及心、肾功能和疾病状态。

（5）维生素与微量元素：维生素与微量元素在体内的含量低、需要量少，称为微量营养素，但同样具有重要生理作用。

目前已有分别供成人和小儿应用的、含有多种维生素的静脉注射剂（脂溶、水溶），一般情况下可以满足机体的日需要。但严重创伤后应适当增加维生素 C、B_1 及 B_2 的用量。维生素 C 参与蛋白和组织细胞间质的合成，有利于减轻组织损伤及促进修复。维生素 B_1 的需要量与摄入能量成比例增加，维生素 B_2 的排出量与氮排出量成正相关。近年来，维生素 C、E，β-胡萝卜素（维生素 A）的抗氧化特性日益受到重视，实验研究显示其有助于氧自由基的清除及防治组织细胞的过氧化损伤等。

微量元素在体内的含量较少（$< 0.01\%$ 的体重）。一般情况下只需要若干微克即可维持体内的平衡，但应注意手术患者是否已伴有微量元素的代谢紊乱。微量元素的日需量有多种推荐，应注意的是，非生理状态下的全肠外营养对于微量元素的补充有特殊要求，因为消化道对不同微量元素的吸收率差异很大。肠外营养如果消化道短路，使消化道对一些依赖其吸收或排泄的微量元素的生理调节作用丧失，而完全受静脉补充的控制，补充不当可使其在循环中的浓度过高甚至达到药理剂量产生毒副作用。必要时可根据其浓度测定结果进行调整。

3．静脉营养液的输注方法

（1）持续输注法：将 1d 内预定输入的液体量均匀地在 24h 内输入。由于氮和能量同时输入，输入的速度在一定的范围内变动时，不致出现低血糖或高血糖。可应用输液泵，使液体均匀输入。

（2）循环输注法：持续输入高糖全静脉营养液，使部分输入的能量未能进入代谢机制内，而以脂肪或糖原的形式贮存在体内。这一现象在肝特别明显，可导致脂肪肝或肝大。即使在输入的氮量超过排出的氮量呈正氮平衡时也是如此。24h 的输注过程中，可停输葡萄糖 8 ～ 12h，其间仅输入 3% 氨基酸或 3% 氨基酸加脂肪乳剂，以产生与胃肠道进食相似的吸收后期，将以脂肪形式储存的过多热量加以利用，使其更接近生理要求。

4．肠外营养的并发症

（1）导管相关并发症

1）气胸、血胸和大血管损伤：锁骨下静脉穿刺的并发症发生率较高。

2）空气栓塞：导管质量的提高与营养袋的应用已使这一并发症的发生率大大减少。一旦发生空气栓塞，应立即将患者左侧卧位头低脚高，必要时右心室穿刺抽气。

3）导管栓塞与静脉栓塞：如发生导管栓塞应予拔管，亦可试用尿液酶溶解，但切不可采取加压注水的方法，以免血栓脱落而造成肺栓塞。

营养液多为高渗，长时间输注易发生静脉炎及血栓形成。此外导管材料亦有影响，如聚乙烯导管发生静脉栓塞较其他材料多。临床表现为该静脉侧支增粗，其回流范围内可见皮下出血或淤斑。

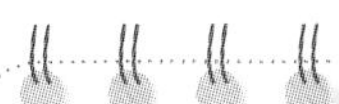

4）导管相关性感染。

（2）代谢并发症

1）糖代谢紊乱：主要表现为高血糖伴渗透性利尿。肠外营养支持，特别是初期阶段，往往会使血糖升高更加严重。

常见的原因包括：

①营养液输注速度过快或输注量过高；

②原发疾病影响胰岛素分泌及糖代谢；

③药物对血糖的影响。

防治措施：

①减少葡萄糖的输注量，适当提高脂肪乳剂在非蛋白质热量中的比例，以提供 40% ~ 50% 的非蛋白质热量为宜。

②逐步增加葡萄糖的输注量，使内源性胰岛素的分泌量逐渐增加以适应高浓度葡萄糖的输注。

③补充外源性胰岛素，以调整血糖于满意范围。最好应用微量输液泵单独补充，以便随时调整用量及保证药物作用效果。

④营养液持续、匀速输注，避免血糖波动。

⑤输注过程中密切监测血糖浓度，同时亦应注意血钾及尿量改变。

长时间肠外营养支持，使内源性胰岛素持续分泌，如突然停止可出现低血糖。应逐渐降低用量及输液速度。

2）脂代谢异常：对严重应激的患者，可能会很快出现必需脂肪酸的缺乏，其原因如下。

①必需脂肪酸及维生素 E 补充不足；

②持续的葡萄糖输注使血胰岛素水平升高或外源性补充大量胰岛素，从而使体内储存脂肪的动员受到抑制。

防治措施：每日输入 20% 脂肪乳剂 250ml 可补充必需脂肪酸 30g，补充维生素 E 与 B 族维生素可增加亚麻酸的生理功能。

应用外源性脂肪时，应注意降低脂肪的补充量 0.5 ~ 1g/（kg · d），并从 1/3 或半量开始，在血脂及呼吸商的严密监测下，酌情调整用量，并减缓输注速度。

3）蛋白质和氨基酸代谢紊乱

①血清氨基酸不平衡：不适当地补充复方氨基酸液将加重氨基酸失衡，甚至导致血氨升高与脑病发生。

②高氨血症：精氨酸及天冬氨酸、谷氨酸不足可产生高氨血症。在肝硬化、肝移植等危重患者更应注意。

③血尿素氮升高：蛋白质、氨基酸补充过多还可导致肾前性氮质血症，血尿素氮升高。

4）电解质失衡

①低血钾与高血钾：治疗过程中注意监测。

②低镁血症：尿量增加及腹泻，使镁的排出增加；镁的补充不足。某些基础疾病易合并低镁血症。

防治措施：静脉补充，一般补充 0.04mmol/（kg · d），在额外丢失患者应增加补充量并及时测定镁浓度。

③低磷低钙：外科危重患者经常发生磷缺乏，应注意监测血磷浓度，及时补充。长时间卧床患者骨钙吸收增加，可导致低血钙，应注意监测与补充。

5）微量元素改变：消化道对不同微量元素的吸收率差异很大，肠外途径的不适当补充均可使其循环浓度升高。相反，供给不足则使其血浓度降低。

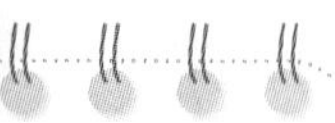

6）维生素变化：与口服维生素剂量相比，静脉补充量常常是增加的，特别是水溶性维生素。但某些情况下，TNA 中维生素在输入到患者体内之前已明显降解，严重时可降解一半以上。因此，必要时监测维生素血浓度并予以调整。

（3）胆汁淤积：胆汁淤积和肝功能损害是长时间肠外营养的常见并发症，多发生在全肠外营养支持期间。临床表现为肝酶与胆红素升高，重者出现右上腹痛、发热、黄疸、胆囊肿大等症状。一般发生在较长时间肠外营养支持，特别是腹腔感染的患者。

肝功能异常与胆汁淤积的防治：

①降低非蛋白质热量，特别是葡萄糖的热量，并以脂肪替代部分葡萄糖，将有助于防治肝功能异常与淤胆；

②及早地应用胃肠道将有助于肝功能恢复及黄疸减轻；

③八肽缩胆囊素（CCR-OP）有一定效果；

④感染的有效控制对于防治淤胆亦很重要。近年来有报道应用谷氨酰胺及牛磺酸（S- 腺苷 -L- 甲硫氨酸）亦可使淤胆减轻。

（4）感染：严重创伤、感染、休克等应激情况下，肠道的缺血与再灌注损伤不仅影响胃肠道本身的结构与功能，造成肠黏膜受损与细菌 / 毒素移位，并可进一步引发肠源性感染（全身性感染）及远隔器官的功能损害。

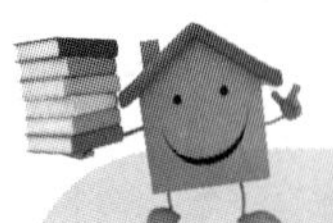

小　结

1. 危重患者营养支持需要监测的指标主要包括体重、能量消耗、液体需要量、血气分析、内脏蛋白、免疫功能、氮平衡及并发症等。

2. 危重患者行营养治疗时应重视治疗的时间、方法、途径、需要的量，否则会加重代谢紊乱。

3. 危重患者行肠内营养治疗时应注意选择合适的时机、途径、输注方式、营养制剂的类型、并发症的预防及处理，治疗过程中应及时监测与护理。

4. 危重患者行肠外营养治疗时应给予合理的能量，根据具体病情计算能量、各种营养素的配比、特殊营养素的添加、并发症的预防及护理。

思考题

1．如何制订合理的营养治疗方案？需要注意哪些方面？

2．若案例 12-4 中的患者出现严重的肠内营养并发症，如何调整治疗方案？

答案链接 20

（范　旻　姚俊英）

第十三章　消化系统疾病的营养治疗与护理

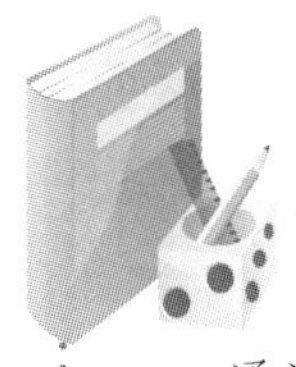

学习目标

通过本章内容的学习，学生应能够：

◎ 识记

复述消化系统疾病的基本概念及发病原因。

◎ 理解

概括消化系统疾病的发病机制、临床表现，诊断与营养治疗原则。

◎ 运用

运用所学知识，对消化系统疾病患者进行正确的评估；运用所学知识对临床上常见的消化系统疾病患者进行合理的营养治疗与护理指导。

第一节　消化性溃疡

消化性溃疡（peptic ulcer）是发生在胃和十二指肠球部的慢性溃疡病变，可分为胃溃疡（gastric ulcer）和十二指肠球部溃疡（duodenal ulcer）。

案例 13-1A

患者，男性，49 岁。反复腹痛 6 年，复发 10d，黑便 1d。6 年前开始于季节变化时出现上腹痛，以夜间痛为主，向腰背部放射，伴反酸、嗳气，进食后症状可暂缓，半月前上述症状再发，1d 前开始反复排黑色不成形便 4 次，总量约 1000ml，自感头晕，全身无力，有饮酒史 10 余年。疑为消化性溃疡。请问如何进行护理评估？

一、病因

消化性溃疡是全球性常见病，近年来的实验与临床研究表明，胃酸分泌过多、幽门螺杆菌感染和胃黏膜保护作用减弱等因素是引起消化性溃疡的主要环节。胃排空延缓和胆汁反流、胃肠肽的作用、遗传因素、药物因素、环境因素和精神因素等，都和消化性溃疡的发生有关。

二、临床表现

上腹痛是消化性溃疡的主要症状，性质可有钝痛、灼痛、胀痛、剧痛、饥饿样不适，可能与胃酸刺激溃疡壁的神经末梢有关，典型的消化性溃疡有以下特点：①慢性过程；②周期性发作；③发作时上腹痛呈节律性。

知识拓展链接 14

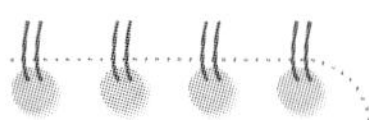

案例 13-1B

查体：T 36.7℃，P 108 次 / 分，R 18 次 / 分，BP 95/60mmHg。轻度贫血貌，消瘦，剑突下压痛阳性，无反跳痛，腹部叩诊鼓音，听诊肠鸣音 6 次 / 分，心、肺听诊无明显异常。辅助检查：HGB 98g/L，WBC 9×10^9/L，N 70%；幽门螺杆菌检测阳性；胃镜：十二指肠球部前壁及大弯各见一大小约 0.5cm×0.5cm 及 0.6cm×0.5cm 的溃疡。诊断为消化性溃疡。请依据检查结果确定营养治疗原则。

三、营养治疗与护理

（一）营养治疗目的

减少胃酸分泌，减轻食物对胃黏膜的刺激，保护黏膜屏障，控制或缓解症状，促进溃疡愈合，预防复发和并发症，同时保证机体摄入充足的营养。

（二）营养治疗的饮食原则

低脂、适量蛋白质、丰富维生素软食。

（三）营养治疗要点

1．遵守平衡膳食原则，合理饮食，纠正营养不良

①能量供给按 126kJ/（kg・d）[30kcal/（kg・d）]。

②蛋白质 1.0g/kg 理想体重为宜。

③脂肪占总能量 20% ～ 25%。

④碳水化合物占总能量的 55% ～ 60%，在食物选择上宜用复合的碳水化合物，避免使用过多的精糖。

⑤关于餐次：餐次传统的治疗方法主张少食多餐。有资料显示，少食多餐不能缓解症状，反而增加胃酸分泌量。目前主张每日定时、定量进正常三次食，勿过饥过饱，应细嚼慢咽以利消化，并在轻松愉快气氛中用食。急性活动期仍主张少食多餐，一日 5 ～ 6 餐。

⑥食物的选择：强调个体适应，不必长期使用切碎制软的制备方法，但应避免患者不能耐受的食物。

2．无并发症时

①经制酸抗 HP 治疗，病情可迅速改善，对食物无须特殊限制，但须注意个体适应。

②疼痛发作频繁者，选用低脂、适量蛋白质、低膳食纤维软食。

3．合并出血时

①当出血量大时，表现为疼痛加剧；黑便者应暂禁食，使胃酸、胃蛋白酶的分泌及胃肠道蠕动减少。

②一旦出血得到控制，则可进凉或微温的流食，一日 6 ～ 8 次。流食不宜过甜以免反酸，也可甜咸间隔。

③少量出血时，表现为大便外观基本正常，但大便隐血试验阳性，可进食少渣半流，或少渣软饭。

④患者很容易出现缺铁性贫血，应增加含铁丰富的食物：动物血、肝、肾、瘦肉、鱼禽等。维生素 C 可促进铁的吸收，应多食富含维 C 的各种新鲜蔬菜和水果，如鲜枣、猕猴桃、草莓、橘子、绿叶蔬菜、青椒、黄瓜、西红柿等。

4．幽门梗阻　幽门梗阻初期经胃肠减压治疗有所改善，或不完全梗阻可进食清流质或肠内营养液，待梗阻缓解后，可逐渐调整进食的质和量。完全梗阻应禁食。

5．**溃疡穿孔**　应禁食并考虑接受手术治疗。

（四）营养护理要点

营养护理宣教开始前，做好以下准备：了解病史、病程、发作原因、疼痛和饮食关系、有无并发症、用药情况、饮食习惯等。

1．帮助患者找出不能耐受的食物，避免之。

2．叮嘱患者养成良好饮食习惯：细嚼慢咽、不暴饮暴食；生活规律、精神愉快；戒烟禁酒。

3．叮嘱患者避免粗糙、刺激性食物，如蒜、辣椒、芥末、咖喱、陈醋、胡椒；粗纤维的蔬菜和加工粗糙的食品。

4．叮嘱患者选择适宜的烹调方法，如蒸、煮、氽、软烧、烩、焖，避免煎炸、熏烤、腌制等方法。

5．有合并症时，参见前文描述。

小　结

消化性溃疡是临床常见病，平衡膳食，合理营养，科学烹调，少量多餐，戒烟禁酒是营养治疗的基础。保护肠黏膜屏障功能，及时发现并发症，并及时对症处理，促进机体早日康复。

思考题

某患者患消化道溃疡，营养护理要点是什么？

答案链接 21

第二节　胃　炎

一、急性胃炎（acute gastritis）

急性胃炎是指各种外在和内在因素引起的急性广泛性或局限性的胃黏膜急性炎症。

案例 13-2A

患者，男性，18 岁，学生，因腹痛、腹泻 1d 入院，1d 前在外饮食喝酒后出现上腹部疼痛，伴恶心、呕吐，1d 内呕吐 3 次，呕吐物为胃内容物及水样物，伴发热，体温最高 38.3℃，食欲缺乏，1d 内解水样大便 4 次，疑为急性胃肠炎。请问该患者的发病原因是什么？如何进行护理评估？

（一）病因

由化学、物理（机械和温度因素）、微生物感染或细菌毒素等引起，以后者较为多见。在进食被微生物和细菌毒素污染的食物引起的急性单纯性胃炎中，微生物包括沙门菌属、嗜盐杆菌、幽门螺杆菌、轮状病毒及诺沃克病毒等，细菌毒素以金黄色葡萄球菌毒素为多见。

（二）临床表现

临床上以感染或进食了被细菌毒素污染的食物后所致的急性单纯性胃炎为多见。一般起病较急，在进食污染食物后数小时至24h发病，症状轻重不一，表现为中上腹不适、疼痛，以至剧烈的腹部绞痛，厌食、恶心、呕吐，因常伴有肠炎而有腹泻，大便呈水样，严重者可有发热、呕血和（或）便血、脱水、休克和酸中毒等症状。因饮酒、刺激性食物和药物引起的急性单纯性胃炎多表现为上腹部胀满不适、疼痛，食欲减退、恶心、呕吐等消化不良症状，症状轻重不一，伴肠炎者可出现发热、中下腹绞痛、腹泻等症状。体检有上腹部或脐周压痛，肠鸣音亢进。

案例 13-2B

查体：T 37.8℃，P 82 次 / 分，R 19 次 / 分，BP 128/79mmHg，腹部平坦，腹软，上腹部有压痛，无反跳痛，腹部叩诊鼓音，移动性浊音阴性，听诊肠鸣音 8 次 / 分，心肺听诊无明显异常；辅助检查：血常规 WBC 13.4×10^9/L，NEUT% 82.6%，RBC 5.2×10^{12}/L，HGB 125g/L；血、尿淀粉酶正常；心电图呈窦性心律；腹部平片未见明显异常；腹部超声未见明显异常。诊断为急性胃肠炎。请依据检查结果确定此患者的治疗和预防原则。

（三）营养治疗

1．营养治疗目的　减轻胃负担，帮助胃黏膜修复，补充水和电解质。

2．营养治疗要点　急性胃炎首先应去除病因，对症治疗。一般禁食24～48h或更长，症状减轻后可进流食，逐步过渡到半流食及软饭。

（1）急性期

1）内镜显示明显糜烂出血，或腹痛明显、呕吐频繁者，应禁食，卧床休息，给予静脉补液，防止脱水和酸中毒，中度以上营养不良者可采用胃肠外营养。

2）内镜显示胃黏膜充血水肿者，或病情较轻者，应给予清流质或流质饮食，持续1～3d。

3）食物选择：可选米汤、藕粉、米糊、脱脂牛奶等。忌肉汤、肉羹、甜食、刺激性汤羹。

4）餐次：5～7餐，每餐200～300ml。每日流质总量1200～1800ml，以避免增加胃的负荷和对胃黏膜的刺激。

（2）缓解期

1）疼痛和呕吐缓解后，可选择清淡少渣半流食，并逐渐过渡到软食、普食。

2）食物选择：可选龙须面汤、清蒸嫩茄子、热拌土豆泥、蒸蛋羹、米粥、热拌嫩豆腐、发面馒头等。忌粗杂粮和高纤维蔬菜、刺激性调味品、未发酵的面食、烟酒、甜食。

3）伴肠炎腹泻者，不宜采用易胀气物质，如蔗糖、牛奶、豆奶及相关产品。

3．营养护理要点

（1）去除病因，对症治疗是首要任务。一般急性胃炎病因比较明确，症状典型，一旦确诊，应及时帮助患者去除病因，进行必要的对因、对症治疗。

（2）症状严重的需要禁食，禁食期一般不长，所以无须肠外营养，但是静脉补液应当及时。

（3）胃是一个重要的消化器官，急性胃炎期间食物的选择问题上，应叮嘱患者以易消化为主要原则；高蛋白食物根据病情而定，恢复期患者消化吸收功能逐渐增加，再增加能量与蛋白质。

知识拓展链接15

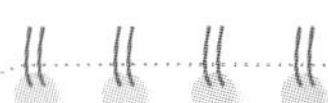

二、慢性胃炎

慢性胃炎（chronic gastritis）是由多种因素引起的胃黏膜的慢性炎症性疾病，临床多见，随年龄增加发病率而增高。胃镜检出率 80% ～ 90%，男性高于女性。按病理变化分为浅表性胃炎和萎缩性胃炎。

案例 13-2C

患者，女性，42 岁，因间断腹胀、腹痛 4 年余，再发 7d 伴心悸、头晕、乏力入院，4 年前出现上腹部间断性饱胀、钝痛，疼痛无明显规律，进食后加重，7d 前症状再发，伴心悸、乏力、头晕，无恶心、呕吐、腹泻、黑便等。疑为慢性胃炎。请问如何对该患者进行护理评估？

（一）病因

引起慢性胃炎的常见病因有幽门螺旋杆菌感染、十二指肠 - 胃反流、自身免疫、年龄因素，以及胃黏膜营养因子缺乏等，其中幽门螺杆菌感染是最常见的病因。

（二）临床表现

有 70% ～ 80% 的患者可无任何症状。有症状者主要表现为非特异性的消化不良，如上腹不适、饱胀、钝痛、烧灼痛，这些症状一般无明显节律性，进食可加重或减轻。此外也可有食欲减退、嗳气、反酸、恶心等症状。这些症状的有无和严重程度与慢性胃炎的内镜所见和组织病理学分级无明显相关性。胃黏膜糜烂者可有上消化道出血，长期少量出血可引起缺铁性贫血。恶性贫血者常有疲软、舌炎和轻微黄疸，一般消化道症状较少。慢性胃炎的体征多不明显，有时可有上腹轻压痛。

知识拓展链接 16

案例 13-2D

查体：消瘦，慢性病容，腹平软，上腹及右下腹轻度压痛，无反跳痛及肌紧张，肝脾肋下未触及，心肺听诊无明显异常。辅助检查：HGB 124g/L，WBC 5.9×10^9/L，肝肾功能正常，大便隐血阴性，心电图、胸片、腹部超声未见明显异常，胃镜提示浅表性胃窦炎，Hp 检测阳性。诊断为慢性浅表性胃炎。请依据检查结果确定该患者的营养治疗与预防原则。

（三）营养治疗要点

1．去除病因，彻底治疗急性胃炎，戒烟酒，养成良好的饮食习惯，避免对胃黏膜有损害作用的食物和药物。积极治疗口腔、鼻腔、咽喉部的慢性炎症等。

2．提供平衡膳食。膳食中能量和营养素充足、均衡，能维持和促进机体健康。

3．合并贫血时，要注意补充蛋白质、铁、维生素 C 和 B 族维生素，尤其是维生素 B_{12} 和叶酸。

4．浅表性胃炎

（1）发作期：

①少食多餐；

②给予少渣半流或软食：禁用粗纤维的、坚硬的、多肌腱的及油煎炸食物；

③减少胃酸分泌：脂肪占总能量在 20% ～ 25%。应减少食盐用量。避免饮用肉汤、甜饮料、甜点。可适量增加发酵加碱的食品。

（2）缓解期：

①一日三餐；

②根据自身情况进食平衡饮食；

③根据胃酸分泌情况，确定选择食物。

5．萎缩性胃炎

（1）按平衡膳食原则配制饮食：能量供给 126 ～ 146kJ/（kg·d）[30 ～ 35kcal/（kg·d）]，蛋白质 1 ～ 1.5g/（kg·d），脂肪占总能量的 25%。

（2）食欲缺乏者，注意少食多餐。

（3）刺激胃酸分泌：饮用适量去油肉汤、鸡汤、酸奶，带酸味的水果，以及适量的糖醋类食品。

（4）注意预防和纠正营养不良：

① 对于体重不足者，应设法提高热量和蛋白质的供给，以达到增重目的。

②增加含铁丰富的食品，预防缺铁性贫血。

③重视可能出现的维生素 B_{12} 缺乏，定期检查血常规，一旦出现大细胞贫血趋势，应及时肌注维生素 B_{12} 纠正。

（四）营养护理要点

1．帮助患者寻找可能的病因，并去除。

2．提醒患者进行胃镜确诊分型，以便进行营养治疗。根据胃酸分泌量确定食物的选择。

3．叮嘱患者发作期以流食和少渣半流食为主，以利恢复。

4．叮嘱患者缓解期采取平衡饮食，注意预防和纠正营养不良。

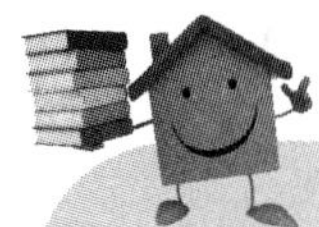

小　结

胃炎是临床常见病，急性发作期，少食多餐，减少胃酸分泌；慢性恢复期，注意平衡膳食，规律用餐，是营养治疗的基础。及时处理并发症，有大细胞贫血时，可肌内注射维生素 B_{12}；缺铁性贫血时，增加含铁丰富的食品，必要时口服铁剂。

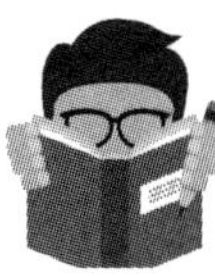

思考题

1．胃炎合并贫血的营养护理要点是什么？

2．急性胃炎可能的病因有哪些？

答案链接 22

第三节　肝　病

肝是人体最大的腺体，有着极重要而复杂的功能。肝是人体新陈代谢最旺盛的器官，代谢来自门静脉的部分营养素和清除体内有毒物质，在肝细胞内进行合成、分解、转化、储存。因此，肝病时可使体内代谢发生异常。肝作为参与物质代谢最活跃的器官，对营养素的需求增加，肝病时应加强营养支持，以促进康复。

肝还是强大的免疫器官，肝内有丰富的巨噬细胞，能吞噬和清除血液中的异物和肠道吸收来的毒物、细菌、残留药物等，肝还有潜在的造血功能。

一、急性病毒性肝炎

急性病毒性肝炎（acute viral hepatitis）是由多种肝炎病毒引起的传染病，传染性强，传播途径复杂，流行面广，我国发病率高。主要病毒有甲型肝炎病毒、乙型肝炎病毒、丙型肝炎病毒、丁型肝炎病毒和戊型肝炎病毒等。主要传播途径有患者排泄物、食物、水源、血液及制品、乳汁等。甲型肝炎以儿童发病率高，乙型肝炎以青壮年发病率高。

案例 13-3A

患者，男性，19 岁，因发热、食欲减退 6d 入院，最高发热至 38℃，自行给予物理降温，伴恶心、右上腹不适，无反酸、呕吐、腹痛、腹泻等症状，2d 前出现皮肤黄染，小便发黄。发病以来，饮食、睡眠差，大便正常。既往无肝炎和胆石症史。无肝炎家族史。疑为急性肝炎。如何进行护理评估?

（一）临床表现

急性肝炎感染后早期症状：患者近期出现低热、全身疲乏无力、食欲减退，伴有恶心、呕吐、厌油腻、肝区不适及尿黄等症状，休息后不见好转。

案例 13-3B

查体：T 37.4℃，P 83 次 / 分，R 20 次 / 分，BP 124/76mmHg。全身皮肤略黄，巩膜黄染，腹平软，肝肋下 2cm 可触及，质软，脾未触及，肝区叩击痛阳性，移动性浊音阴性，双下肢无水肿。辅助检查：HGB 128g/L，WBC 4.9×10^9/L，N 65%；ALT 367U/L，AST 658U/L，STB 298.3μmol/L，TBil 201.2μmol/L，ALB 35g/L；HBsAg（+），抗 -HBs（–），HBeAg（+），抗 HBe（–），抗 HBc（+），B 超可见肝体积无明显变化，胆囊壁明显水肿。诊断为急性乙型病毒性肝炎。请依据检查结果确定该患者的营养治疗与预防原则。

（二）营养治疗

1．营养治疗目的　合理而充足地供给各种营养素可以改善肝的营养状况，增强肝细胞的修复再生能力，减轻肝负担，减少肝细胞损害，保护肝功能，促进肝糖原合成，提高机体免疫力。

2．营养治疗要点

（1）急性期

1）早期常有厌食、食欲缺乏，消化、吸收障碍，此时不宜过分强调高蛋白、进食量。给予易消化、低脂饮食。如进食量过少，无法满足生理需要，可以通过静脉补充液体、葡萄糖、维生素、电解质等。

2）蛋白质 40 ～ 50g/d，脂肪 25 ～ 30g/d。如病情加重，出现血氨升高或有肝性脑病的先兆时，应减少蛋白质的摄入量，限制在 20g/d 以下。供给产氨低的蛋白质食物，或短期内给予无蛋白饮食。

3）膳食安排

①少量多餐，清淡，易消化，干稀搭配；

②适当增加绿叶蔬菜、水果摄入量；

③多饮水和果汁，促进黄疸消退；

④禁止食用刺激性食物和调味品；

⑤绝对禁烟酒。

（2）缓解期

1）高蛋白高维生素软食

①热量：一般卧床患者 84 ~ 105kJ/（kg · d）[（20 ~ 25kcal/（kg · d）)，轻、中度活动者分别需要 126 ~ 147kJ/（kg · d）[30 ~ 35kcal/（kg · d）] 和 147 ~ 168kJ/（kg · d）[35 ~ 40kcal/（kg · d）]。

②蛋白质：高蛋白膳食，蛋白质 1.2 ~ 1.5g/（kg · d），占总能量的 15% 以上。由于患肝病时，肝解毒能力下降，过多的蛋白质会加重肝细胞负担，出现血氨增高。宜选用优质蛋白质，如奶制品、鱼、瘦肉等。大豆蛋白含支链氨基酸较多。动、植物蛋白质混用，可充分发挥其互补作用。如有并发症，蛋白质应做相应的调整。

③脂肪占总能量 25%，植物油可提供必需脂肪酸，有助于脂溶性维生素的吸收。

④碳水化合物：占总热能的 60%，总量为 300 ~ 400g/d。最好来源于主、副食的复合碳水化合物，以免影响食欲，妨碍其他营养物质的摄取，或引起胃肠胀气。在患者食欲缺乏或热量摄入不足时，可适量摄入一些葡萄糖、麦芽糖等作为补充。

⑤维生素：肝病影响脂溶性、水溶性维生素的吸收和利用，应及时补充。摄入富含维生素 B_1、维生素 A、维生素 E、维生素 K 的食物，有利于肝细胞的修复、解毒功能的增强和免疫能力的提升。

2）膳食安排

①少量多餐，清淡，易消化，干稀搭配。

②适当增加新鲜绿叶蔬菜、水果摄入量。

③多饮水和果汁，促进黄疸消退。

④多选用富含优质蛋白的牛奶制品、鸡蛋清、豆制品、瘦肉等食物。禁止食用油炸、刺激性食物和调味品、霉变食品。

⑤绝对禁烟酒。

⑥慎用药物：许多药物需要肝内代谢。

（三）营养护理要点

1．急性期

（1）早期患者厌食、食欲缺乏，消化、吸收障碍，此时不宜过分强调高蛋白、进食量。如进食量过少，可以通过静脉补充。

（2）注意观察血氨及肝性脑病的先兆，以便及时调整蛋白质的摄入量。

（3）具体膳食安排参见前文描述。

2．缓解期

知识拓展链接 17

（1）叮嘱患者进食量根据活动量调整，以维持理想体重为宜。

（2）叮嘱患者增加优质蛋白质，如奶制品、鱼、瘦肉等，动、植物蛋白质混用，可充分发挥其互补作用。减少油脂摄入。

（3）具体膳食安排参见前文描述。

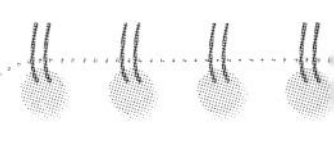

思考题

答案链接 23

急性肝炎患者的饮食应注意什么？

二、乙型肝炎

乙型病毒性肝炎是由乙肝病毒（HBV）引起的、以肝炎性病变为主，并可引起多器官损害的一种疾病。乙肝广泛流行于世界各国，主要侵犯儿童及青壮年，少数患者可转化为肝硬化或肝癌。肝大而质硬，脾大，转氨酶反复或持续升高，有的病例反复出现黄疸。

案例 13-3C

患者，女性，37 岁，因乏力，食欲减退 1 个月住院，3 年前体检时发现乙肝“大三阳”，口服替比夫定抗病毒，1 个月前无明显诱因出现乏力、食欲减退，偶有恶心，伴腹胀，无反酸、烧心、呕吐、腹痛、腹泻等不适。发病以来，饮食睡眠差，大小便正常。父亲 2 年前死于肝细胞癌。疑为慢性肝炎。请问如何对该患者进行护理评估？

（一）病因

1．家族性传播，我国乙肝高发的主要原因是家庭性垂直传播，包括母婴垂直传播和父婴垂直传播，尤以前者居多。

2．婴幼儿期感染病毒，最初感染乙肝的年龄与慢性乙肝有密切关系。

3．缺乏预防意识，乙肝疫苗接种工作开展不理想。

4．漏诊，急性期隐匿起病的无黄疸性肝炎比急性黄疸性肝炎容易发展为慢性，这与无黄疸性肝炎容易被误诊或漏诊、未得到及时诊治和休息有关。

5．免疫功能低下者感染病毒，如肾移植、肿瘤、艾滋病、血液透析者感染乙肝病毒易演变为慢性肝炎。

（二）发病机制

乙肝病毒（HBV）感染后，病毒本身并无直接的细胞毒性作用，但持续在体内复制的病毒经单核 / 巨噬细胞吞噬、加工、递呈进而激活的免疫应答反应可以诱发肝的免疫病理损伤。有 50% ～ 75% 的 HBV 慢性感染者有活跃的病毒复制和肝的慢性炎症改变。慢性化机制有两方面的因素，一是病毒本身的因素，二是机体自身因素，二者相互作用，相互影响，持续 6 个月仍未被清除就形成 HBV 感染慢性化。

（三）临床表现

根据病情可分为轻、中、重三种。

轻度：病情较轻，可反复出现乏力、头晕、食欲有所减退、厌油、尿黄、肝区不适、睡眠欠佳、肝稍大有轻触痛，可有轻度脾大。部分病例症状、体征缺如。肝功能指标仅 1 或 2 项轻度异常。

中度：症状、体征、实验室检查居于轻度和重度之间。

重度：有明显或持续的肝炎症状，如乏力、食欲减退、腹胀、尿黄、便稀等，伴肝病面容、肝掌、蜘蛛痣、脾大，ALT 和（或）AST 反复或持续升高，白蛋白降低、丙种球蛋白明显升高。

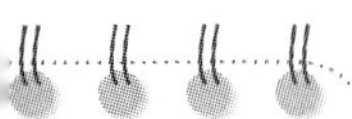

案例 13-3D

查体：肝病面容，腹平软，肝肋下 3cm 可触及，质软，脾未触及，肝区无压痛、叩击痛，无移动性浊音，双下肢无水肿。辅助检查：HGB 123g/L，WBC 6.1×10^9/L；ALT 75U/L，AST 52U/L，TBil 23.1μmol/L，ALB 38g/L；HBsAg（+），抗 -HBs（－），HBeAg（+），抗 HBe（－），抗 HBc（+）；HBV DNA 检测阳性；腹部超声检查提示肝实质回声轻度弥漫性粗糙，脾未见异常。诊断为慢性乙型病毒性肝炎。请依据检查结果确定该患者的营养治疗与预防原则。

（四）营养治疗

1．营养治疗目的　改善患者的营养状态，减轻肝的代谢负担，促进肝组织的再生，以防止肝发生永久性、弥漫性病变，促进肝功能恢复。

2．营养治疗原则　在慢性肝炎发展恶化时，患者常感倦怠、厌食、食欲减退、脂肪吸收障碍，此时不可强迫进食，饮食供应须量少、质稀、易消化，尽可能照顾患者口味，并考虑其吸收利用情况，如患者恶心、拒食或进食量太少，无法满足其生理需要，可由静脉输入予以补充，以维持基本营养和保持水和电解质平衡。慢性肝炎患者的饮食基本是平衡膳食，其具体要求如下。

（1）热能：热能供给应适当，适当的能量有利于肝组织修复及肝功能恢复。过分强调高热能饮食不但增加肝负担，加重消化功能障碍且容易引起肥胖，使肝细胞内脂肪含量增多，甚至发展为脂肪肝。而热能不足可增加身体组织蛋白消耗，不利于肝细胞的修复与再生，因此热能的供给须与其体重、病情、活动情况相适应，尽可能保持热能收支平衡，维持理想体重。轻体力劳动者按 126 ～ 146kJ（30 ～ 35kcal）/（kg · d）供给。

（2）蛋白质：肝炎时，肝内蛋白分解加强，重症肝炎常有蛋白质代谢紊乱、酶活性异常、机体免疫功能降低、凝血系统功能障碍等生理生化代谢紊乱。饮食蛋白质供给不足可引起血浆蛋白质下降。供给足量优质蛋白有助于补充体内蛋白质损耗，改善机体蛋白质营养状态，可提高酶的活性，改善机体免疫功能，增加肝糖原贮存，改善肝细胞脂肪变性，有利于肝细胞修复和肝功能恢复。每日蛋白质摄入量按 1.2 ～ 1.5g/kg，应当占总能量的 15% 左右。可选用优质蛋白质如牛奶、瘦肉、鸡、鱼、蛋等动物性食品。出现肝性脑病倾向者，宜增加富含支链氨基酸的豆类蛋白，适当减少芳香族氨基酸的摄入。

（3）脂肪：每日脂肪的摄入量占总热能的 20% ～ 25%。肝炎患者厌油腻，脂肪过多延长胃排空时间，影响食欲，过少影响食物口感。应选择富含必需脂肪酸的花生油、豆油等植物油，必需脂肪酸有利于肝组织的修复。膳食中含有适量的脂肪有利于脂溶性维生素的吸收，并增加膳食风味，刺激食欲。对伴有脂肪肝或高脂血症者应限制脂肪。

（4）碳水化合物：适量的碳水化合物可使肝有足够的肝糖原储存，以维持肝功能及保护肝，并有利于蛋白质在体内的充分利用。碳水化合物的摄入量以占总能量的 60% ～ 65% 为宜，来源以复合碳水化合物为主。因吃精制糖过多会加重胃肠胀气，影响食欲及其他营养素的摄取，同时易引起体内脂肪聚积，反而加重病情，不利肝恢复。

（5）维生素、矿物质：维生素与肝病有密切关系，多种维生素储存于肝内，且直接参与肝内生理生化代谢。严重肝病时，维生素吸收障碍，可引起维生素 C、B_1、B_2、K、E、A 等缺乏。增加维生素的供给量，有利于肝细胞的修复，增强解毒功能，提高机体免疫力。维生素 C、E 和 K 联合使用治疗肝炎，可改善肝炎患者的症状和促进肝功能好转。矿物质根据食欲、消化状况和化验指标确定摄入标准，以免缺乏。应多食绿叶蔬菜、番茄、胡萝卜、豆类、动物肝、

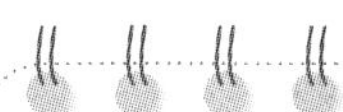

乳类和水果，以供给机体丰富的各种维生素和矿物质。

(6) 膳食安排

1）急性发作期选择清淡、易消化的半流质饮食、软饭，恢复期可用普食。

2）少量多餐，食物供给要做到量少、质精，以减轻肝负担。

3）严禁暴饮暴食及饮酒。酒类为纯热能饮料，不含任何营养素，且主要经肝代谢，饮酒可加重肝负担。对一些辛辣或有强烈刺激性的调味品要不用或慎用。禁用产气、油煎油炸食品。

（五）营养护理要点

1．患者厌食、食欲缺乏时，不宜过分强调高蛋白、进食量。少量多餐，选择清淡、易消化的半流质饮食、软饭。如进食量过少，可以通过静脉补充。

2．叮嘱患者进食量根据活动量调整，以维持理想体重为宜。

3．叮嘱患者增加优质蛋白质如奶制品、鱼、瘦肉等的摄入，动植物蛋白混用可充分发挥其互补作用。多食绿叶蔬菜、番茄、胡萝卜、豆类、动物肝、乳类和水果，以供给机体丰富的各种维生素和矿物质。

知识拓展链接 18

4．禁止一些损伤肝的饮食及行为：如暴饮暴食及饮酒、油煎油炸食品、含有毒或变质物质的食品。慎用辛辣、刺激性、产气的食品。用药在医生的指导下进行。

思考题

答案链接 24

乙型肝炎患者的营养护理要点是什么？

三、脂肪肝

肝是脂类合成、运转和利用的场所，但并不大量储存脂肪。正常人肝的脂类总量占肝湿重的 3% ～ 5%。当肝内脂肪的分解与合成失去平衡或运出发生障碍时，脂肪（主要是三酰甘油和脂肪酸）就会在肝实质细胞内过量聚积。如其总量超过常量的一倍，或在组织学上肝实质脂肪浸润超过 30% ～ 50% 时称为脂肪肝。

案例 13-3E

患者，男性，45 岁，肥胖，乏力半年。半年前无明显诱因出现乏力，易疲劳，食欲尚可，无发热、反酸、烧心、恶心、呕吐、腹痛、腹泻等不适。发病后，饮食睡眠尚可，大小便正常。无乙肝病史，有饮酒史 20 年，平均 100g/d，吸烟史 27 年，平均 6 支 / 天。疑为脂肪性肝病。请问如何对该患者进行护理评估？

（一）病因

脂肪肝的致病因素有化学因素、营养因素、内分泌代谢因素、生物性致病因素、遗传因素等。

1．化学性致病因素　包括化学毒物（黄磷、砷、铅、苯等）、药物（氨甲蝶呤、糖皮质激素等）、乙醇等，嗜酒一直是欧美国家脂肪肝和肝硬化最常见的原因。

2．营养因素　饮食过多、体重超重造成的肥胖是近年来引起脂肪肝最常见的因素之一，蛋白质及热量缺乏是脂肪肝的另一重要原因。

3．生物因素　包括病毒和细菌等病原微生物及寄生虫。

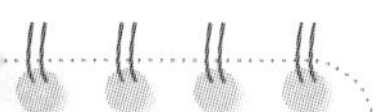

4．**遗传因素**　主要是遗传物质基因的突变或染色体的畸变直接致病。

（二）临床表现

脂肪肝的临床表现多样，轻度脂肪肝多无临床症状。仅有疲乏感，而多数脂肪肝患者较胖。脂肪肝患者多于体检时偶然发现。中、重度脂肪肝有类似慢性肝炎的表现，可有食欲减退、疲倦乏力、恶心、呕吐、肝区或右上腹隐痛等。轻度肝大可有触痛，质地稍韧、边缘钝、表面光滑，少数患者可有脾大和肝掌。

案例 13-3F

查体：肥胖，一般状况可，腹软，肝脾未触及，移动性浊音阴性，双下肢无水肿，心肺听诊无明显异常。辅助检查：HGB 134g/L，WBC 6.8×10^9/L，PLT 189×10^9/L；HBsAg（-），抗 -HBs（+），HBeAg（-），抗 HBe（-），抗 HBc（-）；ALT 65U/L，AST 43U/L，TBil 16.1μmol/L，ALB 38g/L；腹部超声检查提示中度脂肪肝。诊断为脂肪肝。请依据检查结果确定该患者的营养治疗与预防原则。

（三）营养治疗

1．**营养治疗目的**　促进脂肪酸氧化分解，改善肝功能，防治脂肪肝的发生和发展。

2．**营养治疗要点**

（1）热能：脂肪肝患者的热能摄入不宜过高。从事轻度活动者供给 126 ~ 147kJ/（kg·d）[25 ~ 30kcal/（kg·d）]，以防止发胖和避免脂肪沉积加重；超重和肥胖者 84 ~ 105kJ/（kg·d）[20 ~ 25kcal/（kg·d）]，以控制和减轻体重。

（2）蛋白质：适当提高蛋白质摄入量，每日蛋白质供给量可达 1.5g/kg，以避免体内蛋白质的消耗，利于肝细胞的修复和再生。保持氨基酸的平衡很重要，蛋白质中的蛋氨酸、胱氨酸、色氨酸、苏氨酸和赖氨酸等具有抗脂肪肝作用。

（3）脂肪：应控制脂肪和胆固醇的摄入量。脂肪摄入太高，热能难以控制，对减轻体重不利。脂肪肝患者每日脂肪总量（包括食物和烹调用油）不宜大于 50g，控制含胆固醇高的食物。植物油不含胆固醇，所含的谷固醇或豆固醇和必需脂肪酸有较好的促进脂肪代谢的作用，可阻止或消除肝细胞的脂肪变性，对治疗脂肪肝是有益的。

（4）碳水化合物：碳水化合物能刺激肝内脂肪酸合成。过多的碳水化合物可转变成脂肪，导致肥胖，促进肝内脂肪的形成。脂肪肝患者低碳水化合物以粮谷类为主，不用精制糖类。

（5）维生素、矿物质和膳食纤维：供给充足的维生素和矿物质，特别是富含叶酸，尼克酸，维生素 E、C、B_{12}，钾，锌，镁等的食物和制剂，有助于维持患者的正常代谢，加速肝细胞修复。膳食纤维可减少胆固醇的形成，减少脂肪和糖的吸收，从而起到降低血脂和血糖的作用。对肝功能明显障碍，伴有腹水或水肿者应限制钠盐的摄入。

（6）膳食安排：

1）优先保证优质蛋白质食物的摄入，包括豆制品、鸡蛋、精瘦肉、鱼、虾及脱脂牛奶等。

2）主食应粗细粮搭配，多食新鲜蔬菜、水果和藻类，以增加维生素、矿物质和膳食纤维的供应。

3）适量饮水，以促进机体代谢及代谢废物的排泄。

4）忌暴饮暴食，严禁饮酒和含乙醇的饮料。

5）控制精制糖类，如蔗糖、果糖、蜂蜜、蜜饯等甜食和甜点心。

6）限制动物内脏、鱿鱼、沙丁鱼、鱼卵、脑髓等胆固醇含量高的食物。

7）为保证低脂肪，烹调方法亦应讲究，少用煎、炒、炸，以蒸、煮、炖、拌为主。不吃煎炸等油类含量高的食品。

8）忌辛辣和刺激性食物，如洋葱、蒜、姜、辣椒、胡椒、咖喱等。

（7）坚持体育锻炼：可适当进行一些慢跑、快步走、骑自行车、上下楼梯、游泳等运动，以消耗体内热量，控制体重增长。

3．营养护理要点

知识拓展链接 19

（1）帮助患者分析形成脂肪肝的因素，尽量去除，如戒酒，控制血脂、血糖、肝炎等。

（2）根据患者体型、运动量等因素，帮助患者调整进食量，循序渐进，以达到标准体重为最终目标。

（3）具体膳食安排参见营养治疗。

思考题

答案链接 25

请分析案例中患者脂肪肝的病因有哪些？对该类患者如何进行健康教育？

四、肝硬化

肝硬化是一种由不同因素引起的肝结构的慢性、弥漫性病变，肝细胞广泛变性和坏死，纤维组织弥漫性增生，并有再生小节形成，肝逐渐变形、变硬。常见的病因为病毒性肝炎，乙醇和化学性（药物）中毒、营养不良、代谢障碍等，肝硬化晚期肝功能失去代偿，引起许多系统的功能紊乱。

案例 13-3G

患者，男性，43 岁，间断腹胀、乏力半年，巩膜及皮肤黄染 3d，12 年前确诊慢性乙肝，给予拉米夫定抗病毒，5 年前自行终止口服抗病毒药物，半年前出现腹胀，未诊治，3d 前出现皮肤黄染，小便发黄，偶有恶心，无发热、反酸、呕吐、腹痛、腹泻等不适。发病后，饮食、睡眠差。母亲和 1 兄弟均有乙肝病史。疑为肝硬化。请问如何对该患者进行护理评估？

（一）病因

引起肝硬化的病因很多，可分为病毒性肝炎肝硬化、酒精性肝硬化、肝静脉回流受阻性肝硬化、自身免疫性肝硬化、胆汁淤积性肝硬化、代谢性肝硬化、毒物和药物性肝硬化、营养不良性肝硬化、隐源性肝硬化等。

（二）临床表现

1．代偿期　一般属 Child-Pugh A 级，有肝炎临床表现，亦可隐匿起病。可有轻度乏力、腹胀、肝脾轻度增大、轻度黄疸、肝掌、蜘蛛痣。

2．失代偿期　一般属 Child-Pugh B、C 级，有肝功损害及门脉高压症候群。

（1）肝功能减退

1）全身症状：乏力、消瘦、面色晦暗，尿少、下肢水肿。

2）消化道症状：食欲减退、腹胀、胃肠功能紊乱甚至吸收不良综合征。

3）出血倾向及贫血。

4）内分泌障碍：蜘蛛痣、肝掌、皮肤色素沉着、女性月经失调、男性乳房发育、腮腺肿大。

5）低蛋白血症：下肢水肿、腹水等。

（2）门脉高压

1）腹水：是肝功能减退和门脉高压的共同结果，是肝硬化失代偿期最突出的临床表现。

2）门 - 腔侧支循环开放：常见的侧支循环有食管胃底静脉曲张、腹壁静脉曲张、痔静脉扩张、腹膜后吻合支曲张及脾肾分流。

3）脾亢及脾大：脾大是肝硬化门静脉高压较早出现的体征。

案例 13-3H

查体：肝病面容，全身皮肤略黄，巩膜黄染，腹膨隆，肝肋下 3cm 可触及，质硬，脾肋下 2cm 可触及，肝区叩击痛阳性，移动性浊音阳性，双下肢轻度水肿。辅助检查：HGB 10^9g/L，WBC 4.1×10^9/L，PLT 89×10^9/L；ALT 176U/L，AST 104U/L，TBil 196μmol/L，DBil 92μmol/L，ALB 28g/L；HBsAg（+），抗 -HBs（–），HBeAg（–），抗 HBe（+），抗 HBc（+）；HBV DNA 检测阳性，腹部超声检查提示肝内回声欠均，弥漫性肝损害，脾大，中量腹水。诊断为慢性乙型病毒性肝炎肝硬化。请依据检查结果确定该患者的营养治疗与预防原则。

（三）营养治疗

1．营养治疗目的　供给充足的营养，保护肝；减轻肝负担；促进肝细胞修复再生以及肝功能恢复；控制病情发展，防止并发症。

2．肝硬化的营养治疗

（1）热能：一般 105 ~ 126kJ/（kg · d）[25 ~ 30kcal/（kg · d）]；对于营养不良的患者建议能量摄入：147 ~ 168 kJ/（kg · d）[35 ~ 40 kcal/（kg · d）]。

（2）蛋白质：根据病情变化及时调整蛋白质的供给量。对于那些血浆蛋白质过低，伴有水肿及腹水者高蛋白饮食尤为重要。蛋白质的供给量以 1.2 ~ 1.5g/（kg · d）为宜，以维持正氮平衡，并能促进肝细胞再生，而又不致引起肝性脑病。如出现肝性脑病先兆，则需要将蛋白质供给量降低到 25 ~ 35g/d，以免血氨升高，加重病情。

肝硬化患者开始可试用含蛋白质 50g/d 的饮食，一周后若无不良反应，每周可递增 10 ~ 15g 蛋白质，65 ~ 75g/d 蛋白质可维持其正氮平衡。对于顽固性腹水，食欲明显减退，营养不良的患者，可补充浓缩的高能量配方的肠内营养制剂或肠外营养。

（3）碳水化合物：充足的糖原储备有利于肝功能的恢复，所以尽可能摄入高复合碳水化合物（量为 300 ~ 450g/d）。并注意供给足量食物纤维。主食摄入量少时，可适量补充一些甜食，也可口服或静脉注射葡萄糖。

（4）脂类：由于肝硬化患者的脂肪吸收和代谢异常明显，所以患者的脂肪摄取量不宜太高，过多的脂肪沉积于肝内，会影响肝糖原的合成，使肝功能进一步受损，但过少会影响食物烹饪的味道和脂溶性维生素的吸收，使患者食欲下降。供给量以占总热量的 25% 为宜，通常 40 ~ 50g/d。如患者发生脂肪痢，则应限制脂肪摄入量，改用低脂膳食。有研究表明，中链三酰甘油（MCT）能使肝硬化患者肝脂成分变化，促进肝功能恢复。用 MCT 的食用油脂替代一些长链三酰甘油可能有效。但不宜过多，以免酮体产生增加，加重肝负担。对于胆汁淤积的肝硬化患者应予以低脂肪、低胆固醇膳食。

（5）维生素与微量元素

1）脂溶性维生素：对于肝硬化的患者，饮食少、胆盐分泌少和胰腺功能异常，均为导致脂溶性维生素减少的原因。

①维生素 A：对于非酒精性肝硬化患者，建议每日增加维生素 A 5000 ~ 15000U；而对于酒精性肝硬化患者，由于微粒体受诱导，易增加此种维生素的毒性。

②维生素 D：饮食中补充维生素 D 可以减缓或终止骨软化或骨质疏松的进展。有骨痛主诉或有病理性骨折的患者，额外补充 25-（OH）D_3 40 ~ 120μg/d。补充维生素 E 对此种婴儿或儿童会有帮助，但成年肝损伤者药效不肯定。

③维生素 E：在有胆道梗阻和胆汁淤积的儿童中，维生素 E 缺乏多伴神经症状。

④维生素 K：其缺乏会导致患者有出血倾向，增加食管曲张静脉出血的危险。若凝血时间延长，静脉补充维生素 K（10mg/d，连续 3d），有助于鉴别是维生素 K 还是肝衰凝血因子合成障碍导致的凝血时间延长。若异常凝血时间得以纠正，原因是前者而不是后者。

2）水溶性维生素：在乙醇引起的进行性肝病中，很可能出现水溶性维生素缺乏，所有 B 族维生素均应补充。

给予大量叶酸和锌可增强组织的修复能力，有利于肝细胞的再生，维生素 C 可促进糖原合成及叶酸、铁的利用，对氨基酸和脂质代谢都有特殊意义。肝硬化患者常有不同程度的贫血，膳食中注意铁和维生素 B_2、B_{12}，叶酸的补充。

3）微量元素：Wilson 病或某些淤胆性肝病（如原发性胆汁性肝硬化）患者肝内有铜蓄积。尽管青霉胺可螯合铜，也可结合食物中的这类矿物质，但此类患者应禁食富含铜的食物，如巧克力、贝类、肝等。

（6）无机盐和水：肝硬化伴有腹水者，应严格限制钠和水的摄入。根据限盐或限钠程度，大致可分为少盐、低盐、无盐、低钠四种。服用排钾利尿药时，应及时补充钾盐。

（7）膳食安排

1）少食多餐，每日进餐 4 ~ 6 次，且至少一餐为夜间进食，可以促进节氮作用和营养底物的利用。

2）选择易消化、吸收的食物。

3）禁食脂肪含量过高的食物。选择富含不饱和脂肪酸的植物油，必要时可采用部分中链脂肪酸。

4）饮食质地要细、软，避免生、硬、粗糙的食物。对伴有食管静脉曲张的患者，可供应软饭、半流质和流质。

5）选择新鲜食物：肝硬化者肝解毒能力下降，对含食物添加剂和农药残留的食物要加以注意。膳食制作过程中不应加入防腐剂、香料、着色剂等。

6）忌酒和含乙醇的饮料。

（四）营养护理要点

肝硬化是由不同因素引起，多系统损害，涉及多种营养物质代谢障碍，临床表现复杂的一种疾病。营养护理要求注意密切观察病情，一定要在切实了解病情的前提下，有针对性地进行营养指导。

一般来说，少吃糖类食物，摄入脂肪不可过多，给予足够的维生素，多食新鲜蔬菜和水果，患者病情稳定时补充优质蛋白，如鱼、鸡、牛奶，以提高血浆蛋白浓度。如有肝性脑病先兆者应限制蛋白质的摄入量。饮食细软，易于消化。有食管静脉曲张的患者应予低渣饮食，少食多餐，细嚼慢咽，切忌硬、粗、干的食品。有腹水的患者应限制钠、水的摄入量，记录出、入水量。对肝硬化的患者来说，低血钾易诱发肝性脑病，宜食含钾丰富的水果和蔬菜。

知识拓展链接 20

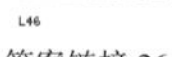

答案链接 26

思考题

肝硬化患者出现营养不良的原因是什么？膳食原则是什么？

第四节　急性重症胰腺炎

急性重症胰腺炎占所有急性胰腺炎的 20% 左右，是指具有明显腹膜炎、腹胀等体征和（或）伴有器官功能障碍者，胰腺（及胰周）多有坏死。治疗趋势是采用非手术的监护治疗，重点是液体复苏、纠正内稳态失调、维护器官功能、抑制胰腺外分泌和预防胰腺坏死合并感染。一旦诊断胰腺坏死合并感染，可考虑手术治疗，行坏死组织清除、感染灶引流术。在急性重症胰腺炎的整个病程中，营养治疗具有十分重要的地位。

案例 13-4A

患者，男性，32 岁，因中上腹疼痛 5h 入院。呈持续性钝痛，并逐渐加重，疼痛在仰卧位加重，蜷曲位减轻，伴恶心、呕吐，呕吐 2 次，呕吐物为胃内容物。入院后夜间出现高热，呼吸急促。既往有“胆囊炎，胆囊结石”病史。疑为急性胰腺炎。请问如何对该患者进行护理评估？

一、病因

重症急性胰腺炎的病因甚多，常见的有胆石症与胆道疾病、大量饮酒和暴饮暴食、胰管阻塞、手术与创伤、内分泌与代谢障碍、感染及药物等。

案例 13-4B

查体：神志模糊，右侧肢体活动明显，左侧肢体偏瘫，双侧瞳孔等大等圆，直径 3 mm，对光反应存在，口唇轻度发绀，双肺呼吸音粗，双下肺呼吸音低，右侧为甚，心率 130 次 / 分，律齐，心音正常，腹膨隆，压痛（+），肠鸣音未及，移动性浊音不明显，双下肢无明显水肿，病理反射未引出。辅助检查：WBC 18×10^9/L，RBC 4.93×10^{12}/L，PLT 154×10^9/L，Hb 148 g/L，总胆红素 54.4μmol/L，直接胆红素 29.6μmoL/L，间接胆红素 24.8μmol/L，总胆汁酸 9.7μmol/L，Scr192μmoL/L，BUN 14.24μmoL/L，AST 429 U/L，CK 215U/L，LDH 1783U/L，K^+ 3.19mmol/L，Na^+ 140.7mmol/L，Cl^-98.2mmol/L，血清淀粉酶 1300U/L。影像学检查：胸腹部 CT 示右肺中叶及左肺舌段，两肺下叶感染，两侧胸腔少量积液，以左侧显著；胰腺饱满，周围渗出，脂肪肝，胆结石，腹盆腔积液。腹部 B 超示胆囊明显肿大。MRI+DWI 示右侧额叶大片状脑梗死。诊断为重症急性胰腺炎。请依据检查结果确定该患者的营养治疗与预防原则。

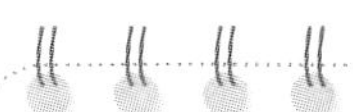

二、临床表现

1. **腹痛**　腹痛是重症急性胰腺炎的主要临床表现之一，持续时间较长，如有渗出液扩散入腹腔内可致全腹痛。但有少数患者，尤其是年老体弱者可无腹痛或仅有轻微腹痛，对于这种无痛性重症急性胰腺炎应特别警惕，否则很容易漏诊。

2. **黄疸**　黄疸呈进行性加重，又不能以急性胆管炎等胆道疾病来解释时，应考虑有重症急性胰腺炎的可能。

3. **休克**　重症急性胰腺炎常有程度不同的低血压或休克，休克既可逐渐出现，也可突然发生，甚至在夜间发生胰源性猝死，或突然发生休克而死亡。部分患者可有心律不齐、心肌损害、心力衰竭等。

4. **高热**　在急性胰腺炎感染期，由于胰腺组织坏死，加之并发感染或形成胰腺脓肿，患者多有寒战、高热，进而演变为败血症或真菌感染。

5. **呼吸异常**　重症急性胰腺炎的早期可有呼吸加快，但无明显痛苦，胸部体征不多，易被忽视。如治疗不及时，可发展为急性呼吸窘迫综合征。

6. **神志改变**　重症急性胰腺炎可并发胰性脑病，表现为反应迟钝、谵妄，甚至昏迷。

7. **消化道出血**　重症急性胰腺炎可并发呕血或便血。上消化道出血多由于急性胃黏膜病变或胃黏膜下多发性脓肿所致；下消化道出血多为胰腺坏死穿透横结肠所致。

8. **腹水**　合并腹水者几乎全为重症急性胰腺炎，腹水呈血性或脓性，腹水中的淀粉酶常升高。

9. **皮肤黏膜出血**　重症急性胰腺炎患者的血液可呈高凝状态。

10. **脐周及腰部皮肤表现**　部分患者的脐周或腰部皮肤可出现蓝紫色斑，提示腹腔内有出血坏死及血性腹水。

三、营养治疗

急性重症胰腺炎发生急性炎症应激，胃肠道血流不足导致缺血缺氧，对营养物质的代谢产生重大影响。对于急性重症胰腺炎而言，由于病情重，病程长，给予充足的液体和营养是主要问题。

（一）营养治疗目的

通过合理的营养支持，提供代谢所需的底物，减轻胰腺负担，缓解临床症状，纠正代谢紊乱和水、电解质平衡失调，促进受损胰腺组织的修复。

（二）营养治疗需要量

营养治疗中的主要营养素是能量物质和氮源。

能量供给：①静息能量消耗（REE）的测定。可通过代谢车（间接能量测定仪）在床边进行，非蛋白热量在代谢支持时一般为（1.1 ～ 1.3）×REE，营养治疗时为（1.3 ～ 1.5）×REE。②基础能量消耗（BEE）的计算应根据 Harris-Benedict 公式，并在 BEE 基础上，按有无发热、手术、感染等应激因素及有无活动进行临床校正，即在 BEE 的基础上适当增加一定的百分比。近年来通过测定 REE 并和计算 BEE 比较发现，REE 比 BEE 平均低 10% 左右。因此，在临床实际运用时，按 BEE 并进行校正，或 1.3×BEE 左右供给。③按体重估算。代谢支持时，能量供给 83.6 ～ 125.4kJ（20 ～ 30kcal）/（kg・d）。

脂肪乳剂提供的比例一般在 30% ～ 50%。蛋白质（氮量）供给：①按 418 ～ 502kJ（100 ～ 120kcal）：1g 氮给予；②按体重供给蛋白质：1 ～ 2g/（kg・d）。电解质的供给除按日常需要量外，必须强调及时监测和调整供给量。低钙血症常见，也是急性胰腺炎重症和预后指标之一，必须及时纠正，但不宜补充过多。维生素（尤其是 B 族维生素）、微量元素的供给量尚无准确判断，特别是在应激状态时需要量明显增加，故应注意及时补充。

（三）营养治疗途径

近十年来，急性胰腺炎的营养支持策略发生了改变。如果有可能的话，急性重症胰腺炎首先选择肠内营养（《欧洲肠外肠内营养学会（ESPEN）肠内营养指南》，等级 A）；肠内营养不足部分联合肠外营养（《欧洲肠外肠内营养学会（ESPEN）肠内营养指南》，等级 A）。

1．肠外营养（PN） 在急性重症胰腺炎早期，患者需要禁食、胃肠减压、应用抑制胰腺分泌药物，PN 除达到营养治疗目的外对胰腺外分泌也有一定的抑制作用。营养液的配制应以全营养混合液（TNA）方式，通过外周静脉（PV）或中心静脉（CV）途径持续均匀输注。由于机体处于高分解状态，合成能力较差，而且患者的营养状况往往较好，所以重点是纠正代谢紊乱，提供合适的能量及营养底物，能量的供给以维持基础代谢所需即可。每日所需营养供给标准如下。①能量与总氮量：能量 84 ~ 104kJ（20 ~ 25kcal）/（kg · d）；氮量按 0.2 ~ 0.25g/kg，氮热比值为 627 ~ 752kJ（150 ~ 180kcal）：1g，病程较长的重症胰腺炎患者需要补充谷氨酰胺。②葡萄糖 100 ~ 180g，葡萄糖：胰岛素为 4 ~ 6g ：1 单位。③无高脂血症者，可应用脂肪乳，脂肪乳剂选择中长链脂肪乳，最高占总能量的 50%。④水溶性与脂溶性维生素用量依病情而定。⑤根据电解质情况调整和补充各种矿物质。

输注途径包括周围静脉和中心静脉，具体方案依所用时间长短和病情而定。PN 还在急性胰腺炎并发胰瘘、胃肠道瘘，以及胃肠道梗阻和出血等并发症的治疗中发挥重要作用。

2．肠内营养（EN） 患者待胃肠动力能够耐受，及早（发病 48h 内）实施肠内营养。EN 符合生理、护理简单、并发症少、费用低廉。但在急性重症胰腺炎患者应用时，需要注意开始时机、进路和制剂选择。经过动态 CT 扫描等检查明确胰腺坏死灶局限、炎症减轻、渗出消退、无继发感染、胃肠功能恢复、全身状况稳定的条件下可开始 EN。国外的临床研究发现胰腺炎患者能很好地耐受 EN，与 PN 治疗的胰腺炎患者相比，败血症的发生率降低，住院时间缩短。

（1）制剂的选择：①在肠蠕动恢复初期，应选择对胰腺分泌刺激性最小的氨基酸型或短肽型肠内营养制剂；②随着消化功能的逐渐恢复，调整为低脂或整蛋白型肠内营养制剂。

（2）给予途径：①早期肠内营养选用对胰腺分泌刺激最小的空肠途径；②随着消化吸收功能的恢复，选用鼻胃管途径或胃造口途径；③口服补充。

（3）注意事项：应遵循浓度从低到高，剂量从少到多，速度从慢到快，温度与体温接近的原则。必要时，可选择 EN+PN，EN 能量不足部分予 PN 补充。

（四）需要注意的几个问题

1．高血糖症 在应激或高分解代谢时，特别是在急性重症胰腺炎早期行营养治疗时高血糖症现象多见。这一方面除了与胰岛素分泌功能受损相关外，另一方面还与应激状态下“胰岛素拮抗”有关。采取措施：①减少热量摄入量，特别是葡萄糖负荷，但葡萄糖供给量不应低于 150g/d；②增加脂肪乳剂在热量中的比例，但一般不超过 50%；③适当应用外源性胰岛素。需要加强血糖、尿糖监测，调整胰岛素应用时与葡萄糖的比例，但不应使血糖降得过低，一般在 5.6 ~ 8.3mmol/L（100 ~ 150mg/dl）为宜，最高值不超过 11.1mmol/l（200mg/dl）。

2．高脂血症 有些患者可以出现高脂血症。相关的因素有过多的油腻饮食、脂肪动员加速而分解或氧化代谢不及时、长期的高脂血症（可能与遗传相关）等。采取措施：①营养治疗时限制外源性脂肪乳剂的用量；②可应用中、长链脂肪乳剂，适当增加新型脂肪乳剂如含橄榄油脂肪乳剂、含鱼油脂肪乳剂和新型脂肪乳剂 SMOF（含大豆油、中链三酰甘油、橄榄油和鱼油的新型脂肪乳剂）；③适当应用胰岛素等降血脂药物；④加强血脂的动态监测。血三酰甘油值应＜ 440mg/dl。输入脂肪乳剂 6h 后，仍不能廓清者不应输入脂肪乳剂。

3．**低白蛋白血症**　急性重症胰腺炎初期或合并严重感染时，常见有低白蛋白血症。这一方面除了与该病时全身微血管损害，血管通透性增加致白蛋白渗漏至组织水肿液、胸腹水中有关外，还与肝白蛋白合成受抑、白蛋白分解增加有关。采取措施：①充足的能量及蛋白质摄入，必要时肠外营养加肠内营养联合应用，减少分解代谢；②应用营养治疗的同时补充外源性人体白蛋白，即过去所说的营养治疗加“白蛋白强化”；③应用代谢调理手段，rhGH 有明显的促进白蛋白的等蛋白质的合成作用，应用环氧酶抑制剂也有明显抑制蛋白质分解代谢、减轻低白蛋白血症的作用。

4．**注意维护肠道屏障功能，减少肠道细菌易位**　胰腺坏死合并感染的细菌一方面来自于胃肠道；另一方面肠道是机体应激、器官功能障碍的一个重要源泉。在急性重症胰腺炎患者禁食、H_2 受体拮抗药等抑制胃酸分泌时削弱了胃酸的抗菌作用而致移向小肠的细菌增加。肠缺血、肠蠕动减慢或麻痹性肠梗阻时细菌在小肠停留时间过长。TPN 时缺乏小肠黏膜细胞的特需营养素 Gln 和结肠黏膜细胞特需营养素短链脂肪酸（SCFA）的供应导致肠黏膜萎缩，屏障功能发生障碍。大量广谱长时间应用抗生素加重了肠道菌群失调。这些因素均可导致或促进肠道细菌、内毒素易位。因此应重视应用 Gln 或其双肽，也是尽早将 PN 转向 EN 的一个重要原因。EN 可促进胃肠道血流供应，增加肠黏膜从肠腔直接摄取营养素，加强肠蠕动和对肠道的机械性刺激，调节胃肠激素的释放。选择 EN 制剂时可考虑选用富含膳食纤维（DF）的配方或选用免疫营养或生态免疫营养配方。

四、营养护理要点

急性重症胰腺炎是病程凶险、漫长的危重症，需要医护人员、营养师的严密观察和密切配合。营养护理时应注意以下问题。

1．**发病初期应禁食**　纠正水、电解质紊乱、酸碱平衡，支持治疗，维持有效血容量，保护各脏器的功能，防止并发症，为进一步预防和纠正全身营养代谢的异常打下基础。

2．尽快建立营养通道，包括肠外营养与肠内营养通道，以保障营养物质的供给减少分解代谢。若急性重症胰腺炎已进行过手术，并做了空肠造瘘或置鼻腔肠管，则通常在腹腔炎症稳定、胃肠功能恢复后进行肠内营养支持。在选用肠内营养液时，一般应选用低脂肪的要素饮食，一方面维持患者的热量和氮源，同时减少胰腺的分泌，让胰腺仍然处于相对“休息”状态。然后，视病情的稳定情况可逐步过渡到整蛋白配方，为今后逐步过渡到口服自然食物打下基础。通常当患者能适应全蛋白营养液后，体重多能维持或有所增加，伤口能愈合。

3．开始肠内营养之前，应向肠道内滴入生理盐水及葡萄糖液，使肠道有一个适应过程。肠内营养液的浓度、剂量、速度应缓慢地增加，直至患者能适应。

4．注意观察肠外营养与肠内营养的并发症，包括代谢并发症、置管并发症、胃肠道并发症等。

5．及时记录出入水量，定期监测血糖、血脂等。鉴于急性重症胰腺炎的患者有胰岛素拮抗现象，所以提供足够的热量和氮量时，应随时调整胰岛素的用量，维持血糖和尿糖在允许范围内。肠外营养时，应防止过多用葡萄糖，以免产生过多的 CO_2 加重代谢的紊乱，故可以用部分脂肪乳补充热量。静脉输入脂肪乳时，应随时检测血脂，因部分急性重症胰腺炎的患者本身会有高血脂的情况。只要脂肪乳能在体内充分利用，允许在输液中加入，一般提供的热量不要超过总能量的 50%。若肝肾功能有障碍时，输入的氮源应有相应的选择，如肝功能异常时，则应加入支链氨基酸，以防昏迷的发生，减少肌肉的分解；肾功能异常时，则应以高热卡、低氮为主，氮源中注意必需氨基酸的供给，少输入非必需氨基酸。

6．肠外营养尽早过渡到全肠内营养（TEN）；最终过渡到自然饮食。

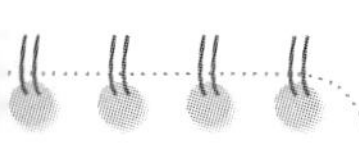

知识拓展链接 21

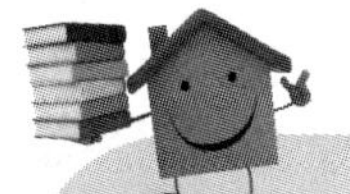

小　结

急性重症型胰腺炎病情凶险，死亡率高，机体代谢失调，内环境紊乱，合理的营养支持是本病的主要治疗手段之一。早期采用肠内营养和肠外营养联合治疗，选择合理的营养支持方案，积极防治各种并发症，是患者转危为安，早日康复的关键。

答案链接 27

思考题

1．急性重症胰腺炎的营养治疗目的是什么？
2．急性重症胰腺炎初期的营养护理要点是什么？

（郑鹏远　贾润萍）

第十四章　循环系统疾病的营养治疗与护理

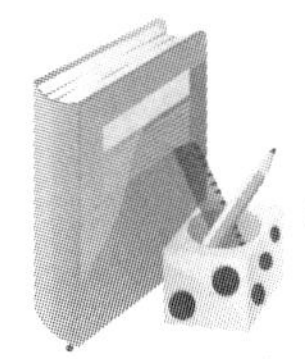

学习目标

通过本章内容的学习，学生应能够：

◎ 识记

复述各疾病的营养评估方法及营养治疗原则。

◎ 理解

概括营养代谢与各疾病的关系。

◎ 运用

正确认识患病的危险因素，并进行正确的营养评估及宣教。

第一节　冠心病

案例 14-1A

患者男性，58 岁，于入院前 8h 搬重物时突然出现胸骨后疼痛，疼痛呈持续性、压榨性。活动时胸痛加重，伴有气促、大汗淋漓，呕吐胃内容物 2 次。既往有发作性心前区疼痛史 3 年。高血压病史 12 年，发现血糖高 3 年，均未予治疗及监测。吸烟 38 年，40 支 / 天，饮酒史 30 年，每周饮白酒 2 次，每次约 500ml。生命体征尚平稳。身高 172cm，体重 103kg，BMI 34.82kg/m^2。急性痛苦病容，平卧位，心电图示室性期前收缩，V_1 ~ V_5 导联 ST 段弓背向上型抬高。化验心肌酶升高。诊断：急性广泛前壁心肌梗死。冠状动脉造影示左前降支近段 100% 闭塞，行 PCI 术开通血管后症状缓解。

冠状动脉粥样硬化性心脏病是指冠状动脉粥样硬化使血管腔狭窄或阻塞，和（或）由冠状动脉功能性改变（痉挛）引起心肌缺血缺氧或坏死的心脏病，统称冠状动脉粥样硬化性心脏病，简称冠心病，亦称缺血性心脏病。

一、病因与发病机制

冠心病的危险因素包括可改变的危险因素和不可改变的危险因素。可改变的危险因素有：高血压，血脂异常（总胆固醇过高、低密度脂蛋白胆固醇过高、三酰甘油过高、高密度脂蛋白胆固醇过低），超重或肥胖，高血糖或糖尿病，不良生活方式包括吸烟、不合理膳食、缺少体力活动、过量饮酒，以及社会心理因素。不可改变的危险因素有：性别、年龄、家族史。此外，冠心病可能与感染有关，如巨细胞病毒、肺炎衣原体、幽门螺杆菌等。了解并干预危险因

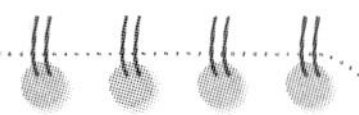

素有助于冠心病的防治。

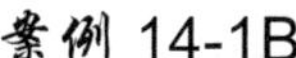

案例 14-1B

饮食调查：患者每日进食 3 次，总量如下：主食 750g/d，面食为主，很少吃粗粮；蔬菜 200g/d，以根茎类和瓜类为主；瘦肉 50g/d，肥肉及内脏 150g/d；每天一个咸鸭蛋；不食海产品；不喝牛奶；不吃干果。喜喝饮料，平均 500ml/d。办公室文职人员，从不运动。

对该患者进行评估，该患者存在的可改变的危险因素有：肥胖、高血压、高血糖、吸烟、过量饮酒、不合理膳食、缺少体力活动。不可改变的危险因素有：年龄、性别。

其中，营养问题包括：总能量过多（肥胖），蛋白质不足，碳水化合物摄入过多，脂肪摄入过多，维生素、膳食纤维及微量元素不足，钠盐摄入过多等。

二、营养治疗原则

（一）热量

以维持理想体重为宜，保持能量摄入与消耗的平衡，控制总热量。一般每日每公斤体重摄入热能为 25 ~ 35kcal，由于许多冠心病患者常合并肥胖或超重，故应通过限制食物中热能的摄入，或增加消耗使体重控制在理想范围。合并有高脂血症者应限制在每日 20 ~ 25kcal/kg，每餐八分饱，控制食量。

（二）脂类

膳食脂肪的数量和质量都很重要。脂肪摄入量占总热能的 20%，最多不应超过 25%。膳食脂肪中的饱和脂肪酸（SFA）可以显著升高血浆胆固醇（TC）和 LDL-C 的水平。降低膳食中 SFA 早已形成共识。中国营养学会推荐 SFA < 10% 总能量。用单不饱和脂肪酸（MUFA）代替 SFA 可降低血浆 LDL-C、TG，并且不会降低 HDL-C。目前认为 MUFA 应增加到总热量的 13% ~ 15%。用多不饱和脂肪酸（PUFA）替代膳食中 SFA，可使血清中 TC、LDL-C 水平显著降低，并且不会升高三酰甘油（TG）。膳食胆固醇诱发高胆固醇血症的敏感性在不同的种族和人群中有差异。人体中胆固醇的 30% ~ 40% 是外源性，即直接来源于食物，其余在肝内合成。膳食胆固醇对血清 TC 水平的影响是复杂的。膳食胆固醇摄入量与冠心病发病率之间的相关性尚无定论。

（三）蛋白质

蛋白质需要量与健康人相同，占总热能的 10% ~ 14%。应适当增加植物蛋白质，尤其是大豆蛋白质。其中优质蛋白质占 40% ~ 50%，优质蛋白质中，动物性蛋白质和植物性蛋白质各占 1/2。摄入大豆的作用与基础胆固醇水平有关，血胆固醇水平越高作用越明显，在 TC > 3350mg/L 的患者身上，可使 TC 和 LDL-C 分别下降 19% 和 24%。由于大豆蛋白质这种显著的降胆固醇作用，可以潜在性地使冠心病的危险性降低 20% ~ 40%。选用牛奶、酸奶、鱼类和豆制品，对防治冠心病有利。每日可饮脱脂奶 250ml，鱼类每周可吃 2 ~ 3 次，每次 150g 左右。

（四）碳水化合物

碳水化合物应占总热量的 60% ~ 65%。膳食中碳水化合物的种类和数量对血脂水平有较大的影响。进食大量能量密度高、缺乏维生素的双糖或单糖类，使糖代谢加强，细胞内三磷腺苷（ATP）增加，脂肪合成增加。膳食碳水化合物摄入量占总摄入量的百分比与血清 HDL-C 水平负相关，高碳水化合物的膳食，只要不伴随体重的降低，都有降低血 HDL-C 和升高 TG 的作用。这种现象对有胰岛素抵抗的人作用明显。宜选用多糖类食物，因食物中含有食物纤维、谷固醇、果胶等可以降低胆固醇；肥胖者主食应该限制，可多吃些粗粮、蔬菜、水果等含膳食纤维高的食品，对防治高脂血症、糖尿病等均有益。膳食纤维每日摄入 20 ~ 25g 为宜。采用复合碳水化合物，控制单糖和双糖的摄入。碳水化合物主要来源应以米、面、杂粮等含淀粉类食物为主，应尽量少吃纯糖食物及其制品。

（五）维生素

从食物或补充剂中摄入大剂量的维生素 E 有预防动脉粥样硬化或延缓其病理进展的作用。增加维生素 E 摄入量可降低心血管疾病的危险性。维生素 C 也具有抗氧化作用，它还能参与体内胆固醇的代谢，能促进胆固醇转变为胆汁酸而降低血中胆固醇的含量。尼克酸在药用剂量下有降低血清胆固醇和 TG、升高 HDL-C、促进血管末梢扩张等作用。

（六）矿物质

膳食中应注意多吃含钾、镁、铬、锌、钙、硒元素的食品。近年的研究表明，膳食中的钙含量增加，可预防高血压及高脂膳食引起的高胆固醇血症。提高人们在钙的摄入量时，也就增加镁的摄入量。镁对心肌的结构、功能和代谢有重要作用，能改善脂质代谢和抗血凝。缺镁易发生血管硬化和心肌损害，软水地区居民心血管疾病发病率高于硬水地区，可能与软水中含镁较少有关。铬是葡萄糖耐量因子的组成成分，铬的缺乏可引起糖代谢和脂类代谢的紊乱，增加动脉粥样硬化的危险性。而补充铬可降低血清胆固醇和 LDL-C，提高 HDL-C 的含量，防止粥样硬化斑块的形成。铜缺乏也可使血胆固醇含量升高，并影响弹性蛋白和胶原蛋白的交联而引起心血管损伤。科学家认为锌铜比值可影响血清胆固醇的含量。此外，碘可减少胆固醇在动脉壁的沉着，减缓或阻止动脉发生粥样硬化。补硒能够抗动脉粥样硬化，降低全血黏度、血浆黏度，增加冠状动脉血流量，减少心肌的损伤程度。氯化钠（食盐）与高血压病的发生有一定关系，而高血压是冠心病的致病因素，故冠心病患者应少用食盐，每日膳食中含盐量以不超过 5g 为宜。

案例 14-1C

制订营养治疗方案：患者目前心功能尚可，消化系统未受累，予均衡普食，少食多餐。

患者身高 172cm，标准体重 67kg，制订总热量为 67×30=2010kcal/d，其中蛋白质占 14%，约 70g/d，其中优质蛋白（肉、蛋、奶、鱼）占 50%，碳水化合物占 62%，约 312g/d（约 6 两主食），脂肪占 24%。

三、膳食建议

1．食物多样，谷类为主　多选用复合碳水化合物，多吃粗粮，粗细搭配，少食单糖、蔗糖和甜食。限制含简单糖和双糖高的食品，如甜点心、各种糖果、冰淇淋、巧克力等。

2．多吃蔬菜、水果和薯类　蔬菜水果中含大量维生素、矿物质、膳食纤维等，每日摄入 400 ~ 500g 新鲜蔬菜、水果有助于降低冠心病、高血压、脑卒中的危险。增加叶酸、维生素 B_6、维生素 B_{12} 摄入量可降低血清同型半胱氨酸的水平，有利于降低冠心病的发病率和死亡率。

3．常吃奶类、豆类及豆类制品　奶类除了含有丰富的优质蛋白质和维生素外，含钙量高且利用率高，是天然钙质的良好来源，而缺钙可以加重高钠，引起血压升高。大豆含有丰富的异黄酮、精氨酸等，多吃大豆制品可对血脂产生有利的影响，具有降血清胆固醇和抗动脉粥样硬化的作用，每日摄入 25g 以上含有异黄酮的大豆，可降低心血管疾病的危险性。

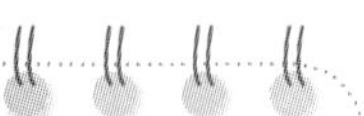

4．经常吃适量的禽、蛋、瘦肉，少吃肥肉和荤油以及煎炸食品　控制膳食中总脂肪量和饱和脂肪酸的比例，摄入充足的单不饱和脂肪酸，用多不饱和脂肪酸代替饱和脂肪酸，减少反式脂肪酸摄入。烹调菜肴时应尽量不用含饱和脂肪酸高的动物油，如肥猪肉、肥牛肉、肥羊肉、全脂乳、猪油、牛油、羊油、肝、内脏、黄油、奶油、椰子油等。最好用芝麻油、花生油、豆油、菜籽油等含有不饱和脂肪酸的植物油。

5．饮食宜清淡少盐　减少食盐、味精及各种添加剂等的使用，均有助于控制膳食钠的摄入量。清淡少盐对合并高血压者尤为重要。食盐的摄入量每天控制在 5g 以下。可随季节、活动量适当增减。例如夏季出汗较多，户外活动多，可适当增加盐的摄入量。冬季时，出汗少，活动量相应减少，应控制盐的摄入。

6．戒烟限酒　当合并高脂血症时，应避免饮酒。应该让吸烟者知道，如果继续吸烟，则会导致冠心病、周围血管病、脑卒中、癌症和肺部慢性退行性疾病的发病危险增加。即使吸烟时间很长，戒烟后这些危险因素也会有明显降低。

7．保持能量摄入与消耗的平衡　在控制总热量的同时，增加运动，防治超重和肥胖。体力活动能够降低冠心病的发病危险。运动量达到每周几小时即可有较明显效果。

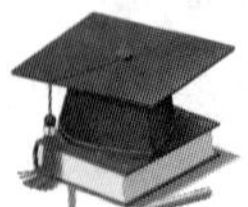
案例 14-1D

对该患者进行营养宣教：

1．建议每日摄入：主食 300g/d，粗粮占 1/3，瘦肉 50g/d，鱼虾等 100g/d，奶及奶制品 200 ~ 250ml/d，鸡蛋 1 个 / 天，蔬菜 500 ~ 1000 g/d，其中绿叶蔬菜占 1/2 以上，内脏每周 1 ~ 2 次，每次 50g，干果 25g/d。

2．少食多餐，可分 5 ~ 6 餐，避免一次进食过多增加心脏负荷。

3．戒甜食、腌制食品等。

4．戒烟酒。

5．根据病情逐渐增加活动量。

第二节　高血压

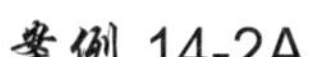
案例 14-2A

患者男性，46 岁，近 2 年来反复出现头痛，呈搏动性胀痛，晨起明显，活动后可略有减轻。昨夜通宵打牌后疼痛加剧，头痛欲裂不能忍受。吸烟 20 年，40 ~ 60 支 / 天，饮白酒 20 年，500ml/d；父母及姐姐均有高血压史；货车司机，从不运动。轮休时喜通宵打牌。测血压 190/110 mmHg，身高 175cm，体重 80kg，BMI 26.12kg/m^2。腹型肥胖。头颅 CT 等检查未见明显异常，行颈动脉超声示右侧颈内动脉分叉处强回声斑，直径狭窄 45%。

在未服用抗高血压药物的情况下，非同日 3 次测量上肢血压，收缩压（systolic blood pressure，SBP）≥ 140 mmHg 和（或）舒张压（diastolic blood pressure，DBP）≥ 90mmHg，考虑为高血压。

目前 90% 以上的高血压原因尚不明确，称为原发性高血压。如果血压高是由于某些疾病

（如肾病、原发性醛固酮增多症、嗜铬细胞瘤等）引起的，称继发性高血压。继发性高血压服药治疗的效果差，应当针对病因治疗，去除病因后血压能有效降低甚至恢复正常。

一、病因与流行病学

70% ～ 80% 高血压的发生与不健康的生活方式有关，20% ～ 30% 的高血压的发生与先天遗传因素有关。原发性高血压是一种“生活方式疾病”，很多日常行为习惯是高血压发生的危险因素，不去除就不能有效地预防和治疗高血压。同一家庭内多人发病的情况常见，与一家人同样的膳食习惯和行为方式有很大关系。我国高血压发生的主要危险因素包括高钠低钾膳食、超重 / 肥胖、过量饮酒、长期精神紧张、体力活动不足等。

1959 年我国成人高血压的患病率仅为 5%，2002 年上升到 19%，估计每年新增加 1000 万例患者，估算 2012 年 15 岁以上人群患病率 24%，全国高血压患者达 2.66 亿。可见，伴随人口老龄化、城镇化的进程，生活方式和膳食结构的改变，高血压患病率呈增长趋势。同时应注意，现在高血压越来越年轻化，儿童和中青年高血压的患病率呈持续上升趋势。

二、临床表现

高血压的症状往往因人、因病期而异。早期多无症状或症状不明显，偶于体格检查或其他原因测血压时发现，其症状与血压升高程度并无一致的关系，常见的症状如下。

（一）头晕

头晕为高血压病最多见的症状。有些是一过性的，常在突然下蹲或起立时出现，有些是持续性的。头晕是患者的主要痛苦所在，其头部有持续性的沉闷不适感，严重妨碍思考，影响工作，对周围事物失去兴趣。当出现高血压危象或椎 - 基底动脉供血不足时，可出现与内耳眩晕症类似的症状。

（二）头痛

头痛亦是高血压的常见症状，多为持续性钝痛或搏动性胀痛，甚至有炸裂样剧痛。常在早晨睡醒时发生、起床活动及饭后逐渐减轻。疼痛部位多在额部两旁的太阳穴和后脑勺。

（三）烦躁、心悸、失眠

高血压患者性情多较急躁，遇事敏感，易激动。心悸、失眠较常见，失眠多为入睡困难或早醒、睡眠不实、噩梦多、易惊醒。

持续的血压升高造成心、脑、肾、全身血管损害，严重时发生脑卒中、心肌梗死、心力衰竭、肾衰竭、主动脉夹层等危及生命的临床并发症。血压越高、病程越长，生活方式越不健康，伴随的危险因素越多，靶器官损害的程度就越严重，心血管病的危险性就越大。

三、营养与高血压病

（一）钠

食盐摄入与高血压显著相关，食盐摄入量高的地区，高血压发病率也高，限制食盐摄入可改善高血压症状。过多的钠进入机体，刺激“肾素 - 血管紧张素 - 醛固酮系统”分泌激素增加，引起细小动脉痉挛，血压升高。同时，由于钠盐吸附水分，大量钠盐进入体内，在肾的保钠排钾作用下可导致水钠潴留。肾性高血压可因钠的影响而恶化，减少钠摄入可改善症状。我国食盐摄入量较高，平均每人每天 12 ～ 16g 以上，但不同的地区也有差异。我国膳食中的钠 80% 来自烹饪时的调味品和含盐高的腌制品，包括食盐、酱油、味精、辣椒酱、腌熏食品（如咸菜、咸肉、咸鱼、酱菜）等。因此限盐首先要减少烹调用调料，少食各种腌制品。限制钠盐的摄入，可使许多患者血压降低，并且可减少对降压药的需求。

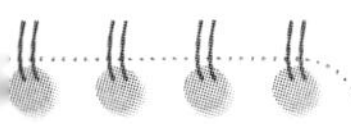

（二）热能

肥胖者高血压发病率比正常体重者显著增高，临床上多数高血压患者合并超重或肥胖，两者之间有明显的正相关关系。超重及肥胖的人患高血压的危险性高于体重正常者，而限制热能摄取，使体重减轻后，血压就会有一定程度降低。

（三）蛋白质

摄入量占总热量的 15% 或以上，可以降低胆固醇水平、降低血压。充足的蛋白质摄取有利于合成人体所需的弹力蛋白、胶原蛋白等，增加血管弹性，保护血管结构与功能，对控制血压有积极作用。

（四）脂肪

脂肪摄入过多可引起肥胖症和高血压病，高血压是冠心病的主要患病因素之一。高脂肪饮食容易致动脉粥样硬化，故摄入过多的动物脂肪对高血压病防治不利。

（五）其他营养素

维生素 C 和 B 族维生素可改善脂质代谢，保护血管结构与功能，维持正常血压。多种矿物质和微量元素，如钾、钙、镁等的缺乏均与高血压的发病有一定相关性。

（六）烟、酒和茶

卷烟中尼古丁刺激心脏，心跳加快，血管收缩，血压升高；促使钙盐、胆固醇等在血管壁上沉积，加速动脉粥样硬化的形成。饮酒与高血压之间有明显相关性。高血压患者以不饮酒为宜。一时难以戒酒者，每天饮酒量应控制在少于 20g（每日红葡萄酒 50 ~ 100ml，或白酒 25ml，或啤酒 300ml 左右）。

（七）营养素与药物相互作用

用利尿药时易起电解质紊乱，应注意调整食物中钠、钾、镁含量。茶叶易和药物结合沉淀，降低药物效果，故降压药忌用茶水送服。

案例 14-2B

饮食调查：素食，进食不规律，平均每日主食 750g/d，喜面条，很少吃粗粮；蔬菜 500g/d，以根茎类和瓜类为主；几乎不吃水果；不食肉类、海鲜类、鸡蛋、牛奶等；喜食咸菜、方便面、点心等。

该患者的危险因素包括不合理膳食、超重、过量饮酒、长期精神紧张、体力活动不足等。

其中营养问题有：总能量摄入过多（超重），碳水化合物摄入过多，蛋白质摄入不足，维生素、膳食纤维及微量元素摄入不足，钠盐摄入过多等。

四、营养治疗的原则

营养治疗要适量控制热能及食盐量，降低脂肪和胆固醇的摄入水平，控制体重，防止或纠正肥胖，利尿排钠，调节血容量，保护心、脑、肾血管功能。采用低脂、低胆固醇、低钠、高维生素、适量蛋白质和热能饮食。

（一）限制总热能

控制体重在标准体重范围内，供能可按 20 ~ 25kcal/（kg・d）。另外每餐不要过饱，因为饱餐可使高血压患者的血管舒张调节功能降低，从而引起血压的显著波动。

（二）适量蛋白质

调配饮食时应考虑蛋白质的生理作用，应选高生物价优质蛋白，按 lg/kg 补给，其中植物

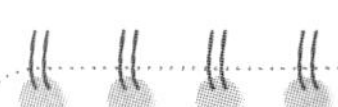

蛋白质可占50%，可多选食豆腐及豆制品、脱脂牛奶、酸奶、鱼虾、鸡肉、牛肉、鸡蛋白、猪瘦肉等。

（三）限制脂类

脂肪供给＜总能量的25%（或40～50g/d），烹调多选用植物油（除椰子油外）。豆油、菜油、花生油、芝麻油、玉米油、红花油等植物油均含维生素E和较多亚油酸，对预防血管破裂有一定作用。

（四）进食多糖类碳水化合物

宜占总能量的50%～60%，主食除米面外，鼓励多吃各种杂粮及豆类，如小米、玉米面、燕麦片、高粱米、芸豆、红豆、绿豆等，它们含有丰富的膳食纤维，能促进肠道蠕动，有利于胆固醇的排出。葡萄糖、果糖、蔗糖及各类甜点心、含糖饮料等应少用。

（五）适量增加新鲜蔬菜和水果

多吃绿叶蔬菜和新鲜水果，它们富含多种维生素及膳食纤维，有助于高血压的防治。主要原因是：①蔬菜和水果含钾高，能促进体内钠的排出；②有助于减少总能量超标的风险，避免肥胖；③增加水溶性维生素，特别是维生素C的摄入；④增加膳食纤维，特别是可溶性膳食纤维的摄入。主张高血压患者每天食用400～500g新鲜蔬菜，1～2个水果。

案例14-2C

制订营养治疗方案：患者消化系统功能良好，予均衡普食。患者身高175cm，标准体重70kg，制订总热量为70×25=1750kcal/d，其中蛋白质占16%，约70g/d（lg/kg），其中优质蛋白（肉、蛋、奶、鱼）占50%，碳水化合物占60%，约263g/d（约5两主食），脂肪占24%，约47g。

五、膳食建议

合理膳食，重点是限制钠盐摄入、限制总热量和营养均衡。

（一）限制钠盐摄入

高血压膳食疗法最主要的关键点是减盐。盐摄入量越多，血压水平越高；严格限盐可有效降低血压。中国营养学会推荐健康成人每日食盐摄入量不宜超过6g，高血压患者不超过3g。限制钠盐的摄入是预防和治疗高血压成本最小化的有效措施，其广泛推广刻不容缓。

（二）营养均衡

1．适量补充蛋白质　适量摄取蛋白质有益于血管，富含蛋白质的食物有牛奶、鱼类、鸡蛋清、瘦肉、豆制品等。

2．适量增加新鲜蔬菜和水果　多吃蔬菜和水果，有利于控制血压。主张高血压患者每天食用400～500 g新鲜蔬菜，1～2个水果。对伴有糖尿病的高血压患者，在血糖控制平稳的前提下，可选择低糖型或中等含糖量的水果，包括苹果、猕猴桃、草莓、梨、柚子等。

3．增加膳食钙摄入　低钙膳食易导致血压升高。补钙简单、安全和有效的方法是选择适宜的高钙食物，特别是保证奶类及其制品的摄入，即250～500ml/d牛奶。对乳糖不耐受者，可试用酸牛奶或去乳糖奶粉。部分患者需要在医生指导下选择补充钙制剂。

（三）高血压病患者的食物选择

高血压患者膳食宜清淡，低盐、低脂、低糖；宜富含维生素、纤维素、钙、钾。推荐的食物有①富含钾、钙、维生素和微量元素的食物：新鲜蔬菜、水果、土豆、蘑菇等；②食用植物油；③富含膳食纤维的食物：燕麦、薯类、粗粮、杂粮等；④富含优质蛋白、低脂肪、低胆固

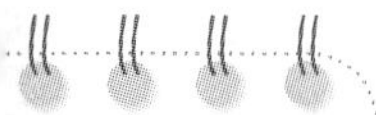

醇食物：无脂奶粉、鸡蛋清、鱼类、去皮禽肉、瘦肉、豆制品等。鱼类蛋白是优质蛋白，鱼油含多不饱和脂肪酸，鱼类有助于心血管健康。不食用或少食用的食物有①高钠食物：咸菜、榨菜、咸鱼、咸肉、腌制食品、烟熏食品、火腿、含钠高的调味料酱料等；②高脂肪、高胆固醇食物：动物内脏、肥肉、禽皮、蛋黄、鱼子、油炸食品；③高反式脂肪酸食物：人造奶油、富含氢化油、起酥油的糕点和方便食品等；④糖类、辛辣刺激的调味品、浓咖啡、浓茶等。

六、膳食安排

1．**以谷类为主**　根据不同年龄、性别和体力活动强度，其食用量掌握在 200 ~ 400g。同时注意粗细搭配，多吃一些粗粮、杂粮（包括薯类）。

2．**多吃新鲜蔬菜和水果**　保证每天食用新鲜蔬菜 400 ~ 500g，水果 100 ~ 200g，以增加膳食中有益于心血管健康的维生素 C、胡萝卜素、膳食纤维、钾等营养素的摄取量。

3．**豆类及豆制品**　可以提供优质蛋白，并补钙。大豆蛋白虽无降压作用，但也有报告有防止脑卒中与降低血胆固醇的作用。平均每日可食用 50 ~ 100g。

4．**奶类**　每天 250 ~ 500ml 牛奶或酸奶，以增加钙的摄入

5．**肉、禽类**　每天 100 ~ 150g，应以含优质蛋白的瘦肉和禽类为主，鱼类每周 1 ~ 2 次，每次食用 150 ~ 200g。

6．**蛋类**　可提供优质蛋白，每天食用 1 个鸡蛋，可有效补充各种营养素且不会对血脂造成影响。

7．**食用油**　每天 25g，应选用饱和脂肪酸少的植物油，少用或不用动物油。

8．**糖果和糕点**　不宜多吃。进食太多甜食容易引起肥胖。

9．**合理分配三餐**　注意定时定量，不暴饮暴食，避免过饱。一般早、中、晚的能量分别占总能量的 30%、40%、30%。

10．**膳食宜清淡**　主张用汆、煮、炖、清蒸、凉拌等烹调方式。忌食兴奋神经系统的食物：浓茶、咖啡及辛辣的刺激性食物。忌食油炸食物。

11．**少盐多醋**　可在菜肴烹调好后再放入盐或酱油，以达到调味的目的。也可以先炒好菜，再蘸盐或酱油食用。在注意减少钠盐的同时，应注意食物中的含钠量，例如挂面含钠较多。蒸馒头时，避免用碱，应改用酵母发面。可用食盐代用品如无盐酱油等，有利于高血压病患者。患高血压病和动脉硬化的人每天喝适量的醋，可减少血液流动的阻塞。

12．戒烟限酒，适量运动，保持心态平和。

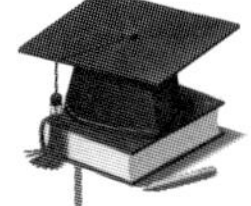

案例 14-2D

对该患者进行营养宣教：

1．建议每日摄入：主食 250g/d，粗粮占 1/3，宁干勿稀，瘦肉及鱼虾等 150g/d，奶及奶制品 250 ~ 500ml/d，鸡蛋 1 个 /d，蔬菜 500 ~ 1000 g/d，其中绿叶蔬菜占 1/2 以上，水果 200g/d，豆类及豆制品 25 ~ 50 g/d，内脏每周 1 次，每次 25 ~ 50g，干果 25g/d。

2．戒咸菜等腌制食品、方便食品、甜食等，忌刺激性食物及油炸食物。

3．戒烟酒。

4．规律作息，不熬夜，避免情绪剧烈波动等。

5．增加活动量。

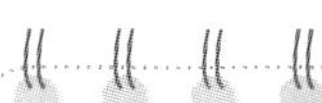

第三节　心力衰竭

案例 14-3A

患者女性，45 岁，近 5 年来出现活动后心悸、气短 5 年，经休息可逐渐缓解。近 3 个月上述症状加重，伴夜间憋醒、双下肢水肿。伴腹胀，食欲减退，进食量减少约 1/2。否认吸烟饮酒史及家族史。从事会计工作，压力较大，很少活动。查体：血压 100/70mmHg，颈静脉怒张，心界向左扩大，心率 120 次 / 分，房颤律，心尖区可闻及 4/6 级粗糙的收缩期杂音，向左腋下传导，并可闻及舒张中晚期隆隆样杂音。双肺底可闻及湿啰音。肝下缘位于右肋下 6cm，肝颈静脉回流征阳性。双下肢凹陷性水肿。身高 161cm，体重 45kg，BMI=17.36kg/m^2。超声心动图示二尖瓣狭窄（重度）并关闭不全（中度），EF 值 32%。临床诊断：风湿性心脏瓣膜病，二尖瓣狭窄并关闭不全，持久性心房纤颤，心脏扩大，心功能Ⅲ级。

心脏就像一个泵，能够产生动力，运输含有氧和营养物质的血液以满足组织代谢的需要。各种心血管病发展到严重阶段，由于心脏收缩力或舒张力减弱，泵血作用降低，不能满足机体代谢的需要，从而出现的伴有活动能力降低的心室功能障碍综合征称心力衰竭。其取决于基本病因及受累的部位，如心肌、瓣膜或传导系统。可分为急性、慢性、代偿性和失代偿性心功能不全等不同表现。慢性心力衰竭（充血性心力衰竭）进展缓慢而伴有水、钠潴留。

常见病因为冠心病、高血压性心脏病、心肌炎、心脏瓣膜病、肺源性心脏病、风湿性心脏病和先天性心脏病等。

案例 14-3B

饮食调查：饮食偏素，平均每日主食 250g/d，以粥和面条为主，很少吃粗粮；蔬菜 1000 g/d，以根茎类和瓜类为主；肉类每周 1 次，50 ~ 100g/ 次，鸡蛋每周 1 ~ 2 个，不喝牛奶（自诉喝牛奶腹泻），不吃水果；不食海产品；每餐食咸菜，不喜甜食等。

该患者的危险因素包括不合理膳食、长期精神紧张、体力活动不足等。

其中营养问题有：总能量偏少（消瘦）、蛋白质不足、维生素、膳食纤维及微量元素不足、钠盐摄入过多等。

一、营养治疗原则

（一）急性心力衰竭的治疗原则

对于已确诊为心力衰竭的患者，除应坚持药物的终身治疗外，患者的行为和生活方式需要做一系列的调整和改变，应重视健康教育在营养护理中的作用，既不能加重患者心脏负担，又不能过分限食造成营养不良，甚至恶病质。在减轻心脏负荷的同时，供给心肌充足的营养，维护心肌的功能：主要是少食多餐，食物应容易消化吸收，限制钠盐，防止水肿，保护心脏。

1．2 ~ 3d 内以流质饮食为主，每天总能量 500 ~ 800kcal，液体量约 1000ml。

2．为减轻心脏负荷，避免一次进食过饱。为保证充足的营养，应少食多餐，每日 4 ~ 5 餐。

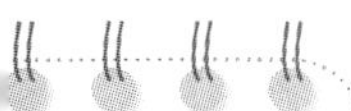

3．可进食藕粉、米汤、蔬菜汁、水果汁等。

4．不宜食用易胀气、刺激性的豆浆、浓茶、咖啡等。

5．为防止水肿，要低盐、控制水分的摄入。但应结合血中电解质及病情变化，调整饮食中钾、钠供给量。

6．随着病情稳定，逐渐过渡到半流质饮食，然后进软食。

7．戒烟限酒，适当运动，心理平衡，保证充足的睡眠。

（二）慢性心力衰竭的治疗原则

1．适当限制热能的摄入　心力衰竭症状明显时，每天总能量600kcal，逐渐加至1000 ~ 1500kcal。肥胖不论对循环或呼吸都是不利的，特别是当心力衰竭发生时，由于可引起膈抬高、肺容积减少及心脏位置的变化，因而成为一个更加严重的致病因素。

2．限制钠盐　根据充血性心力衰竭的病情轻重，选用低盐、无盐、低钠饮食，具体见表14-3-2。大量利尿时应适当增加食盐的量以预防低钠综合征。

表14-3-2　限制钠盐膳食要求及适用患者

	膳食要求	适用患者
低盐	全日供钠量应 < 2000mg（相当于食盐 5g），忌一切咸食，烹调时可用食盐 2 ~ 3g/d，或相当于酱油 10 ~ 15ml	轻度心力衰竭，无水肿患者
无盐	烹调时不添加食盐及酱油，全天主副食中含钠量 < 1000mg	中度心力衰竭，水肿不能消退者
低钠	除烹调时不添加食盐及酱油外，应用含钠在 100mg 以下的食物，全天主副食含钠量 < 500mg	重度心力衰竭，水肿和肺淤血仍未控制者

3．限制水分　充血性心力衰竭中水的潴留主要继发于钠的潴留。身体内潴留 7g 氯化钠的同时，必须潴留 1L 水，才能维持体内渗透压的平衡，故在采取低钠饮食时，可不必严格限制进水量。事实上，摄入液体反可促进排尿而使皮下水肿减轻。国外学者认为，在严格限制钠盐摄入的同时，每日摄入 2000 ~ 3000ml 水分，则钠和水的净排出量可较每日摄入量 1500ml 时为高，但超过 3000ml 时则不能使钠和水的净排出量有所增加，考虑到这种情况，加上过多的液体摄入可加重循环负担，故国内学者主张对一般患者的液体摄入量限制为每日 1000 ~ 1500ml（夏季可为 2000 ~ 3000ml），但也应根据病情及个体的习惯而有所不同。

4．适当限制蛋白质　一般说来，对蛋白质的摄入量不必限制过严，每天每公斤体重 1g，每天 50 ~ 70g，但当心力衰竭严重时，则宜减少蛋白质的供给，可给予蛋白质 25 ~ 30g，逐渐加至 40 ~ 50g，病情稳定后，每天每公斤体重 0.8 ~ 1g。

5．碳水化合物的摄入　供给按 300 ~ 350g/d，因其易于消化，在胃中停留时间短，排空快，可减少心脏受胃膨胀的压迫。宜选食含淀粉及多糖类食物，避免过多蔗糖及甜点心等，以预防胀气、肥胖及三酰甘油升高。

6．限制脂肪　肥胖者应注意控制脂肪的摄入量，宜按 40 ~ 60g/d。因脂肪产热能高，不利于消化，在胃内停留时间较长，使胃饱胀不适；过多的脂肪能抑制胃酸分泌，影响消化；并可能包绕心脏、压迫心肌；或腹部脂肪过多使膈上升，压迫心脏，闷胀不适。

7．补充维生素　充血性心力衰竭患者一般食欲较差，加上低钠饮食缺乏味道，故膳食应注意富含多种维生素，如鲜嫩蔬菜、绿叶菜汁、山楂、鲜枣、草莓、香蕉、橘子等，应给予充足的维生素，特别是维生素 C 和 B 族维生素，以保护心肌。维生素 B_1 缺乏可导致脚气性心脏病，并诱发高排血量型的充血性心衰竭。叶酸缺乏可引起心脏增大伴充血性心力衰竭。

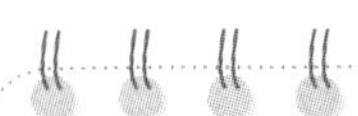

8．补充矿物质

（1）钾：充血性心力衰竭中最常见的电解质紊乱之一为钾的平衡失调。成人每日需钾 3 ～ 4g，临床中最常遇到的为缺钾，主要发生于摄入不足（如营养不良、食欲缺少和吸收不良等）；额外丢失（如呕吐、腹泻、吸收不良综合征）；肾丢失（如肾病、肾上腺皮质功能亢进、代谢性碱中毒、利尿药治疗）以及其他情况（如胃肠外营养、透析等）。

（2）钙：与心肌的收缩性密切相关。给予适量的钙以维持正常的心肌活动，每日需钙 600 ～ 800mg。高钙可引起期外收缩及室性异位收缩，低钙又可使心肌收缩性减弱，故保持钙的平衡在治疗中有积极意义。轻度患者对控制饮食中钾和钠以及停用保钾利尿药反应良好，中度或重度高钾血症宜立即采用药物治疗。

（3）镁：能帮助心肌细胞解除心脏的毒性物质，帮助维持正常节律，在充血性心力衰竭中可由摄入不足、利尿药等导致排出过高或吸收不良，均能使镁浓度降低，如不及时纠正，可进一步加重心力衰竭至诱发洋地黄中毒。增加镁的摄入对治疗有利。

案例 14-3C

制订营养治疗方案：患者心功能差，应尽量避免肠外营养支持，尽量选择肠内营养支持。考虑消化系统受累，应用肠内营养支持时注意控制速度，根据耐受情况逐渐加量。

患者目前处于心力衰竭急性期，制订目标总热量为 500kcal/d，流质饮食。可选择藕粉 200ml/d，蔬菜 1000g 及水果 400g（避免西瓜等多汁水果）榨汁，约 400ml，酸奶 200ml/d。据病情主食逐渐过渡至半流食，如粥、面条、面片、馄饨等并逐渐加量。待病情稳定后逐渐过渡至普食。

患者身高 161cm，标准体重 56kg，目标总热量为 56×25=1400kcal/d，其中蛋白质占 16%，约 56g/d（1g/kg），其中优质蛋白（肉、蛋、奶、鱼）占 50% 以上，碳水化合物占 60%，约 210g/d（约 4 两主食），脂肪占 24%，约 37g。

二、膳食安排

（一）可选用的食物

心功能不全时，肝及消化道淤血，消化能力减弱，患者膳食应以半流质和软饭为主，宜选用体积小且易消化的食物，如：①粮谷类：大米、面粉、小米、玉米、高粱等；②豆制品：豆腐、豆浆、百页等，豇豆、鲜豌豆也可吃；③蔬菜类：除含钠高的芹菜、青萝卜、油菜苔、空心菜、茼蒿、菠菜、卷心菜等外，其他蔬菜均可食；④水果：除含安息香酸钠的罐头、果汁制品外，其他均可食；⑤猪肉、鸡肉、牛肉、淡水鱼肉中含钠量中等，每日摄入量控制在 120g 以内；⑥鸡蛋、鸭蛋每日或隔日可吃一个；⑦牛奶每日不超过 250g（含钠 125mg）；⑧油脂类：以植物油为主。

（二）禁用食物

1．含钠较多的食物　①食盐、苏打、发酵粉、石碱制成的馒头、饼干、面包、挂面等，有碱的馒头 120g 含钠量相当于食盐约 1g；②含食盐及安息香酸的罐头、肉松、香肠、火腿、腊肉、咸肉、松花蛋等；③咸鱼、熏鱼及含钠高的海鱼；④腐乳、豆腐干等；⑤乳酪、奶油；⑥各种含钠饮料（汽水、啤酒等）及调味品（酱油、番茄酱、味精、豆瓣酱）；⑦糖果（多数糖果含食盐）如葡萄干、巧克力、果仁含钠量均高；⑧咸菜、酱菜、榨菜及部分含钠高的蔬菜。

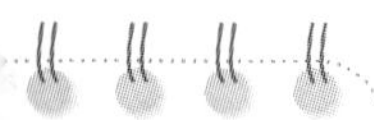

2．刺激性大、产气性强、含嘌呤多的食物　如浓茶、烈酒、干豆、葱、蒜、辣椒、鱼肉浓汁等。

（三）烹调要求

由于食盐的限制，烹调时可适当添加糖醋、无盐酱油、代盐等。代盐、无盐酱油含较多的钾，不能过量使用，以免发生高钾血症。

（四）餐次安排

应少食多餐，每日 5 ～ 6 餐，避免过饱引起胃肠道过度充盈，使膈升高，增加心脏负担，诱发心律失常或心绞痛。

小　结

1. 改善不良生活方式是循环系统疾病一级预防与二级预防的重要内容之一。调整膳食结构，平衡膳食是改善生活方式的重中之重。

2. 冠心病患者给予低盐低脂饮食，注意保证蛋白质、维生素等的摄入。

3. 高血压患者着重限制钠盐，保证足量的蛋白质摄入，区别蛋白质与脂肪的不同来源。

4. 心力衰竭患者的膳食摄入量应在不加重心功能不全的前提下予以足够的热量，肠内营养优于肠外营养支持。少食多餐。由流食逐渐过渡至普食。

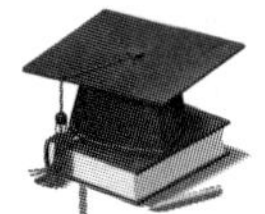

案例 14-3D

对该患者进行营养宣教：

1．建议每日摄入：主食 200g/d，宁干勿稀，粗粮占 1/3，瘦肉及鱼虾等 100g/d，酸奶 200 ～ 400ml/d，鸡蛋 1 个 /d，蔬菜 1000 g/d，其中绿叶蔬菜占 1/2 以上，水果 200g/d，内脏每周 1 次，每次 25g，干果 25g/d。

2．少食多餐，可分 5 ～ 6 餐，避免一次进食过多增加心脏负荷。

3．戒腌制食品等。

4．减缓精神压力，避免情绪紧张、劳累等。

5．根据病情逐渐增加活动量。

思考题

1．冠心病患者的营养治疗原则及宣教重点是什么？

2．限制膳食中的脂肪有哪些具体措施及注意事项？

3．如何控制膳食中钠盐的摄入？

4．高血压病患者推荐食用和不推荐食用的食物有哪些？

5．心力衰竭患者的营养支持原则有哪些？

6．某心力衰竭患者腹胀，拒绝自主进食，应如何保证其热量摄入？

答案链接 28

（雒芳芳）

第十五章　泌尿系统疾病的营养治疗与护理

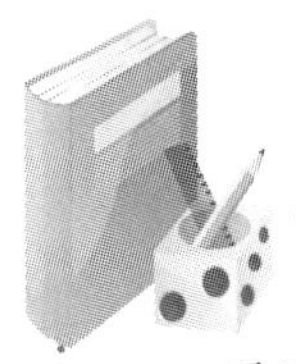

学习目标

通过本章内容的学习，学生应能够：

◎ 识记

复述主要泌尿系统疾病包括肾炎、肾病综合征、肾衰竭、透析患者及泌尿系结石的营养治疗原则。

◎ 理解

概括主要泌尿系统疾病营养治疗的目的，疾病发展不同阶段营养治疗的重点。

◎ 运用

能够运用营养治疗原则，正确选择食物，安排每日膳食，起到营养治疗、营养支持的作用。

运用各种检测指标的变化，判定疾病发展的不同阶段，及时调整膳食，对肾病患者进行整体护理。

第一节　肾　炎

案例 15-1A

某患者，男，43 岁，身高 175cm，体重 82kg，双下肢水肿 1 年半。患者于一年半前无明显诱因出现双下肢轻度水肿，无少尿、排尿困难，无尿频、尿急、尿痛及肉眼血尿，尿中泡沫增多，未予特殊诊治。一年前感乏力，查尿常规：尿蛋白（+++）。住院治疗，检查 24h 尿蛋白定量 3.67g/24h，血白蛋白 46.6g/L，Scr76μmg/L，予黄葵胶囊治疗 7d 后出院，当时查 24h 尿蛋白定量降至 1g/24h，后规律服用黄葵胶囊，规律复查，24h 尿蛋白维持在 0.9 ~ 1.5g/24h，仍有双下肢水肿，尿量正常，尿量 2700 ~ 3000mL，既往高血压史 6 年。此次入院查体：T 36.4℃，P 84 次 / 分，R 20 次 / 分，BP 140/100mmHg，神清，精神可，眼睑及颜面部无水肿，双肺呼吸音粗，未闻明显干、湿性啰音，心界不大，腹平软，肾区无叩痛，未见腰骶部水肿，双下肢轻度对称性凹陷性水肿，检测 24h 尿蛋白定量 0.89g/24h，血白蛋白 44.91g/L，血肌酐 74μmol/L，红细胞 5.12×10^{12}/L，血红蛋白 152g/L。临床诊断慢性肾小球肾炎，高血压病 2 级，高危。请根据此患者病情确定营养治疗方案。

一、急性肾小球肾炎

急性肾小球肾炎（acute glomerulonephritis）简称急性肾炎，是机体对某些致病因素（常见为溶血性链球菌）产生免疫反应后，形成抗原抗体复合物，沉积在肾小球所引起的一系列反应。它造成肾小球病变，滤过膜的质（通透性）和量（面积）都受到损害，而肾小管功能基本正常，致使肾小球滤过率急剧下降，而远端肾小管对钠及水的重吸收相对正常。起病急骤，临床表现为眼睑或全身紧张性水肿、血尿（肉眼或镜下血尿）及高血压，约20%的患者可出现大量蛋白尿。少数重症患者可出现循环充血（肺水肿或心力衰竭）、高血压脑病及急性肾衰竭。好发于儿童或青少年。儿童预后良好，仅约2%可能转为慢性。由于该病常并发一些蛋白质代谢的紊乱，及时配合临床进行饮食控制可有效缓解病情发展。

（一）营养治疗的目的

1．减轻肾负担，减轻因蛋白质分解而引起的血清尿素氮水平升高，消除水钠潴留引起的水肿，使升高的血压下降。

2．纠正电解质紊乱。

3．维持机体的营养需要。

（二）营养治疗原则

1．轻度　患者膳食中蛋白质和食盐稍加限制即可。每日蛋白质在0.8g/kg，食盐摄量4g/d，可根据水肿和高血压情况适当调整。

2．中度和重度　中度和重度患者由于体内氮质潴留，膳食控制比较严格。

（1）适量供给能量：因患者必须卧床休息，每日热能不宜过高。总能量按0.10～0.13MJ[25～30kcal/（kg·d）]为宜，全日6.69～8.37MJ（1600～2000kcal）能量。食物中碳水化合物和脂肪为主要能量的来源，大约占总热能的90%，充足的碳水化合物既可防止热能不足，又能保证蛋白质在有限数量内充分用于组织的修复，每日可供给300～350g，宜增加甜点心及富含淀粉的粉皮、凉粉等。脂肪总量虽然不必严格限制，但由于急性肾小球肾炎常伴高血压病，并且患者需要卧床休息，消化功能差，故须少给富含动物油脂食品及油煎油炸食品。一般每日供给50～60g。

（2）蛋白质：应严格限制。若尿素氮超过21.42mmol/L，每日供给蛋白质按0.5g/kg（标准体重）计，蛋白质应控制在20～40g/d，以减轻肾的负担。低蛋白质膳食不宜长期采用，一旦血中尿素氮、肌酐清除率也接近正常，无论有无蛋白尿，蛋白质的供给量应逐步增加，但最好不要超过0.8g/（kg·d），以利肾功能的恢复。待患者情况稳定2～3个月后，才可逐渐恢复正常量。

（3）水分：应视每日的尿量多少而控制入液量。在少尿期应严格记录出入液量。一般掌握的方法是除了补充前一天排出的尿量以外，再额外摄入500～1000ml。凡尿量过少伴有水肿者，每日入液量就应小于1000ml。但当患者有发热或呕吐时，应酌情增加饮水量，并可供给橘子水、柠檬水等。尿闭者按急性肾衰竭处理。

（4）钠盐：患者若出现水肿及高血压，应根据尿量及水肿情况采用低盐、无盐甚至低钠膳食。

（5）矿物质：增加钙、锌、铁的摄入量，提高钙的摄入量为1000～1200mg/d。由于奶类液体量大，摄入不能太多，故可以钙制剂供给。少尿、无尿或血钾升高时，钾的排出发生障碍，应限制钾的摄入，避免食用含钾高的食物，如蔬菜类、动物内脏及水果类。尿量在1000ml时，可用无盐酱油调味，尿少时不宜用，防止高血钾。多尿（或用利尿药）补钾。

（6）充分供给各种富含维生素的食品，尤其是富含维生素B及维生素C的食物。维生素C可以对抗过敏反应，利于肾的恢复及预防贫血，每天可多吃些新鲜的水果蔬菜。

（三）膳食安排

1．如有恶心、呕吐和食欲差，可增加餐次。

2．食物烹制要清淡，注意色、香、味、形，例如醋溜卷心菜、炒胡萝卜丝等。

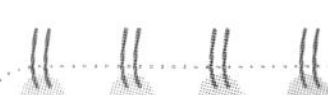

3．多食用蔬菜、水果、乳类等成碱性食物。急性肾炎时尿液偏酸，供给成碱性食物也可使尿液近中性，有利于治疗。恢复期宜选用消肿利水食物，如山药、红枣、赤小豆、苡仁、茯苓粥、鲤鱼、莲子、绿豆、甲鱼、鸭、鲫鱼、冬瓜等，可加速恢复健康。

4．少用或忌用过咸及辛辣刺激食物，如酒、辣椒、胡椒、茴香、海米等。

5．富含钠、钾、嘌呤的食物应适当限制。①富钠食物：参见表 15-1-1；②富钾食物：参见表 15-1-2；③富嘌呤食物：参见相应章节。

（四）营养护理要点

1．急性肾小球肾炎营养护理应因人而异，应在了解病情的前提下具体指导。

2．蛋白质供给量应根据患者蛋白尿的程度及肾功能状况而定。

3．水、电解质供给量应同时兼顾患者的水肿程度、高血压、尿量等情况。

表15-1-1　每100g食物中钠的含量（mg）

食物	钠含量	食物	钠含量	食物	钠含量	食物	钠含量
菠萝	0.8	花生	3.7	香瓜	8.8	油菜	55.8
南瓜	0.8	扁豆	3.8	藕粉	10.8	瀼儿菜	56.9
柿子	0.8	稻米	3.8	干香菌	11.2	大白菜	57.5
柠檬	1.1	酸枣	3.8	塌棵菜	15.5	黄花菜	59.2
豌豆	1.2	鲜蚕豆	4	荸荠	15.7	猪肉	59.4
葡萄	1.3	小米	4.3	山药	18.6	白萝卜	61.8
橘子	1.4	绿豆芽	4.4	葡萄干	19.1	萝卜	61.8
鲜香菇	1.4	香椿	4.6	冬菇	20.4	鸡	63.3
鸭梨	1.5	大葱	4.8	可可	23	猪肝	68.6
紫菜苔	1.5	黄瓜	4.9	洋白菜	27.2	胡萝卜	71.4
菜瓜	1.6	番茄	5	盖菜	29	小白菜	73.5
苹果	1.6	西葫芦	5	苤蓝	29.8	牛肉	84.2
冬瓜	1.8	蒜苗	5.1	菜花	31.6	菠菜	85.2
紫葡萄	1.8	茄子	5.4	绿苋菜	32.4	水萝卜	85.4
黄豆	2.2	白薯	5.5	生菜	32.8	萝卜缨	91.4
豇豆	2.2	桃	5.7	生菜	32.8	空心菜	94.3
杏	2.3	苜蓿	5.8	芋头	33.1	鸭蛋	106
丝瓜	2.6	红枣	6.2	莴苣	36.5	鸡蛋	131
土豆	2.7	高粱	6.3	牛奶	37.2	芹菜	159
精白面	3.1	核桃	6.4	慈	39.1	茼蒿	161
龙须菜	3.1	黄豆芽	7.2	杏干	40.4	对虾	165.2
南豆腐	3.1	北豆腐	7.3	红苋菜	42.3	松花蛋	542
西瓜	3.2	韭菜	8.1	藕	44.2	紫菜	710
黄玉米	3.3	杏仁	8.3	牛肝	45.1	雪里蕻	3304
柿子椒	3.3	甜瓜	8.8	香菜	48.5	稀酱油	5757

摘自：杨月欣．中国食物成分表．第 2 版．北京：北京大学医学出版社 .2009.

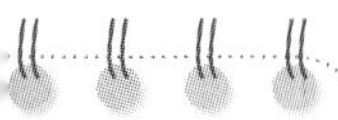

表15-1-2　每100g食物中钾的含量（mg）

食物	含钾量	食物	含钾量	食物	含钾量	食物	含钾量
团粉	16	柿子	151	菜花	200	蒜头	302
藕粉	35	紫葡萄	151	猪肉	204	荸荠	306
绿豆芽	68	皮蛋	152	绿苋菜	207	菠菜	311
冬瓜	78	鸡蛋	154	油菜	210	鲜蘑菇	312
西瓜	87	嫩豆腐	154	牛肉	216	红苋菜	340
梨	92	芹菜	154	杏子	226	芝麻酱	342
西葫芦	92	太古菜	154	蒜苗	229	洋芋	343
樱桃	100	橙子	159	玉米	238	榨菜	363
米	103	黄豆芽	160	空心菜	243	萝卜头	440
葡萄	104	番茄	163	藕	243	川冬菜	443
豇豆	112	青蒜	168	韭菜	247	冬笋	490
丝瓜	115	香椿	172	鸡肉	251	百合	510
挂面	129	白萝卜	173	苦瓜	256	干红枣	524
面条	135	白薯	174	香菜	272	黄花菜	610
鸭蛋	135	扁豆	178	荠菜	280	冬菇	1155
菜瓜	138	青菜	178	红高粱	281	干蘑菇	1225
南瓜	145	面粉	190	春笋	300	紫菜	1796

摘自：杨月欣．中国食物成分表．第2版．北京：北京大学医学出版社．2009.

（五）急性肾小球肾炎患者低蛋白食谱

举例参见表15-1-3。

表15-1-3　急性肾小球肾炎患者低蛋白食谱举例

餐别	名称	食物	重量（g或ml）
早餐	冲藕粉	藕粉	25
	糖包	面粉	50
		白糖	10
	卤牛肉	牛肉	25
加餐	苹果	苹果	200
午餐	米饭	大米	75
	肉片炒西葫芦	肉	50
		西葫芦	200
	糖拌西红柿	西红柿	200
		白糖	10
加餐	酸牛奶	酸牛奶	100
晚餐	麦淀粉面条	麦淀粉	100
	冬瓜鸡丁	冬瓜	200
		鸡脯肉	50

注：全日烹调油使用色拉油20g，蛋白质36.5g，脂肪42.5g，碳水化合物291g，含热量1692.5kcal

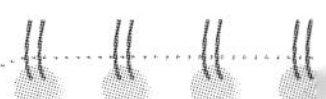

二、慢性肾小球肾炎

慢性肾小球肾炎（chronic glomerulonephritis）是一种多病因引起的肾小球免疫性炎症，肾损害的基本表现是不同程度的血尿、蛋白尿、管型尿。多数潜伏起病，少数由急性肾炎迁延不愈而致。临床表现为不同程度的蛋白尿、镜下血尿、水肿、高血压、肾功能损害。

本病有不同程度的肾功能损害，好发于成人，小儿较少见。

（一）营养治疗的目的

1．降低机体蛋白质的分解代谢，减少体内氮质潴留以减轻其对肾造成的负担，维持水、电解质平衡。

2．消除水肿，控制高血压，改善贫血，提高血浆蛋白的水平。

3．改善全身营养状况，使病情得以恢复，增强机体抵抗力，预防感染，减少反复发作的诱因，预防病情恶化。

（二）营养治疗原则

慢性肾小球肾炎是肾小球疾病的一个转归阶段，其发展方向不定，临床表现交叉复杂，故应根据病情的动态变化决定营养治疗方案：一般急性发作期可按急性肾炎营养治疗原则，有肾病综合征者参考肾病综合征的营养治疗。氮质血症期则按慢性肾衰竭进行营养治疗。稳定期的营养治疗原则如下。

慢性肾小球肾炎稳定期的判断指征：无水肿或轻度水肿、血压正常、尿蛋白无或少量（± ～＋）（＜ 1 ～ 2g/24h）、肾功能正常。

1．保证能量供给　慢性肾小球肾炎病程长，能量的供给应满足机体的需要，以 30 ～ 35kcal/（kg · d）计算，每日能量摄入在 2000 ～ 2200kcal。以碳水化合物和脂肪为能量的主要来源。脂肪总量不必严格限制，一般每日供给 60 ～ 70g。

2．限制蛋白质摄入　根据肾功能损害情况决定蛋白质摄入量，蛋白质一般按 0.8 ～ 1.0g/（kg · d）供给，全日 50 ～ 80g。优质蛋白质占 50% 以上，不可集中食用。

3．限制钠盐摄入　慢性肾炎伴有水肿、高血压的患者，钠盐摄入应小于 3g/d，同时定期检查血钾、血钠水平，预防长期限钠造成体内钠含量不足或缺乏。

4．水分　尿量正常情况下可不限制水分摄入。

5．足量的矿物质及维生素　应注意补充 B 族维生素、维生素 A 及维生素 C。患有贫血者还应增加铁的摄入，选用富含铁的食物如动物肝或血。

6．餐次安排　食欲正常者一日三餐，食欲差可少量多餐（一日 4 ～ 5 餐）。

案例 15-1B

患者，男，43 岁，身高 175cm，体重 82kg，慢性肾小球肾炎，目前病情平稳，双下肢轻度水肿，尿量正常 2700 ～ 3000ml/d，血压：140/100mmHg，检测 24h 尿蛋白定量 0.89g/24h，血白蛋白 44.91g/L，血肌酐 74μmol/L，红细胞 5.12×10^{12}/L，血红蛋白 152g/L。临床诊断慢性肾小球肾炎，高血压病 2 级，高危。请根据此患者现在病情制订膳食方案。

（三）慢性肾小球肾炎食谱举例

参见表 15-1-4。

（四）营养护理要点

1．慢性肾小球肾炎营养护理应因人而异，在了解病情的前提下，具体指导，动态调整。

2．保证营养供给，注意主食量的摄入，选择优质蛋白质类的食物、低盐。预防贫血，注意选择富含铁及 B 族维生素的食物，预防营养不良。

3．蛋白质供给量，根据患者蛋白尿的程度及肾功能状况而定。

4．水、电解质供给量应同时兼顾患者的水肿程度、高血压病、尿量等情况。

5．保护肾功能，控制血压。

表15-1-4　慢性肾小球肾炎患者饮食举例

餐别	名称	食物	重量（g或ml）
早餐	牛奶	牛奶	250
	糖包	面粉	50
		糖	10
加餐	水果	苹果	200
午餐	米饭	大米	100
	清蒸鱼	鲤鱼	100
	炒山药	山药	150
加餐	酸奶	酸奶	100
晚餐	馒头	面粉	100
	炖肉白菜	肉	100
		大白菜	250

注：全日烹调油使用色拉油 20g，蛋白质 68.5g，脂肪 61g，碳水化合物 270g，含热量 1903kcal

思考题

1．肾炎患者的营养治疗原则是什么？

2．肾炎患者的护理要点是什么？

答案链接 29

第二节　肾病综合征

案例 15-1B

某患者，男，62 岁，身高 165cm，体重 60kg，间断双下肢水肿 1 周。患者一周前无明显诱因出现双下肢中度水肿，呈对称凹陷性，无少尿、排尿困难，无尿频、尿急、尿痛及肉眼血尿；无头晕、头痛；无胸闷、胸痛、心悸；无呼吸困难、咳嗽、咳痰；无腹痛、腹胀等。查尿常规示尿蛋白（+++），24h 尿蛋白定量 5.72g/24h。血常规红细胞计数 4.51×10^{12}/L，血红蛋白 153g/L。血生化检查示总蛋白 60.5g/L，白蛋白 33.76g/L，肌酐 69μmol/L，尿素 5.56mmol/L，三酰甘油 2.52mmol/L，多次测血压高于 140/90mmHg，最高 170/100mmHg，临床诊断肾病综合征，高血压病 3 级，极高危。请根据此患者病情确定营养治疗方案。

肾病综合征（nephrotic syndrome）是由不同病因引起的临床综合征，分为原发性及继发性两大类。原发性肾病综合征多见于儿童，其病理类型 80% 左右为微小病变型，成人则以膜性、肾病、膜增生性肾小球肾炎为主，预后较差。继发性肾病综合征可见于狼疮肾炎、过敏性紫癜性肾炎及某些药物如青霉胺、三甲双酮引起的肾炎，虽病因、发病机制有所不同，但其共同损害是肾小球基底膜通透性增高，蛋白质的滤出增加，可有下列表现：①大量蛋白尿，（+++）至（++++），成人尿蛋白测定＞ 3.5g/24h 尿，小儿＞ 50 ～ 100mg/（kg・24h 尿）；②低蛋白血症，白蛋白＜ 25g/L；③高脂血症，胆固醇＞ 6.4mmol/L（250mg/dl）；④出现高度水肿，可有胸水、腹水、阴囊水肿，水肿为凹陷性，与低蛋白血症、血醛固酮、抗利尿激素分泌增加有关。

一、营养治疗目的

1．降低蛋白尿，保护肾功能，改善患者的营养不良状态。
2．限制钠摄入量，减轻水肿，纠正体内水、电解质及微量元素的紊乱。
3．防止高胆固醇血症及三酰甘油（甘油三酯）升高。

二、营养治疗原则

（一）能量

每日应供给足够能量，按 0.13 ～ 0.15MJ（30 ～ 35kcal）/（kg・d）计算，能量总量为 8.37 ～ 10.46MJ（2000 ～ 2500kcal）/d，以保证蛋白质的充分利用。

（二）蛋白质

高蛋白饮食虽然蛋白质合成有所增加，但尿液中丢失也相应增加，且能加重肾小球系膜细胞负担，有促进肾小球硬化之潜在威胁。因而主张蛋白质每天补充 0.8 ～ 1g/（kg・d），再加上 24h 尿蛋白丢失量。一般每天不超过 1.5 ～ 1.8g/kg，但需要提供高生物价优质蛋白质，其数量应占总蛋白质的 2/3 以上。

在控制蛋白质摄入量的同时，应特别注意监测患者的肾功能及机体的蛋白质状况。如果出现轻或中度肾功能不全时，蛋白质摄入量可适当降低，但似不应小于 50g/d。如果蛋白质营养不良进一步发展，可提高蛋白质摄入量，但能否纠正上述营养不良并不肯定。

（三）脂肪和碳水化合物

肾病综合征患者脂肪代谢最显著的特点是高脂血症。其中，总胆固醇、三酰甘油、低密度脂蛋白（LDL）和极低密度脂蛋白（VLDL）均升高，高密度脂蛋白（HDL）总量正常或降低。HDL/LDL 比值降低。持续的高脂血症及高脂蛋白血症可导致动脉粥样硬化等心血管病变。同时，LDL 及 VLDL 可促使肾小球系膜细胞增殖及基质增加，从而加快肾小球硬化进程。因而对高脂血症应予积极治疗，如积极纠正低蛋白血症，即脂肪供能比≤ 25% 总的热量，饱和、单不饱和及多不饱和脂肪酸之比（S ∶ M ∶ P）= 1 ∶ 1 ∶ 1，胆固醇摄入量应＜ 300mg/d，食物含胆固醇量可参阅表 15-2-1。碳水化合物以多糖为主，减少单、双糖的摄入。

表15-2-1　每100g食物胆固醇含量（mg）

食物	胆固醇	食物	胆固醇	食物	胆固醇	食物	胆固醇
蛋白	0	草鱼	86	猪小排	146	牛肝	297
海蜇皮	8	腊肠	88	羊舌	148	牛肺	306
奶酪	11	牛舌	92	猪心	151	鸭肝	341
		羊肉	92	鸭肫	153	猪肾	354
酸牛奶	15	猪油（炼）	93	蛤蜊	156	鸡肝	356

续表

食物	胆固醇	食物	胆固醇	食物	胆固醇	食物	胆固醇
牛奶	15	广东香肠	94	猪舌	158	虾皮	428
羊奶	31	鲢鱼	99	沙丁鱼	158	鲫鱼子	460
炼乳	36	鸽	99	青虾	158	蟹黄	466
海参	51	羊心	104	螺肉	161	鱼肝油	500
蒜肠	51	牛肚	104	猪肚	165	鹌鹑蛋	515
牛肉（瘦）	58	鸡	106	牛肉松	169	虾米	525
兔肉	59	羊肉（炼）	107	鸡血	170	鸭蛋	565
羊肉（瘦）	60	青鱼	108	鸡肫	174	鸡蛋	585
鲑鱼	68	猪肉（肥）	109	对虾	193	松花蛋	608
鳗鱼	70	全脂奶粉	110	奶油	209	咸鸭蛋	608
比目鱼	73	猪肉松	111	墨鱼	226	鱿鱼干	881
带鱼	76	牛心	115	羊肝	249	虾子	896
鲳鱼	77	火腿	120	蚬	257	鸭	941
猪肉（瘦）	81	梭鱼	120	河蟹	267	蟹子	985
鸭油（炼）	83	羊肚	124	猪肝	288	鸡蛋黄	1510
		黄鳝	126	羊肾	289	鸭蛋黄	1576
鲤鱼	84	鲫鱼	130	猪肺	290	羊脑	2004
牛肉	84	牛油（炼）	135	牛肾	295	牛脑	2447
大黄鱼	86	猪肠	137	黄油	296	猪脑	2571

引自：杨月欣，王光亚，潘兴昌．中国食物成分表（第一册）（第 2 版）．北京：北京大学医学出版社 .2013.

（四）钠和水分

低盐膳食以控制水肿和高血压，食盐以 1 ～ 2g/d 为宜。若有严重水肿，则钠的供给量应限制在 500mg 以内。必要时可给予利尿药，水肿消退后即可适当放宽钠摄入量。

（五）无机盐和维生素

已观察到很多患者伴发低钙血症，一般认为这是低蛋白血症导致白蛋白与钙结合减少。但有研究发现，肾病综合征患者人体中滤过的钙甚至比其他原因导致的低蛋白血症时滤过的钙高。长期大量尿蛋白排出情况下，易致钙缺乏而导致骨质疏松，钙的摄入应大于 800mg，必要时补充钙剂及维生素 D 制剂。

肾病综合征患者出现低钾或高血钾。血钾≤ 3.6mmol/L 者，应及时补充钾制剂。

此外，饮食中要选择富含维生素 A、维生素 B_2、维生素 C 及铁的食物。

三、肾病综合征食谱举例

参见表 15-2-2。

表15-2-2　肾病综合征食谱举例

餐别	名称	食物	重量（g或ml）
早餐	牛奶	牛奶	200
	面包	面包	50
加餐	水果	苹果	200
午餐	馒头	面粉	100

续表

餐别	名称	食物	重量（g或ml）
	牛肉炖粉条	牛肉	50
		粉条	50
		大白菜	250
午点心	酸奶	酸奶	200
晚餐	米饭	大米	100
		羊肉	50
		胡萝卜	200

注：全日烹调油使用色拉油20g，蛋白质59g，脂肪57g，碳水化合物307g，含热量1977kcal

四、营养护理要点

1．能量摄入以达到并维持理想体重为宜。
2．根据肾功能、尿蛋白丢失量，确定蛋白质的摄入量，保证优质蛋白的摄入比例。
3．适当限制脂肪。
4．根据水肿和高血压情况确定钠和水分供给量。
5．注意补充钙剂及维生素D制剂，预防和治疗低钙血症、骨质疏松。
6．根据血钾情况，调节钾供给量。

思考题

1．肾病综合征的营养治疗原则是什么？
2．如何安排肾病综合征患者饮食？

答案链接30

第三节　肾衰竭

案例15-3A

某患者，女，64岁，身高157cm，体重50kg，间断眼睑及双下肢水肿16年。加重伴恶心呕吐2个月，16年前在某医院诊断为肾炎，13年前发现血压升高，近一年血压控制不佳。2个月前未见明显诱因出现眼睑及双下肢水肿加重，伴腹胀、乏力、恶心、呕吐。2周前出现尿量减少，每天约600ml。化验检查示：血常规红细胞计数2.96×10^{12}/L，血红蛋白80g/L。血生化检查示总蛋白47.35g/L，白蛋白29.41g/L，肌酐712μmol/L，尿素44.96mmol/L，三酰甘油0.93，胆固醇4.08mmol/L，24小时尿蛋白定量3.47g/24h。多次测血压170～140/70～80 mmHg，慢性肾病5期，肾性高血压、肾性贫血。请根据此患者病情确定营养治疗方案。

一、急性肾衰竭

急性肾衰竭（acute renal failure，ARF）即急性肾功能不全，是由各种原因引起肾排泄功能急剧减退、机体内环境出现严重紊乱的临床综合征。其病死率很高，达 49% ~ 70%。当并发感染，心肺功能衰竭等多器官衰竭时，死亡率更高。其预后与 ARF 患者的全身免疫和代谢状况密切相关，ARF 常常引起氧化应激和炎症状态，营养不良可加重这些反应。

临床上分为三个期。①少尿期：持续数天到 3 周以上，尿量 < 400ml/d 或无尿，尿量 < 100ml/d，同时伴有氮质血症、代谢性酸中毒及电解质紊乱，如威胁生命的高血钾；还可出现低血钠、低血钙、高血镁；此阶段可出现水钠潴留而致急性心衰、肺水肿、脑水肿、高血压、全身水肿，也可出现急性尿毒症的各系统症状。②多尿期：患者经过少尿期后，当尿量增加到 600mL/d 以上，提示开始进入多尿期，当每日尿量超过 1500ml/d，正式进入多尿期，尿量可逐渐成倍增加，有时可达 3000 ~ 5000ml/d。此阶段水肿好转，肾功能与代谢紊乱也开始恢复，但由于多尿，钠、钾从尿中排出，也可出现低钾、低钠及脱水，应及时适当补充。多尿期持续数天到 2 周，尿量逐渐恢复正常。③恢复期：多尿期后，肾功能逐渐改善，到恢复正常需 3 ~ 12 个月，此时水、电解质均已恢复正常，血尿素氮已不高，但肾小管浓缩功能恢复较慢（约 1 年内恢复），少数患者可转变为慢性肾功能不全。但因前两期组织中蛋白质被大量破坏，故表现为乏力、消瘦及肌肉萎缩等。

（一）营养治疗

1．营养治疗的目的

①配合治疗原发病，促进肾功能恢复。

②维持体内酸碱平衡，水、电解质平衡和矿物质平衡。

③纠正或防止尿毒症，减少代谢废物如尿素、肌酐、肌酸等产生，以减轻肾负担。

2．营养治疗的原则　ARF 患者营养需求的适合剂量主要受 ARF 原发病、分解代谢程度、类型及肾替代治疗频率的影响，受 ARF 本身的影响较小。ARF 患者不同的个体在疾病的不同阶段对营养的需求也明显不同。

（1）严密监测水和电解质的平衡：ARF 尤在少尿期应遵循“量入为出，宁少勿多”的原则。每日液体摄入量 = 尿量 +400ml。按需补充钾、钠、磷等电解质。

（2）根据蛋白质分解代谢程度或者原发病的严重程度来决定 ARF 患者饮食的需求量。

轻度分解代谢：是没有过度分解代谢的患者。ARF 通常由肾毒素引起。这些患者很少出现严重的营养问题，大多数能口服进食并且预后很好。

中度分解代谢：是中度高分解代谢的患者常有合并症，如感染和腹膜炎等。需要肠道内营养或静脉内营养，必须进行透析或 CRRT 治疗。

重度分解代谢：是指 ARF 患者发生在严重创伤、烧伤或脓毒血症相关的多器官衰竭综合征中。其治疗复杂，包括肠道内营养和肠道外静脉营养，血液透析或 CRRT，升压药和机械通气支持治疗。这类患者预后不良，主要是由于严重的原发病所致，而 ARF 也是重要的独立影响因素。

（3）优先考虑饮食治疗，若患者摄食不足，可经管饲提供肠内营养，胃肠道功能障碍者给予肠外营养支持。

3．饮食治疗　急性肾衰竭病情轻者，在专业人员指导下，进行饮食治疗，能获得满意效果。

（1）少尿期：少尿期营养治疗的三大要素①足够的能量；②严格限制蛋白质的摄入量，采用质高量低的蛋白饮食；③严格控制水盐平衡。

1）能量：急性肾衰竭少尿期有足够的能量可以提高蛋白质的利用率，否则加剧负氮平衡。

总能量按性别、年龄、体重、原发病、并发症等多方面考虑。

足够的热量可以提高蛋白质的利用率，当分解代谢旺盛时，每日每kg体重可按35～40kcal或全天2000～3000kcal供给，但少尿期患者食欲较差，经口饮食很难满足这样高的热量要求。若患者病情不重，分解代谢不剧烈，一般卧床休息时，热能供给量以维持在1000～1500kcal为宜。能量供应以易消化的碳水化合物为主，可采用麦片、麦淀粉、面条、饼干、米汤、稀粥、水果，也可采用部分含糖分多的食品，如冰激凌等，适当配以脂肪与蛋白质。为期3～6d，减少蛋白质及非必需氨基酸的摄入，以减轻肾负担和防止氮滞留加重。同时足够的碳水化合物可防止或减轻酮症，减轻钾自细胞内释出而增高血钾。

2）蛋白质：一方面必须严格限制蛋白质的供给量，以避免大量氮质潴留和酸性物质的积聚，另一方面，又要维持机体蛋白质的代谢。若无条件透析，则蛋白质摄入量一般0.3～0.5g/（kg・d）。发病初期可仅给予少量优质蛋白质（15～20g/d），这样既照顾了患者肾功能不全时的排泄能力，又酌量维持患者营养需要。在饥饿情况下，70kg体重患者每日分解自身蛋白质约70g，而6.25g蛋白质分解代谢生成1g尿素氮，释出2.5～3.0mmol钾离子。因此，暂时减低蛋白质摄入量和体内蛋白质的分解，可减轻氮质血症及高钾血症；若每日供给4200kJ（1000kcal）热量，并给予100g葡萄糖可使体内蛋白质分解减少50%，给予150g葡萄糖则可使体内蛋白质分解减少到最低限度。主要给予高生物价的优质蛋白质。

3）水与钠：根据不同水肿程度、排尿程度、血压情况及血钠测定，分别采用少盐、无盐或少钠饮食。水肿明显或高血压严重时，应给予低钠膳食，每日钠供给量约500mg。若有失钠性缺钠，则参考血、尿钠值，酌情补给。但原则上宁少勿多，如有持续性呕吐或腹泻，以致水和盐丢失过多时，可由静脉输液来补充。

应正确记录每日的出入水量，严格限制各种水分摄入，以防急性肺水肿及稀释性低钠血症。每日补充液体量为基础需水量（即不显性失水 - 内生水）加上显性失水。成人一天一般不显性失水约每日0.5ml/kg，每日700～800ml；食物中含水量及其氧化所生的水应计算在内，三大物质代谢产生的内生水：1g蛋白质生水0.43ml，1g脂肪生水1.07ml，1g碳水化合物生水0.55ml，总计约为400ml。每日补充液体量=800–400+尿量（显性失水），一般每日以供给500ml/d为宜。但若有高热、感染、呕吐或腹泻，可酌情增加饮水量，不能口服时，可由静脉输液来补充；严重心衰、肺水肿、高血压时水分要适当减少。

4）钾盐：急性肾衰竭少尿时，尿钾排出减少，应采用低钾饮食，饮食中的钾宜限制在600～2000mg。视有无高钾血症，钾盐的摄入量应加以调节，以免外源性摄入钾过多而致高钾血症。有高钾血症时，除选用含钾量低的食物，如南瓜、西葫芦、冬瓜、丝瓜、芹菜等，也可以用水浸泡、冷冻或弃去汤汁以减少食物中钾的含量。

5）磷：一般限制在8～15mg/（kg・d）。

6）无机盐与维生素的供给：少尿期还应注意补充B族维生素及维生素C。

（2）多尿期：多尿早期的营养治疗基本原则与少尿期相同，当病情逐步好转、尿量增多、血尿素氮下降、食欲日渐好转，适当增加营养可加速机体修复。此阶段患者多尿，常可因补液不足而失水；补盐不足而致低钾、低钠；或因补液过多而使多尿期延长，因此营养治疗应以纠正水、电解质平衡失调为主。

在多尿期最初时，由于肾小管的选择性重吸收功能尚未迅速恢复，尿中排钾多，尿素少，因此蛋白质仍应按每日20g供给。进入多尿期5～7d后，血尿素氮及肌酐逐渐下降，由于氮质血症有好转，每日供给蛋白质可提高至45g，其中优质蛋白应占50%以上。高生物价蛋白以选牛奶、鸡蛋等为宜，但为避免饮食单调，可适当选用其他动物蛋白，以便长期坚持。

钾盐的补充应根据血钾水平而调整，一般当尿量在1500～3000ml/d时，由于钾的丢失较多，除多吃富含钾的水果、蔬菜外，最好口服氯化钾。氯化钾每日3次，每次1g。当尿量＞

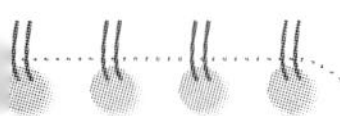

3000ml/d时，钾的补充还可适当增加。

多尿期ARF水潴留可导致稀释性低钠，低钠可引起细胞水肿，因此不建议严格限制钠的摄入。一般每日可摄入1 ~ 3g。每排出1000ml尿，应给食盐2g，或碳酸氢钠2g。

多尿期初，水的供给量可增至1200ml/d，若尿量过多，补液总量应少于尿量，每日入水量可按排尿量的2/3供给，尿量恢复正常后，入液量可达1500 ~ 2000ml/d。

（3）恢复期：患者因卧床，热能不宜过高。总能量为6.69 ~ 8.37MJ（1600 ~ 2000kcal），当排尿量渐趋正常，临床症状有所缓解，病情稳定一段时期后可恢复正常饮食。每日蛋白质摄入量可随血液非蛋白氮下降而逐渐提高，由0.5g/kg逐渐增加为1g/kg，以生物价高的优质蛋白质为主，占总蛋白的1/2 ~ 1/3，而亮氨酸、异亮氨酸、缬氨酸三个支链氨基酸应占必需氨基酸的40% ~ 50%，以有利于肌肉蛋白的合成。急性肾衰竭恢复期食谱举例参见表15-3-1。

表15-3-1　急性肾衰竭恢复期食谱举例

餐别	名称	食物	重量（g或ml）
早餐	米粥	大米	25
	果酱面包	面包	50
		苹果酱	30
加餐	酸奶	酸奶	100
午餐	鸡蛋粉条汤	粉条	100
		西红柿	100
		鸡蛋	50
加餐	水果	鲜橙	200
晚餐	馄饨	面粉	100
		鸡肉	50
		西葫芦	150

注：全日烹调油使用色拉油20g，蛋白质40g，脂肪40.5g，碳水化合物258g，含热量1556.5kcal

4．肠内营养　具有高分解代谢的患者首选肠内营养。只要患者能够耐受就应该使用肠内营养，但对于无高分解代谢的患者应限制使用。当血尿素氮低于35.7mmol/L时，开始可给予优质蛋白0.6g/（kg・d），随后逐渐增加到0.8g/（kg・d）。对于血液透析或腹膜透析治疗的患者，蛋白摄入应该增加至1.0 ~ 1.4g/（kg・d）。有人建议要同时补充水溶性的维生素。肠内营养方式有推注、间歇滴注或持续性滴注3种方式。

5．肠外营养　急性肾衰竭病情较重者，自主经口摄食往往不足，可考虑通过管饲等肠内营养方式提供营养物质。但由于ARF患者往往伴有严重的胃肠道症状，限制了肠内营养的应用，故对于高分解代谢型患者肠外营养支持显得十分必要。单纯肠内营养不能满足需求的ARF重症患者，可同时行肠内和肠外营养。1969年Willmore和Dudrick首先报道了应用含高渗葡萄糖和必需氨基酸液的TPN治疗急性肾衰竭，此研究为TPN应用于急性肾衰竭奠定了基础。

（1）肠外营养液的配方

①葡萄糖：葡萄糖作为主要的能量底物。一般推荐摄入量为3 ~ 5g/（kg・d），由于ARF时糖耐量减低，故应常规监测血糖或加用胰岛素以避免高血糖。

②脂肪乳：脂质代谢相关的ARF可以使用脂肪乳。为防止必需脂肪酸的缺乏，TPN 5d以上应补充脂肪乳剂。ARF时，清除外源性脂肪乳能力延迟。输入量应该根据患者利用脂质的耐受量来调整。有研究报道，在8 ~ 12h内输注50g脂肪乳，可损伤网织内皮系统，血脂升

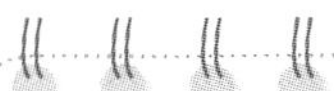

高。一般推荐摄入量为1g/（kg・d），输注时间至少12h，宜配制成“全营养混合液”缓慢输注，否则可导致血浆中三酰甘油水平增加。为了减轻前炎症反应的副作用应该优先考虑使用低容量的多不饱和脂肪酸的脂肪乳。

③氨基酸：ARF患者的肠外营养可以使用下列3种氨基酸溶液：必需氨基酸溶液、必需氨基酸溶液+非必需氨基酸溶液、部分必需氨基酸+特定非必需氨基酸组成的“肾”溶液；CRF患者的肠外营养应使用必需氨基酸溶液。由于单纯的必需氨基酸溶液组成不合理，各种配方不平衡，缺少某些非必需氨基酸，有些非必需氨基酸如组氨酸、精氨酸、酪氨酸、丝氨酸和半胱氨酸对ARF患者来说是必不可少的。有人提出，谷氨酰胺在分解代谢的患者中发挥了重要的代谢功能。谷氨酰胺有助于维持正常的肾功能和改善危重患者的存活率。由于游离的谷氨酰胺在水溶液中不稳定，在肠外营养中，一般应以谷氨酰胺二肽形式加以补充。

（2）ARF的液体管理：现有的单袋液体是含有氨基酸、葡萄糖和脂质的标准液体（“全合一”液体，表15-3-2）。根据需要，可以在这些溶液中加入维生素、微量元素和电解质。为了保证最大限度的营养利用和避免代谢紊乱，输入必须以较低的速度开始（提供约50%的需要量），几天后可以逐渐增加输入速度。

表15-3-2　ARF的肠外营养：肾衰竭液体（全合一液体）

成分	用量	说明
葡萄糖，40.0% ~ 70.0%	500ml	出现严重的胰岛素抵抗
脂肪乳，10.0% ~ 20.0%	500ml	开始用10%，如果三酰甘油＜350mg/dl则改为20%
氨基酸，6.5% ~ 10.0%	500ml	一般或特殊“肾”氨基酸溶液包括必需氨基酸和非必需氨基酸
水溶性维生素+	推荐饮食	限制维生素C的摄入量＜250mg/d
脂溶性维生素+	推荐饮食	
微量元素+	推荐饮食	毒性作用
电解质	根据需要	全肠外营养开始后，低磷酸血症或低钾血症
胰岛素	根据需要	直接加入液体中或单独给

（二）营养护理要点

急性肾衰竭的营养护理应针对临床各期的不同表现来调节不同的营养成分，对患者及家属给予必要的营养指导，鼓励患者进食以达到治疗目的。

1．少尿期

①足够的能量；

②严格限制蛋白质的摄入量，采用质高量低的蛋白饮食；

③严格控制水盐平衡。

2．多尿期

①纠正水、电解质平衡失调为主；

②能量、蛋白质在少尿期的基础上适当添加；

③病情稳定一段时期后可恢复正常饮食。

3．不能充分进食者，需要肠内或肠外营养。

二、慢性肾衰竭

慢性肾衰竭（chronic renal failure，慢性肾功能衰竭）是发生在各种慢性肾病后期的一种临床综合征。它以肾功能减退，代谢产物、毒物的潴留，水、电解质、酸碱平衡失调，以及某

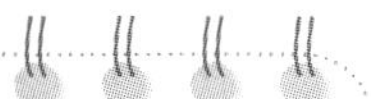

些内分泌功能异常为主要表现。肾单位毁损，肾小球滤过率降低，磷的滤过和排出减少，导致血磷增高。

（一）营养治疗目的

1．控制症状，增强机体的抵抗力。

2．维持电解质平衡，减轻氮质血症及酸中毒等并发症。

3．降低机体分解代谢，减缓病情发展，延长生命，提高生命质量。

（二）营养治疗原则

根据患者的临床症状、水肿及高血压程度，以及内生肌酐清除率或尿素氮及肌酐在血中的水平，调整膳食营养素供给量。近年来，随着临床研究的深入，有部分问题有了比较一致的结论，有些问题仍有较大争议。

1．能量　能量摄入应充足，来源要合理，以防止组织蛋白分解代谢，提高蛋白质利用率。热量供给取决于患者的身高、体重、年龄、性别及活动情况，凡病情严重及卧床休息者，由于其食欲差，热能摄入量往往低于2000kcal。一般成人需能量30～35kcal/（kg·d），碳水化合物与脂肪之比应为3∶1。应当以摄入碳水化合物为主，同时保证一定的脂肪。

2．蛋白质及必需氨基酸/α-酮酸

（1）根据症状和肾功能损害程度，决定膳食中蛋白质的量。2005年国内肾病专家共识（表15-3-3）可供参考，但须结合病情及患者的个体差异进行调整。尤其对进行性肾衰竭者，每日蛋白质供给量按每千克体重计必须低于0.38g，才能使尿毒症减轻或消失。还应测定24h尿蛋白的丢失量，其丢失量必须给予补充。

表15-3-3　慢性肾病的营养治疗方案（2005年专家共识）

类型		慢性肾病的分期		供给推荐量			
		分期	GFR [ml/(min·1.73m²)]	蛋白 [g/(kg·d)]	α-酮酸 [g/(kg·d)]	热量 [kcal/(kg·d)]	其他元素
透析前	非糖尿病肾病	1期	正常：＞90	0.8		30～35	维生素 叶酸 磷 ＜800mg/d
		2期	轻度下降：60～89				
		3期	中度下降：30～59	0.6	0.12		
		4期	严重下降：15～29	0.4	0.2		
		5期	肾衰竭：＜15	透析或移植			
	糖尿病肾病		显性蛋白尿	0.8	*	30～35	
			GFR开始下降	0.6	0.12	（2型DM肥胖者适当减少）	
透析后			维持性血液透析	1.2	0.075～0.12	30～35	维生素、叶酸、铁
			维持性腹膜透析	1.2～1.3			

（2）低蛋白饮食时，应注意选用含必需氨基酸多、非必需氨基酸少、生物价值高的蛋白质，如鸡蛋、牛奶等。但亦可适当给予瘦肉、鱼、禽、虾等动物蛋白质以调换口味，增进食欲。如米、面、豆类等植物性食物中的蛋白质虽含一定量的必需氨基酸，但非必需氨基酸含量较高，故对氮质血症的患者宜适当控制。在主食的选择上最好以麦淀粉为主，尽量少吃米、面。

（3）必需氨基酸饮食疗法：当肾功能恶化，单采用高生物价低蛋白饮食已不能保持适当的尿素氮水平时，必须再降低蛋白质的摄入量，同时加入必需氨基酸制剂。常用的剂型有粉剂、片剂、糖浆等，尚可静脉补给。粉剂可以和麦、玉米淀粉做成各种点心进食。饮食中蛋白

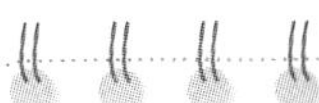

质、必需氨基酸的量和比例一般为：

每日非选择性蛋白质 0.3g/kg+ 必需氨基酸 2 ～ 3Rose 单位 + 足够热量。

口服必需氨基酸配方一般举例如下：L- 异亮氨酸 0.43g，L- 亮氨酸 0.72g，L- 赖氨酸 0.92g，L- 蛋氨酸 0.72g，L- 苯丙氨酸 0.39g，L- 苏氨酸 0.33g，L- 色氨酸 0.46g，L- 缬氨酸 0.52g。将上述氨基酸溶于 100ml 水中，加糖 7.25g 和适量水果汁及香料后饮用，每天给予 3 次，相当于补充 2g 氨基氮。

目前国产肾病氨基酸注射液体的配方参见表 15-3-4、表 15-3-5。

表15-3-4　每瓶国产250ml肾用必需氨基酸注射液配方中氨基酸含量

氨基酸名称	数量（g）	氨基酸名称	数量（g）
L- 异亮氨酸	1.45	L- 亮氨酸	2.20
L- 赖氨酸	1.60	L- 蛋氨酸	2.20
L- 苯丙氨酸	2.20	L- 苏氨酸	1.00
L- 色氨酸	0.50	L- 缬氨酸	1.63
L- 组氨酸	1.10		

表15-3-5　每瓶国产肾用必需氨基酸注射液中电解质及微量元素含量

名称	数量	名称	数量
钾	0.2mmol/L	镁	29.62μmol/L
钠	20mmol/L	铝	0.36μmol/L
氯	77mmol/L	pH	5.8 ～ 6.2
铜	1.89μmol/L		
锌	24.5μmol/L	渗透压	430mOsm/L

（4）α- 酮酸疗法：目前 α- 酮酸治疗慢性肾衰竭取得较好疗效。应用 α- 酮酸制剂（开同）剂量均为 0.1g/（kg・d），开同每片含量 0.6g，故体重 60kg 患者应每日服药 10 片，过大剂量易导致胃肠反应及血钙增高（开同每片含钙 50mg）。

3．碳水化合物的供给　碳水化合物是慢性肾衰竭患者的主要热能来源，为防止体内蛋白质和氨基酸的分解，碳水化合物应与膳食蛋白质同时食用，若作为增补食品，应在食入蛋白质的 4h 内摄入碳水化合物。

可用麦淀粉制作面包、松糕、小饼、布丁、薄烤饼等。一片 40g 重的由麦淀粉制成的低蛋白面包大约可供给 0.2g 蛋白质和 0.481MJ（115kcal）的热量，而常用的一片 25g 重的普通面包可供给 2g 蛋白质和 0.285MJ 热量。

4．脂肪的供给　可适当地增加植物油供给量，以提高热量。猪油及肥肉等的动物脂肪总量视有无高血脂及高血压而定，但总量不宜过多，一般多不饱和脂肪酸（PUFA）/ 饱和脂肪酸（SFA）＞ 1.0 ～ 1.5。

5．无机盐的供给　及时纠正代谢性酸中毒，保持水和各种电解质（钠、钾、氯、钙、磷、镁等）的平衡，是慢性肾衰竭治疗中的主要内容之一。

（1）钙磷：患者常有低钙、高磷，肾功降低，可使体内 1，25-（OH）$_2$-D 合成减少，导致钙、磷代谢异常，易产生甲状腺功能亢进而发生低血钙症，宜补充多种维生素，必要时补充 1,25-（OH）$_2$-D 制剂，同时应选用含钙高的食品，如牛奶、虾皮、海带、绿叶蔬菜、芝麻酱等。

（2）钠盐：由肾小球肾炎引起的肾衰竭一般都有水肿及高血压，钠应限制在 1000 ～

2000mg/d，有严重水肿和高血压时应限制在500mg/d；由间质性肾炎、多囊肾、慢性肾盂肾炎和双侧肾盂积水等引起的慢性肾衰竭多无水肿，血压正常或低血压，一般钠供量＞2000mg/d；肾小管重吸收损伤时（如失盐性肾炎）尿钠损失很多，应增加至5～10g/d，或根据尿钠丧失量补充，同时要密切注意患者的血压、体重、肾功能，以便及时调整钠的供给量。

（3）尿毒症患者常伴微量元素铁、锌等的不足，故饮食中要增加含铁量高的食物如黑鲤鱼、黑木耳、海带、芝麻；含锌的食物如牡蛎、肝、胰、鱼类、牛奶等。患者维生素D活化过程障碍，应补充维生素D以利钙的吸收、利用；患者常有缺铁性贫血，故应供给富含铁质的食物和维生素C，但维生素C应适量以免加重酸中毒。

（4）高血钾并不是慢性肾衰竭常见的严重表现，故不必常规给予低钾饮食。

6．维生素的供给　注意补充多种维生素。补充量可为维生素B_1 1.5mg、维生素B_2 5～10mg、维生素B_6 3μg、维生素C 50～100mg、叶酸1mg、烟酸20mg、泛酸5mg、维生素E 15mg。有研究补充维生素，如维生素B_6（10～100mg/d）、维生素B_{12}（500mg/d）、叶酸（5～15mg/d）等，可显著改善高同型半胱氨酸血症，降低发生心血管病的风险。

类维生素L-肉碱（L-卡尼汀）：对透析患者来说，L-肉碱缺乏较为普遍，是需要解决的突出问题之一，主要与摄入不足、透析液丢失等原因有关。

7．水分的供给　慢性肾衰竭时尿浓缩功能丧失，将有大量尿排出，每日2000～5000ml，除有心力衰竭者外，对液体可不加限制。一般在补充每日水分排出量（包括呼吸、皮肤、消化道和尿液）以外，再给予400～600ml。病情缓解后入液量可维持在每日1200ml。

8．外源性激素或生长因子的补充　补充红细胞生成素（rHuEPO）、活性维生素D_3[1,25-$(OH)_2D_3$或12A$(OH)_2D_3$]，有利于改善营养治疗的效果。应用rHuEPO治疗后，不仅肾性贫血显著好转，而且营养状况改善，其原因可能与体内瘦素水平降低、食欲和消化功能改善有关。

案例15-3B

某患者，女，64岁，身高157cm，体重50kg，间断眼睑及双下肢水肿16年。加重伴恶心呕吐2个月，高血压病史13年。2周前出现尿量减少，每天约600ml。化验检查示：贫血、低蛋白血症，肌酐712μmol/L，尿素44.96mmol/L，三酰甘油0.93 mmol/L，胆固醇4.08mmol/L，24h尿蛋白定量3.47g/24h。多次测血压170～140/70～80mmHg，慢性肾病5期，肾性高血压、肾性贫血。请根据此患者病情确定膳食方案。

（三）慢性肾衰竭低蛋白食谱举例

参见表15-3-6。

表15-3-6　慢性肾功能不全低盐低蛋白膳食举例（20g/d）

餐别	名称	食物	重量（g或ml）
早餐	牛奶+糖	牛奶	150
		白糖	10
	麦淀粉饼干	麦淀粉	50
早点心		橘子	100
午餐	麦淀粉水饺	麦淀粉	150

续表

餐别	名称	食物	重量（g或ml）
		瘦猪肉	25
		圆白菜	150
午点心	西米汤	西米	20
		糖	5
		苹果	100
晚餐	麦淀粉软饼	麦淀粉	150
	西红柿炒鸡蛋	西红柿	50
		鸡蛋	40
	小米粥	小米	200

注：全日烹调油使用色拉油40g，蛋白质20.6g，脂肪59.1g，碳水化合物432.0g，含热量2350kcal，钾868mg，钠145mg

（四）营养治疗实施的监测

在实施低蛋白饮食治疗时，一定要注意防止营养不良发生，关键预防措施是制订合理的低蛋白饮食治疗方案，并对患者的营养状态进行密切监测。

1．患者营养治疗顺应性的监测

（1）蛋白入量监测

①氮表现率蛋白相当量（PNA）或蛋白分解代谢率（PCR）是反映慢性肾病患者总的蛋白质分解和蛋白质摄入情况的临床指标；

②测定患者24h尿尿素排泄量，腹膜透析患者还应测24h腹透液尿素排泄量，然后计算PNA或PCR，在氮平衡情况下，其值是应与蛋白入量相等的临床指标。

（2）热量摄入监测：根据病人3d饮食记录，来计算患者实际摄入热量。

2．营养状态的评估

（1）2002年K/DOQI指出，慢性肾病患者从GFR＜60ml/min起即易发生营养不良，故应从此开始监测。

（2）患者实施低蛋白饮食治疗后，更应规律地密切监测；2003年罗马会议专家共识建议，治疗头3个月或存在营养不良时推荐每个月监测1次，而后每2～3个月监测1次。

（3）常用的营养状态监测指标：多种检测方法的结合可使营养不良的判断更具有敏感性和特异性。

①人体测量：包括体重指数（BMI）、肱三头肌皮褶厚度和上臂肌围等。

②生化指标：包括血清白蛋白、转铁蛋白、前白蛋白及血清胆固醇、胰岛素样生长因子等。

③主观综合营养评估（SGA）。

④计算热量：根据3d食谱计算。

⑤计算蛋白摄入量：测定24h尿尿素氮计算。

⑥蛋白分解率（PCR）=（10.7 + 24h尿尿素氮/0.14）g/d+尿蛋白排泄量g/d

蛋白摄入量（IP）= 6.25× 氮摄入量（IN）

IN=尿素氮生成率（UNA）+24h尿非尿素氮排除量（NUN）

=24h尿尿素氮排除量（UUN）+0.031g× 体重。

注：①氮平衡状态下患者蛋白质入量与PCR相等；② NUN=0.031g× 体重。

（五）营养护理要点

慢性肾衰竭病情复杂，患者的营养问题往往比较突出，但由于患者多顺应性差，解决起来比较棘手，这也给营养护理工作带来了挑战。总结临床工作经验，营养护理可侧重以下几个方面：

1．做好尿毒症的预防宣教，防患于未然。

（1）尿毒症大致有以下原因，应尽量控制或去除。

①长期的心脏病、糖尿病、高血压引起肾病变：日常生活中最好能做到“三少三多”（即饮食少盐、少糖及少油，多吃蔬果、多吃鱼和多喝水），预防糖尿病、高血压和高脂血症等疾病的发生。

②感冒引起感染，从而并发肾炎甚至肾衰竭。

③痛风关节炎，长期服用镇痛药或激素，造成的肾损害，提醒爱自行服用中草药、爱吃补药的人们，千万不要乱服用不明来历的中草药，以防发生药物性肾损害。

④遗传性肾病变，如多囊肾。

⑤肾结石处理不当，引起肾感染发炎，甚至肾衰竭。

（2）有学者以“泡水高屏见”的简易口诀，表达肾病变的早期症状。“泡”是指小便泡沫多；“水”是水肿；“高”是高血压；“屏”是贫血；“见”则是倦怠。一旦有上述情形，一定要去医院接受进一步检测及治疗，赶在肾病严重恶化前，即予阻断。

2．密切观察肾功能变化，准确、及时地做好营养评价，一般来说，非 DN 患者 GFR 降至 50ml/min 左右，DN 患者 GFR 开始下降，即应实施 LPD 治疗。

3．及时与经治医生、营养师、患者、家属沟通，防止营养不良发生。

4．制订合理、顺应性饮食计划，发挥 LPD 疗效，避免营养不良。

①适量蛋白入量 [0.6g/（kg · d）]，开同 0.10g/（kg · d）；

②足量热卡 [30 ～ 35kcal/（kg · d）]；

③各种必需营养素（如维生素和铁）。

5．对于未作透析患者采取低蛋白、低磷麦淀粉饮食，低蛋白的具体标准及制作方法参见上述。

6．在给予蛋白质标准较低时，为防止营养不良，同时给予必需氨基酸和（或）α- 酮酸制剂。

7．根据临床症状、体征、化验结果，适当供给水、电解质。

思 考 题

1．急性肾衰竭的营养治疗原则是什么？如何安排急性肾衰竭患者的膳食？

2．慢性肾衰竭的营养治疗原则是什么？如何安排慢性肾衰竭患者的膳食？

答案链接 31

第四节　透　析

透析疗法（dialysis therapy）是以弥散概念为基础，通过膜平衡作用使物质进行交换，从而达到治疗目的。临床上使用肠透析、腹膜透析及血液透析，分别利用肠黏膜、腹膜及化学透析膜达到清除毒性物质的目的。目前应用最广的是腹膜及血液透析，主要适应证是急、慢性肾衰竭及某些中毒的治疗。

一、血液透析

（一）营养治疗目的

1．适当增加蛋白质及能量摄入，减轻低蛋白血症。

2．维持体内酸碱平衡，水、电解质平衡和矿物质平衡。

3．减轻脂质代谢紊乱。

（二）营养治疗

血液透析患者的饮食基本接近正常人水平，有些患者在接受血液透析治疗后，认为透析可以把体内各种有害及多余的物质清除掉，因而放松了饮食限制，其实这是一种错误的认识。透析毕竟是一个不完全的替代治疗手段，患者仍然不能随意进食，因此，要加强患者的饮食指导，使患者合理调配饮食。

营养治疗原则是提供足量蛋白质、热能和维生素，支持患者，使其渡过难关，并作进一步治疗，如为肾移植做准备。饮食的调整主要取决于残存肾功能、尿量和血透频率。少尿、无尿型或透析间歇期越长的患者，如饮食不当，容易引起高钾血症和水钠潴留，会对生命造成威胁。

1．供给足量优质蛋白质　HD 患者要维持氮平衡或轻度正氮平衡大约需 0.75g/（kg · d）的高生物价蛋白质。然而，新近研究表明该剂量的蛋白摄入仍然不足。在许多良好康复的维持性血透患者，进食蛋白质为 1g/（kg · d），仍有营养不良的症状。维持性 HD 患者应给予蛋白质 1.2 g/（kg · d）。

2．足够的热量的供给　热量因人而异，取决于营养状态、血脂浓度和劳动强度，与正常人相似，以满足机体活动及治疗本身的需要，维持体重，亦可避免蛋白质作为热源质分解而产生更多的代谢产物，引起病情加剧。正常大约需 35kcal/（kg · d）；60 岁以上者 30kcal/（kg · d）。患者轻度活动状态下，能量供给为 35 ～ 40kcal/（kg · d）。在合并严重感染、创伤、烧伤时患者处于分解代谢亢进状态，能量供应应达到 45Kcal/（kg · d）。热量主要来自碳水化合物和脂肪。组成上，碳水化合物占 60% ～ 65%，为 5 ～ 6g/kg，脂肪占 35% ～ 40%，为 1.3 ～ 1.7g/kg。碳水化合物应以多糖为主，限制单糖及双糖的摄入，如果酱、蜂蜜、果冻、糖果、白糖等以避免产生或加重高三酰甘油血症。

3．少油低胆固醇饮食　因透析者常伴高脂血症，血透患者最大的死亡原因为心血管疾病，故应适当控制饮食中脂肪及胆固醇摄入量，以免加重动脉硬化。脂肪摄取量为 1.3 ～ 1.7g/（kg · d），其中植物油为 20 ～ 30ml，多不饱和脂肪酸与饱和脂肪酸应比例保持 1.5 ∶ 1.0 左右。

4．水、钠和钾　这三种物质摄入量取决于残余肾功能及透析方式。

（1）水：原则上是量出为入，保持平衡。出量包括尿量、吐泻量、不显性失水量（400 ～ 600ml/24h）及透析脱水量。入量包括每日饮水量、食物、药物中的含水量及体内新陈代谢产生的内生水量的总和。判断体内水液平衡最简单的方法是测量体重，透析患者应每日称体重，以每日增加体重 0.5kg 为宜，要求透析期间体重增加保持在 1 ～ 1.5kg 以内，短时间内体重的改变都是体内水液变化的结果。

一般来说，每周透析一次的患者，每天饮水量为 100ml 加上 24h 的尿量之和，无尿患者每日饮水量不超过 100ml；每周透析 2 次的患者，每天饮水量为 300ml 加上 24h 尿量之和，无尿患者饮水量不超过 300ml；每周透析 3 次者，每天饮水量为 500ml 加上尿量，无尿患者每日饮水量不超过 500ml。透析患者不能依靠增加超滤来改善日常的进水量，因为在血透中大量快速的超滤水分会引起血压下降、痉挛、头痛等各种症状，且慢性水负荷过重可增加心血管负荷，

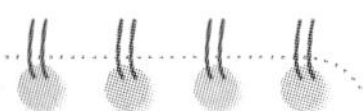

后果是不良的。

另外，喝热水比喝冷水解渴，水中加几滴柠檬汁或口含冰块均是控制饮水量的好方法。以下介绍食物中的大致含水量。

90% ~ 100% 含水量的食物：如水、饮料、牛奶、汤、液体调味品。

75% 含水量的食物：如熟菜、土豆泥、凝乳、牛奶麦片粥。

50% 含水量的食物：如米饭、面条、熟土豆、稠的牛奶麦片粥。

25% 含水量的食物：如炸土豆，稍加烘烤的面食。

含水量无或微量的食物：如无汤的肉、鱼、蛋、干酪、黄油、蜂蜜、饼干。

（2）钠：饮食中适当限钠，可以避免口渴，从而减少饮水量，对防止水潴留、高血压、心衰和透析中的并发症是必要的，在尿少、水肿、血压增高时，应控制盐的摄入量，代用盐亦不可滥用。无尿的患者，采用血透方式，钠应控制在 1 ~ 2g/d；尿量减少时，或 2 次 / 周透析者应减少，钠通常为 3g/d 左右；若仍有残余肾功能，排尿较多（> 1500ml）时，或 3 次 / 周者钠可放宽为 4g/d，应避免高盐食物，一般市面上的低盐、无盐酱油，是以钾代钠，不宜使用。长期接受透析的患者，能否提高生活质量，很重要的一点是能否管理好水、盐的摄入。

由于烹调时不能加足量盐、味精及酱油，常会让人觉得食物淡而无味，可用以下方法改变食物味道，增进食欲。

①用葱、姜、蒜爆香后再炒，增加菜式的香味；

②用糖、白醋、胡椒、辣椒、八角、肉桂、五香、香菜、柠檬汁等做调味；

③可采用炒饭、炒面增加变化。

（3）钾：慢性肾功能不全的患者，尤其是少尿时，血钾往往偏高，严重的高钾血症往往危及患者的生命安全，因此，必须严格限制钾的摄入。每日尿量达 1000ml 者可排出 1g 钾；每日尿量在 500ml 者最多可排出 0.6g 钾。即使每周透析 3 次者，每日钾摄入量仍应限制在 0.6g 左右。如有呕吐、腹泻等丢钾的情况，应在检查血清钾水平之后确定补钾量。在糖尿病肾病患者进行透析治疗时，更要慎重控制钾摄入量。

通过烹调的方法可以去钾，可用浸润、煮滤、超低温冰冻（冻出冰水弃去）等方法除去钾，如：①土豆：切成小块，用水浸泡 1d，要不断更换水，这种方法可减少钾的含量 1/2 ~ 2/3；②蔬菜：切碎放入水中煮熟，弃水食菜，可减少钾 1/2 ~ 2/3；③水果：加糖水煮后弃水，食果肉，可减少钾 1/2；④罐头食品中的水果、蔬菜含量低，但不能食用其汁；⑤超低温冷藏食品比新鲜食品含量少 1/3。

5. 钙与磷 尿毒症患者常合并低血钙、高血磷。

（1）钙：透析患者的血钙水平容易随着酸碱变化而变化，一般低血钙比较常见，尿毒症患者钙的需要量为 1000 ~ 2000mg/d，除膳食中的钙摄入外，治疗主要以药物补充，因胃肠道不易吸收，故应长期间断补充，一般选用含钙高的碳酸钙，空腹时服用（餐前或餐中服用：分解后的钙离子与食物中的磷结合，形成不能吸收的物质而随粪便排出体外，这种服药方法用于降低血磷。）最好间断补充能促进钙吸收的药物，如维生素 D_3 等，但其使用比较复杂，应该在医生指导下进行。

（2）磷：高磷血症可引起继发甲状旁腺功能亢进，引起代谢性骨病、顽固性瘙痒等并发症。摄入量最好控制在 800 ~ 1000mg，血磷升高还可抑制 25-（OH）D_3 向 1，25-（OH）$_2D_3$ 转化作用，使维生素 D 缺乏加重。如果患者血磷已经升高，可服用氢氧化铝凝胶。高蛋白饮食往往是高磷饮食，含磷高的食物有奶制品、内脏类（蛋黄、鱼卵、猪肝、猪心），全壳类（全麦、糙米、燕麦、小麦胚芽）以及干果类（花生、杏仁、腰果、瓜子、核桃）。同时少食含骨头和磷脂的食物，如小鱼干、小虾米、鱼子等；菜汤中含有溶解的磷，应少喝为佳，但过度控制磷的摄入，可能引起低蛋白血症，夺走许多美味的食品，建议患者适当摄入，不可盲目过度偏食。

每100g食物中磷的含量在100mg的有米饭、面条、面包、牛奶、酸奶、鱼饼、鱼丸、干贝、田鸡肉；磷含量在100 ~ 200mg的食物有豆类及豆制品、鱼贝类、乌贼、章鱼、螃蟹、咸肉；磷含量在200 ~ 300mg的食物有蚕豆、鸡蛋、沙丁鱼、金枪鱼、大马哈鱼、比目鱼、虾、鸡肉、火腿、香肠、核桃；磷含量在300 ~ 400mg的食物有鳝鱼、海胆、(猪、牛、鸡)肝、花生；磷含量在400mg以上的食物有精制干酪、脱脂奶粉、鱼干、海带等。血透患者应选择含磷量低的食物。

6．适当补充维生素 透析时水溶性维生素严重丢失，必须补充B族维生素等，也可口服维生素B_1 30 ~ 40mg、维生素B_2 10 ~ 15mg，及叶酸0.5 ~ 1mg。但在饮食正常的情况下，一般不予补充维生素C，以避免引起高草酸血症；其他脂溶性维生素A、D及K不经透析而丢失，饮食正常情况下不予补充，避免蓄积中毒。

7．其他矿物质

(1) 锌：虽然透析不丢失锌，但蛋白摄入不足往往导致锌的缺乏，故补充一定的锌很有必要。

(2) 铁：补充铁质，提高血色素，可多食牛羊猪肉、肝、猪血等。必要时补充铁剂。常用的口服铁剂，如福乃得是一种控释铁与维生素的复合制剂，除含有较高的铁元素外，还有叶酸、维生素C和维生素B_{12}，不仅有利于吸收，还补充了其他造血所需的原料。

8．补充必需氨基酸、α- 酮酸制剂 低蛋白饮食虽然可以保护残余肾功能，但有引起氨基酸特别是必需氨基酸缺乏的危险，因此在临床上慢性肾衰竭患者限制低蛋白饮食的同时，还应补充足够的氨基酸。

α- 酮酸就是相应支链氨基酸代谢中的中间产物，是氨基酸的前体，本身不含氮，不会造成氮储留。α- 酮酸进入体内后，可以利用尿素氮合成必需氨基酸，增加尿素氮的再利用，为合成组织蛋白提供原料，从而改善氮平衡。

9．重组人类促红细胞生成素（rhEPO）、重组人类生长激素（rhGH）的应用

(1) rhEPO纠正贫血，改善营养状况。较多研究认为，rhEPO能纠正氨基酸代谢的异常，提高必需氨基酸与非必需氨基酸的比例，改善肌肉氧的利用，调节整体健康状况，提高生活质量，降低发病率及死亡率。

(2) rhGH是一种合成代谢类激素，它能促进肝白蛋白mRNA的表达，促进蛋白质的合成，减少蛋白分解，增加脂肪的分解，提高食物的转化率，改善氮平衡，体力活动增加。国外临床研究证实，rhGH能促进体内蛋白质的合成。Schuhnaln等研究比较了7例营养不良HD患者应用肠道外营养及合用rhGH的疗效，结果提示单用肠道外营养对提高营养指标无效，而合用rhGH后，IGF-1升高，血清前白蛋白、转铁蛋白及白蛋白水平明显提高，说明rhGH能增强肠道外营养的合成代谢效果。rhGH一般剂量为0.15 ~ 0.4U/(kg·d)。对于IGF-1水平较低者，可同时合用重组IGF-1，效果可能更佳。应用rhGH无严重副作用，在改善透析患者营养状态方面有着良好的发展前景。

10．肠内与肠外营养 透析患者通过饮食摄入不能改善营养状况时，可给予肠内或肠外营养。肠内营养包括口服蛋白质、氨基酸和能量营养素。当肠内营养效果不佳或患者不能接受时可采用肠外营养治疗，如静脉给予血浆白蛋白、氨基酸及脂肪乳制剂等。单纯肠外营养支持治疗易导致机体代谢紊乱，长期应用可使肠黏膜萎缩，肠屏障功能损害，肠菌群失调及毒素入血，导致肠源性感染。静脉给予大量蛋白质、氨基酸，可抑制肝合成蛋白的能力。因此现在认为，肠外营养仅能作为改善营养状况的辅助治疗措施。

11．胃肠动力药及碱性药物的应用 胃肠动力药能促进胃排空及胃肠蠕动，对一些有胃轻瘫、胃排空迟缓的患者有一定疗效。透析期间口服碳酸氢钠，能纠正酸中毒，减少高分解代

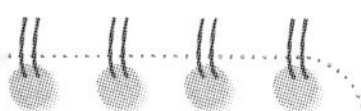

谢，有利于营养不良的防治。

12．调整透析剂、保证充分透析　透析患者达到透析充分是改善尿毒症症状的前提，对营养不良的治疗至关重要。充分透析有助于改善胃肠道症状，纠正酸中毒及减轻胰岛素抵抗，因而减少蛋白分解代谢。

（三）营养护理要点

透析患者在漫长的治疗中，可产生营养不良，在透析患者中合理的营养饮食甚为重要。透析护士在透析治疗中一直处于重要地位，而对于血液透析患者，护士应该积极参与饮食方案的制订，与临床医生、营养师合作，指导患者合理安排饮食，提高患者透析期间生活质量，减少血液透析近期和远期并发症的发生（表 15-4-1）。要做好透析患者的营养护理，应注意以下几点。

1．取得患者的信任，增强患者的生活信心，使患者能遵医嘱，改善患者对饮食的顺应性，并定期追踪。

2．健康教育针对不同情况灵活实施，如对年龄小或年龄过大的接受能力较差的患者，可采取多次反复的方法；对血透时间较长的患者则针对其不足之处进一步宣教；对文化程度较高的患者则可介绍一些专业医学知识，而从根本上认识饮食不当的危害；对刚透析不久的患者则要重点宣教，尽快帮助其转变由非透析疗法至透析疗法的营养观念。

3．制订个体化营养计划：根据患者的体重、每周透析次数，确定个体化的膳食饮食标准。同时，列出各类疾病不宜吃、少吃及建议多吃的食物，如原发病为糖尿病肾病或痛风性肾病的患者，应提醒患者在增加摄入量的同时，注意控制含糖、嘌呤高的食物。

（1）钾、钠、饮水量：量出为入，尿少、水肿者应严格限制饮水量，并教会患者及家属记录出入水量、称量体重，以供观察和治疗时参考。

（2）蛋白质：长期透析者应注意补充蛋白质，如奶、蛋、瘦肉、鱼等富含必需氨基酸的动物蛋白质。

（3）维生素：透析时水溶性维生素可被透出，故要常规补充。

（4）矿物质：补充钙、铁、锌等。

表15-4-1　血透疗法食谱举例

餐别	名称	食物	重量（g或ml）
早餐	牛奶	牛奶	200
	水煮蛋	鸡蛋	50
	馒头	面粉	50
加餐	酸奶	酸奶	100
午餐	米饭	大米	100
	红烧土鸡	鸡肉	50
	烧茄子	茄子	200
加餐	水果	西瓜	200
晚餐	馒头	面粉	100
		卷心菜	200
		羊肉	50

注：全日烹调油使用色拉油 20g，蛋白质 64g，脂肪 58g，碳水化合物 250g，含热量 1778kcal

4．采取各种具体的措施使计划落到实处，如教会患者将家中各种容器如茶杯、碗标记刻度；参考食物成分表制订简易量表，使其了解常用食物的成分、膳食摄入的计算；准备体重计以随时了解体重；分类列举哪些食物是高蛋白食物或含有优质蛋白或含钾高等，使每项计划都能够量化评价。

5．患者根据个人的膳食要求、口味，自行设计食谱，并提供示范菜单，供患者参考。

6．教会患者食品交换法。患者可在原示范菜单的基础上，通过简单的替换达到丰富食品种类的目的。如“5ml 酱油可替换 1g 食盐，25g 大米可替换 35g 馒头或 100g 马铃薯，500g 大白菜可替换 400g 菱白，200g 苹果可替换 300g 草莓”等，使膳食计算简单化。

7．针对问题制订相应的措施。对厌食的患者，在排除器质性病变和透析不充分的情况下，鼓励少量多餐，并改进烹饪方式，如食物中添加醋、葱等。

二、腹膜透析

知识拓展链接 22

（一）腹透患者的营养代谢特点

据统计，腹膜透析患者营养不良的发生率很高，据统计占 18% ～ 56%，主要表现为蛋白质性营养不良。还有许多患者有亚临床状态的营养不良，如肌肉碱溶解性蛋白含量下降、体内总氮含量下降、血浆和肌肉氨基酸成分异常。营养不良的发生不仅与患者的死亡率增高有关，也是影响患者预后的重要因素。营养不良又可以导致患者免疫功能低下，频发感染，而感染本身是慢性肾衰竭患者死亡的重要因素。

透析前营养不良的发生，主要与尿毒症毒素有关。而进入透析阶段后，虽然透析治疗本身能降低尿毒症毒素的浓度，改善患者的生活质量，在进入透析阶段的初期能够改善部分患者的营养状态，但往往随着透析的进行甚至会加速营养状况的恶化。因此，透析患者的营养管理显得尤为重要。正确评价透析患者的营养状态，早期发现并纠正营养不良对降低死亡率，提高患者生活质量有重要的意义。

腹膜透析患者营养不良的临床表现有以下几个特点：①疲劳：可以引起患者对各种活动兴趣下降，记忆力下降、全身无力；②消瘦：可以引起皮下脂肪萎缩，皮肤松弛、肌肉萎缩；③水肿：可以引起胸腔积液或腹腔腹水及全身水肿；④消化道：消化不良可以加重患者营养不良；⑤代谢紊乱：基础代谢下降会造成体温降低；⑥可致多种并发症：如贫血、感染循环系统障碍，甚至出现神经系统的并发症；⑦其他：如女性患者可出现月经紊乱，周期延长、闭经。

（二）CAPD 患者的营养治疗

在对营养状况进行密切监测的基础上，要鼓励患者摄入足够的能量和蛋白质（表 15-4-2），纠正可能存在的酸中毒，鼓励患者多参加体力锻炼，积极治疗并发疾病，预防腹膜炎与其他感染并发症。腹膜透析的饮食治疗基本可按血液透析原则。

1．足够蛋白质与能量摄入　一般一个透析日的透析过程中蛋白质丧失平均为 1g/L，若进行连续卧床透析每日丧失蛋白质 10g 左右，若有腹腔感染或透析液中葡萄糖浓度提高，则蛋白质丢失更多，可达 10 ～ 30g/d，在漏出的蛋白中，主要是白蛋白和免疫球蛋白，并有氨基酸的丧失，因此需要供给足量的蛋白质，维持性腹膜透析患者推荐蛋白入量为 1.2 ～ 1.3g/（kg · d）。小儿 CAPD 则每天需 2.4g/kg。50% 饮食蛋白应为高生物价蛋白，即食物中应富含必需氨基酸（通常为奶制品、蛋类与肉类中的动物蛋白）。同时可补充复方 α- 酮酸制剂 0.075 ～ 0.12g/（kg · d）。

热量摄入依体力活动程度而定，推荐 CAPD 患者的热卡摄入 35kcal/（kg · d）。60 岁以上、活动量较少、营养状态良好者，可减少至 30 ～ 35kcal/（kg · d）。通常建议脂肪供给 35% 的热卡，以不饱和脂肪酸为主。肥胖患者建议低热卡摄入并限制应用高张透析液，以免使糖耐量进一步降低和加重脂质代谢异常。除口服摄入能量外，腹膜转运功能正常的 CAPD 患者每天大约吸收 60% 的透析液中的葡萄糖（100 ～ 200g/d）。尽管如此，许多 CAPD 患者的总能量摄入仍较低。此外对糖尿病性肾病患者，除在透析液中加胰岛素预防血糖过高外，尚要按糖尿病饮食原则处理。

2．维生素和微量矿物质　饮食中摄入不足、尿毒症代谢改变、透析液中维生素丢失可以导致机体维生素缺乏，特别在腹膜透析患者中水溶性维生素缺乏。某些研究报道透析患者血清维生素 C、维生素 B_1、维生素 B_6 与叶酸水平较低。由于维生素 B_6 聚合酶在氨基酸利用方面起关键作用，因此在蛋白质和氨基酸摄入限制时供给维生素 B_6 特别关键。脂溶性维生素 A、D、E、K 不需要常规补充。维生素 D 及其活性成分的供给应根据患者骨代谢状态评估及高磷血症与高钙血症的危险性决定。

由于腹膜透析液不含钾，所以当患者食欲不好时很容易出现低血钾。低钾血症引起的乏力、四肢发沉、腹胀等不适症状会加重病情，降低食欲和自信心。腹膜透析患者的低血钾是比较容易纠正的，通常经过饮食调整就能缓解。

磷：尽管腹膜透析对磷的清除比血液透析好，但高磷血症在腹膜透析的患者中也很常见。

钠：新鲜的腹膜透析液中钠的浓度较高，因此每次透析清除的钠量是有限的。如果饮食中的盐分太高，就会引起口渴，从而饮入过量的液体，加剧了水钠的潴留。

3．充分透析　对营养摄入太低的患者应该考虑增加透析剂量。残余肾功能是 CAPD 患者小分子溶质清除的主要决定因素。由于大多数腹膜透析患者随着时间推移残余肾功能逐渐下降，故监测残余肾功能与适时增加透析剂量显得尤为重要。透析剂量增加的作用常常被残余肾功能自发性下降所抵消，导致溶质清除无改变。因此，有时虽然透析剂量已经增加，但营养不良并未能得到显著改善。

4．氨基酸透析液　短期研究显示，含有氨基酸的腹膜透析液可以补充葡萄糖透析液应用时过多的氨基酸丢失。虽然相同浓度的渗透性物质的有效超滤期稍短，但氨基酸溶液产生跟标准葡萄糖溶液相似的超滤。

5．生长因子治疗　部分患者应用重组人类生长激素、IGF-1 和促红细胞生成素（EPO）后营养状态会有所改善。

表15-4-2　CAPD患者每天推荐营养成分摄入量

营养成分	摄入量
蛋白质	≥ 1.2/（kg・d）
能量	≥ 35kcal/（kg・d）（包括透析液中吸收的糖）
脂肪	总能量的 35%（含不饱和脂肪酸）
水与钠	依体液平衡而定
钾	40 ～ 80mmol/L
钙	800 ～ 1000mg（根据需要而定）
磷	8 ～ 17mg/kg（常需磷结合剂）
镁	200 ～ 300mg
铁	10 ～ 15mg（根据需要而定）
锌	15mg（根据需要而定）
维生素 B_6	10mg
维生素 B_1	2mg
叶酸	1mg
维生素 A 与 K	无须
维生素 D	个体化
维生素 C	100mg

6．膳食安排

（1）首先吃高蛋白质食物，然后再吃米面等其他食物。在进餐结束的时候才摄入液体，以免液体引起饱胀感而影响摄食。

（2）少食多餐，特别是在开始腹膜透析时，以后慢慢增加每次进食的量。

（3）可多吃的食品如下。

①优质动物蛋白；

②富含 B 族维生素和维生素 C 的食物；

③含丰富纤维素的食物，如全麦面包等；

④糙米、粗面面条和高纤维的麦片。这样可以避免便秘，而便秘在腹膜透析时可引起感染。

（4）应该少吃的食品如下。

①避免食用高磷、高钾的食品；

②限制盐的摄入，防止液体负荷过重；

③限制甜食和脂肪的摄入。

思考题

1．血液透析患者的营养治疗原则是什么？

2．腹膜透析患者的营养治疗原则是什么？

答案链接 32

第五节　泌尿系统结石

泌尿系统结石（urolithiasis）绝大部分发生在肾，多见于成年男性。肾结石左、右侧发病率差不多，双侧肾结石发病率 7% ~ 10%，结石的位置常见于肾盂内，约占 80%。肾结石可分为含钙肾结石、尿酸结石、感染性结石等。含钙肾结石以草酸钙和磷酸钙为主，占全部尿结石的 80% ~ 84%。尿路结石可以引起绞痛、血尿、继发性尿路感染，如发生梗阻，可引起肾、输尿管积水，影响肾功能。

目前治疗包括体外冲击波碎石、溶石治疗、中药治疗，外科手术治疗包括肾盂切开取石术、肾实质切开取石术、肾部分切除术、肾切除术、肾造瘘术和体外肾切开取石术等。

一、营养因素

引起结石的因素颇为复杂，内源性因素（代谢紊乱）多于外源性因素（来源于食物），与营养有关的因素如下。

1．高钙血症　原发性甲状旁腺功能亢进、甲状旁腺分泌大量 PTH 引起血钙升高，尿中排钙量增多，PTH 减少肾小管对磷酸盐的重吸收，促进磷酸排出，形成磷酸钙结石。维生素 D 中毒症可使钙在肾内沉积，恶性肿瘤骨转移或甲状旁腺激素分泌过多可引起高血钙。

2．高尿酸血症　原发性高尿酸血症，尿中尿酸排出过多而形成尿酸结石。患者如不节制高嘌呤饮食，则更容易形成结石。

3．胃肠病变　小肠切除或做短路手术后、慢性肠炎可形成草酸钙结石，溃疡病大量服用牛奶和碱性药物也可引起草酸钙结石。

4．饮食因素　已证实动物蛋白质与含钙的肾结石发生有关。吃过多的糖也能促进肾结石形成。如果气候干燥、日照时间长，加上饮水少，可使尿液浓缩，也易发生结石。加上慢性尿路感染、远端肾小管酸化功能障碍造成尿液碱化及长期卧床等因素，更容易形成肾结石。

二、营养治疗

（一）营养治疗目的

1．调整饮食结构，减少结石成分来源。

2．防止并发症，减少对肾功能的影响。

（二）营养治疗原则

引起结石的原因颇为复杂，内源性原因（代谢紊乱）多于外源性原因（来源于食物），结石又多为混合性盐类，对于单一性结石，根据结石的化学成分，通过饮食调整，改变饮食习惯，减少结石成分来源，调节尿 pH，对预防结石再发和消除成石因素有一定的积极作用。

1．大量饮水　不论何种结石，患者每天饮水量应在 2000ml 以上，最好 3000 ～ 4000ml，以利于小结石的排出并且保持一定的夜间尿量，要求睡前饮水 500ml，夜间起床排尿后再饮水 200ml。患者每天尿量应在 2000ml 以上。

2．含钙结石　避免过多饮用高钙饮料及食用高钙食物，如奶类及制品。低钠饮食可减少尿钙排泄，低维生素 D 饮食可减少钙的吸收。

3．调节尿液酸碱度

（1）酸化尿液：

①可减少磷酸盐及碳酸盐结石的发生；

②每天可服用维生素 C 2g，氯化铵或枸橼酸 3 ～ 9g；

③ 10% 盐酸每次 6 ～ 60 滴口服，每天 3 次；

④乌梅 5 枚沸水冲泡后代茶饮。

（2）碱化尿液：

①可减少尿酸及胱氨酸结石的发生；

②每天可服用醋酸钾或枸橼酸钾 4 ～ 12g、碳酸氢钠 2 ～ 8g；

③枸橼酸合剂 20 ～ 30mL，每天 3 次；

④乙酰唑胺 0.25g，每晚 1 次。

4．不同结石的饮食结构

治疗原则参见表 15-5-1，具体分述如下。

（1）草酸钙结石：饮食治疗较难奏效，尿中的草酸盐多为内源性，也可因肠道内细菌作用于碳水化合物形成，其中 33% ～ 50% 的草酸由甘氨酸转变而来。凡 24h 尿中草酸含量超过 40mg 者，即应采取低草酸饮食，忌服大量的维生素 C。镁能与钙竞争草酸而形成溶解度较大的草酸镁，以阻止尿石的生成，当维生素 B_6 缺乏时可导致草酸及其前体生成增多，可出现高草酸尿症和形成草酸钙结石。每天可口服叶酸 5mg、维生素 $B_6$10mg，限制维生素 D 摄入，防止甘氨酸转变为草酸盐，大量饮水。要少吃菠菜、青蒜、洋葱头、茭白、芦笋、芹菜、荸荠、苋菜、甜菜、浓茶、可可以及各种笋类、笋干等。尿 pH 对草酸结石虽不是主要影响因素，但常在碱性尿液中形成，故酸化尿液可减少其核心磷酸氢钙的沉淀。

（2）磷酸钙或磷酸镁铵结石

①低钙、低磷饮食：每天供给钙 700mg、磷 1300mg 以下。含钙丰富的食品，如牛奶、黄豆、豆腐、绿叶蔬菜等。含磷高的食物有包括动物蛋白、蛋类、动物内脏、动物脑髓、鱼卵、沙丁鱼、黄豆及花生等。

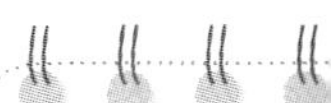

②提供产酸饮食，以酸化尿液（表 15-5-1），如粮食制品、面条、面包等。

③同时可服用酸性磷酸盐、氯化铵等药物使尿液酸化，以减少磷在肠内的吸收。可配合利尿、解痉药物，促进小结石排出。结石小、健康状况良好者，可采用体育运动，弯腰叩击身躯，或跳绳，可以促进结石的排出。

表15-5-1　肾结石饮食治疗原则

结石种类	饮食治疗原则	尿液pH
草酸钙、磷酸钙		
钙	低钙饮食＜ 150mg/d 低钙试验饮食＜ 150mg/d	成酸性饮食
磷	低磷饮食＜ 500mg/d	
草酸	低草酸饮食＜ 50mg/d	
尿酸结石	低嘌呤饮食＜ 150mg/d	成碱性饮食
胱氨酸结石	低蛋氨酸饮食（低含硫氨基酸的蛋白质，限制牛奶、鸡蛋，控制肉类）	成碱性饮食

（3）尿酸结石：体内尿酸来源有 2 种。内源性尿酸来自机体内嘌呤代谢异常，血尿酸偏高，不易控制。外源性尿酸来自于摄入的食物，采用低嘌呤饮食。如痛风症饮食治疗时，采用低嘌呤饮食以控制临床症状。

① 限制蛋白质：每天蛋白质总量应按 0.8 ～ 1.0g/kg 供给。

②增加新鲜蔬菜和水果：蔬菜和水果含有丰富的 B 族维生素和维生素 C 以及矿物质，在体内的代谢产物呈碱性，由尿中排出。尿酸结石在碱性尿液中易于溶解，故有利于治疗。最好每隔 1 ～ 2d 食用一次由生水果、果汁及生蔬菜组成的清凉饮食。

③低热能：因患者多为肥胖体型，体重超重，应限制热能供给。

④宜食食品：谷类以细粮为主，因粗粮可生成较多的嘌呤。肉类少量食用，每天 100g 以内，可吃鱼类、肉类、虾类、鸡肉等，每周一次。青菜、水果可任意选用，鸡蛋和牛奶可适量食用。

⑤忌食食品：禁食高嘌呤食品，肉类包括猪肉、牛肉及肝、脑、肾等动物内脏，各种肉汤、沙丁鱼、蛤、蟹等；蔬菜类包括豌豆、扁豆及其他豆类、菜花、龙须菜及蕈类等；酒类及含乙醇的饮料、浓茶、咖啡、可可，以及强烈的香料及调味品等。

（4）胱氨酸结石：有胱氨酸尿时，可采用低蛋氨酸饮食。限制动物类成酸性食品，多食植物类成碱性食物，使尿略呈碱性。大量饮水，使尿量维持在 2000 ～ 3000ml 以上。

三、营养护理要点

引起结石的原因颇为复杂，饮食调整对预防结石再发和消除成石因素有一定的积极作用，营养护理应掌握的以下几条原则。

1．**大量饮水**　患者每天饮水量应在 2000ml 以上，最好 3000 ～ 4000ml，每天尿量应在 2000ml 以上。

2．**含钙结石**　应低钙、低钠、低维生素 D 饮食。

3．根据不同结石性质调节尿液酸碱度。

4．根据不同结石性质调节饮食结构（参见治疗部分）。

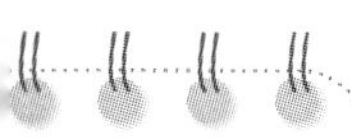

思考题

答案链接 33

不同性质的肾结石营养治疗有何不同?

（李　缨）

第十六章　呼吸系统疾病的营养治疗与护理

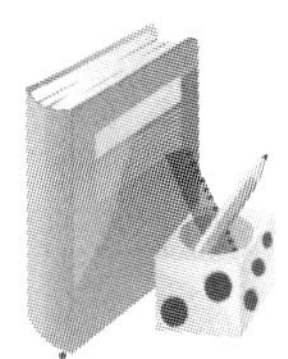

学习目标

通过本章内容的学习，学生应能够：

◎ 识记

复述呼吸系统疾病的代谢特点，机体的营养状况对呼吸系统的各个环节的影响，及呼吸系统各种疾病的治疗原则。

◎ 理解

概括各营养素、能量缺乏或过量的临床表现，预防和治疗的原则，及其人体营养状况评价指标。

◎ 运用

1. 正确评估、分析患者的营养状况和代谢特点。
2. 运用合理的营养手段对各种呼吸系统疾病患者进行饮食指导或营养支持。

第一节　概　述

呼吸系统与外界相通，外界有害物质，包括微生物、过敏原、粉尘、有害气体等，均可直接侵入，易引起损害。但呼吸系统具有完备的免疫防御机制，包括依靠打喷嚏、咳嗽、气管黏膜的屏障和黏膜纤毛黏附、运动等来清除污染物的物理防御系统；依靠吞噬细胞来杀灭细菌、吞噬有毒物质颗粒、传递防御信息的吞噬细胞群；启动和运行全身免疫防御系统的细胞免疫系统和体液免疫系统。以上多种机制的整合，可保障机体处于正常健康状态。

肺不仅是呼吸器官，也是重要的内分泌、代谢器官，与其他脏器和系统的功能密切相关，呼吸系统功能的正常活动与营养物质在细胞内的代谢、转化有密切关系；而机体的营养状态又直接影响着呼吸系统各个环节的能量和营养物质供给、做功效率、防御能力、组织损伤的修复和肺泡表面活性物质合成，甚至可影响呼吸结构和功能发生改变。

一、营养物质对呼吸功能的影响

（一）碳水化合物

肌纤维的动力物质是肌糖原，呼吸功能不全时不能以呼出的二氧化碳量来评价碳水化合物的需要量，因为呼吸衰竭患者体内二氧化碳的产出量大于氧气消耗量，如果碳水化合物摄入过多，其呼吸商＞1（脂肪0.7，蛋白质0.8），必然产生二氧化碳多，要排除过多二氧化碳必然要增加通气和呼吸频率，进一步加重肺的负担，加速呼吸肌疲劳或衰竭。

危重的呼吸衰竭患者常输注葡萄糖，输注葡萄糖的量和速度均影响呼吸功能。快速输注只能满足合成ATP和脂肪利用，同时产生更多二氧化碳，比较适宜的速度是5mg/（kg・min）。但碳水化合物摄入过少易发生酮症，也不利于蛋白质和脂肪的利用。

（二）蛋白质

呼吸功能不全患者常发生能量、蛋白质营养不良，适当增加蛋白质的摄入量可改善呼吸肌的收缩力，增加通气功能，降低体内二氧化碳。

危重患者应采用胃肠外营养，输注含支链氨基酸丰富的复合氨基酸，支链氨基酸与色氨酸竞争性进入大脑，可降低衰竭患者大脑中 5- 羟色胺的浓度，改善呼吸中枢的调节功能。

（三）脂肪

脂肪可提供较多的能量，其呼吸商最低，较少增加呼吸负担，并可防止必需脂肪酸和脂溶性维生素的缺乏，对改善肺组织结构及免疫功能有益。但快速输注脂肪，会造成脂肪颗粒聚集在肺小血管形成栓塞，导致急性肺损伤，加重危重症患者的呼吸衰竭。

（四）矿物质

由于呼吸肌做功负担加重，能量消耗大，磷和镁的消耗增加，呼吸肌疲劳，易发生低磷血症和低镁血症，磷是合成 ATP 的重要成分。低钙血症和低钾血症都影响膈的力量。

（五）维生素

维生素 A 缺乏引起上皮细胞角化，对呼吸系统的组织结构有影响，尤其是儿童，呼吸道感染与免疫功能低下是维生素 A 缺乏除视觉影响外的主要表现。

二、营养不良对呼吸系统的影响

营养不良在多方面影响呼吸系统的功能。

（一）降低呼吸肌功能，改变其固有结构

呼吸肌足够的收缩力和耐力是保证正常通气必需的条件。营养不良主要是影响白肌纤维，因其在呼吸运动中肌纤维分解比红肌纤维快。呼吸肌中对通气功能发挥作用最大的是膈，因做功最多，故消耗最大。

（二）减弱呼吸通气调节反射

营养不良引起中枢性（中枢神经驱动不足）和周围性（呼吸肌力不足）呼吸肌疲劳或衰竭，对缺氧的反应能力下降，难以迅速调节呼吸以适应机体对氧的需求，导致缺氧和二氧化碳潴留的进一步加重。因此充足的能量和全面的营养支持对保持呼吸通气调节至关重要。

（三）导致肺结构改变

营养不良影响肺发育和肺功能的完善，低体重新生儿在产后第 5 周与正常体重新生儿相比，肺功能较差，第 1 秒用力呼气肺活量（FEV_1）与出生时体重呈正相关。机体蛋白质和能量摄入不足导致肺抗氧化酶形成减少和对氧自由基抑制和清除作用减弱，加重有害物质（如烟雾等）对肺组织的损伤。

（四）降低肺免疫防御功能

营养不良者全身和呼吸道免疫防御功能减弱，以细胞性免疫降低最明显。呼吸道感染发生率增高，蛋白质 - 能量营养不良者肺泡灌洗液中巨噬细胞吞噬功能减弱，且数量减少，下呼吸道革兰氏阴性菌黏附和寄殖增加，呼吸道黏液纤毛清除功能减弱，导致呼吸道感染的发生。

营养不良使肺泡表面活性物质减少，易发生黏膜修复不良、肺萎缩、肺不张等，影响疾病的预后。

三、肺部疾患的一般营养原则

（一）营养原则

正确评估和适当能量供给，高蛋白、高脂肪、高维生素、低碳水化合物。

1．热量　正常人体热量需要可根据 Harris-Benedict 公式计算：

男：66.473 +[13.7516× 体重（kg）]+[（5.0033× 身高（cm）] –（4.6756× 年龄）

女：665.095+[（9.5634×体重（kg）]+[（1.8496×身高（cm）]－(4.6756×年龄）

呼吸衰竭患者体能消耗增高，应乘以校正系数C（男1.16，女1.19）。

正确地估计热量供给十分重要，尤其对肺部损害的患者，因为过高的热量会引起机体的糖代谢异常、肝的脂肪浸润等。

在疾病还在发展的情况下，维持平衡是主要目标，不应像康复期那样，要求丢失了的营养物质与组织的复原。

2．蛋白质、脂肪与碳水化合物的构成　体内CO_2主要来自营养物质的氧化，从脂肪到糖类，CO_2的产生量为70%～100%，如果摄入营养过高且以糖类为主，将导致大量CO_2产生，而正常生理状况下肺排泄CO_2的能力约为12 000mmol/d，超过此限即可造成CO_2潴留。

故食物中蛋白质、脂肪与碳水化合物的构成要视患者肺功能而定，如患者有急或慢性呼吸衰竭，其呼吸贮备低时，碳水化合物在氧化中会比蛋白质与脂肪产生更多的二氧化碳，增加呼吸负荷。

尽管临床证明，较高水平的蛋白质摄入可增加呼吸功，导致呼吸肌疲劳。但蛋白质摄入不足会导致体内蛋白水平的缺乏，不利于疾病的康复，实际中推荐供给量维持在1g/（kg·d）。

实验证明，对肺部疾病患者用较高的脂肪代替糖供给热量更稳妥些，故食物中脂肪可占总热量的30～50%。

3．另外需要注意补充电解质，如钙、磷、镁、铁等。

4．适当增加维生素C、维生素A、尼克酸等的摄入。

对于肺疾患的营养干预仍然是一个进一步探索的新课题，事实上，这类患者大都处于营养不良的状态，绝大多数观察都提示营养干预是必要和有利的，但许多细节还有待于进一步研究。

四、营养治疗应注意的问题

1．及时进行营养评价。

2．降低碳水化合物摄入量，一般不超过总能量的55%，减少二氧化碳的产生，减轻呼吸肌疲劳。

3．营养治疗方案的个体化。

4．根据病情变化，综合分析各项检查指标，灵活调整营养支持方法。

5．正确选择营养支持途径和作好治疗方法的过渡。

6．注意和经治医生、患者和家属沟通，以利于配合营养治疗。

思考题

1．为什么呼吸系统疾病易导致营养不良？

2．给予高热量食物来预防或纠正呼吸系统疾病营养不良是否合理？

答案链接34

第二节　支气管炎

案例 16-2A

患者，女性，28 岁，平素体健，5d 前受凉后开始出现咳嗽、咳痰，无气短，咳白色黏痰，量 30ml/d 左右，伴间断发热，体温最高 38.3℃，无规律；查体：咽微红，扁桃体不大，双肺呼吸音粗，无啰音，余（-）；血常规：白细胞 11.0×10^9/L，中性粒细胞 81%；胸片示双肺纹理增粗。门诊诊断：急性支气管炎。予口服消炎、祛痰、止咳药治疗 1 周好转。

支气管炎是呼吸系统最常见的疾病，请问：支气管炎急性期患者饮食应注意哪些方面？

支气管炎是由炎症引起的最常见的呼吸系统疾病，表现为急性和慢性两种类型。急性支气管炎通常发生在感冒或流感之后，可有咽痛、鼻塞、低热、咳嗽及背部肌痛。慢性支气管炎是指气管、支气管黏膜及周围组织的慢性非特异性炎症，往往由长期吸烟所致，可有呼吸困难、喘鸣、阵发性咳嗽和黏痰。慢性支气管炎反复发作，可发展为慢性肺气肿。气肿的肺弹性丧失，气体不能充分由肺内呼出。肺气肿常难以治愈，久后可转变为慢性肺源性心脏病。

一、急性支气管炎

（一）病理变化及对营养代谢的影响

急性支气管炎发作时，气管、支气管黏膜受损，能量和蛋白质消耗增加，能量和蛋白质不足会导致机体抵抗力下降，蛋白质不足还会影响支气管黏膜的修复，影响机体各种免疫细胞的形成和分泌，甚至影响正常的新陈代谢。维生素 A 和维生素 C 能增强支气管上皮细胞的防御功能，维持正常的支气管黏液分泌和纤毛活动，帮助排出支气管内异物，清洁支气管和降低炎症反应。

（二）营养治疗

营养治疗的原则是供给足够的热能、蛋白质及丰富的维生素，以增强患者机体的免疫力，减少反复感染的机会。饮食食谱可在普通少渣半流质饮食的基础上进行修改，选择优质蛋白质食物，避免奶类及其制品，注意钙、维生素 A 和维生素 C 的补充，增强液体的供给量。

1．高热能、优质蛋白质饮食　足够的能量和蛋白质有利于受损的支气管组织修复。若患者由于缺氧而食欲减退，应采用少量多餐的进餐方式，每天可进餐 6 次。供给易于消化吸收的食物。推荐每日蛋白质供给量按 1.2 ～ 1.5g/kg 体重，并以动物蛋白和蛋类、豆类等优质蛋白质为主。

2．避免使用奶制品　奶制品易使痰液变稠，使感染加重，应避免食用。但为避免钙的摄入不足，需要同时注意补钙 1000mg/d。

3．补充维生素　为增强机体免疫功能，减轻呼吸道感染症状，促进支气管黏膜修复，应补充足量的维生素 A 和维生素 C。每天供给量为维生素 C 100mg、维生素 A 1500μg。

4．增加液体摄入　大量饮水有利于稀释痰液，并能保持气管通畅，每天至少应保证饮水量在 2000ml 以上。

5．忌刺激性食物　过冷、过热或其他有刺激性的食物可刺激气管黏膜，引起阵发性咳

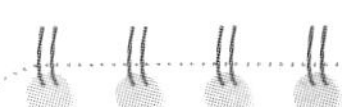

嗽，加重黏膜损伤，应尽量避免。

6．供给软食 若呼吸困难影响咀嚼功能时应供给软食，以便于咀嚼和吞咽，高热、食欲不好者，适宜流食、半流食。

7．与药物相互作用

（1）服用茶碱类药物时，应避免饮用咖啡、茶叶、可可及可乐饮料，以免加重对胃肠黏膜的刺激。

（2）间羟异丙肾上腺素应在饭后用果汁吞服，以免其异味影响食欲或引起胃肠反应。

（3）使用特布他林（间羟叔丁肾上腺素）应和食物同时服用，以免出现胃肠副作用。

二、慢性支气管炎

（一）病理变化对营养代谢的影响

患慢性支气管炎等慢性阻塞性肺疾病的患者出现营养不良比例明显增多。由于大气污染物刺激、吸烟、感染、过敏原，以及自主神经功能失调、老年人呼吸道防御功能下降、维生素A和维生素C缺乏、遗传等因素，造成长期的气道阻塞、过量通气以及反复感染炎症介质等，引起机体内分泌紊乱，机体处于明显应激状态，慢性支气管炎患者能量消耗显著增加。同时由于低氧血症和（或）高碳酸血症常导致电解质和消化吸收功能紊乱，影响营养物质的消化和吸收，加重了患者的营养不良。

（二）营养治疗

1．能量供给 大量营养物质如蛋白质、脂肪和糖类转化为能量的过程中，氧气被消耗，并生成二氧化碳。二氧化碳生成量与氧耗量之比就称为呼吸商（RQ）。糖类、脂肪和蛋白质的呼吸商分别是1.0、0.7和0.8。因此总的饮食原则是在满足患者机体需要和支气管黏膜组织修复需要的基础上，尽量减少食物消耗的氧气量，降低食物呼吸商，帮助预防或纠正高碳酸血症，宜采用适当能量、适量蛋白质、高脂肪、低碳水化合物饮食。但由于慢性支气管炎还处于COPD的早期，故对碳水化合物的限制不必过于严格。

2．蛋白质 慢性支气管炎患者处于高代谢状态，但并非高分解状态，体重的损失更多源于脂肪分解，而对瘦体组织影响不明显。因而适当摄入蛋白质即可缓解负氮平衡状态，但是过量摄入蛋白质将加重低氧血症及高碳酸血症，每日给予1～1.5g/kg标准体重即可。

3．脂肪 脂肪有较低的呼吸商，能减少二氧化碳的产生，对慢性支气管炎患者有利，因此可以提高脂肪在供能中的比重。但是在高脂肪膳食时要注意调整脂肪酸的结构，防止高脂血症的发生或网状上皮系统的损害。饱和脂肪酸对保护网状上皮系统的完整性有益，且有助于细菌的隔离，但过多也会有损肝功能，易导致动脉粥样硬化。不饱和脂肪酸，尤其是必需脂肪酸是合成前列腺素及花生四烯酸的前体物质，与支气管平滑肌的收缩功能有关，且与免疫功能有关。

4．碳水化合物 对无明显通气障碍或高碳酸血症的患者，无须对碳水化合物进行严格的限制。而对于有严重通气功能障碍的患者特别是伴高碳酸血症的患者，过高的碳水化合物的摄入将引起二氧化碳的累积，不利于血碳酸水平的降低，应当限制碳水化合物的摄入。由于碳水化合物能促进血氨基酸进入肌肉组织，并在肌肉内合成蛋白质，而脂肪无此功效，故过分限制碳水化合物的饮食有可能引起酮症，导致组织蛋白的过度分解以及体液和电解质的丢失。因此，在采用限制碳水化合物饮食时，每日摄取的碳水化合物不得低于100g，以避免上述情况发生。

5．维生素和微量元素 注意各种微量元素和维生素的补充，尤其是维生素C、维生素E、磷、钙、钾的补充，要达到RDA（人体每日摄取推荐量）的标准。

6．水 对有液体潴留或者肺水肿、肺动脉高压、肺心病和心力衰竭的患者应该严格控制液体入量。严重感染出现脱水或者呼吸机支持引起液体丢失过多时，应该增加液体的供给。

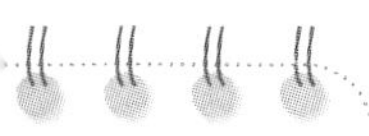

L57

答案链接 35

思考题

急性支气管炎和慢性支气管炎在营养治疗中有什么差别？

第三节　肺　炎

案例 16-3A

患者，男，19 岁，学生，入院前 3 天淋雨受凉后，出现寒战、发热，体温达 39.7℃，呈稽留热，伴头痛、周身酸痛，不思饮食，自以为感冒，自行口服“伤风胶囊”治疗 2d，效果差，仍高热不退，且出现咳嗽、咳痰、痰中带血，遂就诊入院。查体：急性病容，高热貌，右下肺可闻及少量湿啰音；血常规：白细胞数 15.2×10^9/L，中性粒细胞 90%；胸片示：右下肺大片状密度增高影，边缘不清。诊断：社区获得性肺炎。

问题与思考：

1. 该患者高热不退，营养支持应注意哪些？
2. 肺炎恢复期饮食宜、忌有哪些？

肺炎（pneumonia）是一种呼吸系统常见病和多发病，指终末气道、肺泡和肺间质的炎症。发病因素很多，如病原微生物、理化因素、免疫损伤、过敏及药物等，多为细菌感染所致，占 80%。四季均可发病，以冬春季为多见，男性多于女性。继发性肺炎多见于儿童及年老体弱者。诱发因素有突然受寒、饥饿、疲劳、醉酒等。

一、肺炎患者营养代谢特点

肺炎患者由于感染、发热、摄入不足或吸收不良等原因造成机体代谢紊乱，出现营养不良，致使呼吸肌和通气功能受损。疾病本身和治疗因素可导致机体处于高代谢状态，能量消耗增加；蛋白质分解代谢增强，加之食物摄入不足，蛋白质合成代谢减弱，易出现负氮平衡，导致机体免疫功能低下，从而加重感染；体内脂肪动员和氧化分解增强，以供给高代谢所需能量，减少氮丢失，当脂肪贮备耗尽时，蛋白质的丢失明显加快。另外，由于感染、摄入减少、吸收不良，导致多数矿物质和维生素的缺乏，尤其是锌、硒、钙、维生素 A、维生素 C 及 B 族维生素等的缺乏。此外，发热、出汗、呕吐、腹泻、饮水不足等可导致脱水和电解质紊乱。

二、营养治疗

除根据病因进行临床抗感染、对症治疗外，饮食应合理调配，以提高机体的抵抗力，防止呼吸道感染继续恶化。因此，必须供给患者充足的营养，特别是热能和优质蛋白质，以维持机体的营养素消耗。

1．能量　患者因长时间高热，体力消耗较严重，故每天供给能量应为 8.4 ～ 10.0MJ（2000 ～ 2400kcal）或按“BEE× 应激系数 × 活动系数 × 体温系数”计算，应激系数可取 1.3 ～ 1.5，活动系数取值同一般疾病患者，持续发热者体温每升高 1℃，BEE 增加约 13%。

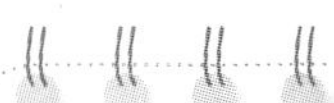

2．**蛋白质**　供给充足的蛋白质，以 1.5g/（kg・d）为宜，其中优质蛋白质比例保证在 30% 以上，可给予牛奶、豆制品、蛋类及瘦肉等，以提高机体抗病能力，防止呼吸系统感染转向恶化，维持机体的消耗。

3．**脂肪**　由于肺炎患者发热及频繁咳嗽，导致患者食欲减退。故应适当限制脂肪的量，给予清淡易消化的饮食。

4．**碳水化合物**　碳水化合物摄入量应充足，以占总能量 50% ～ 60% 为宜。

5．**矿物质**　由于酸碱失衡是肺炎的常见症状，患者因退热致出汗多，同时发热时饮食减退，易造成电解质过度丢失，应多给新鲜蔬菜或水果，以补足矿物质，有助于纠正水电解质失衡。

6．**维生素**　注意各种维生素尤其是维生素 A、维生素 C 及 B 族维生素等的补充。

7．**水**　保证充足的水分供给，鼓励饮水，保证每日 2000ml，以利湿化痰，及时排痰，以防止脱水、加重中毒症状。

8．**膳食纤维**　因缺氧、呕吐、腹泻，甚至有肠麻痹的症状，严重时可能有消化道出血，故膳食纤维不应过高，尤其是不溶性纤维应限制。

9．因症状重而进食困难者，可考虑部分肠外营养治疗。

三、营养护理要点

1．合理评估患者不同症状下的营养风险，指导合理的饮食结构；

2．指导患者避免食用刺激性食物。

思考题

1．肺炎发热期对各类营养素的需求是什么？

2．肺炎患者代谢消耗增加，应补充更高热能，为何要限制能提供高热量的脂肪摄入？

答案链接 36

第四节　慢性阻塞性肺疾病

案例 16-4A

患者，男，75 岁，身高 173cm，体重 49kg。有慢性咳嗽、咳痰病史 30 余年，近 10 年症状加重，并逐渐出现活动性气短，冬春季节明显，多于受凉后急性加重，予抗感染、平喘治疗后症状减轻，症状呈进行性发展。查体：消瘦，呈"三凹征"，桶状胸明显，呼吸幅度及呼吸音均减弱，双下肢无水肿。诊断为慢性阻塞性肺疾病。追问病史，患者近 5 ～ 6 年进行性消瘦，饮食尚可，便秘。营养评估 BMI 为 16.5kg/m^2。

问题与思考：

1．该患者消瘦的原因是什么？

2．患者营养不良对自身疾病有哪些不利影响？

3．该患者饮食结构的原则是什么？

慢性阻塞性肺疾病（chronic obstructive pulmonary disease，COPD）是一种以气道气流受限为特征的呼吸系统疾病，气流受限不完全可逆，呈进行性发展，可以预防和治疗的疾病。由于吸烟、环境污染、人口老龄化等问题，使COPD患病率和死亡率逐年增高。据流行病学资料显示，中国每年有150万人死于COPD，预计到2020年COPD将成为全球第五位影响生存时间和生活质量的疾病。患病人数多，病死率高，治疗耗资很大，因此，进一步搞好COPD人群的防治工作意义重大。

一、病因与发病机制

1．吸烟　为重要发病因素，无论是主动吸烟或是被动吸烟者，COPD患病率均明显增加，且烟龄越长、吸烟量越大，患病率越高，病情发展越快，肺功能障碍迅速加剧。

2．环境因素　如大气污染，各种职业粉尘（矽、煤尘），化学烟雾（SO_2、NO_2）和有机尘埃（棉尘、大麻）等。

3．感染　反复呼吸道感染，如呼吸道病毒、支原体、衣原体和细菌感染亦为重要原因，常见致病菌包括肺炎链球菌、流感嗜血杆菌等。

4．遗传因素　蛋白酶-抗蛋白酶失衡，已证明α_1-抗胰蛋白酶缺乏，与肺气肿的发生有密切关系。

5．其他因素　气温变化、营养不良、炎症机制、氧化应激、自主神经功能失调等都有可能参与COPD的发生发展。

二、临床表现

1．慢性咳嗽　随病程发展可终身不愈，常晨间咳嗽明显，夜间有阵咳或排痰。

2．咳痰　一般为白色黏液或浆液性泡沫性痰，偶可带血丝，清晨排痰较多，急性发作期痰量增多，可有脓性痰。

3．气短或呼吸困难　早期在劳动力时出现，后逐渐加重，以致在日常活动甚至休息时也感到气短，是COPD的标志性症状。

4．喘息和胸闷　部分患者特别是重度患者或急性加重时出现喘息。

5．其他　晚期患者有体重下降、食欲减退等。

三、COPD患者的营养代谢变化

1．机体能量消耗增加　COPD患者由于气道阻力增加和胸肺有效顺应性减低，使呼吸功和氧耗量（VO_2）增加，并且由于肺过度充气，使膈收缩阻力增大，耗能增加。COPD患者每日用于呼吸的耗能为1799～3012kJ（430～720kcal），较正常人高10倍，尤其以肺功能严重障碍者更为明显，死亡率高。Sridhar等观察到VO_2的增加与气道阻塞程度即一秒钟用力呼气容积（FEV_1）呈负相关（r=–0.83）。提示COPD患者在确定热卡需要时，应充分考虑到静息能量消耗（REE）的增加。

感染增加能量消耗，多种炎症因子增加蛋白质分解，免疫功能低下，造成恶性循环。COPD患者在长期病程中易发生并发症，如急性呼吸道感染，甚至发生呼吸衰竭。

2．胃肠道消化吸收功能障碍　由于长期缺氧、高碳酸血症和心功能不全，胃肠道淤血，以及长期使用广谱抗生素，胃肠道正常菌群失调，导致消化和吸收功能障碍，易发生多种营养素缺乏病。

3．营养物质摄入减少　部分患者可由于心肺功能严重不全或进食活动受限，限制了营养物质和必需营养素的摄入。抗生素和茶碱等药物对胃黏膜的刺激也影响患者的进食。

4．机体分解代谢增加　由感染、细菌毒素、炎性介质、缺氧、焦虑、恐惧等因素引起机

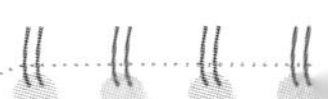

体内分泌紊乱，使之处于严重的应激和高分解状态，能量消耗和尿氮排出量显著增加。COPD患者的大量排痰也是氮丢失的一个途径。有作者观察到机械通气患者排痰中氮量为0.4±0.2g/d，最多者达0.7g/d，相当于蛋白质4.3g/d。

5．药物的影响　COPD的药物治疗常用皮质激素类控制感染和减轻症状，激素对蛋白质合成有抑制作用，也加速呼吸肌的萎缩和降低肌肉的耐力。

高代谢、高消耗、负氮平衡、体重进行性下降。严重营养不良发生率达20%～60%，根本原因是高代谢状态下能量消耗大于摄入能量，病情越严重基础能量消耗越高，体重下降速度越快。呼吸肌能量储备减少，肌肉萎缩，组织缺氧，呼吸功能衰竭。另一方面COPD患者因肺部慢性炎症，蛋白分解加速，导致蛋白质-能量营养不良，并且COPD患者营养不良呈持续发展。

四、营养不良对COPD患者的影响

1．机体营养不良时，可能会影响抗胰蛋白酶的产生，及肺内抗氧化剂防御系统生成减少和活性降低。

2．营养不良时，膈重量减轻，呼吸肌肌力和耐力将随之下降，易导致呼吸功能不全。

3．营养不良对呼吸系统最显著的影响是减少维持正常通气的动力，主要影响呼吸中枢和呼吸肌。

4．营养不良可严重损害肺的防御和免疫功能。肺泡表面活性物质分泌减少，肺泡和支气管上皮细胞的再生和修复能力降低，支气管纤毛运动功能减弱，损害细胞免疫功能，补体系统活性降低和吞噬功能减低。

5．营养不良对COPD预后的影响：Vandenberg报告体重减轻的COPD患者比体重正常COPD患者生存时间短，体重减轻后3年和5年的死亡率为30%和49%，体重正常者5年的死亡率为25%。

五、营养治疗

COPD合并营养不良可损害患者的呼吸肌结构和功能，引起通气功能障碍，还可加重患者原有的肺气肿程度；且营养不良可致患者全身和呼吸系统局部免疫防御机能降低，易诱发肺部感染，加重呼吸衰竭，形成恶性循环，成为COPD呼吸衰竭患者死亡的重要原因。正确评价COPD患者的营养状态，并给予相应的营养支持疗法，对降低此类患者的病死率，延长其生存期和改善生活质量，具有十分重要的意义。

（一）目的

维持理想体重，恢复或保持机体的瘦体组织，防止过多丢失，维持患者呼吸肌的力量和质量，维持有效呼吸通气功能，增强机体免疫力，预防和减少急性并发症。

对急性期患者，营养支持治疗目标为尽量维持良好营养状态，提高机体免疫力，以利于渡过急性呼吸道感染期，而在急性发作后期则使体力尽早得到恢复。

COPD患者一般病程长，食欲差。慢性缺氧使消化道淤血，影响食欲及食物的消化吸收，形成恶性循环。所以对营养不良患者进行早期评价及相应的营养治疗，打断恶性循环，可望改善其呼吸肌功能和肺功能。

（二）营养治疗

1．原则　正确评估营养状况，适当的热能供应，合理地热氮比和糖脂比。一般遵循适当热能、高蛋白、高脂肪、高膳食纤维、低碳水化合物饮食的原则。

2．确定每日的总热量供给　通常采用Harris-Benedict公式先计算出的热量为休息状态下所需的BEE。

能量消耗计算公式：

每日能量 = 基础能量消耗（BEE）× 活动系数 × 体温系数 × 应激系数 × 校正系数

系数：卧床 1.2，下床轻度活动 1.25，正常活动 1.3，（中度活动为 1.5；剧烈活动为 > 1.75）。

体温系数：38℃取 1.1，39℃取 1.2，40℃取 1.3，41℃取 1.4。

应激系数：体温正常 1.0，发热 1.3。

校正系数：男性 1.16，女性 1.19。

为使患者降低的体重得以纠正，应再增加 10% 的 BEE。因此，对合并营养不良的 COPD 患者，每日的热量供给应为：以上计算所得值 ×1.1。

3．确定热量供给的分配比例

（1）COPD 稳定期营养不良患者营养支持的能量分配为碳水化合物占 50% ～ 55%，脂肪占 30% ～ 35%，蛋白质占 15% ～ 20%，即蛋白质至少 1g/（kg・d）。

（2）如果患者处于应激状态，分解代谢增强，蛋白质供给量需要增加至 20% ～ 50%。如果仅以碳水化合物作为单一的能量来源，必定要产生大量的 CO_2 和消耗大量的 O_2，对通气储备功能较差的 COPD 患者来说，势必会增加通气负担，过多补充可能会加重呼吸衰竭患者的高碳酸血症（营养性高碳酸血症）。对于严重肺部感染患者，大量使用高碳水化合物能增加 CO_2 产量和呼吸商，导致通气功能增加，恰当使用脂肪乳剂、氨基酸可改善肺的血管张力，影响炎症过程，能补充人体必需脂肪酸、必需氨基酸。

因脂肪供热高，体积小，其呼吸商为 0.7，低于葡萄糖，产生的二氧化碳也少于糖，故主张呼吸重症患者尤其 COPD 患者的主要能量来源应是脂肪。

蛋白质摄入不足可影响患者肺组织的修复，使抗体、免疫细胞产生减少。慢性呼吸衰竭患者蛋白质需要量至少为 1g/（kg・d）。COPD 合并呼吸衰竭，特别是施行人工通气者，因机体处于应激状态，分解代谢增加，为补充额外消耗，蛋白质供应量需要增加 20% ～ 50%。如有条件，在补充蛋白质的同时，可使用重组人生长激素，以促进蛋白质更新及合成代谢，减少过多能量摄入引起的副作用，改善呼吸衰竭患者的营养不良状态。在营养支持疗法的基础上，应用重组人生长激素 60μg/（kg・d），即可获得 34mg/（kg・d）正氮平衡的效应。

对 COPD 急性加重期患者，尤其是合并呼吸衰竭行机械通气者，在早期治疗中给予合理、有效、足量的 PN 支持是减少并发症，及早撤离呼吸机，降低死亡率的关键手段之一。但营养成分的选择应恰当，避免高热量、高糖、过高蛋白质，脂肪乳剂宜选用 MCT/LCT，以免进一步加重患者的呼吸功能损害。

已有专门用于 COPD 患者的肠内营养配方，这些配方通常含有较低的碳水化合物（27% ～ 39%）和较高的脂肪能量（41% ～ 55%）。例如肺疾患专用肠内营养制剂 Pulmocare 中，碳水化合物的产热比为 28%，脂肪产热比为 55%，蛋白质产热比为 17%，非蛋白热量 / 氮为 125 ： 1。

4．注意电解质和微量元素的补充　特别是影响呼吸肌功能的电解质如磷、钾、镁等。Fiaccadori 等发现 COPD 患者呼吸肌和外周骨骼肌磷含量明显减低，肌肉磷耗竭可见于 50% 的 COPD 患者。及时纠正 COPD 患者的低 K^+ 血症、低 Mg^{2+} 血症和低 Ca^{2+} 血症，可减少代谢性碱中毒的发生机会。

每日进食维生素 C 100mg、维生素 A 5000U，利于增强支气管黏膜上皮的防御能力，维持正常的支气管黏液分泌和纤毛活动，改善呼吸道感染症状，促进支气管黏膜修复。

5．少量多餐　疲乏、呼吸困难及胃肠功能障碍（恶心、饱胀、便秘）等影响食欲及食物的消化吸收。

COPD 有明显缺氧的患者，可在餐前或餐后作吸氧治疗。危重 COPD 患者，如使用面罩或人工气道辅助机械通气者，可鼻饲或肠外营养支持。

6．营养支持途径

（1）对缓解期和轻症患者的 COPD 患者，多主张采用经胃肠道营养治疗或使用短期静脉营养支持治疗，续贯以口服补充治疗。不能经口饮食或饮食受限时采用肠内营养，肠内营养输入途径以鼻肠管为主，必要时可行胃造口或空肠造口。

1）经胃肠道营养治疗：患者需要营养补充时，应首先推荐经口胃肠道营养。

其优点是符合正常生理要求：

①口腔咀嚼分泌唾液可促进胃肠等消化腺的分泌，有助于消化和吸收；

②可直接提供肠黏膜所需的营养物质，维护其功能；

③在重症患者可减少应激性溃疡和胃肠道出血的发生。不能经口进食者，可采用鼻饲，但进食的内容和量将受到限制。

2）短期静脉营养支持治疗：胃肠道营养补充不足时，可由外周静脉补充，但要注意输入的内容及其效价。同时输注脂肪和氨基酸可达到节氮效应，保持氮平衡。

（2）危重患者、重度营养不良和机械辅助通气者采用短期胃肠外营养，根据病情调整营养支持的途径。

据统计，我国 COPD 患者营养不良发生率高达 60%。此类患者在急性加重期合并呼吸衰竭、施行人工通气时，营养不良将进一步加重。营养不良势必影响机体免疫功能，易发生严重感染和多脏器衰竭，同时也是呼吸肌衰竭的高危因素，对生存率和预后均有严重的影响，长时间机械通气者能否撤机也与患者的营养状况密切相关。故积极进行合理的营养支持已成为这类患者综合治疗中的重要组成部分。因此，当 COPD 患者经口摄食不能满足每日需要量的 50% 时，可联合应用肠内、肠外营养，尽快纠正患者的负氮平衡及电解质紊乱，提高 COPD 患者的生活质量。但目前 PN 应用于呼吸衰竭患者仍存在争议，如 PN 后出现的高碳酸血症、脂肪诱导的肺功能变化等。

7．营养补充时应注意的问题

（1）加重通气负担：进食或输注过多的碳水化合物可产生大量的 CO_2，呼吸商增大，加重通气负担。

（2）胃肠功能障碍：经消化道过多的补充可引起腹胀、腹泻、恶心、呕吐。腹泻的原因是乳酸缺乏和脂肪吸收不良。此时应立即停止肠道营养 1 ～ 2d，待腹泻停止后，再缓慢恢复肠道营养。

（3）在静脉营养治疗特别是过量葡萄糖输入可引起胰岛素分泌和释放增加，使葡萄糖和磷酸结合而进入骨骼肌和肝，出现或加重低磷血症，导致呼吸肌无力和疲劳。过多的葡萄糖摄入超过肝细胞的氧化量，可引起肝脂肪变性。

（4）饮食应注意：①选择清淡利于排痰的食物；②避免食用过冷、过热、生硬食物，因其可刺激气管引起阵发性咳嗽；③茶碱类药物易引起胃肠道副作用，应注意避免饮用咖啡、茶和可口可乐等饮料。

六、营养护理要点

1．缓解期及轻症患者　一般只需给予胃肠营养，合理的饮食搭配及供给可以为患者提供足够的营养。

①碳水化合物摄入一般＜ 55%，因碳水化合物可增加二氧化碳生成量，加重呼吸肌负荷；避免进食含糖量高的饮食，以免引起痰液黏稠。

②蛋白质摄入量为 1.0 ～ 1.5g/（kg・d），并保证优质蛋白质的摄入。

③可适当增加摄入含游离脂肪酸较丰富的食物，如植物油、海产和鱼类食品。

④限制钠盐摄入，以免引起水钠潴留。

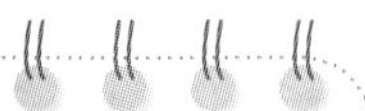

⑤进食高纤维素、易消化食物，防止便秘、腹胀而加重呼吸困难。

⑥少食多餐，减少用餐时的疲劳。

⑦进食前后漱口，保持口腔清洁，促进食欲。

2．**重症患者**　从肠外、肠内营养逐渐向口服自然饮食过渡。

3．做好电解质、营养状况监测，避免电解质紊乱与营养不良的发生。

思考题

答案链接 37

1．碳水化合物呼吸商高，易加大 COPD 患者的呼吸功能负担，营养治疗中能否去除碳水化合物？

2．COPD 低糖高脂的供能原则中脂肪含量是否越高越好？为什么？

第五节　支气管哮喘

案例 16-4A

患者 ×××，女，30 岁。患者 1 年前开始出现发作性喘憋、咳嗽、咳少量白黏痰，未予特殊处理能自行缓解。此后，常于受凉、闻及刺激性气体、运动或情绪激动时发作憋喘，多能自行缓解。因外出旅游吃海鲜后症状加重，就诊入院，查体：端坐位，喘息态，双肺可闻及哮鸣音。确诊为支气管哮喘。

问题与思考：

1．此患者的饮食结构应注意些什么？

2．哮喘对营养代谢有哪些影响？

支气管哮喘（bronchial asthma，简称哮喘）是由多种细胞及细胞组分参与的慢性气道炎症，此种炎症常伴随引起气道反应性增高，导致反复发作的喘息、气促，胸闷和（或）咳嗽等症状，多在夜间和（或）凌晨发生，此类症状常伴有广泛而多变的气流阻塞，可以自行或通过治疗而逆转。

一、哮喘与营养相关的因素

1．**营养与过敏**　哮喘最重要的激发因素是变应原，许多食物可以成为哮喘的变应原，如奶制品中的 β- 球蛋白，鸡蛋清中的类卵黏蛋白和水果、水产类等；防腐剂及染色剂等食物添加剂也可引起哮喘急性发作。

2．**n–3 多不饱和脂肪酸**　哮喘患者给予鱼油，可以降低脂类介质的作用和抑制迟发反应。

3．**维生素 C 与镁**　维生素 C 可降低哮喘患者气道对运动或乙酰胆碱吸入的反应，减少或减轻哮喘发作。镁可以轻微扩张支气管，对哮喘发作有一定的缓解作用。

二、哮喘对营养代谢的影响

1．**直接影响进食**　哮喘发作，患者难以正常进食，而影响营养素摄入。

2．代谢紊乱　哮喘患者常处于焦虑、恐惧和高度应激状态，可引起机体内分泌紊乱，能量消耗增多、尿氮排出增加。

3．消耗增加　哮喘患者由于气道阻力增加、呼吸道反复感染等，会引起患者能量消耗较正常人为高，急性发作期更高。

4．影响营养素吸收　低氧血症所导致的电解质紊乱和消化功能紊乱可影响机体对营养物质的吸收、氧化和利用。

5．激素和药物影响　治疗过程中常用皮质激素、茶碱类或抗生素类药物，这些药物会产生一系列副作用，如：

①影响骨代谢，导致骨质疏松高发；

②刺激胃肠道黏膜，产生胃肠不适；

③导致菌群失调。

三、营养干预

1．确定食物致敏原　营养人员有责任协助临床医师确定食物致敏原。实际中可采用排除膳食、激发试验或过敏原皮试来进行食物筛选。

2．口服脱敏疗法

四、营养治疗原则

1．排除致敏食物　应提供营养丰富的、经过排除过敏原饮食。

2．婴儿慎用牛奶　如饮用牛奶引起哮喘发作的婴儿，在2岁以后可谨慎地再次饮用。牛奶含有多种蛋白，以β-乳球蛋白为最常见过敏原。

3．能量供给量　可按30～35kcal/（kg·d）或“BEE×应激系数”计算，应激系数在发作期根据轻、中、重可分别选择1.3、1.5、2.0，缓解期以1.2计算。

4．生热营养素比例　碳水化合物、蛋白质、脂肪的构成比例合理。在哮喘发作时，适当减少碳水化合物供能比例会相应减少CO_2的生成，其供能比例不宜超过50%。蛋白质也会增加氧的消耗，因而，应在膳食中减少效价低的劣质蛋白质摄入，适量应用优质蛋白以维持平衡，可将15%～20%作为蛋白质的供能比例。高脂膳食可以减少CO_2的生成，因此提高脂肪的供能比例是哮喘营养支持的一个特点，同时注意电解质的缺乏和维生素、矿物质和微量元素，尤其是具有抗氧化作用的微量元素硒的补充。

5．注意补足液体量　防止因过度喘息和出汗发生脱水导致血容量不足及痰栓形成，每日饮水应达2000ml，甚至更多。

6．避免刺激性食物　尽量避免有刺激性的食物，忌烟戒酒。

五、营养护理要点

1．做好营养宣教，帮助患者认识过敏原，并有效避之。

2．能正确评估哮喘的严重程度，并给予相应的营养摄取指导。

对重症哮喘患者做好水、电解质、营养状况监测，合理实施肠外、肠内营养支持。

思考题

答案链接38

1．哮喘患者能量消耗增多、尿氮排出增加，易导致负氮平衡，是否应大量增加蛋白质供应的种类和数量，防止发生低蛋白血症型营养不良？

2．哮喘患者饮食结构应注意哪些？

第六节　急性呼吸窘迫综合征

案例 16-6A

患者，男性，63 岁。患者 5d 前开始出现右上腹痛，为持续性钝痛，伴呕吐三次，伴发热，体温最高 38℃，无畏寒。白细胞 10.8×10^9/L，且以中性粒细胞升高为主，入院诊断急性胆囊炎。入院后使用头孢呋辛抗感染治疗，腹痛逐渐好转，治疗中患者出现呼吸困难、神志恍惚转入 ICU 病房。既往否认心肺疾病史，查体：体温 37.6℃，呼吸 36 次 / 分，心率 104 次 / 分，血压 120/50mmHg，精神紧张，口唇发绀，呼吸浅速，双肺底可闻及湿啰音，心音低钝，无杂音，莫菲征（+），肝脾不大，双下肢无水肿。血气分析：pH 7.5，$PaCO_2$ 28.6mmHg，PaO_2 54.2mmHg，HCO_3^- 22.0mmol/L；胸片示双肺多发斑片状阴影，密度浅淡，边缘不清。诊断：急性呼吸窘迫综合征。

问题与思考：

1．ARDS 营养代谢的特点是什么？

2．ARDS 一般没有 CO_2 潴留，甚至 CO_2 偏低，高碳水化合物营养支持是否合理？

急性呼吸窘迫综合征（acute respiratory distress syndrome，ARDS ）是一种因严重感染、创伤、休克等肺内外因素袭击后出现的急性、进行性缺氧性呼吸衰竭，以显著的呼吸窘迫、顽固性低氧血症、呼吸顺应性降低、非心源性肺水肿和胸部 X 线显示双肺弥漫性浸润影为临床特征。病理基础是由多种炎症细胞（巨噬细胞、中性粒细胞和淋巴细胞等）介导的肺局部炎症反应和炎症反应失控所致的肺毛细血管损伤。其主要病理特征为由肺微血管通透性增高而导致的肺泡通气功能下降，可伴有肺间质纤维化。肺部病变的早期阶段称为急性肺损伤，而急性呼吸窘迫综合征是急性肺损伤进一步发展的严重阶段，后期常并发多器官功能衰竭。

一、ARDS 营养代谢变化

1．急性呼吸窘迫综合征患者营养状态受基础疾病和急性肺损伤炎症程度的影响，亦受饮食和营养支持治疗措施的影响。急性呼吸窘迫综合征病情重、病程长，尤其入住重症监护病室（ICU）者常伴有严重营养不良，由于呼吸肌萎缩、肺功能减弱，往往导致呼吸机撤离困难，并发症发生率和死亡率均高。

严重应激状态下的危重患者，其代谢率显著升高，并将进一步扰乱患者的营养状态，这一过程称为“应激反应”（stress response）。应激反应中最标志性的代谢改变是蛋白质分解代谢（catabolism）显著增强（在饥饿状态下，机体每天可丢失 75g 肌肉蛋白质，相当于 200 ～ 300g 肌肉组织；而在应激状态下的患者每天可丢失蛋白质 250g，相当于 750 ～ 1000g 肌肉组织）。随着蛋白质分解代谢增强，能量的需求通过氨基酸的脱氨基作用和糖原异生来满足，而骨骼肌是随时可以被肝动员最主要的氨基酸库；当骨骼肌蛋白质的分解代谢大于合成代谢时，肌肉组织就不断萎缩。

应激反应高代谢状态下的另一个代谢特征是血糖增高（应激性高血糖），它受多种内分泌激素和炎症因子调节。这时胰高血糖素、糖皮质激素、生长激素、儿茶酚胺释放增加，均可导致血糖增高。脂肪是应激患者的重要能源，脂肪组织的脂解作用可减少糖异生作用，对应激患者有利。但大脑的能量来源几乎全部依赖于葡萄糖，这些氧化的葡萄糖大部分来自骨骼肌分解。

2．急性呼吸窘迫综合征患者处于全身炎症性反应状态，蛋白质代谢呈高分解状态，各种炎症介质（前列腺素类和白介素）及细胞因子的作用导致高能量消耗，以及患者因进食困难能量摄入不足，使机体处于负平衡状态。尽管 ARDS 患者在病程的任何阶段都处于高代谢状态，而当 ARDS 表现为多脏器功能衰竭（MSOF）的一部分时，高代谢状态更是显而易见。如果 ARDS 的诱因解除并且没有出现其他合并症高代谢状态，通常在 7 ～ 10d 内开始缓解。

3．急性呼吸衰竭患者碳水化合物代谢异常，表现为肝糖原异生增强，若饮食或营养支持治疗中补充过量碳水化合物，尤其使用糖皮质激素类药物，会出现高糖血症，并导致体内 CO_2 产生过多，加重呼吸负荷和相应呼吸困难症状。

4．急性呼吸衰竭时脂肪代谢成为主要来源，营养支持一般补充多量脂肪类物质，患者处于多脏器衰竭或休克状态，则脂肪不能充分利用而在体内堆积形成脂肪肝和易发生酮症等。

5．营养代谢特点：因胰岛素相对不足，升糖激素活跃，组织利用葡萄糖能力下降而血糖升高；脂肪利用率低，蛋白质分解加速；营养支持途径最好采用胃肠外营养。

实际上在加速分解代谢期间，维持或增加体内蛋白质的含量是极为困难的。有研究指出，强化营养支持并不能阻止严重分解代谢状态时体内蛋白质的大量丢失。所以在应激状态早期应避免为了修复患者营养的迅速丢失而过量补充营养，进而导致一系列与营养支持治疗相关的并发症。

二、营养治疗

急性呼吸窘迫综合征是一种以进行性呼吸困难和顽固性低氧血症为特征的急性呼吸衰竭，治疗上以纠正缺氧、机械通气和基础疾病治疗为主。机械通气患者因气管插管、气管切开或病情危重、神志不清等，均不能经口自主进食，营养支持及加强护理对预后的影响十分重要。

（一）治疗目的

预防和纠正营养不良发生，调节机体代谢，改善呼吸功能，减少并发症，提高生存率。

营养治疗的根本目标是达到和维持能量平衡和氮平衡。

1．保持机体的瘦体组织（肌肉），给予足够但不多余的能量（热卡）补充，维持正氮平衡。

2．充足的维生素、矿物质、脂肪补充。

3．适量的液体补充。

ARDS 患者处于高分解代谢状态，尽管起先没有营养不良，也应尽快开始营养支持治疗。需要强调的是，对这类患者进行营养支持的目的并非仅是扭转营养不良状态，更重要的是降低和对抗蛋白质的分解代谢，尽量避免因营养不良造成的脏器损伤，同时给予与机体功能相适应的营养要素补充。

（二）治疗措施

1．营养支持治疗的途径　营养支持的途径包括全胃肠外营养（TPN）和肠内营养（EN）。从生理角度说，经口进食是最佳途径。早期肠内营养可防止胃肠黏膜萎缩，肠道细菌移位，因此肠内营养应为首选。仅在胃肠道不能利用、不能满足机体需要或某些特殊疾病时才选用肠外营养支持。

2．能量　能量计算公式同慢性阻塞性肺疾病。

每日能量 = 基础能量消耗（BEE）× 活动系数 × 体温系数 × 应激系数 × 校正系数

活动系数：卧床 1.2，下床轻度活动 1.25，正常活动 1.3。

体温系数：38℃取 1.1，39℃取 1.2，40℃取 1.3，41℃取 1.4。

应激系数：体温正常 1.0，发热 1.3。

校正系数：男 1.16，女 1.19。

因病情复杂，感染、休克、心肺和肾衰竭、机械通气的损伤等使额外消耗增加，有资料提示，可增加基础能量消耗的 50% 以上。实际应用时，不能将计算能量值作为唯一的依据，应根据病情、营养评价指标等调整营养治疗方案。

营养不良而不伴高代谢状态的患者对营养支持的反应性要优于处于高代谢状态下的应激患者，他们较易获得正氮平衡。现代医学提出，因为能量支持过量可导致 CO_2 产生增加，血糖增高和能量消耗增加。提倡机械通气患者的能量需求估计为：男性 25 ~ 30kcal/（kg・d），女性 20 ~ 25kcal/（kg・d）。其中"体重"是指理想体重和实际体重的均值，对于肥胖患者则是指理想体重的 1.2 倍。国内学者普遍认为机械通气患者每日能量供给不应少于 2000kcal，蛋白质 1.2 ~ 1.8g/（kg・d）。

3．能量分配　碳水化合物占 45 ~ 50%，蛋白质占 20%，脂肪占 30% ~ 35%，蛋白质摄入过多会因食物特殊动力作用而增加耗氧量，促进呼吸衰竭。实验研究发现饮食中适量补充脂肪、不饱和脂肪酸（尤其是 n-3 脂肪酸）有利于肺泡表面活性物质的生成，能减少高糖的负荷，可节省蛋白质，有利于脂溶性维生素吸收利用。

4．注意水、电解质平衡　纠正水、电解质平衡，防治低钾、低钙和低磷所致呼吸肌力减退，并注意补充维生素和微量元素。此外，抗氧化剂（维生素 C、硒等）具有抑制急性呼吸窘迫综合征肺部炎症反应的作用，亦可适量补充。

5．全肠外营养时　葡萄糖输注速度不超过 5mg/（kg・min），输注速度过快会加重呼吸困难症状。脂肪的摄入量为 1.0 ~ 1.5g/（kg・d），蛋白质摄入量为 1.2 ~ 1.5mg/（kg・d），若有明显肝肾功能障碍者，氨基酸摄入量宜降至 0.4 ~ 0.6g/（kg・d），并注意随访监测和调整。

6．营养治疗过程中的监测　在营养支持过程中应持续监测患者的营养状况，根据患者病情变化及时调整营养支持配方。既要满足患者每日能量需要，也要保证正氮平衡。在没有应用利尿药情况下，患者继续体重减轻（表现为消瘦）则强烈提示每日能量供给不足。

氮平衡的评价应至少每周进行一次。

氮平衡 = 摄入氮（g）– 排出氮（g）

= 摄入蛋白质（g）/6.25 – 排出氮（g）

通常每日尿素氮占每日尿氮排出量的 80%，通过测定 24h 尿素氮即可计算排出氮（g）。若氮平衡为正说明机体处于正氮平衡，否则处于负氮平衡。若给予的蛋白质量已经足够，但仍不能达到正氮平衡，往往是由于非蛋白质能量供给不足，可以按氮热比中能量的比例补充非蛋白能量。

需要再次强调的是，ARDS 处于严重分解代谢状态的应激患者，即使严密调整了营养支持配方，血浆蛋白在病程初始的很长一段时间内都处于负氮平衡，难以恢复正常。这往往提示预后不良。所以在这段时期，血浆蛋白水平降低与营养不良并无直接关系，而和疾病严重程度和预后密切相关。

2003 年的非典型肺炎（SARS）就是一种传染性的重症急性呼吸系统综合征（severe acute respiratory syndrome）。在 SARS 的治疗过程中，营养支持可增强患者的抗病能力。SARS 患者常常伴有维生素及微量元素缺乏、缺铁性贫血和低钙血症等，特别是应用激素治疗的患者极易出现蛋白质缺乏性营养不良，造成机体免疫力低下，易出现菌群紊乱，继发细菌感染，甚至诱发或加重 MODS。有报道，当时对每位 SARS 患者从入院开始，营养支持即成为综合治疗中必须完成的一部分，每日补充维生素 B_1 60mg，维生素 B_2 60mg，维生素 AD1 粒，叶酸 30mg，同时给予肠道菌群调节剂，有效地延缓了二重感染的发生。

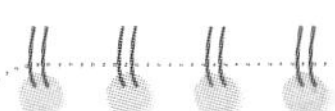

思考题

1．ARDS 营养治疗的根本目标是什么？
2．ARDS 营养支持过程中，持续监测患者营养状况的意义是什么？

答案链接 39

第七节　呼吸衰竭

案例 16-7A

患者 ××，男性，76 岁。有近 20 年慢性阻塞性肺疾病病史，近 3 年反复急性发作，8d 前症状再次加重。咳大量黄脓痰，气喘明显，在当地镇医院治疗，近 3d 气喘加重，咳痰不利，出现多汗、烦躁，1d 前开始出现嗜睡，今晨发现意识不清，小便失禁，急诊入院。查体：意识不清，体表多汗，颜面、手指发绀，球结膜充血水肿，桶状胸，双肺痰鸣音，双下肢中度水肿。胸片示：肺气肿征；血气分析：pH7.29，$PaCO_2$ 86mmol/L，PaO_2 62mmol/L（鼻导管吸氧 2L/min）。依据患者病史特点及血气分析，诊断为 2 型呼吸衰竭，肺型脑病，慢阻肺急性发作期。

问题与思考：

1．碳水化合物呼吸商高，能否用于 2 型呼吸衰竭患者的营养治疗？
2．呼吸衰竭患者三大营养物质的供给原则是什么？

呼吸衰竭（respiratory failure）是指各种原因引起的肺通气和（或）换气功能严重障碍，以致在静息状态下亦不能维持足够的气体交换，导致低氧血症伴（或不伴）高碳酸血症，进而引起一系列生理改变和相应临床表现的综合征。是呼吸系统疾病死亡的最主要直接原因。

一、营养不良的病因

呼吸衰竭极易发生营养不良，以蛋白质营养不良和蛋白质 - 能量营养不良共存的混合型营养不良多见。常见原因如下。

（一）胃肠道功能受损

缺氧和二氧化碳潴留是最基本的影响因素，胃肠道黏膜的缺氧及二氧化碳的刺激可引起严重的胃肠功能障碍。

（二）摄入不足

食欲减退、机械通气、右心衰竭等因素造成进食量减少；上消化道出血时禁食；抗生素、茶碱等药物对胃黏膜的刺激影响营养物质的吸收；另外，10% 的患者进食时血氧饱和度下降，加重了呼吸困难，也成为进食减少的原因之一。

（三）蛋白质、能量需要增加

由于通气不畅，患者用于呼吸的能量消耗增加；感染、气管切开等均增加每日蛋白质及能量的需求；发热也会使患者处于高分解代谢状态，对能量和各种营养素的需求更高；蛋白尿、上消化道出血增加了蛋白质的丢失。

（四）能量效率降低

缺氧会抑制三羧酸循环、氧化磷酸化作用和有关酶的活性，降低能量效率，生成过多的乳酸和无机磷，进而引起代谢性酸中毒。

（五）其他因素

情绪不佳、吸烟、营养知识不足、饮食与生活安排不当、经济条件及家庭条件的限制等也能成为营养不良的原因之一。

蛋白质 - 能量营养不良对呼吸衰竭患者的不利影响：

1．呼吸肌重量下降，耐力和收缩力减弱，加重机体缺氧和 CO_2 潴留。

2．患者体重下降，免疫功能低下，容易发生肺部感染，加重病情。

3．容易发生多脏器功能紊乱，降低患者生存率，预后较差。

二、营养不良的类型

一般临床上将营养不良分为三型：

1．干瘦型或单纯饥饿型营养不良　其特点为人体测量值下降，而内脏蛋白维持正常。

2．水肿型或低蛋白血症型营养不良　特点为人体测量值正常而内脏蛋白减少。

3．混合型营养不良　特点是以上两者兼有。

呼吸衰竭患者大多属于干瘦型或单纯饥饿型，亦有少数为混合型。

三、营养治疗原则

（一）能量

为维持或增加体重，应供给足够的能量，但过高的热能又会导致呼吸做功增加，增加耗氧量，二氧化碳生成增多，加重呼吸负担。故应合理计算，计算方法如下：

每日能量供给量 =BEE×C×1.1× 活动系数。其中，C 为校正系数，男性为 1. 16，女性为 1.19。1.1 为考虑低体重患者恢复体重所增加的能量。活动系数分别为：卧床状态为 1.2，轻度活动为 1.3，中度活动为 1.5，剧烈活动为 1. 75。

（二）蛋白质

蛋白质供能比例应在 15% ～ 20% 或 1.0 ～ 1. 5g/（kg · d），而且优质蛋白质比例应在 1/2 以上。肝肾功能低下者应从 0.4 ～ 0.6g/（kg · d）开始。

（三）脂肪

由于脂肪的呼吸商最低，高脂饮食能相对减少 CO_2 的产生，从而减少呼吸负荷，故脂肪的供能比例可适当提高，以 40% ～ 50% 为宜。

（四）碳水化合物

由于碳水化合物的呼吸商在三大营养物质中最高，其供给量不宜太高以免加重呼吸衰竭患者的缺氧和 CO_2 潴留的症状。一般在急性期碳水化合物的供给量可限制在总能量的 40% 以下，随病情好转逐渐增加，一般不宜超过 55%。但在机械通气治疗下，O_2 的供应和 CO_2 的排出都可得到保障，可不限制碳水化合物供给，甚至可适当提高供给。

（五）矿物质

磷、镁、钾对维持呼吸肌收缩很重要，低磷血症可参与或加重急性呼吸衰竭。一些必需微量元素铜、铁、硒等具有抗氧化作用，可抑制肺部炎症反应，应注意补充。

（六）维生素

注意维生素尤其是具有抗氧化作用的维生素 A、维生素 C、维生素 E 及 β- 胡萝卜素的补充，以应对机体高代谢状态。

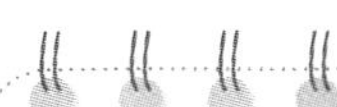

（七）水

当出现水潴留、心肺功能障碍时应限制水的入量，一般在维持有效循环血量前提下，量出为入。

（八）膳食纤维

膳食纤维应适量，膳食纤维有益于患者肠道功能和微生态环境，但过高的膳食纤维又会影响营养物质的吸收。中国居民膳食纤维的 AI 值为 25 ～ 35g/d。

四、营养支持途径及注意事项

1．营养支持途径只要胃肠道有功能则应首选肠内营养（经口或管饲），进餐以少量多餐为原则，必要时配合采用肠外营养支持，对于病情危重、胃肠功能较差，尤其是机械通气开始头几天的患者，可采用全胃肠外营养疗法。

2．营养治疗的目的是为机体提供足够的能量，过少的营养不能满足机体的活动需要，过多的营养则会对机体产生不利影响。过多的糖类会加重通气负担；过量蛋白质摄入会增加通气负荷，不利于患者恢复；而过多的脂肪摄入不仅可造成肺通气 / 血流比值失调，导致动脉血氧饱和度和二氧化碳弥散能力的降低，而且严重者还可导致肝功能损害或脂肪肝。故在营养支持治疗时不仅要注意糖类和脂肪的比例，而且要注意适当的能量供给，对急性呼吸衰竭的患者要避免过多地提供总能量。

五、营养护理要点

1．营养支持不当可产生一些并发症。据报道并发症发生率约 10% 以上，有些并发症可导致严重后果。

①过多的补充碳水化合物可产生大量的二氧化碳，从而增加呼吸负荷；

②肠道外给予脂类物质过多可影响肺泡的气体交换；

③可引起水、电解质紊乱；

④引起腹胀、腹泻；

⑤中心静脉插管还可引起心律失常、血栓形成、感染等。

2．注意事项

①注意胃肠道功能的改善；

②补充量应适当；

③营养必须合理，不宜过多补充碳水化合物；

④合理的补充方式：原则上应尽量从肠道给予，既符合生理要求，还可减少胃肠道出血。

思 考 题

答案链接 40

1．呼吸衰竭患者在机械通气治疗时，营养供给结构有何改变？

2．呼吸衰竭患者出现意识障碍时，对蛋白质供给有什么限制和要求？为什么？

第八节　肺结核

案例 16-8A

患者，女性，38 岁，工人。于 1 个月前劳累后出现发热，体温最高达 39.3℃，午后为著，伴咳嗽、咳少量白痰，有盗汗、全身乏力、厌食，无咯血、胸痛。院外予“青霉素”800 万 U 静脉注射 3d，症状无明显好转，仍午后发热，体温波动于 38 ~ 39℃，后改为“头孢呋辛”治疗 5d，仍发热、盗汗，10d 体重减少 4kg，入院就诊。做肺 CT 示左下叶背段肺结核，并有空洞形成。查体：急性病容，左侧背部触觉语颤增强，可闻及管状呼吸音及少量湿啰音。血沉 65mm/h，PPD（+++），痰涂片抗酸杆菌阳性。诊断为：继发型肺结核 左下肺涂（+），初治（空洞）。

问题与思考：

1．肺结核患者进行性消瘦的原因是什么？

2．肺结核病患者的营养治疗原则是什么？

肺结核（pulmonary tuberculosis，PTB）是由结核分枝杆菌引发的有一定传染性的肺部感染性疾病，结核分枝杆菌（简称结核菌）的传染源主要是排菌的肺结核患者，通过呼吸道传播。它是严重威胁人类健康的疾病，每年约有 13 万人死于结核病，对该病的防控仍然是全球关注的公共卫生和社会问题，也是我国重点防控的呼吸道传染病。我国是世界上结核疫情最严重的国家之一，且近年来有“复燃”趋势，故结核病的防治工作依旧任重道远。因此，无论是预防或治疗，都必须从提高人体的免疫功能、增强抗病能力出发，增加营养膳食。

一、肺结核对机体营养代谢的影响

1．能量和营养素消耗、丢失增加　结核患者由于咳嗽、咳痰、气短、发热等症状，可导致机体耗能增加；同时结核菌的生长、繁殖及其对机体的破坏，消耗大量的营养素；咯血、盗汗会造成营养物质的流失。

2．胃肠道功能障碍　结核患者由于发热、乏力等不适及疾病本身的原因，多有食欲减退，限制了营养物质和必需营养素的摄入；抗结核药物对胃黏膜的刺激也影响患者的进食。

3．分解代谢增加　由于感染、发热、盗汗、炎性反应等因素使之处于高分解代谢状态，能量消耗显著增加，机体多种营养素处于负平衡，尤其是负氮平衡使机体进行性消瘦，免疫受损。

4．药物的影响　抗结核药物治疗时间长，毒副作用大，并需联合应用。常用的药物异烟肼、利福霉素、吡嗪酰胺均有明显肝损害和胃肠道刺激，可引起恶心、食欲减退、腹胀等不适，且影响肝脏正常代谢和消化系统的功能。

二、营养治疗

结核病的营养治疗原则：供给充足热量，供给优质足量蛋白，补充含钙的食物，促进组织修复、钙化。供给丰富的维生素，帮助机体恢复健康，减少抗结核药物的副作用。

1．供给充足的优质蛋白和足够的热能，以补充由结核产生的消耗，促进正氮平衡，促进受损组织修复，改善机体免疫状况。

2．患者在疾病过程中多有饮食减退、消化功能减弱，同时抗结核药物有明确的肝损害。故脂肪摄入不宜过高，每公斤体重 1 ～ 1.5g，荤素搭配适当，不要过于油腻，以免影响消化，加重肝脏负担。

3．膳食应含有丰富的维生素。应重点补充维生素 A、C、D 及 B 族维生素。维生素 A 能增强机体免疫力，维生素 D 能促进钙吸收，维生素 C 有利于病灶愈合和血红蛋白合成，B 族维生素有改善食欲，促进物质代谢的作用，其中维生素 B_6 可对抗由于使用异烟肼治疗而引起的副作用。有利于病灶的钙化、病体的康复。

4．注意电解质和微量元素的补充，尤其应特别注意钙和铁的补充。钙是结核病灶钙化的原料，牛奶中所含的钙量多质优，患者每日应饮奶 250 ～ 500g。铁是制造血红蛋白的必备原料，咯血、贫血者更要注意补充。

5．注意膳食纤维素的供给量，保持大便通畅。多吃新鲜的蔬菜、水果、粗粮。新鲜蔬菜、水果是维生素的主要来源。

6．禁止吸烟和饮酒。吸烟会增加对呼吸道和消化道的刺激；饮酒能使血管扩张，加重患者咳嗽、咯血等症状。

7．饮食以清淡爽口，多样化为好。根据中医对肺结核的辨证施治，多认为该病属肺阴虚，而虚热阴伤。其治疗应滋阴降火，对于辛辣香燥之品，因其可助虚热炽盛，耗伤本已枯竭的肺之津液，理当禁用或慎用。

结核患者在活动期有发热、食欲减退、盗汗等中毒症状，如果患者这时大量吃鸡肉、红肉等食物或服用阿胶之类的补药，必定会大伤脾胃。操之过急反而得不偿失。食欲不好的患者首先要开胃，以后再慢慢提高食物的质和量，宜摄食富含营养容易消化的食物。

三、营养护理要点

1．做好营养评估与监测，肺结核作为慢性传染性疾病，在长期的治疗和恢复过程中，营养支持治疗是不可或缺的，要持续阶段性地评估与调整，才能获得最理想效果。

2．抗结核药物毒副作用大，应指导患者应用合理饮食，最大限度地减轻对机体的损害。

3．对高热、咯血、全身中毒症状明显的肺结核患者，既要做好隔离，又要给患者做一定的心理疏导和营养指导，帮助患者度过危险期或急性期。

小　结

1. 营养不良在多方面影响呼吸系统的结构和功能，合理而充足的营养支持对于维持正常的通气、换气功能是必要的。

2. 呼吸系统疾病有多因素影响营养物质的吸收和利用，易造成营养素缺乏而影响机体正常代谢。正确补充营养素可改善机体代谢，提高机体免疫。

3. 对多数呼吸系统疾患的一般营养原则：适当能量供给，适度高蛋白、高脂肪、高维生素、低碳水化合物。但对于肺炎、机械通气患者又要求高碳水化合物、低脂肪。故对于不同疾病或同一疾病不同阶段营养原则会产生变化，应具体病情，具体对待，切不可不加分析，一概而论。

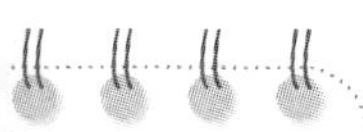

答案链接 41

思考题

1．肺结核对机体营养代谢造成的不利影响有哪些？

2．肺结核营养治疗中的注意事项有哪些？

（范 旻 刘文沛）

第十七章　营养代谢性疾病的营养治疗与护理

第一节　糖尿病

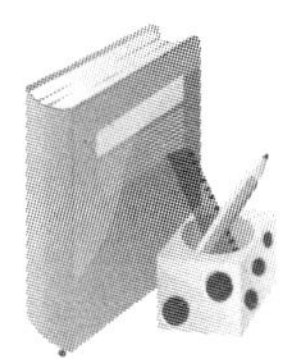

学习目标

通过本章内容的学习，学生应能够：

◎ 识记

说出各营养代谢性疾病患者营养状况的评价、一般营养治疗原则及其护理要点。

◎ 理解

分析各营养代谢性疾病的定义、临床表现、诊断标准、营养代谢特点。

◎ 运用

1．评估营养代谢疾病患者的营养状况及个性化营养方案的制订。

2．运用营养学理论知识对营养代谢性疾病患者进行整体护理。

案例 17-1A

某患者，男，55岁，多饮、多食、多尿、体重减轻6个月余。患者平素喜肉食、食量大，经常在外就餐，尤其晚饭丰盛，无锻炼。近半年来患者感到易饥饿、多汗、乏力、多梦、夜尿明显增多，起夜5～6次，大便3～5天1次，体重减轻5kg。查随机血糖16mmol/L。考虑诊断：糖尿病。请问此患者的发病原因是什么？护理评估内容包括哪些？

糖尿病（diabetes mellitus）是一组由胰岛素分泌和（或）作用缺陷引起的、以血葡萄糖（简称血糖）水平慢性增高为特征的代谢性疾病。长期的糖、脂肪、蛋白质代谢紊乱可引起多系统损害，导致眼、肾、神经、心脏、血管等组织器官的慢性进行性病变、功能减退及衰竭；病情严重或应激时可发生急性严重代谢紊乱，如糖尿病酮症酸中毒（DKA）、高血糖高渗状态等。

一、概述

（一）糖尿病分型

目前国际上通用WHO糖尿病专家委员会提出的病因学分型标准（1999）如下。

1．1型糖尿病（T_1DM）　胰岛β细胞破坏，常导致胰岛素绝对缺乏，必须依赖外源性胰岛素治疗才能维持机体物质代谢。

（1）免疫介导性（1A）：急性型及缓发型。

（2）特发性（1B）：无自身免疫证据。

2．2 型糖尿病（T_2DM） 从以胰岛素抵抗为主伴胰岛素进行性分泌不足到以胰岛素进行性分泌不足为主伴胰岛素抵抗，呈渐进性发展。

3．其他特殊类型糖尿病 是在不同水平上（从环境因素到遗传因素或两者间的相互作用），病因学相对明确的一些高血糖状态。如胰岛 β 细胞功能的基因缺陷、胰腺外分泌疾病、某些内分泌疾病、先天性风疹、巨细胞病毒感染等。

4．妊娠糖尿病（GDM） 指妊娠期间发生的不同程度的糖代谢异常。不包括孕前已诊断或已患糖尿病的患者，后者称为糖尿病合并妊娠。

糖尿病患者中 T_2DM 最多见，占 90% ~ 95% 以上。T_1DM 在亚洲较少见，但在某些国家和地区则发病率较高；估计我国 T_1DM 占糖尿病患者的比例小于 5%。

（二）诊断

1．诊断线索

（1）“三多一少”症状，即多饮、多尿、多食及体重减轻。

（2）以糖尿病各种急、慢性并发症或伴发病首诊的患者。

（3）高危人群：有 IGR 史；年龄≥ 45 岁；超重或肥胖；T_2DM 的一级亲属；有巨大儿生产史或 GDM 史；多囊卵巢综合征；长期接受抗抑郁症药物治疗等。

（4）此外，30 ~ 40 岁以上健康体检或因各种疾病、手术住院时应常规排除糖尿病。

2．诊断标准 我国目前采用国际上通用的 WHO 糖尿病专家委员会（1999）提出的诊断（表 17-1-1）和分类标准诊断（表 17-1-2），基于空腹血糖（FPG）、任意时间或 OGTT 中 2h 血糖值（2h PPG）。空腹指至少 8h 内无任何热量摄入；任意时间指一日内任何时间，无论上一次进餐时间及食物摄入量如何。糖尿病症状指多尿、烦渴、多饮和难于解释的体重减轻。FPG 3.9 ~ 6.0mmol/L（70 ~ 108mg/dl）为正常；6.1 ~ 6.9mmol/L（110 ~ 125mg/dl）为 IFG；＞ 7.0mmol/L（126mg/dl）应考虑糖尿病。OGTT 2hPPG ＜ 7.7mmol/L（139mg/dl）为正常糖耐量；7.8 ~ 11.0mmol/L（140 ~ 199mg/dl）为 IGT；＞ 11.1mmol/L（200mg/dl）应考虑糖尿病。

表17-1-1　糖尿病诊断标准

诊断标准	静脉血糖水平（mmol/L）
糖尿病症状加随机血糖 或	≥ 11.1
空腹血糖（FPG） 或	≥ 7.0
OGTT 2h 血糖	≥ 11.1

注：需要再测一次予以证实，诊断才能成立。随机血糖指不考虑上次用餐时间，一天中任意时间的血糖，不能用来诊断 IFG 或 IGT

表17-1-2　糖代谢状态分类

糖代谢分类	静脉血糖	
	空腹（FPG）（mmol/L）	餐后2h（2h PPG）（mmol/L）
正常（NGR）	＜ 6.1	＜ 7.8
空腹血糖受损（IFG）*	6.1 ~ 7.0	＜ 7.8
糖耐量低减（IGT）	＜ 7.0	7.8-11.1
糖尿病（DM）	≥ 7.0	≥ 11.1

注：* 2003 年 11 月 WHO 糖尿病专家委员会建议将 IFG 的界限值修订为 5.6 ~ 6.9mmol/L；IFG 和 IGT 统称为糖调节受损，也称糖尿病前期

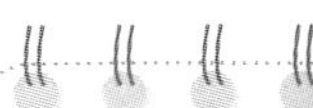

【护理评估】

案例 17-1B

某患者，男性，50 岁，身高 175cm，体重 85kg，OGTT 试验：空腹血糖 6.88mmol/L（参考值 3.9 ～ 6.1mmol/L），0.5h 血糖 6.27mmol/L，1h 9.56mmol/L，2h 餐后血糖 13.07mmol/L（参考值 < 7.8mmol/L），诊断为糖尿病。同时测得空腹 C- 肽 1.43ng/ml（0.8 ～ 4.2ng/ml），0.5hC- 肽 1.68 ng/ml，1hC- 肽 2.63 ng/ml，2hC- 肽 5.44 ng/ml；空腹胰岛素 9.8U/ml（5.3 ～ 22.7），0.5h 胰岛素 14.9U/ml，1h 胰岛素 26.1U/ml，2h 胰岛素 56U/ml。医生用胰岛素治疗。请依据此确定该患者的营养治疗原则。

二、营养治疗

知识拓展链接 23

（一）营养治疗目的

1．通过合理调整热量及各种营养素摄入的量和比例，实现营养摄入、运动水平和药物治疗三者的平衡，预防并纠正代谢紊乱，减轻胰岛 β 细胞负荷，延缓并减轻并发症的发生和发展。

2．通过合理的营养干预，有效促进整体的健康水平，提高患者的生活质量。在确保维持理想的代谢控制前提下，保证儿童、青少年的生长发育，满足妊娠、哺乳妇女代谢增加的需要并保证胎儿的正常发育。

3．预防反应性低血糖，控制餐后血糖过高，促进胰岛功能恢复。具体目标包括：

（1）维持血糖在正常范围。

（2）有效控制血压和血脂水平。

（3）达到并维持正常体重。

（二）营养治疗原则

1．合理控制总热能　热能摄入量以达到和维持正常体重为宜；每人按照 25 ～ 30 kcal/kg IBW/d 计算基本能量摄入推荐，再根据患者的身高、体重、性别、年龄、活动度、应激状况调整个体化能量标准。极低能量饮食（≤ 800 kcal/d）可迅速减轻超重或肥胖 2 型糖尿病患者体重、改善血糖和血脂状况。但该饮食模式非常难以坚持且终止后容易出现体重反弹，同时远期的健康效益及可能的危害仍未确证。因此，极低能量饮食不宜用于长期治疗 2 型糖尿病，应考虑结合其他生活方式干预措施。

表17-1-3　糖尿病控制参考指标

	缩写	单位	理想	尚可	差
血糖（空腹）	FBS	mmol/L	4.4 ～ 6.1	≤ 7.0	> 7.0
血糖（餐后 2 h）	2 hPBS	mmol/L	4.4 ～ 8.0	≤ 10.0	> 10.0
糖化血红蛋白	HbA1c	%	< 6.5	6.5 ～ 7.5	> 7.5
尿糖	GLU	mg/dL	0	0 ～ 500	> 500
甘油三酯	TC	mmol/L	< 1.5	1.5 ～ 2.2	≥ 2.2
总胆固醇	TG	mmol/L	< 5.2	< 5.2	≥ 5.2
高密度脂蛋白	HDL-C	mmol/L	> 1.1	1.1–0.9	< 0.9
低密度脂蛋白	LDL-C	mmol/L	< 3.0	2.5–4.0	> 4.0
血压	BP	mmHg	130/80 ～ 140/90	> 130/80 且 < 140/90	≥ 140/90
体重指数（男）	BMI	kg/m^2	< 25	< 27	≥ 27
体重指数（女）	BMI		< 24	< 26	≥ 26

2．在合理控制总热能基础上，保证适当碳水化合物摄入，供给量应占总热能的 50% ~ 60%。适量的碳水化合物对提高胰岛素的敏感性和改善葡萄糖耐量有益处。同时，由于大脑唯一能量来源是葡萄糖，因此每天碳水化合物摄入量不应低于 130g。

3．限制脂肪摄入量 脂肪摄入量不应超过饮食总热量的 25% ~ 30%，其中饱和脂肪酸、不饱和脂肪酸和单不饱和脂肪酸比例以接近 1 ∶ 1 ∶ 1 为佳，保证必需脂肪酸尤其 ω-3 脂肪酸的量。如果饱和脂肪酸的比例可以低至总热量的 7%，将更有利于控制血胆固醇及 LDL-C 水平。虽然 2015 版《美国居民膳食指南》将不再设置胆固醇摄入上限，但对糖尿病患者，胆固醇仍应适当控制，以不超过每日 300mg 为宜。

4．蛋白质供给要适量 蛋白质是生命的物质基础。肾功能正常的糖尿病患者每日蛋白质摄入量，应在全天总热量的 10% ~ 15%，不宜太少或过多，按标准体重计算，成年患者约为 1g/（kg・d），孕妇、乳母为 1.5g/（kg・d），儿童为 2 ~ 3g/（kg・d），其中优质蛋白不应低于 1/3。

5．充足的无机盐、维生素供给 对于病情控制不佳者，糖异生作用旺盛，B 族维生素消耗增多，同时多尿时尿中丢失增加，应注意补充。限制钠盐摄入，每日食盐 6g 以下。病程长的老年患者应注意钙的供给，每日不低于 1000 ~ 1200mg，防治骨质疏松；供给充足的铬、锌、锰等微量元素。

6．丰富的膳食纤维摄入 膳食纤维分为水溶性和不溶性两种。富含水溶性纤维的食物包括水果（尤其是苹果和柑橘）、燕麦、大麦豆角、南瓜等。不溶性纤维如纤维素，木质素和大部分的半纤维素能明显增加胃肠道转运时间，具有更易形成粪团和弱的影响血浆葡萄糖和胰岛素水平的作用。富含不溶性纤维的食物有面粉、谷物和麸糠等。提倡糖尿病患者的饮食中，应该增加富含膳食纤维尤其是可溶性膳食纤维的食物的摄入，具体推荐量为 25 ~ 30g/d 或 10 ~ 14g/1000kcal。

7．调节并维护肠道内环境 大量文献报道，糖尿病的发病与肠道微生态的改变密切相关，二者互为因果，形成恶性循环，因此，调节肠道菌群及微生态环境，对改善和稳定糖尿病的症状，保护胰岛 β 细胞功能、促进胰岛功能恢复有益。必要时，可使用肠道菌群调节制剂。

8．餐次安排要合理 采用少量多餐原则，三次正餐之间增加 2 ~ 3 次加餐。热量餐次分配可参考 1/5、2/5、2/5，或 25%、30%、30%，1 ~ 2 次加餐合计 15% 左右。

（三）糖尿病饮食的食物选择

1．谷类及薯类食物 是碳水化合物的主要来源，富含淀粉多糖、膳食纤维、维生素和矿物质。合理选用可以很好地控制血糖，改善胰岛素抵抗和糖耐量不良。薯类食物如土豆、山药、芋头等因含碳水化合物较多，可作为碳水化合物的来源之一，代替一部分谷类食物使用，其所含较多的膳食纤维对维持饱腹感、稳定血糖、促进肠道健康有特别的意义。同时提倡适当选用粗杂粮，如玉米（面）、荞麦、燕麦等，严格限制单糖如葡萄糖和双糖如蔗糖等的摄入。

2．蛋白质类食品 肉（包括禽类、畜类、海产等）、蛋、奶、豆及其制品等因富含蛋白质，尤其是优质蛋白质，而成为人体蛋白质的主要食物来源。但每类食物有各自的营养特点和不同的营养学意义，因此在条件允许范围内，应混合作为优质蛋白质的来源，每餐保证至少 1 ~ 2 类上述食品。

3．蔬菜 富含无机盐、维生素、膳食纤维等，除胡萝卜、蒜苗、南瓜等因糖含量较一般蔬菜高而需要适当限制之外，其他常见的叶类、茎类、瓜类蔬菜可以任意选用。土豆、荸荠等含淀粉较高的“蔬菜”，应按照碳水化合物类食物一并计算。

4．水果 在血糖控制稳定条件下，按照食物交换份原则适量选用，对糖尿病患者的远期健康效应有益。水果的摄取应遵循少量多次的原则，红枣、香蕉、柿子等 GI 指数较高，应限量使用。

5．烹调用油及干果类食物　烹调用油应限量食用，按照中国居民膳食营养素参考摄入量（DRIs）指南，全天总量在25g左右，尽量使用植物油。选用花生、核桃、瓜子等含脂肪较高的干果类食物时，应酌量减少烹调油用量，在适当限制烹调用油基础上，经常食用适量干果类食物有益。

6．酒类　不推荐糖尿病患者饮酒，如要饮酒，女性每天不超过15g（相当于乙醇），男性每天不超过30g（2015版《美国居民膳食指南》）。建议每周不超过2次，饮酒量计算入总能量范围内，每克乙醇产热7kcal。注射胰岛素和口服磺脲类降糖药的患者空腹饮酒容易引起低血糖，建议不饮或少饮。

（四）食谱计算举例

患者，男，以多饮、多尿、多食、消瘦就诊，近期体重下降5kg左右，查空腹血糖10.1mmol/L，餐后2h血糖13.5 mmol/L，肝肾功能正常，诊断为为“T_2DM”。身高170cm，实际体重67kg，从事极轻体力劳动。

1．计算理想体重　可以应用简单的公式计算理想体重，即：理想体重（kg）= 身高（cm）-105、体重评价：[实际体重（kg）– 理想体重（kg）]/ 实际体重（kg）×100%

评价标准：±10% 之内为正常范围；+ 10% ～ + 20% 为超重；> 20% 为肥胖；-10% ～ -20% 之间为体重偏轻；< –20% 为消瘦。

2．计算全日热能供给量　结合患者的体重情况（肥胖、消瘦或正常等）、体力活动、病情等，参考表17-1-4计算每日供给量。

该患者理想体重 =（170–100）×0.9=63kg

体重评价：(67–63）/67×100%=6.0%，正常体重，热量供给标准

63kg×25kcal/kg ≈ 1600kcal

表17-1-4　成人糖尿病患者每日能量供给量（kcal/kg标准体重）

劳动（活动）强度	消瘦	正常（理想）	肥胖
重体力活动（如搬运工）	45	40	35
中体力活动（如电工安装）	40	35	30
轻体力活动（如坐式工作）	35	30	20 ～ 25
卧床	30	25	20

3．确定三大营养素分配比例　蛋白质、脂肪、碳水化合物各占总热量的百分比（如以15%、30%、55% 计算）如下。

蛋白质：1600×15%/4=60g

脂肪：1600×30%/9=53g

碳水化合物：1600×55%/4=220g

4．确定饮食内容　见表17-1-5，按下列食品交换表（表17-1-6）计算全日食谱。

5．餐次分配　按1/5、2/5、2/5分配三餐食谱。

早餐：牛奶250g +燕麦25g +咸面包25g +炝圆白菜100g

午餐：瘦肉25g、洋白菜丝100g，豆腐丝50g、拌黄瓜150g、烹调油15g、米饭（米75g）。

晚餐：酱牛肉25g、鸡蛋1个、炒莴笋250g、烹调油5g、玉米面糕1两（面50g）、白米粥（米25g）。

表17-1-5　食物成分交换法（每份热量90kcal）

组别	类别	每份重量		蛋白质	脂肪	糖类	主要营养素
		g	两				
谷薯组	1. 谷薯类	25	0.5	2.0	–	20.0	碳水化合物、膳食纤维
菜果组	2. 蔬菜类	500	10	5.0	–	17.0	矿物质、维生素和膳食纤维
	3. 水果类	200	4	1.0	–	21.0	
肉蛋奶组	4. 大豆类	25	0.5	9.0	4.0	4.0	蛋白质、脂肪
	5. 奶制品	160	3	5.0	5.0	6.0	
	6. 肉蛋类	50	1	9.0	6.0	–	
油脂组	7. 硬果类	15	0.3	4.0	7.0	2.0	脂肪
	8. 油脂类	10	1匙	–	10.0	–	

表17-1-6　全日食谱

热量（kcal）	交换单位（份）	重量（两）	蛋白质（g）	脂肪（g）	碳水化合物（g）
奶类	1.5	250	8	8	9
菜果类	1	500	5	-	17
谷薯类	10	250	20	-	200
肉蛋豆类	3	150	27	18	-
油脂类	2	20	-	20	-
合计	17.5		60	46	226

注：能量为17.5份 ×90=1575（≈ 1600）（kcal）

三、糖尿病肾病的营养治疗

糖尿病肾病（diabetic nephropathy，DN）是糖尿病的严重的微血管并发症之一，是目前引起终末期肾病（end stage renal disease，ESRD）的首要原因。据统计，糖尿病发病10年以上合并肾病者占糖尿病总数的10% ～ 53%，并随病程的增加而增加。

（一）营养治疗的目的

1．有效控制血糖、尿糖，减轻体液中氮代谢产物的潴留及体组织的分解。

2．尽力纠正体内各种氨基酸比例失调现象，达到或接近正氮平衡，防止发生营养不良。

3．针对症状纠正水和电解质紊乱。

4．维持患者的营养需要，提高生活质量，延缓病情发展，延长寿命。

（二）营养代谢特点

1．微量白蛋白尿期 – 早期糖尿病肾病期　此期病情可逆，如积极控制血糖、血压，正确开展饮食治疗，可有效逆转病情发展，若不及时采取干预措施，90% 以上会发展为临床肾病。

目前，普遍认为在微量白蛋白尿期，适当限制膳食中蛋白质的数量并提高质量，可有效减轻肾负担，利于肾功能恢复。

2．大量蛋白尿期 – 临床肾病期　早期糖尿病肾病治疗不佳，微量蛋白尿可发展为大量蛋白尿，并常伴高血压。若控制不佳，可在5 ～ 8年内发展为终末期肾衰竭。

实践表明，在低蛋白膳食原则基础上，采用“蛋白质供给量（理论计算）＋ 24h尿液中蛋白质丢失量”，作为每日饮食摄入的蛋白质总量标准，在满足机体基本需要的基础上可有效减轻肾负担、保护肾功能。

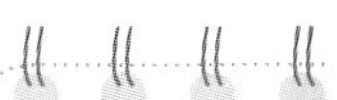

3．终末肾病期　糖尿病肾病发展到最后阶段，肾功能受损，可表现为血肌酐和尿素氮升高。

此期饮食治疗的效果较差，但合理的饮食可以有效减少肾负担，并配合临床治疗满足患者的营养需要，改善患者营养状况，提高其生活质量。

（三）营养状况评定

糖尿病肾病患者普遍存在蛋白质能量营养不良，由此可导致体重减少、瘦体组织（lean body mass，LBM）降低、加重贫血和免疫力下降等一系列问题，最终造成患者生活质量下降及死亡率上升。

1．对糖尿病肾病患者的营养状况评定包括膳食及病史调查、人体测量、生化及有关特殊检查和临床体检等（表 17-1-7）。

表17-1-7　糖尿病肾病患者的营养状况评定指标

人体测量	膳食代谢	生化检验	
身高	病史	血常规	尿常规
实际体重	膳食史	血清白蛋白	血脂
实际体重占理想体重百分比	每日热量摄入量	转铁蛋白	血清氨基酸谱
实际体重占通常体重百分比	每日蛋白质摄入量	前白蛋白	蛋白分解率
三头肌皮褶厚度	氮平衡	视黄醇结合蛋白	尿素生成率
上臂围	净氮利用率	血清尿素氮	24h 尿尿素氮
上臂肌围	基础能量代谢	血肌酐	尿肌酐
瘦体组织		肌酐身高指数	
总体脂肪		尿酸	
总体水			

2．包括氮平衡在内的有关氮代谢率的测定，在肾病患者营养评定中有重要作用。

氮平衡测定包括计算法和估计法。

目前认为，尿素氮生成率（UNA）是用来评估总氮平衡状况的良好指标。由于尿素是蛋白质和氨基酸降解的主要氮源性产物，因而 UNA 可用来估算总体氮排出。

（四）营养素供给量

1．低蛋白饮食　低蛋白饮食对糖尿病肾病具有非常重要的意义。高蛋白摄入（超过总热量 20%）与轻度肾损伤糖尿病患者中肾功能的下降、糖尿病合并高血压患者中微量蛋白尿的发展相关联。长期高蛋白摄入可加重肾的高滤过状态，同时增加体内有毒氮代谢产物的产生和潴留，从而导致肾功能进一步损害。早期适度的低蛋白饮食可使糖尿病肾病患者的尿蛋白减少，GFR 下降率减慢。因此糖尿病肾病患者应避免高蛋白饮食，严格控制蛋白质每日摄入量，不超过总热量的 15%，微量蛋白尿者每千克应控制在 0.8 ～ 1.0g/kg 体重，显性蛋白尿者及肾功能损害者应控制在 0.6 ～ 0.8g/kg 体重。蛋白质应以优质蛋白质为主，可选禽类、鱼类、大豆及植物蛋白等。常采用麦淀粉等淀粉饮食代替部分大米和面粉，以尽可能减少非优质蛋白质的比例和摄入量。

蛋白质供给量标准可根据患者肾功能受损程度和是否透析治疗确定（表 17-1-8），其中优质蛋白质应达到 60% ～ 70%。

表17-1-8　蛋白质的供给量标准

Ccr（ml/min）	Scr（mg/dl）	Bun（mg/dl）	蛋白质摄入量	
			g/d（体重60kg）	g/（kg·d）
20 ～ 40	3.0 ～ 5.0	30 ～ 50	40 ～ 50	0.7 ～ 0.8
10 ～ 20	5.0 ～ 8.0	50 ～ 80	35 ～ 45	0.6 ～ 0.7
＜ 10	＞ 8.0	＞ 80	30 ～ 40	0.5 ～ 0.6
EAA 应用者*	一般＞ 3.0	一般＞ 40	30 ～ 35	0.5 ～ 0.6
血液透析			70 ～ 80	1.0 ～ 1.2
腹膜透析			70 ～ 80	1.2 ～ 1.4

*EAA 剂量为 0.1 ～ 0.2g/（kg·d）

2．能量　能量供给应充足，供给标准可参考表 17-1-4。

3．脂肪　终末期肾病常合并脂代谢障碍和胃肠功能紊乱，对脂肪的消化和代谢能力均下降，须适当减少脂肪的摄入。脂肪产热比例应控制在 20% ～ 25%。

4．矿物质和维生素　有研究表明，ARB/ACEI 类药物在低钠饮食下对糖尿病肾病及心血管疾病的改善作用更明显，但在高钠饮食下则可能存在危害，因此应限制钠盐摄入，每日摄入量控制在 2000 ～ 2400mg，高血压者可限钠并配合降压药物治疗。

钾及钙、磷的供给参考肾衰竭营养治疗；维生素供给应充足，必要时给予二羟基维生素 D 补充。

四、妊娠糖尿病的营养治疗

（一）定义及发病原因

妊娠糖尿病发病原因尚不完全清楚。妊娠初期，高浓度绒毛膜促性腺激素（HCG）对胰岛素的刺激作用使胰岛素敏感性增强。中期以后，尤其后期，胎盘分泌的多种激素如胎盘泌乳素、孕激素、雌激素等具有对抗胰岛素的作用，同时还分泌多种胰岛素酶，这些酶会使血液中胰岛素水平及活性降低。两方面的共同作用，使胰岛 β 细胞必须分泌更多的胰岛素来维持血糖稳定。如果孕妇的胰岛储备功能不足或靶细胞膜上胰岛素受体数量减少，就易发生妊娠糖尿病或糖耐量受损，有 50% ～ 70% 的糖耐量异常可以于分娩后恢复正常。

妊娠糖尿病患者在妊娠期间，如血糖控制不佳，容易发生羊水过多，先兆子痫、妊娠高血压、低血糖、酮症酸中毒等严重并发症；胎儿可出现巨大儿、先天畸形等。 患者须接受综合治疗，其中，营养治疗是妊娠糖尿病综合治疗的重要基础。

（二）营养治疗

1．能量　孕期能量摄入应基于孕前体重和合适的体重增长率来计算和调整，以达到满意的孕期体重增长。

（1）孕早期的能量摄入不需额外增加，热量供给标准参考糖尿病患者热量标准，计算时所参考体重仍按标准体重计算；孕中期每日热量需要，依据中国居民膳食营养素参考摄入量，在早期热量供给基础上增加 200kcal/d，孕晚期再增加 200kcal/d。

（2）超重或肥胖妊娠糖尿病患者摄入相对低能量的膳食 [25kcal/（kg·d）或 1800 ～ 2000kcal] 有益，但过度限制能量（＜ 1200kcal/d）会导致酮症的产生，对母亲和胎儿产生不利影响。

（3）体重管理：孕期较理想的增长速度孕早期为 1 ～ 2kg；孕中期及孕晚期，每周增长 0.3 ～ 0.5kg；孕期体重总增长 10 ～ 12kg。超重或肥胖妇女在孕期不要求减重，只要求控制体重增加的速度，孕中期及孕晚期，每周增长 0.3kg，孕期体重总增长 7 ～ 9kg。此外，孕期还应进行适量的运动。

2．三大产热营养素的分配

（1）蛋白质：孕期蛋白质的储存和利用效率不确定，而且摄入量不足会导致潜在的危险。因此蛋白质供给量须满足母体正常的生理需要和胎盘及胎儿生长发育的需要，需要量约为 60g/d 或 1g/（kg・d），占总热能的 12% ～ 20%。根据我国膳食营养素推荐供给量标准，孕早期蛋白质增加 5g/d，妊娠中期增加 15g/d，妊娠晚期增加 20g/d。

（2）脂肪：孕期脂肪摄入量可适当增加，可达总热量的 30% 左右，限制饱和脂肪酸的比例，不应超过总脂肪量的 1/3，并保证必需脂肪酸的摄入量。

（3）糖类：在总热量范围内，碳水化合物在孕早期与孕前相同，孕中期及孕晚期每日 200 ～ 250g。

3．矿物质和维生素　要求达到中国居民膳食营养素参考摄入量中孕妇所要求的水平。妊娠时铁、叶酸、维生素 D 的需要量增加了一倍，钙、磷、硫胺素、维生素 B_6 的需要量增加了 33% ～ 50%，蛋白质、锌、核黄素的需要量增加了 20% ～ 25%，维生素 A，维生素 B_{12}，维生素 C 和能量、硒、钾、生物素、烟酸的需要量增加了 18%。富含维生素 B_6.、钙、钾、铁、锌、铜的食物（肉、家禽、鱼和奶制品）在妊娠期建议加量，其中，钙应达到每日 1200mg。

4．膳食纤维　妊娠糖尿病患者每日进食 20 ～ 30g 膳食纤维是有益的，应多食富含膳食纤维的食物，口服补充剂应在医师 / 营养医师指导和监管下使用。

（三）餐次安排及其他

根据妊娠糖尿病患者的生活方式、活动、社会习惯调整个人的餐次安排。建议采用少量多餐的原则，在总能量不变的原则下，三次正餐基础上，给予加餐。适当加餐，既能有效控制高血糖又能预防反应性低血糖症的发生。

每餐能量的构成对于保持妊娠糖尿病患者稳定的血糖水平很重要。一般情况下，早餐能量摄入占全天总热量 25% 左右，午餐占 30% 左右，晚餐占到 25%，上、下午加餐各占 10%。早餐避免食用鲜果汁、高度精制的谷物和谷物制品等，对维持适宜的血糖浓度有益。

在调整饮食基础上应配合适量和适度的体育锻炼，但不宜剧烈运动，常规监测血糖、体重和热量摄入，及时调整热量摄入、餐次分配、运动时间和强度等。

如果饮食控制后血糖仍高于理想水平，应尽早采用胰岛素治疗。

五、儿童糖尿病的营养治疗

儿童糖尿病约 90% 属于 1 型糖尿病，发病较急，症状比较明显，预后与血糖控制好坏关系密切。

（一）临床特点

1．儿童糖尿病约 90% 属于 1 型糖尿病，但随着儿童肥胖症的增加，2 型糖尿病在儿童期也呈逐步增加趋势。

发病较急，症状比较明显，常有多饮、多尿、多食及消瘦等“三多一少”的症状。

2．延误诊断可能导致酮症酸中毒，出现呕吐、腹痛、嗜睡，甚至昏迷，呼吸深长而不规则，呼气中有腐烂苹果味，严重者甚至危及生命，应予以高度警惕。

3．儿童糖尿病的治疗为综合治疗，其中包括建立在糖尿病教育基础上的胰岛素治疗、营养治疗、运动治疗、心理治疗、血糖监测等。

（二）营养治疗目的

1．维持血糖、尿糖和血脂达到或接近正常值，防止酮症酸中毒和低血糖的发生，防止或延缓并发症的发生与发展。

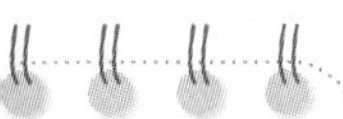

2．在有效控制血糖、血脂、血压等的同时，供给营养充足且平衡的膳食，保证正常生长、发育需要。

3．保持适宜体重，防止体重过高或过低。

（三）能量及营养素需要量

1．能量　总能量应能够保证患者生长发育的需要，一般用以下公式计算。

每日总热量 =1000+ 年龄 ×（70 ～ 100）kcal。

决定 70 ～ 100 系数的因素：首先是年龄，一般年龄越小，系数值越高，3 岁以下者取 95 ～ 100，4 ～ 6 岁取 85 ～ 90，7 ～ 10 岁取 80 ～ 85，10 岁以上取 70 ～ 80；其次是胖瘦程度，较胖儿童的能量供给应比正常水平偏低；再次，该因素还与活动量大小有关，原则上，活动量大的，应适当增加能量摄入。

能量对应的主食量参见表 17-1-9。

表17-1-9　能量与主食量对应表

能量（kcal）	主食量（生重g）
1200	150
1300	175
1400	200
1500	225
1600	250
1700	275
1800	300
1900	325
2000	350

2．蛋白质　蛋白质应供给充足，以保证正常生长发育的需要，以不低于总能量的 15% ～ 20% 为宜。14 岁以下蛋白质供给量为 2 ～ 3g/kg 体重，青春期患儿（14 ～ 16 岁）每日应提供蛋白质 1.2 ～ 1.5g/kg 体重，优质蛋白质应达到 50% 以上。

3．脂类　应适当限制脂肪供给量，一般占总能量的 30%，最多不宜超过 35%。其中，饱和脂肪酸的产热比例不宜高于 10%，多不饱和脂肪酸的供热比例为 10%，而单不饱和脂肪酸的供热比例可达到 10% ～ 15%。每日总胆固醇的摄入量应控制在 300mg 以内。限制富含饱和脂肪酸和胆固醇的食物，如动物油、动物内脏、肥肉、油炸食品、奶油糕点、棕榈油、椰子油、鱿鱼、鱼子、蟹黄等的摄入。

4．碳水化合物　碳水化合物不必过分限制，一般推荐占总热量 50% ～ 55%，并以多糖类为主，限制游离糖的摄入。可适当摄入部分粗粮，一般占总主食量的 30% 左右。

5．维生素和微量元素　应有丰富的维生素和无机盐摄入，防止维生素及微量元素摄入不足影响生长发育。

6．膳食纤维　可溶性膳食纤维通过延迟胃肠道对营养素的吸收影响葡萄糖和胰岛素的水平，使餐后血糖的升高更加平缓。富含水溶性纤维的食物包括水果（尤其是苹果和柑橘）、燕麦、大麦、魔芋和豆角等。不可溶性膳食纤维具有更易形成粪团、有助排便的作用。富含不可溶性膳食纤维的食物有谷物和麸糠等。儿童糖尿病患者每日应摄入总量 20 ～ 30g 的膳食纤维（包括可溶性和不溶性膳食纤维）。

7．餐次安排　采用少量多餐原则，每日应进食 5 ～ 6 餐最佳，3 次正餐、2 ～ 3 次加餐，防止低血糖发生。

8．根据指标调整饮食　常规检测身高、体重等身体生长发育指标，及血糖、尿糖、糖化血红蛋白等相应指标的变化，并随各指标的变化，及时调整膳食计划，确保生长、发育的正常进行。

（四）其他治疗

1．运动　运动是儿童正常生长发育所必需的生活内容，对糖尿病儿童更为重要。运动应在血糖控制良好以后开始进行。

2．血糖及有关指标的监测　糖尿病监测是指导治疗的根据，在调整药物期间，应每天监测血糖 2 ～ 4 次，每 8 周测定一次糖化血红蛋白。每年测定 1 ～ 2 次尿微量白蛋白、肾功能、血脂及眼底检查。还应观察儿童的生长和发育。定期门诊复查，并做好记录，以备复诊时医生参考。

3．糖尿病教育和心理治疗　儿童患糖尿病后，父母和儿童均会产生许多不适应，家庭生活也会受到影响，在生活中和心理上均会产生许多问题。因此必须对患者及其家长进行糖尿病知识的教育，组织糖尿病儿童夏令营是对糖尿病儿童进行心理治疗和糖尿病教育及强化治疗的很好方法。

应特别注意的是：儿童糖尿病的饮食治疗有其特殊性。患者处在生长发育期，因此必须让患者明白，其饮食治疗的原则是计划饮食而不是“严格地”限制饮食。根据患者年龄、性别、身高、体重等相关因素制订每日的总能量，根据患者饮食习惯、学习及活动等情况计划餐次及能量和营养素的各餐分配。

六、糖尿病的营养护理

（一）一般护理

监测体重，监测餐前、餐后及睡前血糖，使用胰岛素注射的患者应注意注射部位要经常更换，防止发生皮下硬结及局部皮肤、肌肉萎缩或感染。

（二）健康教育

糖尿病的治疗是综合性的，包括饮食治疗、药物治疗、运动疗法、健康教育、疾病监测五个方面，被称为治疗糖尿病治疗的“五驾马车”。营养治疗是治疗糖尿病的基础，任何类型、病情、治疗的患者均需要遵循一定的膳食管理。糖尿病患者在进行饮食调整过程中，一方面需要改变以往的饮食生活习惯，另一方面又希望过上正常人的生活，能够自由、灵活调整日常饮食，处于矛盾之中。因此，护理人员在实施营养护理过程中应想办法将饮食治疗知识应用、落实到糖尿病患者身上，不让患者因为糖尿病影响正常的生活，这是我们为糖尿病患者实施营养护理的关键所在。

（三）纠正患者对待合理饮食的不正确态度

态度是产生行为改变的原动力，糖尿病患者对待饮食的态度不同，其执行的效果及取得的结果也不同。因此我们应该首先评估患者对待饮食的态度，对于态度不正确者给予纠正。

1．满不在乎型　常常发生在病情较轻的患者中，貌似“体格健壮”，认为糖尿病对身体无大影响，拒绝改变饮食习惯。针对这一类型的患者，我们应该让患者明白，糖尿病若不早期重视，长时间地拒绝适当的自我监护，会导致病情加重。若早期积极采取措施，则可延缓或阻止糖尿病并发症的发生和发展。

2．谨小慎微型　这类患者常常看到什么也不敢吃，吃一点东西都要细心地称量，唯恐多吃一点食物都会造成血糖的波动，或极端地减食、节食，不管方法正确与否，努力使之好转，并且异常地认真，对极小的问题也提出疑问，一旦感觉不合道理，就对护理人员不信任，而去咨询其他医生或护士，重新提出疑问。对这一类的患者，我们应该让患者明白，科学、合理的

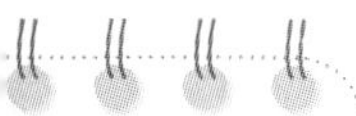

控制饮食，仍需要像正常人一样生活；控制饮食的目的是为了健康、有质量地生活，不是为了控制血糖而过分控制饮食，过分控制饮食往往会造成营养不良、机体抵抗力下降，又会诱发其他疾病，不利于身体健康。

3．积极配合型　这类患者通常能够积极配合治疗，治疗效果也较好。

（四）讲解饮食治疗知识

饮食治疗知识的内容包括：糖尿病饮食治疗的重要性、目的、原则，食物的选择与禁忌，理想体重的计算，每日摄入量的计算与具体安排，具体食谱的制定，食品交换法，合并不同并发症时饮食治疗的注意事项等。

不同的患者对营养知识的掌握程度不同，有些患者对知识了解较多，有的则处于一种似懂非懂、一知半解状态，甚至存在错误理解，因此护理人员在进行营养知识教育时，在全面讲解饮食知识的基础上，要重点评价患者的知识掌握情况，纠正饮食知识误区，对错误之处给予指正，并强化。

（五）饮食记录

1．做饮食记录的意义　患者每天都要面临着饮食对血糖的影响，患者在接受医务人员一次知识的传授后，在执行中仍然会出现一些问题，而医护人员又不可能跟随患者到家中调整饮食，所以患者做好饮食记录，带到医院，医护人员可帮助其分析存在的缺陷，同时对患者本人起到督促作用，还有助于在日常生活中观察饮食对血糖的影响，进而帮助调整饮食结构、搭配饮食种类，所以饮食记录是帮助患者确定饮食变化，灵活饮食，维持、固定良好饮食习惯的一种方法。

2．做饮食记录前的注意事项　向患者指出饮食日记的益处，让他们认识到其价值。

3．做饮食记录的优点

（1）通过分析饮食记录，纠正患者存在的饮食误区。

（2）帮助患者确定进食是否规律、定时。

（3）了解患者是否做到均衡饮食，三大营养素的比例、主食、肉蛋奶、油、盐、水、水果、蔬菜等食物的摄入量是否合理。

（4）了解所摄入的食物对血糖水平的影响，进而作相应的饮食调整。

（5）发现不合理的食物选择，如进食含大量脂肪、高能量的食物。

（6）帮助患者发现对食物量估算得不准确。

（7）帮助患者制订短期、确实可行的方法来解决问题。

（8）能够看到在实施短期目标过程中取得的进步。

4．应何时作饮食记录

（1）新确诊的糖尿病患者，不知如何食用各类食品时。

（2）当患者开始一项新的饮食计划时。

（3）患者血糖控制有问题时。

（4）患者需要减轻体重，实施减肥计划时。

（5）需要调节饮食、运动、用药三者之间关系时。

知识拓展链接 24

5．如何指导患者做好饮食记录

（1）记录的内容：什么时间摄入了何种食物？在哪里摄入的？食物的数量多少？记录的食物量是生的还是熟的？

（2）记录的食物量尽量准确，食物的种类尽量详细，如“大米粥 50g”比“粥 1 碗”有意义得多。

（3）最好同时记录相应的运动和血糖监测情况。

（4）饮食日记可以每周记录 1d，也可以 1 个月内记录几日或是连续记录一周等。

（5）记录后可进行随访、反馈。护理人员根据患者所做的记录，指出缺陷和不足之处，与患者讨论适合自身饮食习惯的食物选择。

（六）监测

如血糖、血脂、肝肾功能、眼底等。

小　结

1. 糖尿病的分型　主要分为 1 型糖尿病、2 型糖尿病、妊娠糖尿病、其他特殊类型糖尿病。

2. 一般糖尿病的营养治疗原则

（1）合理控制总热能，热能摄入量以达到或维持理想体重为宜。

（2）平衡膳食，选择多样化、营养合理的食物。

（3）限制脂肪摄入量、适量选择优质蛋白质。

（4）放宽对主食类食物的限制，减少或禁忌单糖及双糖的食物。

（5）无机盐、维生素、膳食纤维要合理充足。

（6）餐次安排要合理。

思考题

1．某患者因血糖高入院确诊为 2 型糖尿病，护理要点是什么？

2．糖尿病患者饮食上需要注意哪些问题？

答案链接 42

第二节　痛风和高尿酸血症

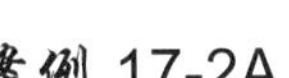

案例 17-2A

患者，男性 52 岁，右趾指关节于夜间突发红肿热痛 1d。患者有糖尿病、高血压、高尿酸血症、高脂血症病史 10 年，症状发作前一天进食大量海鲜、冰啤酒。疑为痛风发作。请问此患者的发病原因是什么？护理评估内容包括哪些？

痛风（gout）和高尿酸血症（hyperuricemia，HUA）是嘌呤代谢障碍引起的代谢性疾病。目前中国高尿酸血症（HUA）呈现高流行、年轻化、男性高于女性、沿海高于内地的趋势。HUA 是多种心血管危险因素及相关疾病（代谢综合征、2 型糖尿病、高血压、心血管事件及死亡、慢性肾病等）的独立危险因素。80% 的高尿酸血症者可终身无症状，称为无症状性高尿酸血症。只有尿酸盐结晶在机体组织中沉积下来造成损害才出现痛风，表现为高尿酸血症、急性关节炎、痛风肾和痛风石等临床症状和阳性体征。

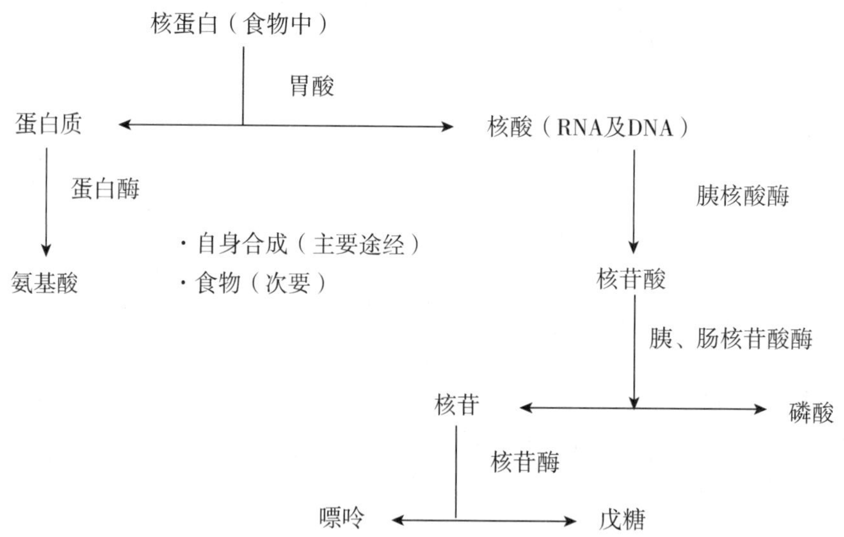

一、概述

（一）疾病概念

1．痛风　痛风（gout）特指急性特征性关节炎和慢性痛风石疾病，是一种单钠尿酸盐（monosodium urate，MSU）沉积所致的晶体相关性关节病，可并发肾病变，重者可出现关节破坏、肾功能受损。

2．嘌呤　嘌呤（purine）是核酸（RNA 和 DNA）分解代谢后的产物，主要包括腺嘌呤（adenine，A）、鸟嘌呤（guanine，G）、次黄嘌呤（hypoxanthine，H）、黄嘌呤（xanthine，X）等，其中以腺嘌呤和鸟嘌呤为主，在酶的催化下代谢形成尿酸。

3．尿酸和高尿酸血症　尿酸是嘌呤在人体代谢的最终产物。嘌呤在肝代谢形成尿酸后，主要由肾（66%）和肠道（34%）排出体外。约 80% 的尿酸源于体内核苷酸或核蛋白的分解，20% 的尿酸源于食物。血中尿酸的水平决定于尿酸产生和排泄之间的平衡，如果体内尿酸产生过多和（或）肾排泄不良，就会导致血尿酸过高，形成高尿酸血症，已证实肠道尿酸排泄减少不是高尿酸血症的主要原因。

（二）病因及发病机制

1．病因　可分为原发性和继发性两类。

（1）原发性痛风：由遗传因素和环境因素共同作用所致，具有一定的家族易感性，常与肥胖、糖脂代谢紊乱、高血压、动脉硬化和冠心病等聚集发生。除 1% 左右由先天性嘌呤代谢酶缺陷引起外，绝大多数病因未明。多见于 40 岁以上男性或绝经期妇女，部分有家族史。

（2）继发性痛风：继发（伴发）于其他先天性代谢紊乱性疾病如 1 型糖尿病，或其他疾病或药物所致。如白血病、淋巴瘤、多发性骨髓瘤、慢性溶血性贫血以及肿瘤化学治疗和放射治疗后。

2．发病机制　痛风的直接原因是高尿酸血症，可能造成高尿酸血症的原因：①摄取富含嘌呤或导致嘌呤合成增加的食物；②体内合成代谢增加；③肾排泄受阻。在高尿酸血症的发生中，内源性代谢紊乱较外源性因素更为重要，高嘌呤膳食并非痛风的原发病因，但可使血尿酸水平进一步升高，加重痛风的症状。

尿酸生成过多：限制嘌呤膳食 5d 后，如每日尿酸排泄量超过 600mg，或正常膳食情况下 24h 尿尿酸大于 800mg，可认为尿酸生成增多。

尿酸排泄减少：24h 尿尿酸少于 600mg/d。

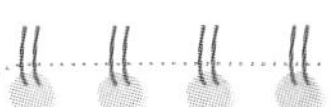

混合型：既有尿酸生成过多又有肾尿酸排泄减少，主要见于长期饮酒者。

（三）危险因素

痛风被认为是富贵病，尤其在蛋白质膳食为主的西方国家，高尿酸血症很常见，是西方最常见的疾病之一。我国在20世纪80年代后期由于生活水平的大幅提高、高蛋白及高嘌呤膳食、饮酒等因素，痛风患病率日益增加，且呈现低龄化趋势。

1．肥胖　肥胖是痛风常见并发病之一，调查证明血尿酸值与体重指数（BMI）呈正相关，超重大于80%者高尿酸血症发生率高达11.4%。有的痛风患者经限制能量摄入后常可减少痛风急性发作次数，血尿酸和尿尿酸也会下降。

2．高脂血症　高脂血症在痛风中也十分突出，有75%～84%的痛风患者伴有高三酰甘油血症，82%的高三酰甘油血症者伴有高尿酸血症。

3．糖尿病　糖尿病合并高尿酸血症占2%～50%，而痛风患者出现糖耐量异常为7%～74%。有人认为肥胖是痛风、糖尿病这三联征的中心。

4．高血压病　未治疗的高血压病合并高尿酸血症者为22%～38%，显著高于普通人群；肾性高血压或应用利尿药治疗的高血压病患者中，有47%～67%合并高尿酸血症。

总之，痛风常伴有肥胖、高脂血症、糖尿病、高血压病，虽发病机制上并没有明确证据表明彼此间的联系，但均指向生活方式因素，即以高蛋白、高脂肪、高游离糖为主要特征的高热量摄入、运动不足等。

（四）易感人群

痛风具有明显的遗传倾向，有痛风家族史者易患痛风。还有很多后天因素，如年龄、性别、体重、酗酒、膳食、运动及肾功能损害等，也与痛风的发生有很大关系。肥胖和进食高嘌呤膳食者易患痛风，尤其40岁以上、不爱运动、进食肉类和蛋白质较多的肥胖男性易患痛风。可见，痛风的发生与多种致病因素相关，预防痛风，应当采取综合措施。

（五）诊断标准

1．急性关节炎发作1次以上，在1d内即达到高峰。

2．急性关节炎局限于个别关节。

3．整个关节呈现暗红色。

4．第一趾跖关节肿痛。

5．单侧趾跖关节炎急性发作。

6．有痛风石。

7．高尿酸血症。

8．非对称性关节肿痛。

9．发作可自行中止。

凡具备该标准三条以上，并可除外继发性痛风者，即可确诊。

案例 17-2B

患者，男性84岁，患者4年前体检发现血尿酸424μmol/L（参考值149～416μmol/L），因无症状未予处理。后血尿酸进行性升高，3d前夜间数小时内出现左腕关节、左掌指关节（4-5）及近端、远端指间关节（4-5）红、肿、热，伴压痛、活动障碍。临床诊断为：急性痛风发作。患者血尿酸428μmol/L，血肌酐108μmol/L，血尿素氮10.27mmol/L，血白蛋白36.7g/L，糖化血红蛋白8.1%（参考值4.8%～6.0%），尿蛋白（++）。请据此确定患者的营养治疗原则。

（六）临床表现

痛风的临床特点是：高尿酸血症、特征性急性关节炎反复发作，在关节滑液的白细胞内可找到尿酸钠结晶，痛风石形成，严重者可出现关节活动障碍和畸形、肾尿酸结石及（或）痛风性肾实质病变。

1．无症状期　仅有血尿酸持续性或波动性增高，而无关节炎、痛风石、肾结石等临床表现。从血尿酸增高至症状出现时间可长达数年至数十年，有些可终身不出现症状。

2．急性关节炎期　患者常在午夜突然发病，每因疼痛而惊醒，疼痛可剧烈似刀割样，稍微活动疼痛加剧。有的出现局部皮肤感觉异常，如麻木、针刺感、灼热感及跳动感等。关节局部明显肿胀、充血，皮肤呈现桃红色，压之可褪色，并有压痛。局部皮肤温度升高，触之有发热感，所以大多数患者病变的关节局部怕热，不能盖被或热敷，而喜用冷敷。

3．慢性关节炎期　多由急性关节炎反复发作发展而来，也可见于未经治疗或虽治疗而没有达到治疗目的的患者。表现为多关节受累，发作较频，间歇期缩短，疼痛逐渐加重，甚至发作后疼痛也不能完全缓解。严重者还可累及肩、髋、脊柱、骶髂、胸锁、下颌关节和肋软骨，表现为肩背痛、胸痛、肋间神经痛及坐骨神经痛。胸部的疼痛有时酷似心绞痛。慢性期的主要表现为痛风石，痛风石是由于尿酸盐产生的速度超过尿酸盐排出的速度，结果使尿酸盐沉积于软骨、滑液膜、肌腱和软组织等结缔组织处，逐渐形成痛风石。

4．肾结石和肾病变　痛风患者肾尿酸结石的发病率为 10% ～ 25%，与血尿酸水平和尿尿酸量正相关。如血尿酸大于 0.77mmol/L（3mg%），或每日尿酸排出在 1100mg 或以上时，尿酸结石的发生率可达 50%。患者可有肾绞痛、血尿等。部分痛风患者是以肾尿酸结石为首发症状就诊。尿酸盐性肾病是痛风最常见的表现之一，占痛风患者的 20% ～ 40%。是尿酸盐在肾间质组织沉积所致，可导致梗阻性肾病。病情为慢性经过，患者可出现间歇性蛋白尿、高血压、血尿素氮升高，晚期可发展为肾功能不全。临床表现有两种类型：①以肾小球病变为主，即所谓痛风性肾炎；②尿酸性肾病。

二、营养治疗

（一）营养治疗目的

营养治疗的目的是减少体内尿酸生成，促进尿酸排泄。

促进尿酸生成的因素包括外源性因素和内源性因素，如长期大量饮酒、高嘌呤、高蛋白膳食、静脉输入大量果糖等。

乙醇可诱发糖异生障碍，导致体内乳酸和酮体堆积，乳酸和酮体中 β- 羟丁酸能竞争性抑制尿酸的排出。同时，经常饮酒，还可通过 ATP 分解加速途径增加嘌呤合成，使血和尿尿酸增加，导致高尿酸血症和尿酸排泄增多。故一次过量饮酒，特别是同时伴高嘌呤、高脂肪盛宴，常可引起急性痛风的发作。

（二）营养治疗目标

1．改善急性症状，预防急性关节炎的复发。

2．减少或逆转并发症的发生、发展，阻止或逆转并发病。

因此，治疗上一方面控制急性痛风性关节炎，另一方面促使尿酸排泄增加，调节饮食，控制体重，防治高尿酸血症。

（三）营养治疗原则

1．限制膳食嘌呤摄入　虽然膳食因素并不是血尿酸增高、尿酸石形成的主要原因，就对症处理来说，限制嘌呤膳食，一般仅能降低血清尿酸 0.5 ～ 1.5mg/100ml，但在痛风的营养治疗中，限制膳食中嘌呤的摄入量仍应成为首要措施之一。急性痛风患者膳食中的嘌呤含量应控制在每日 150mg 以下，缓解期可适当放开（见食物选择）。

2．限制总能量，保持正常体重　痛风患者的能量摄入应适当限制，总能量根据患者理想体重计算，通常每天不超过 25 ～ 30kcal/kg 体重。肥胖或超重者应减重，但应采取循序渐进的方法，避免体重太快降低。否则能量限制过度，体脂大量动员造成体内酮体生成增加，酮体竞争性抑制尿酸从肾小管排泄而使尿酸的排出减少，诱发痛风的急性发作。

3．三大营养的分配　在限制总热量的前提下，三大营养素的分配原则是高碳水化合物、适量蛋白质和低脂肪。

因脂肪有阻碍肾排泄尿酸的作用，高尿酸血症者应适当控制，急性发作期更应加以限制，一般控制在每日 40 ～ 50g，选用含脂肪少的食物，采用用油较少的烹调方法。

在正常人和痛风患者，高蛋白膳食者的内源性嘌呤合成较中等蛋白膳食者为高，因此，蛋白质摄入应限制，以满足机体基本需要为宜，一般情况下每天每公斤理想体重不超过 1g，急性痛风发作期可按每天每公斤体重 0.8g 供给，不超过总能量的 11% ～ 15%。以植物蛋白为主，动物蛋白可选用牛奶、奶酪和鸡蛋等嘌呤含量较少的优质蛋白质食品。尽量不选用肉类、禽类和鱼类的内脏作为蛋白质的来源，肉类也应少用。

充足的碳水化合物可减少脂肪分解产生酮体，利于尿酸盐排出。碳水化合物摄入量可占总能量的 65% ～ 70%。但应避免大量蔗糖、甜菜糖等含果糖类的摄入。碳水化合物食品（主食）的选择应以细粮为主。可选用精加工的米、面及其制品，由于各类粗粮（例如玉米、小米、高粱、荞麦、燕麦、山芋干等）中的嘌呤含量明显高于上述精加工细粮，故在痛风发作期应少吃或不吃粗粮及其制品，纤维素类食物可用蔬菜代之。

4．多饮水，忌饮酒　患有痛风者要多饮水及碱性饮品，以便增加尿量，促进尿酸排泄。适当饮水还可降低血液黏稠度，对预防痛风合并症（如心脑血管疾病）有一定好处。如果心肺功能正常，每天液体的摄入总量应达到 2500 ～ 3000ml，尿量保持在每天 2000ml 左右，伴有肾结石者最好每天尿量能达到 3000ml。痛风性肾病致肾功能不全时应根据病情适当限制水的入量。

5．选用碱性食物　一些食物如蔬菜、马铃薯、甘薯、水果、牛奶等含有较多钠、钾、钙、镁等元素，在体内氧化生成碱性化合物，可有效碱化尿液，从而增加尿酸在尿液中的溶解度，防止尿酸结晶沉积。由于蔬菜和水果中还含有丰富的维生素，特别是维生素 C，可有效促进组织内尿酸盐的溶解。

6．注意食品烹调方法　嘌呤是亲水物质，只要经过水的浸渍、煮沸，即可溶出，因此，合理的加工烹调可以有效减少食物中嘌呤的含量，如黄豆制成豆腐以后，嘌呤即会大量溶出，肉类食物先煮弃汤后再行烹调，即可去除部分嘌呤。此外，辣椒、咖喱、胡椒、花椒、芥末、生姜等调料均能兴奋自主神经，诱使痛风急性发作，因此应尽量避免使用。

（四）食物选择

限制嘌呤含量多的食物摄取，应该根据患者的病情轻重、所处病期、合并症和降尿酸的药物应用情况分别对待。

1．食物嘌呤含量　根据食物嘌呤含量将食物分为四类。

Ⅰ类：含嘌呤最多的食物（每 100g 含嘌呤 150 ～ 1000mg）：肝、脑、肾、牛羊肚、沙丁鱼、凤尾鱼、鱼子、胰脏、浓肉汤、肉精、浓肉汁。

Ⅱ类：含嘌呤较多的食物（每 100g 含嘌呤 75 ～ 150mg）：扁豆、干豆类、干豌豆、鲤鱼、鳕鱼、大比目鱼、鲈鱼、贝壳类水产，熏火腿，猪肉、牛肉、牛舌、小牛肉、野鸡、鸽子、鸭、野鸭、鹌鹑、鹅、绵羊肉、兔、鹿肉、火鸡、鳗鱼、鳝鱼、淡鸡汤、淡肉汤、淡肝汤。

Ⅲ类：含嘌呤较少的食物（每 100g 含嘌呤＜ 75mg）：芦笋、菜花、龙须菜、四季豆、青豆、鲜豌豆、菜豆、菠菜、蘑菇、麦片、青鱼、鲱鱼、鲑鱼、金枪鱼、白鱼、龙虾、鳝鱼、螃蟹、牡蛎、鸡肉、火腿、羊肉、淡牛肉汤、花生、麦麸面包。

Ⅳ类：含嘌呤很少的食物（每 100g 含嘌呤＜ 30mg）：奶类、奶酪、蛋类、水果类、可可、咖啡、茶、海参、果汁饮料、豆浆、糖果、蜂蜜、精制谷类如富强粉、精磨稻米、玉米，蔬菜类如紫菜头、卷心菜、胡萝卜、芹菜、黄瓜、茄子、冬瓜、土豆、山芋、莴笋、西红柿、葱头、白菜、南瓜、果酱。

2．急性痛风发作期时的食物选择 痛风急性发作期的蛋白质来源主要以牛奶、鸡蛋为主，选择精制米面及含嘌呤少的蔬菜，多吃水果及大量饮水。禁食一切肉类及含嘌呤丰富的食物。（禁用Ⅰ、Ⅱ类食物，限制Ⅲ类食物，任选Ⅳ类食物）。可采用严格低嘌呤膳食，包括半流质膳食、软食等。

3．痛风恢复期和稳定期的食物选择 慢性期患者可在全天热量及蛋白质摄入量范围内适当放宽食物选择。Ⅲ类食物可放宽选用，Ⅱ类食物限量选用，或每 2d 按急性期膳食选择，其余 5d 可选用含嘌呤的Ⅰ、Ⅱ类食物。仍应禁止过食肉类及含嘌呤丰富的食物，蔬菜类食品除龙须菜、菠菜、蘑菇、鲜豌豆类外，可适当进食。

三、营养护理

（一）一般护理

让患者了解痛风的病因、控制方法及预后等，避免盲目乐观或消极态度。指导患者合理膳食，做好饮食记录，避免嘌呤较高的食物。

（二）症状护理

痛风症状期时观察皮肤有无红肿破溃，疼痛时药物治疗。

（三）健康教育

1．端正患者对待疾病的态度。

2．讲解痛风的原因、影响病情和预后的因素、控制病情的方法。

3．养成良好的饮食习惯，尽量避免食用含嘌呤高的食物。

4．戒除不良嗜好，如吸烟、酗酒等。

5．生活要有规律，根据工作及活动情况安排一日三餐。应定时定量进食。

6．每日应进行适当的运动及体育锻炼，并持之以恒。

7．经常检查血尿酸，以及时发现高尿酸血症，采取有效措施使血尿酸恢复正常则可防止其发展为痛风。

小 结

1. 痛风和高尿酸血症是嘌呤代谢障碍引起的代谢性疾病。

2. 痛风患者的营养治疗主要为限制膳食嘌呤的摄入，合理安排三大营养素的摄入，养成良好的摄食习惯。

思考题

答案链接 43

1．痛风患者的护理要点是什么？

2．痛风的病因有哪些？

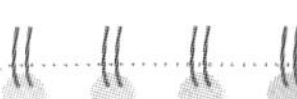

第三节　肥　胖

案例 17-3A

16 岁男生，身高 180cm，体重 100kg，BMI 30.9kg/m^2。患者父母在外地做生意，从小在爷爷奶奶身边长大，备受宠爱，自幼肥胖，喜爱冰镇甜饮料，5 ～ 6 瓶 / 天，基本不喝白开水，喜油腻肉食、薯片、洋快餐，常吃零食。中学阶段住校后饮食自己随性安排。该同学由于肥胖，形象欠佳，上课经常感到困乏、精力不集中，体育课和文化课成绩不理想，业余时间常玩电脑，不爱运动，有时被同学嘲笑，不合群、缺乏自信。

请问此患者的发病原因是什么？护理评估内容包括哪些？

一、概述

世界卫生组织（WHO）将肥胖定义为可能导致健康损害的异常或过多的脂肪堆积。2013 年 6 月，美国医学协会正式将肥胖定义为一种疾病，需要采取措施干预。WHO 数据表明，20 岁及以上的成年人中有超过 14 亿人超重，过去 10 年间，大多数欧洲国家肥胖患病率增长 10% ～ 40%，同时提示超重和肥胖是全球引起死亡的第六大风险。在慢性病（如高血压病、高脂血症、2 型糖尿病）和心血管事件的发生发展中，肥胖扮演了重要的角色。另外，44% 的糖尿病负担、23% 的缺血性心脏病负担以及 7% ～ 41% 的某些癌症负担可归因于超重和肥胖。

（一）肥胖的病因

肥胖是遗传因素、环境因素等多种因素相互作用的结果。目前认为，导致全球超重和肥胖流行的因素包括：富含脂肪和糖类而缺乏维生素、矿物质及其他微量营养素的高热量食品，坐式生活方式及体力活动不足等。

1．遗传因素　肥胖症有家族聚集倾向，但遗传基础未明，也不能排除共同的饮食、生活习惯的影响。某些人类肥胖症发病原因以遗传因素占主要地位，一些遗传综合征如 Laurence-Moon-Biedl 综合征和 Prader-Willi 综合征、单基因突变如瘦素基因（OB）或瘦素受体基因突变肥胖症等极为罕见。

2．环境因素　绝大多数人类肥胖症是复杂的多基因系统与环境因素综合作用的结果，但环境因素是近年来肥胖患病率增加的主要原因。环境因素中包括吸烟，饮酒，运动不足，富含脂肪和糖类而缺乏维生素、矿物质及其他微量营养素的高热量食品，不健康生活方式如坐式工作，体力活动不足，肠道菌群改变，激素分泌异常等。

3．机体调节因素　在病因学研究中，肥胖的发病主要与 4 条途径有关。

（1）瘦素和瘦素受体途径：瘦素（瘦蛋白，leptin）是人体内脂肪细胞分泌的一种激素，肥胖者血中瘦素的水平是增高的，这主要由于大脑中枢发生了瘦素抵抗，从而使摄食增多，导致肥胖。

（2）食物摄取中枢途径：这条途径是瘦素作用的中枢部位，包括一种肽类物质：神经肽 Y、胆囊素等，主要起调节食欲的作用。瘦素抵抗实际上是人类适应环境的一种方式，即在长期的食物获取过程中，那些瘦素抵抗人群可以获取过量的食物并转化为脂肪储存起来，以备饥饿时动用。

（3）机体外周产热途径：人体内有一种 β_3 肾上腺素能受体，它是存在于脂肪细胞膜上的特异受体，其生理功能主要是作用于脂肪组织，活化解偶联蛋白（UCP），促进非寒战性产热，增加能量消耗。

（4）激素调节途径：主要通过机体肾上腺分泌的皮质醇和胰岛 β 细胞分泌的胰岛素来影响体重的调节。调节解偶联蛋白产热的因素有去甲肾上腺素、胰岛素、维 A 酸、热休克蛋白、甲状腺激素等。

（二）肥胖是代谢综合征主要的决定因素

代谢综合征（metabolic syndrome，MS）是指腹部肥胖、2 型糖尿病、高血压、高血脂、高尿酸血症、微量白蛋白尿等病理现象聚集的一种表现，而肥胖则是 MS 首发症状和前哨表现，并贯穿始终。90% 以上的 2 型糖尿病与肥胖形影不离，甚至青少年及儿童的肥胖也会导致不少 2 型糖尿病的产生。目前初步的研究证实在众多病因中，中心性肥胖与 MS 的关系尤为密切，是 MS 发病、发展的关键因素和核心环节。

2001 年，美国胆固醇教育计划专家小组关于成人高胆固醇血症的诊断、评估和治疗的第三次报告中 MS 的定义为：腰围：男性＞ 102cm，女性＞ 88cm；血清 TG ≥ 1.7mmol/L；HDL：男性＜ 1.04mmol/L，女性＜ 1.29mmol/L；血压≥ 130/85 mmHg；血糖≥ 6.1mmol/L，符合 3 项以上即可诊断 MS。

2002 年，在美国 ACE/AACE 会议上又提出了 MS 的危险因子：超重或肥胖，BMI ＞ 25kg/m^2；血压≥ 130/85mmHg；75g 葡萄糖负荷后 2h 血糖＞ 7.8mmol/L，空腹血糖＞ 6.1mmol/L；其他：2 型 DM 家族史、高血压病家族史、心血管疾病家族史、多囊卵巢综合征、静坐生活方式、年龄＞ 40 岁、种族等。

可见无论是哪种定义都将肥胖或中心性肥胖列为主要的诊断依据，而且 MS 中的其他指标异常与中心性肥胖也密切相关，中心性肥胖是 MS 诊断标准中的重要因素。

（三）诊断

体重指数（body mass index，BMI）：是诊断肥胖最重要的指标，BMI（kg/m^2）= 体重（kg）/[身长（m）]^2。2003 年《中国成人超重和肥胖症预防控制指南（试用）》以 BMI 值≥ 24 kg/m^2 为超重，≥ 28kg/m^2 为肥胖；男性腰围≥ 85cm 和女性腰围≥ 80cm 为腹型肥胖。2010 年中华医学会糖尿病学分会建议代谢综合征中肥胖的标准定义为 BMI ≥ 25kg/m^2。

案例 17-3B

患者，男性，28 岁，身高 186cm，最高体重 234kg，BMI67.6 kg/m^2，肥胖 20 余年。患者平日不爱运动，饭量大。曾多次尝试服用保健品、节食、点穴、针灸等方法，但效果均不明显。目前已有高血压、鼾症、睡眠呼吸暂停综合征、腰椎间盘突出、双下肢淋巴水肿病史。本次患者考虑求助外科手术治疗肥胖。

请考虑此患者的营养护理原则。

（四）临床表现

肥胖可见于任何年龄，女性较多见，多有进食过多和（或）运动不足病史，常有肥胖家族史。轻度肥胖症多无症状。中重度肥胖可引起气急、关节痛、肌肉酸痛、体力活动减少及焦虑、忧郁等。肥胖还可伴随或并发睡眠中阻塞性呼吸暂停、胆囊疾病、高尿酸血症和痛风、骨关节病、静脉血栓、生育功能受损（女性出现多囊卵巢综合征），以及某些癌肿（女性乳腺癌、子宫内膜癌，男性前列腺癌、结肠和直肠癌等）发病率增高等。

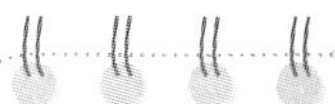

二、肥胖的综合管理

肥胖是多种因素作用的结果，包括生理、心理、社会因素的共同作用。因此，肥胖管理不应仅仅着眼于体重及体质指数（BMI）的降低，更需要关注腰围（在女性患者中，腰臀比）的减小及身体成分的改善，这两项指标能够更好地反映非脂肪成分及脂肪成分的改变。适宜的肥胖管理目标强调通过合理的体重降低达到降低健康风险目的，这包括降低体重、保持体重及防止体重反弹三部分。同时，肥胖患者也必须充分理解肥胖是一种慢性病，肥胖管理必定是终身管理。

1．治疗目标　包括体重下降、降低健康危险因素、提高生存质量。

体重目标：①对于超重患者（BMI：25.0 ～ 29.9kg/m^2），通过饮食指导和增加锻炼防止体重再增加和减重，减重目标的制订必须是个体化、合理化和长期性的。在 6 个月内降低 5% ～ 10% 的体重是合理的减重目标，经证明是有益健康的。腰围的减小和身体成分的改善也可以作为另一目标。②严重肥胖的患者（BMI ≥ 35kg/m^2）需要更大的减重目标。减轻并保持体重、预防合并症和治疗合并症是体重管理目标的三个方面。 肥胖是慢性疾病，长期随访对降低疾病风险、治疗合并症（2 型糖尿病、心血管疾病）、防止体重反弹是必要的。要达到这一目标，不仅需要医务人员和患者的双方努力，也需要家庭、社区、社会的多方支持。

2．饮食治疗原则

（1）合理控制热能：饮食提供的热能必须低于机体的实际消耗（低热能饮食），造成热能的负平衡，促使体重恢复。达到目标体重后，应及时调整饮食方案，注意保持热能摄入与消耗的平衡，并维持这种平衡。

（2）限制脂肪摄入，保证充足的蛋白质供给：过多摄入脂肪可引起酮症。尤其是动物性脂肪，必须严格限制，对肥胖患者饮食中脂肪应控制在总热量 25% ～ 30% 以下，严格限制饱和脂肪酸的摄入量。蛋白质的供给量应充足，以避免机体瘦组织消耗，在肝肾功能正常条件下，蛋白质可达到总热量的 15% 左右，优质蛋白质不低于 50%。

（3）限制碳水化合物和游离糖类：适量的碳水化合物摄入可有效节约蛋白质、促进脂肪动员，防止酮症和负氮平衡，供给量应控制在总热能 55% 左右为宜。但应限制游离糖的摄入，以不超过总热能的 10% 为佳。适量选择富含食物纤维的碳水化合物类食物和蔬菜、水果，每人每日食物纤维供给量以不低于 12g 为宜。

（4）维生素和矿物质供给要充足：食物必须大众化、多样化，切忌偏食。通过调整饮食内容和比例，保证充足而平衡的维生素和矿物质的供给。

（5）限制食盐和嘌呤：食盐可刺激食欲，进而增加体重，且对控制血压不利，故每日食盐摄入为 3 ～ 6g 为宜。嘌呤可增进食欲、加重肝肾代谢负荷，故含高嘌呤的食物如动物内脏应加以控制。

（6）烹调方法及餐次选择：尽量减少食物中脂质和胆固醇的摄入，烹调食物以蒸、炖、氽、熬、炝、拌等方式为主，避免油煎或油炸。对于高热量食物，如甜点、炸薯条等则更应限制。餐次分配要合理，可一日 3 ～ 5 餐，按早 30%、午晚餐各 35%，或三正餐分别为 25%、30%、30%，1 ～ 2 次加餐 15% 左右，每餐都应保持营养平衡，晚餐不宜太多或太晚，晚餐后不宜加餐。另外，进食应细嚼慢咽，不要太快。

三、肥胖的药物治疗

生活方式干预的同时，也可考虑药物治疗。目前，对于 BMI ≥ 30kg/m^2，或是 BMI ≥ 27kg/m^2 同时伴有肥胖及肥胖伴发疾病的患者（如高血压、2 型糖尿病）推荐进行药物治疗。药物的选择需要严格按照药物适应证和相关禁忌证进行。治疗开始后 3 个月，需要评估药物的疗效：如果体重下降满意（非糖尿病患者体重下降＞5%，糖尿病患者体重下降＞3%），可以继续药物治疗。如疗效不满意的，应停止药物治疗。腰围、身体成分改善也可作为评价药物疗效的指标。

中药减肥药：传统中药主要为植物药中具有减肥作用的药物，如麻黄、山楂、大黄等，茶叶、可可等亦具有减肥作用。机制各不相同，这里不再赘述。

四、肥胖的外科治疗

肥胖的外科治疗包括病态肥胖的外科治疗（胃肠道手术）和局部脂肪堆积的外科治疗（局部去脂术）。前者通过小肠短路术或胃成形术等方法，造成营养物质吸收面积下降或限制饮食以达到减重及减轻合并症的目的，后者通过切除或抽吸的方法去除局部堆积的脂肪以改善形体外观。外科治疗常常具有迅速见效的特点，但往往也存在并发症，甚至严重并发症，因此医患双方应充分认识不同手术的过程及并发症，并严格选择手术适应证，选用合适的手术方法。

1．术后营养护理　术后按外科常规护理，同时强调预防性使用抗生素，并进行生命体征监测、电解质及糖代谢监测。

术后禁食3d，第4天开始，每次30ml左右低渗的低脂低蛋白要素饮食，一天3～6次，每小时饮水30ml。术后第5～7天，逐渐增加至等渗的要素饮食，一天6～8次，此量可逐渐增加，热量达到1200kcal左右。术后1～2周全流质饮食，术后2～6周逐渐开始正常饮食。

最常见的早期并发症是伤口脓肿，特别是糖尿病患者，一旦发现，拆除缝线引流，膈下脓肿可以穿刺引流。

2．长期随访　术前要告诫患者长期随访的重要性。术后特别强调维生素的补充。密切观察血糖、血压及情绪变化。腹痛以胆囊炎为多见，部分患者由吻合口溃疡引起，可用 H_2 受体阻滞剂治疗。继发性呕吐可能是进食过多或吻合口狭窄引起，吻合口狭窄经一两次扩张能够缓解。精神上鼓励支持是术后长期随访的重要任务之一。通过长期的随访来避免营养缺乏及心理问题是很重要的。术后偶尔出现胃小囊扩张、吻合口瘘、吻合口扩张等并发症，再次手术可以获得满意的效果。

五、肥胖症的营养干预

1．肥胖的营养护理　帮助患者了解肥胖的危害，鼓励患者，树立自信。住院期间监测患者的体重、血糖、血脂等，做好饮食记录，调整饮食结构。

（1）帮助患者确定治疗目标：护理人员在实施营养护理时，要注意肥胖患者应达到的三个目标：①半年内体重减轻10%；②长时间保持减肥后的体重；③减少反弹。

（2）帮助患者纠正不良生活习惯：根据不同患者的具体情况，帮助其分析自身存在的不良生活习惯，并告诉患者不良生活习惯的危害，取得患者的配合，提出相应的纠正方法。

（3）帮助患者实施营养治疗

1）告诉患者适当的能量摄入的重要性：减轻体重1kg，必须大约减少7700kal的能量摄入。如果每天减少能量摄入500～900kal，需要10～15d才能实现减掉1kg体重的目标。但是，如能量摄入量过低，由于不能满足人体最基本的营养素的需要，长期下去，会对健康造成损害，所以在实际操作过程中，一般年轻男性每天能量的摄入低限为1400kal，年轻女性为1200kal，这对维护患者的身心健康具有重要的意义。

2）适当的营养素分配比例：对降低体重来说，首要的膳食因素是减少能量的摄入，而不是单纯地大量降低营养素的组成，所以对肥胖患者实施营养护理过程中必须告知患者，并取得理解和配合。

3）限制脂肪摄入的注意事项：教会患者如何鉴别食物脂肪含量、如何估计总脂肪摄入量，如何减少脂肪摄入，改变烹调方法，尽量选用蒸、焖、煮、烤、氽、熬、炖、涮、炝、拌等方法，尽量使用植物油，不选用动物油等。

4）选择低热量、饱腹感强的食品：可选择蔬菜、粗粮等热量低、容积大、饱腹感强的食品，来消除饥饿感。

5）定时、定量进餐，不随时加餐：每日至少固定早、中、晚三餐，最好在上午10时和下午4时左右适当加餐水果，这样有助于改善饥饿感及下一餐的进食体验。

6）备用高热量替代食品清单：督促患者做好饮食记录与运动记录，并学会对饮食和运动进行自我评价，以利于患者配合。

2．健康教育　宣传教育肥胖可能带来的近期和远期危害，使患者了解肥胖的病因和防治知识，使患者树立长期坚持运动、合理安排饮食的意识，定期监测血压、体重、腰围、臀围、血糖、血脂、酮体、大小便等指标及相关阳性体征。

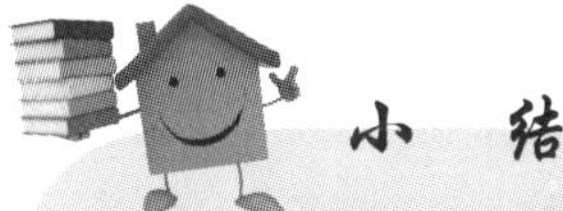

小　结

1．肥胖是遗传因素、环境因素等多种因素相互作用的结果，肥胖会引起呼吸系统、循环系统等的相关疾病，甚至引发某些癌症。

2．肥胖的营养治疗主要是合理控制能量摄入，限制碳水化合物与脂肪的摄入，肥胖患者的目标是6个月内减轻5%～10%的重量。

思考题

1．肥胖患者的护理要点是什么？

2．肥胖患者饮食治疗原则包括哪些？

答案链接44

第四节　高脂蛋白血症

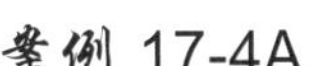

案例17-4A

患者，25岁，男性。因反复上腹部不适、伴恶心呕吐1个月，发现血糖升高2d入院。入院抽血检查，发现血液呈严重乳糜血状，许多指标测不出或测不准。请问此患者乳糜血的发病原因可能是什么？

高脂蛋白血症是脂质运转代谢紊乱，是血浆中某一类或几类脂蛋白水平升高的表现。血浆中的脂类主要包括：胆固醇（TC）、胆固醇酯、三酰甘油（TG）、磷脂和游离脂肪酸等。由于脂质不溶或微溶于水，在血浆中与蛋白质结合为脂蛋白的形式，才能在血液中被运输进入组织细胞。血脂异常是动脉粥样硬化性心血管疾病（ASCVD，包括冠心病、脑卒中及外周动脉疾病等）最重要的危险因素之一。近30余年来，我国居民中血脂异常的流行趋势日趋严重，对ASCVD的防治形成严峻挑战。防治血脂异常对提高生活质量、延长寿命具有重要意义。

一、概述

（一）脂蛋白

血浆脂蛋白分为5大类（超速离心法）：乳糜微粒（chylomicron，CM）、极低密度脂蛋白（very-low-density lipoprotein，VLDL）、中间密度脂蛋白（intermediate-density lipoprotein，IDL）、低密度脂蛋白（low-density lipoprotein，LDL）和高密度脂蛋白（high-density lipoprotein，HDL）。这5类脂蛋白的密度依次增加，而颗粒则依次变小。各类脂蛋白的组成成分及其比例不同，其理化性质、代谢途径和生理功能也各有差异（表17-4-1）。

表17-4-1　脂蛋白的主要特性

脂蛋白	主要来源	主要脂质	主要Apo	主要功能
CM	肠道	饮食三酰甘油	B48，C，E	运送外源性三酰甘油到外周组织
VLDL	肝	肝三酰甘油	B100，C，E	运送内源性三酰甘油到外周组织
LDL	VLDL分解代谢	胆固醇酯	B100	运送内源性胆固醇到外周组织
HDL	肝、肠道	胆固醇酯	A，C	逆向转运胆固醇

（二）分型

1．表型分类　目前仍沿用1970年世界卫生组织（WHO）的分类法。根据各种脂蛋白升高的程度将脂蛋白异常血症分为5型，其中Ⅱ型又分为2个亚型，共6型，其中Ⅱa、Ⅱb和Ⅳ型较常见。分类不涉及病因，称为表型分类（表17-4-2）。临床上也可简单地将血脂异常分为高胆固醇血症、高三酰甘油血症、混合型高脂血症（表17-4-3）。

2．基于是否继发于全身系统性疾病分型　可分为原发性高脂血症和继发性高脂血症两种。前者是由于遗传因素或后天的饮食习惯、生活方式及其他自然环境因素所引起，后者是由于全身系统性疾病所引起。引起继发性高脂血症的疾病有糖尿病、甲状腺功能减退、慢性肾病和肾病综合征、肥胖等。另有一些药物，如利尿药、β受体阻滞药、含雌激素的口服避孕药等也可引起高脂血症。每日大量饮酒可产生轻至中度VLDL增高和高三酰甘油血症，严重者可伴黄色瘤、脂血性视网膜病，甚至胰腺炎。

3．基因分类　相当一部分血脂异常患者存在一个或多个遗传基因缺陷，由基因缺陷所致的血脂异常有明显的遗传倾向，多具有家族聚集性，称为家族性脂蛋白异常血症，如家族性混合型高脂血症、家族性高三酰甘油血症、家族性高胆固醇血症等。原因不明的称为散发性或多基因性脂蛋白异常血症。

表17-4-2　高脂蛋白血症表型分类（WHO，1970）

表型	血浆4℃过夜外观	TC	TG	CM	VLDL	LDL
Ⅰ	奶油上层，下层混浊	↑→	↑↑	↑↑	↑↑	↑→
Ⅱa	透明	↑↑	→	→	→	↑↑
Ⅱb	透明	↑↑	↑↑	→	↑	↑
Ⅲ	奶油上层，下层混浊	↑↑	↑↑	↑	↑	↓
Ⅳ	混浊	↑→	↑↑	→	↑↑	→
Ⅴ	奶油上层，下层混浊	↑	↑↑	↑↑	↑	↓→

注：↑示浓度升高；→示浓度正常；↓示浓度降低

表17-4-3　高脂蛋白血症的简易分型

分型	TC	TG	相当于WHO表型
高胆固醇血症	↑↑	—	Ⅱa
高三酰甘油血症	—	↑↑	Ⅳ（Ⅰ）
混合型高脂血症	↑↑	↑↑	Ⅱb（Ⅲ或Ⅴ）

二、诊断

1．诊断标准　目前我国仍沿用《中国成人血脂异常防治指南》（表17-4-4）。

表17-4-4　中国血脂水平分层标准[mmol/L（mg/dl）]

分层	TC	LDL-C	HDL-C	TG
合适范围	＜5.18（200）	＜3.37（130）	＞1.04（40）	＜1.70（150）
边缘升高	5.18～6.18（201～239）	3.37～4.13（120～159）		1.70～2.26（150～199）
升高	≥6.22（240）	≥4.14（160）	≥1.55（60）	≥2.26（200）
降低			＜1.04（40）	

案例17-4B

该患者随机血糖18.21mmol/L，尿糖+++，尿酮体++，尿淀粉酶1840U/L（参考值16～491U/L），血淀粉酶101U/L（参考值28～100U/L），总胆固醇14.09mmol/L（参考值3.1～5.7mmol/L），三酰甘油21.91mmol/L（参考值0.56～1.7mmol/L），高密度脂蛋白0.46mmol/L（参考值0.91～2.28mmol/L），低密度脂蛋白1.5mmol/L（参考值1.9～3.6mmol/L）。考虑诊断：糖尿病酮症，2型糖尿病，高脂血症，腹痛待查：急性胰腺炎？

请考虑此患者的营养治疗原则。

2．临床表现　多数血脂异常患者无任何症状和异常体征，而于常规血液生化检查时被发现。血脂异常主要有如下的临床表现。

（1）黄色瘤、早发性角膜环和脂血症眼底改变：由于脂质局部沉积所引起，其中以黄色瘤较为常见。黄色瘤是一种异常的局限性皮肤隆起，颜色可为黄色、青黄色或棕红色，多呈结节、斑块或丘疹形状，质地一般柔软，最常见的是眼睑周围扁平黄色瘤。早发性角膜环出现于40岁以下，多伴有血脂异常。严重的高三酰甘油血症可产生脂血症眼底改变。

（2）动脉粥样硬化：脂质在血管内皮下沉积引起动脉粥样硬化，引起早发性和进展迅速的心脑血管和周围血管病变。某些家族性血脂异常可于青春期前发生冠心病，甚至心肌梗死。严重的高胆固醇血症有时可出现游走性多关节炎。严重的高三酰甘油血症（尤其超过10mmol/L）可引起急性胰腺炎。

三、营养治疗

国内外目前对于高脂血症的治疗方案主要包括非药物治疗和药物治疗两方面，更加强调治

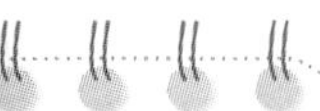

疗性生活方式干预（TLC）的重要性，特别是控制体重和加强锻炼。

一些轻度或低危的血脂异常患者，经有效生活方式干预可将其血脂参数控制在理想范围。即便必须应用药物治疗者，积极有效的营养治疗及生活方式的改善也有助于减少用药剂量。同时，强化生活方式干预不仅有助于降低胆固醇水平，还可对血压、血糖及整体心血管健康状况产生有益的影响，有效降低 ASCVD 的发病风险。改善生活方式应作为血脂异常管理及预防 ASCVD 的核心策略。生活方式干预包括三方面内容，即营养治疗、体力运动和体重控制，三者之间又联系密切，不可孤立存在。

（一）营养治疗总体原则

1．限制总热量　热量限制较之单纯强调限糖或限脂更加重要，热量摄入应与体力活动相一致，每日总热量的摄入应在 25 ～ 30kcal/kg。当热量摄入过多时，多余的热量就以三酰甘油的形式储存于脂肪细胞中，引起肥胖。

2．脂肪摄入控制　每日脂肪应占总热量的 20% ～ 30%。饱和脂肪酸（SFA）的摄入量是影响血浆低密度脂蛋白（LDL）最强的决定因子。过多摄入可使血浆三酰甘油、胆固醇含量增高。一般人群 SFA 摄入量不超过总热量的 10%，对于 LDL 增高者，可进一步限制在 7% 或以下，反式脂肪酸不超过总热量的 1%。适量摄入多不饱和脂肪酸（PUFA）可使血浆中 TC、LDL-C 水平显著降低，且不会升高 TG。单不饱和脂肪酸（MUFA）也有降低血浆 TC 和 LDL-C 水平的作用，同时可升高血浆 HDL-C，二者均应占总热量的 8% ～ 10%。多不饱和脂肪酸主要食物来源为各种植物油、硬果及海鱼、鱼油、亚麻。膳食中单不饱和脂肪酸主要是油酸，主要来源于橄榄油、茶油或花生油、玉米油、豆油、芝麻油等。增加蔬菜、水果、粗纤维食物、富含 n-3 脂肪酸的鱼类摄入。食盐摄入量控制在＜ 6g/d。

3．碳水化合物摄入控制　过多摄入碳水化合物特别是能量密度高、缺乏纤维素的游离糖（双糖或单糖），可使血清 VLDL-C、TC、TG、LDL-C 水平升高。高碳水化合物还可使血清 HDL-C 下降。膳食碳水化合物摄入量占总热量的 50% ～ 60%，以多糖为主，游离糖摄入量不应超过总热量的 10%。应限制各种糖果、蜂蜜、各类甜点心及高糖饮料等。

4．蛋白质摄入控制　动物性蛋白质与血浆胆固醇含量及冠心病发病呈正相关，而植物性蛋白质则呈负相关，大豆蛋白有显著降低胆固醇的作用，可能与蛋白质伴随的脂肪、碳水化合物及其他物质的不同有关。蛋白质摄入量应占总热量的 15% 左右，但不宜超过 20%，可适当选食瘦肉类、鱼虾类、去皮的鸡鸭肉，豆类及豆制品。

5．限制饮酒　每克乙醇可产生 7kcal 的能量，过多饮酒可使总能量摄入超标，乙醇还可促进内源性胆固醇及三酰甘油的合成，因此应限制饮酒（乙醇摄入量男性＜ 25g/d，女性＜ 15g/d）。

6．增加运动　每日坚持 30 ～ 60min 的中等强度有氧运动，每周至少 5d。需要减重者还应继续增加每周运动时间和频度。

7．维持理想体重　通过控制饮食总热量摄入及增加运动量，将体质指数维持在＜ 25 kg/m^2。超重 / 肥胖者减重的初步目标为体重较基线降低 10%。

（二）食物选择

1．食物应多样化，以谷类为主，粗细搭配，适当增加玉米、莜面、燕麦等食物。多吃新鲜蔬菜及瓜果类，保证每天摄入 400 ～ 500g，以提供充足的维生素、矿物质和膳食纤维。

2．常吃适量鱼、禽、蛋、瘦肉。制作低脂肪膳食可用蒸、煮、拌等少油的烹调方法，肉汤类应在冷却后除去上面的脂肪层，少吃肥肉，剔除动物皮，选用低脂或脱脂奶制品，多吃水产品尤其是高脂海鱼，每周食用 2 次或以上，以增加多不饱和脂肪酸的摄入量。多不饱和脂肪酸能明显降低血三酰甘油，降低血胆固醇，增加高密度脂蛋白，抗血小板凝集。

3．降脂食物多选食酸奶、大蒜、洋葱、香菇、木耳、海带、紫菜、山楂、绿豆、黄豆及其制品。多饮绿茶，绿茶能调节血脂，防止动脉粥样硬化。

四、营养护理

（一）一般护理

监测患者血脂水平，进行饮食记录，评估营养摄入情况，指导膳食。

（二）健康教育

宣传高脂蛋白血症的产生原因、可能带来的危害、合理的饮食治疗原则，适量运动，配合药物治疗，定期监测血脂水平、肝肾功能。

思考题

高脂蛋白血症患者饮食上需要注意些什么？

答案链接 45

第五节　营养不良和再喂养综合征

案例 17-5A

患者，男性，54 岁。2 年前因胃底贲门恶性肿瘤行全胃切除术，术后化疗 6 个疗程。术后 1 年余复查胃镜发现食管中段肿瘤复发，行局部放射治疗。患者身高 179cm，胃全切前体重 63kg，2 年半后就诊时体重仅有 45kg，BMI14kg/m^2，卧床状态。请问此患者消瘦的原因可能是什么？护理评估内容包括哪些？

广义的营养不良包括：营养缺乏与营养过剩。营养缺乏又包括热能营养不良、宏量营养素缺乏（如必需脂肪酸缺乏）、微量营养素缺乏（维生素、微量元素缺乏）。而住院患者的主要营养问题是蛋白质 - 能量营养不良（protein-energy malnutrition，PEM），是食物摄入不足或某些疾病等引起的一种营养不良。限于篇幅，本节营养不良指 PEM。

知识拓展链接 25

再喂养综合征（refeeding syndrome，RFS）是机体经过长期饥饿或营养不良，重新摄入营养物质后出现以低磷血症为特征的电解质代谢紊乱及由此产生的一系列症状。

一、概述

（一）病因

蛋白质 - 能量营养不良根据发病原因可分为原发性和继发性两种。

1．原发性蛋白质－能量营养不良　因食物蛋白和能量的摄入量不能满足生理需要而发生，主要原因有：①食物缺乏。多发生在饥荒年代或战争年代。②食物摄取不足。多因禁食、偏食、不合理素食等。③需要量增加。如妊娠、授乳、儿童生长发育等。婴幼儿往往因乳汁不足、断乳后饮食不合理或并发其他传染病而诱发。

2．继发性蛋白质－能量营养不良　多与其他疾病并发，主要由于食欲下降、吸收不良、分解代谢亢进、消耗增加、合成代谢障碍，以及大量流血、渗出等使摄入的蛋白质和能量不能满足身体的需要而发生的。在临床上常见合并蛋白质 - 能量营养不良的疾病有癌症、贫血、肾

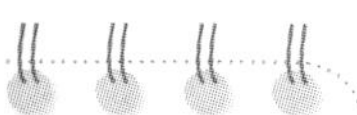

病、失血、发热、心脏功能代偿不全、慢性胃肠炎、结核病、肝硬化、腹水、中毒性甲状腺肿、糖尿病、寄生虫病、神经系统疾病及某些外科手术后等。

（二）病理生理学

蛋白质 - 能量营养不良是一个复杂的病理生理过程。当食物中能量和（或）蛋白质长期供应不足时，在开始阶段，机体通过生理功能的调节，降低组织器官对营养素的需要，使之适应低营养的内环境而生存。但当蛋白质和能量继续缺乏，生理功能失调，适应机制衰竭时，则出现死亡。在这个过程中，生理功能和物质代谢可出现一系列变化。

1．蛋白质和氨基酸　PEM 患者血浆蛋白含量下降，水肿型患者尤为明显。蛋白质的合成和分解速率均减慢。体内白蛋白的含量减少，主要为血管外部分，分解和合成的速率亦下降。球蛋白改变并不明显。但血浆运铁蛋白下降。体内蛋白转换率：体内组织器官蛋白质的缺乏程度虽有不同，但合成和分解的速率都有改变。

氨基酸代谢：严重蛋白质 - 能量营养不良时，血浆氨基酸浓度下降至正常量的 1/2。水肿型患者的大部必需氨基酸下降，支链氨基酸、苏氨酸的下降尤为明显，非必需氨基酸的下降不明显。血浆中支链氨基酸浓度的降低与血清中激素浓度的改变有关，当摄取高碳水化合物时，血清中皮质醇和生长激素正常或稍低，而胰岛素增高，可使血浆中必需氨基酸进入肌肉而浓度下降。血清中生长激素和皮质醇同时增加可能是血浆必需氨基酸降低的重要原因，因生长激素可使氨基酸从血浆进入组织合成蛋白质；血清皮质醇增高而胰岛素降低时，可减少氨基酸合成蛋白质，维持血浆中氨基酸浓度正常。此外，营养不良时，支链氨基酸转氨酶活力增强，也是血浆中支链氨基酸浓度下降的原因。

尿素代谢：严重蛋白质 - 能量营养不良时，血浆尿素浓度和尿中排出量明显下降。^{15}N- 尿素灌流实验表明，在摄取低蛋白质食物时，不仅尿素的生成量减少，而且排出量也减少，这种变化有利于氮在体内的存留，以适应蛋白质与能量的缺乏。

氨的排出：尿中氨的排出量比尿素多，这对因体内钾减少、H^+ 不能排出体外的蛋白质 - 能量营养不良患者十分重要。实验证明，在钾缺乏时，体内的酸可以铵离子的形式排出，所以氨排出的增加，说明体内蛋白质和脂肪代谢所产生的酸可以借途径排出体外。

2．碳水化合物代谢

血糖：血糖降低，但波动范围较大，严重干瘦型患者空腹血糖含量比水肿型患者低（0.4g/L）。空腹血糖易受饮食、肝糖原贮存量、糖原异生作用及身体对葡萄糖的利用等情况的影响而变动。

肝糖原：肝的葡萄糖 -6- 磷酸酶活力增加，磷酸化酶活力正常。因此，即使蛋白质 - 能量营养不良患者空腹时肝糖原的储留量下降到原来的 50%，也能维持血糖到一定浓度，这是机体在营养不良时的一种适应表现。

糖原异生作用：营养不良儿童血糖常常可保持稳定的状态，这可能与糖原异生作用有关。体内糖原一旦耗竭，脂肪则被氧化供给热能，但脑组织和红细胞仍需葡萄糖作为能源，此时从生糖底物新生的糖原分解成葡萄糖，供给脑组织和红细胞的需要。研究证明，营养不良儿童 8% 的葡萄糖来自蛋白质分解的产物，在恢复时期可增至 16%。无论缺乏或恢复期，约有 20% 来自甘油，其余全部来自糖酵解产物的有效循环利用。

3．脂类代谢　干瘦型患者肌肉、血浆中，三酰甘油、胆固醇、β- 脂蛋白含量正常或增高。但有的资料指出，干瘦型患者血浆中三酰甘油浓度增高，而总胆固醇、γ- 脂蛋白固醇、β- 脂蛋白固醇和磷脂的浓度降低，血浆游离脂肪酸浓度增高或正常。水肿型患者血浆三酰甘油、胆固醇、磷脂水平经常降低，β- 脂蛋白正常或减少。在水肿型和干瘦型之间，血清 β- 脂蛋白、总胆固醇、三酰甘油和脂肪肝的程度有明显关系。但水肿型并发脂肪肝的患者血清三酰甘油有时可以正常或增多。

4．能量代谢

氧耗量：蛋白质 - 能量营养不良患者，体内器官萎缩，化学成分改变，都能对基础代谢（BMR）产生影响。因此，若以体重为单位计算 BMR 可能有误。所以，Ablett 等提出以体重的 3/4 次方（$W^{0.75}$）为基础求 BMR・$W^{0.75}$，所得数值水肿型患者比正常者低。Jaya Rao 等提出以 BMR・$W^{0.75}$ 计算时，无论水肿型或干瘦型均低。此外，还有以总体钾（TBK）的 0.75 次方（$TBK^{0.75}$）以求严重蛋白质 - 能量营养不良的 BMR，所得数值水肿型或干瘦型均比正常者低，且干瘦型与水肿型之间，正常与恢复者之间无显著差异，以 $TBK^{0.75}$ 求得的 BMR 比正常或恢复者都低。此外，器官代谢率的测定，干瘦型的脑、肝等亦有明显的降低。

体温调节：营养不良患者体温一般降低（肛温＜ 35℃），并与缺乏程度有密切关系。降低的原因可能有：①皮下脂肪减少，传导快，干瘦型比水肿型更为多见；②能量摄取不足，体内贮存能量缺乏，产热减少；③血糖降低；④氧耗量、呼吸商、脉率及周围血循环减少或降低等。体温降低多见于夜间，与气温低及静止睡眠时产热减少有关。如果摄取能量充足，体温降低迅速恢复正常。此外，营养不良儿童也常见有“低热”，其原因尚不明了，可能对热敏感。

5．体液和矿物质

总体液：干瘦型和水肿型体内均有液体的潴留，血管外体液间隙的扩大是体液增加的主要原因。血管外无论绝对值或按体重的百分比计算均有增加；水肿型者血管内液 / 总体液的比值减小，肌肉、肝、皮肤的总含水量（g・$100g^{-1}$ 去脂体重）增高，但肌肉和皮肤的含水量有时波动较大。

水肿：水肿型和混合型水肿发生的机制尚不清楚。低蛋白血症是水肿发生的重要原因，水肿发生的程度与低蛋白血症有密切关系。白蛋白是产生血浆胶体渗透压的主要物质，水肿型患者在严重水肿时，血浆渗透压降至最低，水肿消退时，渗透压逐渐增高。抗利尿激素（ADH）也是水肿发生的重要因素，水肿患者因肝功能的改变，减弱对 ADH 的灭活，并释放铁蛋白进入血液而促进抗利尿作用。

钾：营养不良儿童的总体钾含量降低（23.7 ～ 51.6mmol/kg 体重），恢复后增高，平均约为 45mmol/kg 体重。可交换钾在治病初期为 31.63mmol/kg 体重，恢复后可增至 41.4mmol/kg 体重。

钠：营养不良者总体钠含量增加，肌肉、脑、红细胞中的钠均比正常人高。当钠进入细胞，血浆钠含量减少，渗透压降低，则为预后不良之兆。体内的钠泵（钠 - 钾泵）需要有能量供给才能工作，每消耗 1molATP 时，有 2 个 K^+ 进入细胞，3 个 Na^+ 排出细胞，当蛋白质 - 能量缺乏时，ATP 减少，钠 - 钾泵不能正常运转而造成钠在细胞内的积留。治疗后，使钠泵功能恢复正常，需要数周或更长的时间。

镁：活体和尸体组织检查，当蛋白质 - 能量营养不良时，肌肉中镁含量减少 20% ～ 30%，而脑、心、肝、肾组织的镁 / 氮比值在正常范围内，红细胞内镁明显降低，甚至在临床症状消失后，仍不能恢复正常水平。血镁低时，患者易受刺激或有特殊动作等临床症状。体内镁的营养状况在短期内不易作出评价，镁负荷试验可以反映镁缺乏的情况。临床治疗补镁时，可以减少死亡。因镁常与钾同时缺乏，所以治疗时应同时补充这两种元素。

6．内分泌变化

生长激素：干瘦型患者空腹血浆中生长激素的含量和精氨酸盐注射后的分泌量，范围都较大，尚难看到规律。水肿型患者空腹血浆生长激素含量比正常者明显增高，但在注射精氨酸盐后，亦不见进一步增高，而成人则有增高反应。

胰岛素：水肿型患者空腹血胰岛素水平降低，葡萄糖耐量受到影响，注射葡萄糖或胰高血糖素后，胰岛反应下降或消失。干瘦型者患者葡萄糖耐量正常或受到影响。钾缺乏也是葡萄糖代谢障碍的因素之一，补钾后，在总体钾增加的同时，胰岛素及胰岛素 / 葡萄糖比值明显增加，其间有明显的相关。铬对葡萄糖耐量也有影响，给予铬后能改善葡萄糖耐量和空腹血糖，但亦有例外者，说明蛋白质-能量营养不良患者并非都伴有铬的缺乏。胰岛素异常的原因比较复杂，低胰岛素常与低白蛋白血症和反复感染可同时存在。口服葡萄糖有改善胰岛素异常的作用。胰岛素释放障碍的恢复较慢，愈后 2 ～ 10 个月或更长时间，胰岛反应、胰岛素/葡萄糖的比值及糖耐量才能恢复正常。

皮质醇：水肿型患者血浆中皮质醇和17-羟皮质类固醇增高，干瘦型尤为明显，并伴有夜间排泄周期的改变和外源性皮质醇清除障碍。

甲状腺：甲状腺功能通过激素测定和形态学观察，所得结果尚不一致。严重干瘦型患者甲状腺摄碘能力下降，蛋白结合碘和丁醇提取碘减少，血清甲状腺素（T_4）下降，表示甲状腺功能降低；水肿型患者也有甲状腺功能低下的反应。

7．胃肠、心脏、肾功能

胃肠：消化系统功能对蛋白质-能量营养不良的发生起着重要作用，当食物摄取不足时，吸收功能稍有障碍则易引起营养不良的发生。人或动物在限制蛋白质或能量摄取时，肠的重量、绒毛长度、蛋白质和DNA含量、细胞分裂、细胞迁移、双糖酶和二肽酶含量均有下降，这些改变可能是机体对食物摄取量不足的适应性反应。肠蠕动减弱和胃酸分泌减少等都适合细菌在肠内的繁殖。细菌的过量繁殖可促进尿素通过小肠再循环，提高结合胆盐的解离、甘氨酸/牛磺酸和脱氧胆盐/胆盐的比值。细菌内毒素能损害细胞膜，可影响细胞膜对钠通透性的改变。

乳糖耐量：因小肠黏膜缺少乳糖酶而受到影响。水肿型患者空肠黏膜缺少蔗糖酶、麦芽糖酶，所以摄取牛乳后易发生腹泻，大便量增加；单糖吸收能力也受到障碍，所以摄取葡萄糖、蔗糖后都可出现腹泻。如患者饮用牛乳后出现发酵性腹泻、腹胀、体重减轻、水和电解质紊乱时，应改为无乳类饮食。

心脏功能：严重蛋白质-能量营养不良患者，心排血量减少，心率缓慢，循环时间延长，外周血流量减少，心电图无特异性改变，X线摄片心脏缩小，尸检可见心脏重量明显减轻，充血性心力衰竭可能是死亡原因。贫血、氧耗量降低等对干瘦型患者的心脏可产生不良的影响。当治疗时，心排血量比正常儿童有增加现象。

肾功能：严重病例肾小球滤过率和肾血浆流量减少，由于肾小管功能障碍，可出现氨基酸尿症、磷酸尿症、尿浓缩障碍及酸负荷后的排出量下降等。因干瘦型和水肿型患者均有肾功能障碍，所以水肿型患者水肿发生的主要原因并非肾功能障碍。

（三）诊断

蛋白质-能量营养不良由于病程和临床类型的不同，急性严重病例临床症状明显，根据症状、体征和病史一般可以做出初步诊断。而慢性轻度病例，临床症状多不明显和不典型，故常需要使用综合方法进行诊断。

1．病史　食物摄取不足是蛋白质-能量营养不良发生的主要原因。因此，可以采用回顾法了解患者的发病情况与饮食关系，估算一日蛋白质和能量摄取量对诊断有重要价值。

2．临床表现　蛋白质-能量营养不良患者在临床上都有一定的症状和体征，通过病史和临床检查对典型病例可以做出初步诊断。

3．人体测量　人体测量是诊断的重要手段。生长发育是婴幼儿的生理特征，如果蛋白质和能量供给不足，会影响生长发育。所以，根据测量所得数值可以判断个体或群体的蛋白质和能量的营养状况，但人体测量的标准常因地域、民族和饮食习惯等而有所不同，目前尚无统一标准可以采用，所以应以地区和民族的正常标准予以判断。

（1）体重：体重在人体测量中是比较有意义的指标，在临床诊断上常被采用。

体重称量：蛋白质-能量营养不良患者体重减轻，但体重可因年龄和性别而不同。所以应根据各年龄和性别的标准进行评定。

体重 - 身高比值：正常儿童的体重与身高有一定的比例关系。急性蛋白质 - 能量营养不良体内脂肪和肌肉组织减少，比值下降。而长期慢性者，体重和身高都会受到影响，水肿型体重下降不够明显，所以体重（kg）/ 身高（cm）比值的测量对这类患者不甚适合，但对成年患者有一定的价值。此外，体重增长速率大于身长，所以体重（kg）/ 身高（cm）的比值随年龄而增大，按 Boston 标准：初生为 6.7×10^{-2}，2 岁为 14.3×10^{-2}，5 岁为 19.9×10^{-2}，所以应按年龄与正常儿童者相比才有意义。为排除年龄等因素的影响，还可采用其他方法，如：体重 ×100/ 相同身高正常儿童标准体重，所得结果可与 Boston 等 50 百分位数比较来判断；体重 / 身高 $^2\times100$，1 ～ 5 岁正常儿童为 0.15；有人认为体重 / 身高 $^{1.6}$ 可能比体重 / 身高 ^{2} 更为适合。体重改变除与蛋白质和能量有关外，还受其他因素的影响，应予注意。

（2）身高：儿童时期身高直线上升，营养不良时的上升速率缓慢，但以身高评价时应注意下述四种情况：①身高正常的为正常儿童；②身高虽属正常，但伴有急性营养缺乏；③身高矮小的属于慢性营养缺乏；④身高矮小，并非营养缺乏所致。婴幼儿可根据本地区正常者不同月龄的平均身高进行比较。

（3）皮褶厚度：食物中能量不足时，皮下脂肪转为能量供给机体需要，皮褶厚度减小。常测部位为上臂三头肌及背部肩胛下的皮褶厚度，有时水肿、患儿哭闹及测量时用力大小都可影响测定结果。一般干瘦型的皮褶厚度明显减小。

（4）肢体周围长度：营养缺乏时，体内肌肉及皮下脂肪减少，四肢周围长度减少，故测量其长度可评价机体的营养状况，上臂中部是常测部位。上臂中部肌围长度的计算方法为：$Cm=Ca-\pi S$。Cm 为臂肌围长度，Ca 为上臂围长，S 为三头肌皮褶厚度。亦有采用上臂围长 / 头围长的比值，正常值为 0.331；健康者＞ 0.310；轻度营养不良为 0.310 ～ 0.280；中度营养不良为 0.279 ～ 0.250；严重营养不良为＜ 0.250。

4．生物化学检查 蛋白质 - 能量营养不良时，体内物质代谢发生变化，可以利用这个特点进行早期或亚临床患者的诊断。

（1）血浆蛋白：营养缺乏时，血浆总蛋白含量降低，但不如白蛋白灵敏。

此外，运铁蛋白降低，＜ 0.45mg/ml 可作为严重营养不良的指标。水肿型患者血清 β- 脂蛋白减少。但铜蛋白和前白蛋白等在诊断上的意义尚待探讨。

（2）尿素 / 肌酐（U/C）比值：摄取低蛋白饮食时，尿中尿素排出量减少，但肌酐排出的变化较小，所以饮食中蛋白质缺乏时，比值下降。以任意一次尿样可以求出 U/C=[尿素氮（mmol/ml）/0.357]/[肌酐（μmol/ml）/88.4] 的比值。但 U/C 的个体变异大，且易受尿量等因素的影响，故只估测食物中蛋白质的摄取情况。

（3）尿中羟脯氨基酸排出量：羟脯氨酸的排出量与生长速率有关，营养不良儿童尿中排出量减少，当治疗开始是排出量增加，所以可以用任意一次尿样求出羟脯氨基酸指数 = 羟脯氨酸（μmol/ml）/ 肌酐（μmol/ml）· 体重（kg）。此指数在 3 岁以内比较恒定，年龄大和体重轻者不甚合适。正常学龄前儿童为 2.0 ～ 5.0，生长缓慢者为＜ 2.0. 亦可用羟脯氨酸（$mg\cdot ml^{-1}$）/ 肌酐（$mg\cdot ml^{-1}$）比值进行评价，但此值因年龄、性别而不同，出生后逐渐升高，1 个月后又逐渐下降，所以使用时应与不同年龄、性别的正常儿童进行比较而评定。

羟脯氨酸指数与体重 / 年龄比值成正比，与水肿型多发区的血清氨基酸比值成反比关系，与身高及蛋白质摄取有密切关系，故常被采用。

（4）尿肌酐 - 身高指数：肌酸为肌肉的重要组成成分，肌酐为肌酸的代谢产物，所以测定尿中肌酐排出量可以简便地预测体内肌肉的营养状况。蛋白质 - 能量营养不良患者，肌肉消瘦，肌酸减少，24h 尿中肌酐排出量亦发生相应的改变，但尿中肌酐排出量常受年龄、身高等的影响，所以可用尿肌酐 - 身高指数（24h 尿中肌酐 / 相同身高正常儿童 24h 尿中肌酐）进行评价；此指数在身高为 64.8 ～ 138.6cm 时比较稳定，水肿型为 0.24 ～ 0.75，混合型

0.33 ~ 0.85。

（5）3- 甲基组氨酸排出量：3- 甲基组氨酸是组氨酸构成肌纤维蛋白的多肽前体后，甲基化而形成的物质。测定 3- 甲基组氨酸可反映肌纤维蛋白转换率及肌肉情况。体重下降的儿童，肌肉减少，转换率下降，尿中 3- 甲基组氨酸排出量减少。成人饥饿 20d，尿中排出量可减少 40%，比肌酐的改变明显。

5．综合诊断　蛋白质 - 能量营养不良是一个复杂的临床综合征，目前尚无简便可靠的方法对各类型，尤其是亚临床类型进行诊断。因此，多根据主要临床症状和人体测量参数进行综合评价（表 17-5-1）。

表17-5-1　PEM的程度分级

参数	轻度不良	中度不良	重度不良
体重	下降 10% ~ 20%	下降 25% ~ 40%	下降 40% ~ 60%
肱三头肌皮褶厚度	40% ~ 50%	30% ~ 39%	< 30%
上臂肌围	40% ~ 50%	30% ~ 39%	< 30%
尿肌酐 - 身高指数	60% ~ 80%	40% ~ 59%	< 40%
白蛋白（g/L）	28 ~ 34	21 ~ 27	< 21
转铁白蛋白（g/L）	1.8 ~ 2.0	1.6 ~ 1.8	< 1.6
淋巴细胞总数	> 1200	900 ~ 1200	< 900
迟发型过敏反应	+	+	-

注：1．% 为相当于正常值的百分率；2．肱三头肌皮褶厚度正常值：男 > 10mm，女 > 13mm；3．上臂肌围正常值：男 > 20.2mm，女 > 18.6mm；尿肌酐 - 身高指数正常值 > 1。

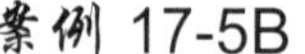

案例 17-5B

该患者实验室检查：白蛋白 30g/L（40 ~ 55g/L），前白蛋白 180mg/L（参考值 160 ~ 400 mg/L），血红蛋白 80g/L，白细胞 3.2×10^9/L（参考值 3.5 ~ 9.5×10^9/L），淋巴细胞百分比 9%（参考值 20% ~ 50%）。患者胃全切术后进食量小，进食后经常感到饱胀、反酸，一日进食粥 200ml×3 次，牛奶 1 袋，鸡蛋 1 个，阿胶粉 1 勺，蔬菜少量，一日热量 700kcal 左右。大便一日 1 ~ 2 次，不成形，小便可。

请依据此情况考虑该患者的营养治疗原则。

6．临床表现　蛋白质 - 能量营养不良的临床表现及体内成分改变常因蛋白质和能量营养不良的程度和时间、患者特点、生活环境及产生原因而异。在临床上一般可分为水肿型（kwashiorkor）、干瘦型（maradmus）和混合型（marasmickwashiorkor）三种；根据缺乏程度分为轻、中、重三度；根据发病过程又分急性、亚急性和慢性三种。

干瘦型蛋白质 - 能量营养不良：或称单纯饥饿型营养不良，主要原因是热量摄入不足，常见于慢性疾病或长期饥饿的患者。该类型通常同系统性炎症反应无关。常见于神经性厌食、食管狭窄引起的梗阻或有严重的吸收不良综合征的患者。由于是能量严重不足所致，消瘦为其特征。主要临床表现是严重的脂肪和肌肉消耗。在婴幼儿中则生长发育延缓。儿童明显矮小，消瘦，严重者为"皮包骨"（skin and bones）状，皮下脂肪消失，皮肤干燥松弛，多皱纹，失去弹性和光泽；头发纤细松稀，干燥易脱落，失去固有光泽；双颊凹陷（因脂肪垫消失）呈猴腮状，体弱无力，颓靡不振，舔手指，脉缓，血压和体温低，对冷气候敏感，易哭闹，内脏器官萎缩，淋巴结易触到。成人突出表现为消瘦无力，常并发干眼症（维生素A缺乏症）、腹泻、厌食、呕吐、脱水等。脱水、酸中毒及电解质紊乱常为死亡原因。尸检可见周身组织器官萎缩，未见水肿和脂肪肝的发生。营养评定：皮褶厚度和上臂围减少，躯体和内脏肌肉量减少，血浆白蛋白显著降低，但免疫力、伤口愈合力和短期应激能力尚好，患者精神及食欲尚好。

水肿型蛋白质-能量营养不良：又称低蛋白血症型或急性内脏蛋白消耗型，主要原因是长期蛋白质摄入不足，常见于严重的外伤、感染、大面积烧伤等引起的剧烈的系统性炎症反应，同时还可能伴随食物摄入量的显著减少。机体对此类情况的回应与单纯的半饥饿状截然不同（急性严重蛋白质缺乏所致，周身水肿为其特征）。该型伴有明显的生化指标异常，主要为血浆白蛋白值明显下降和淋巴细胞计数下降。患者脂肪储备和肌肉块可在正常范围，因而一些人体测量指标仍正常，但内脏蛋白质迅速下降，毛发易拔脱，水肿及伤口愈合延迟。此型若无有效的营养支持，患者可因免疫力受损并发革兰氏阴性菌败血症或严重真菌感染。儿童身高正常，体内脂肪未见减少，肌肉松弛，两腮似满月，眼睑肿胀，身体低垂部水肿，皮肤明亮，其他部位皮肤干燥萎缩，角化脱屑或有不对称性大片融合色素沉着，头发脆弱易断和脱落，常有圆秃，指甲脆弱有横沟，周身软弱无力，表情淡漠，有时痛苦易受激惹，严重病例呆板无表情，无食欲，肝大，常有腹泻或大量水样便，有腹水，常伴有维生素A和维生素B复合体的缺乏症状。常见死因为支气管炎合并肺水肿、败血症、胃肠炎及电解质紊乱等。成人严重蛋白质缺乏时，亦表现出明显的水肿症状。尸检可见周身水肿，内脏及肌肉萎缩，严重脂肪肝，红骨髓萎缩等。

单纯性蛋白质或能量营养不良极少见，多数病例为蛋白质和能量同时缺乏，表现为混合型的蛋白质-能量营养不良。该型为最严重的一类营养不良，是由于摄入的蛋白质和热量均不足所致。常在病变的终末期产生，包括脏器器官源性（如晚期的肝病变引起的恶病质）和疾病病源性（如癌性恶病质或AIDS耗竭）。这类患者原本能量储备少，在应激状态下，体内蛋白急剧消耗，极易发生感染和伤口不愈合等并发症，病情危重，死亡率高。

二、营养治疗

蛋白质-能量营养不良的就诊患者，一般病情均较重。为减少死亡，加速恢复，应根据病情分为急救期和恢复期两个阶段进行治疗。

1. 急救期的治疗 感染、电解质紊乱及心力衰竭是死亡的主要原因，应首先予以处理。

（1）抗感染患者一般抵抗力下降，易发生肺炎和败血症。所以，在临床上遇到呼吸道感染、体温降低与低血糖时，应及时进行X线胸部检查及血液培养。如发现有肺炎和败血症时，应采用广谱抗生素进行治疗。

（2）调整水、电解质平衡：调整水、电解质平衡是治疗蛋白质-能量营养不良的重要手段，其中包括：①补充液体以维持尿的正常排出量；②调整和维持体内电解质的平衡及正常渗透压。如果患者血电解质水平不高，营养治疗前就应该开始补充；治疗开始后4～6h测血电解质水平，以后每日测1次，如有必要，根据电解质水平结合患者体表面积增加补充量。补液时应量出为入，避免增加体重，一般为20～30ml/（kg·d）。

每日监测体重、血压、脉率，心、肺功能（包括肺部听诊，测呼吸频率、心率、心律）、水肿程度，以及血钾、磷、镁、钠、钙、葡萄糖、尿素、血清肌酐、B族维生素水平。

磷的补给：补磷0.5～0.8mmoL/（kg·d）。

钾的补给：尿量排出正常时，可给1～3mmol/（kg·d）。如有必要，当有腹泻或呕吐时，可给10mmol/（kg·d），（一般为40mmol/L）。

钠的补给：补钠应少于1mmol/（kg·d），如果发生水肿，则严格限制。如有腹泻和呕吐（腹泻约35mmol/L，呕吐约12mmol/L），可酌量增加，但补充量不宜过高，因患者体内有多量的钠潴留，如一旦补充过量，可使渗透压增高，容易引起心力衰竭。

镁的补给：如有腹泻和呕吐时，应予以补给。12 ~ 24h 肌内注射 50%$MgSO_4 \cdot 7H_2O$ 1ml，即可满足需要或镁 0.3 ~ 0.4mmol/（kg · d）。在治疗开始时，如患者有手足搐搦、眼动危象、震颤、神经异常等，镁的补给尤为重要。如有手足搐搦症，应静脉注射葡萄糖酸钙（0.5 ~ 1g/h），如有酸中毒，亦需及时治疗。

静脉注射钾时，不宜超过 6 mmol/（kg · d），渗透压保持在 280mOsm/L 左右。严重血管内脱水合并休克时，可给血浆或高蛋白液体。休克常由严重脱水和细菌性败血症所致，应及时抢救。有的患者需输血时，当血红蛋白达到 100g/L 或以下时即可停止。在严重贫血或呼吸、循环衰竭时，可输入红细胞，但血红蛋白仍应维持在 100g/L 或以下的标准。

（3）抗心力衰竭：心力衰竭多见于水肿型患者，主要由于心脏功能障碍和水肿消退时发生液体大量进入血循环，而肾不能及时排出，血容量增大，加重心脏负荷所致。心力衰竭发生前，患者常有肝大、颈静脉怒张，出现第三心音及背部捻发音等体征。一旦周围循环衰竭，即出现虚脱，治疗时可用利尿药、氧气及其他支持疗法。因患儿对洋地黄类药物敏感，最好不用。患者饥饿时如出现一过性心率加快，即使其未达心动过速的诊断范围，也应视为容量过多的前驱症状，病情严重者须进行心电监护。

（4）营养治疗：营养治疗原则是：①蛋白质和能量的摄入应高于正常需要量，但应分步进行，以防再喂养综合征的发生；②补充液体，脱水和发热时尤为重要；③矿物质的补充应为低钠、足量的磷、钾和镁及适量的铁；④应补充多种维生素，尤应注意维生素 A、维生素 C 和 B 族维生素的补给；⑤饮食摄入量应从小量开始，随着生理功能的适应和恢复逐渐增加，并应少量多餐；⑥根据患者年龄及病情可采用流质、半流质或软食等，饮食最好经口供给，必要时可采用肠外营养；⑦由于长期食物摄入不足，肠道微生态的改变也不能适应骤然增加的肠内营养，初期大量饮食供给可能引起肺部感染等，因此，在梯度饮食基础上，及时的肠道微生态调节也是营养不良患者治疗中很重要的环节。

能量及三大营养素热量比：热量供给由 10 ~ 15kcal/（kg · d）逐渐增加至需要量，每 24 ~ 48 h 总量增加 200 kcal；碳水化合物热比 50% ~ 60%，30% ~ 40% 来自脂肪，15% ~ 20% 来自蛋白质（氨基酸）。

开始时蛋白质的供给量为婴幼儿约 1g/（kg · d），成人约 0.6g/（kg · d），以后蛋白质供给量逐渐增加，直至婴幼儿 3 ~ 4g/（kg · d），成人 0.8 ~ 1.2g/（kg · d）。治疗时所用的蛋白质以牛奶、乳清蛋白、卵类和鱼类为宜，较大儿童和成人根据病情也可适当加入大豆蛋白。必要时可用短肽型制剂或肠外营养。

液体：液体可通过饮食补给，其量可按 567kJ/100ml 计算供给，必要时可输入血浆或其他液体。

维生素和无机盐：营养治疗开始前至少 30min 静脉注射或肌内注射维生素 $B_1$200 ~ 300mg。治疗时每日经口或经静脉补充维生素 B_1 200 ~ 300mg。复合维生素制剂每日补充 2 倍参考剂量。无机盐的供给量和检测：肠外补充参考前述水、电解质平衡，肠内营养应给予丰富的无机盐补充，但应适当限制钠的摄入，以防心力衰竭。

2. 恢复期的治疗　供给营养素完全的混合食物，以满足身体恢复期的需要。蛋白质和能量要维持到急救后期时的较高水平。恢复期可逐渐增加体育运动，逐渐锻炼心肺功能。体内蛋白质和能量的恢复大约需 12 周的时间，主要决定于体内缺乏的程度及治疗方法。能量的恢复可用体重 / 身高来判断，对于儿童患者，应达营养正常儿童的第 50 百分数的 0.90 或更高为宜。干瘦型者的体重 / 身高较肌酐 / 身高指标恢复晚，水肿型者则相反。干瘦型和水肿型患者在治疗时，干瘦型患者的去脂体重比体重 / 身高先达到正常水平，而水肿型患者则比体重 / 身高达到正常水平晚。

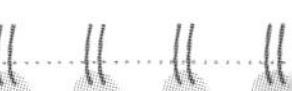

三、再喂养综合征

（一）概述

再喂养综合征（refeeding syndrome，RFS）的发生与不合理的营养处置有关，也与病程长短及病情严重程度有关，当饥饿状态超过 7 ～ 10d，就应注意预防 RFS 的发生。

饥饿期间，胰岛素分泌减少伴随胰岛素抵抗，胰高血糖素分泌增加，细胞内糖原分解、脂肪和蛋白质分解以提供能量并参与糖异生。这一分解代谢过程导致机体磷、钾、镁和维生素等微量营养素的消耗，然而此时血清磷、钾、镁浓度可能正常。重新开始营养治疗，特别是补充大量糖类物质后，血糖升高，使得胰岛素分泌恢复，糖酵解 - 氧化磷酸化重新成为主要供能途径。胰岛素作用于机体各组织，导致钾、磷、镁转移入细胞内，形成低磷血症、低钾血症、低镁血症；糖代谢和蛋白质合成的增强还消耗维生素 B_1。RFS 的这种代谢特征通常在营养治疗后 3 ～ 4d 内发生。

（二）预防措施

根据欧洲 2007 年发表的指南及其他文献报道，营养治疗时期可采取以下预防措施减少 RFS 发生率。

1．治疗前对有发生 RFS 危险因素的患者进行甄别，在其营养治疗前检查电解质水平，纠正电解质紊乱，必要时可延迟营养治疗 12 ～ 24h。

2．经验性补充磷、钾、镁、维生素 B_1、复合维生素 B。

3．检查心电图。

4．因为脂质代谢不会直接引起高胰岛素血症，不需消耗磷，设计营养治疗方案时应适当升高热量中脂肪的供应比例。

5．治疗第 1 ～ 3 日为液体复苏期，应预防低血糖、低热量、脱水，评估补液量的耐受情况，预防性补充 B 族维生素等物质。营养治疗开始前至少 30min 静脉注射或肌内注射维生素 $B_1$200 ～ 300mg。治疗时每日经口或经静脉补充维生素 $B_1$200 ～ 300mg。复合维生素制剂每日补充 2 倍参考剂量。

每日监测体重、血压、脉率，心、肺功能（包括肺部听诊、呼吸频率、心率、心律）、水肿程度，以及血钾、磷、镁、钠、钙、葡萄糖、尿素、血清肌酐、维生素 B 水平。患者饥饿时如出现一过性心率加快，即使其未达心动过速的诊断范围，也应视为容量过多的前驱症状，病情严重者须进行心电监护。

6．RFS 多发于营养治疗第 3 ～ 4 日。如果营养治疗期间出现 RFS 电解质紊乱，可以按照 Amanzadeh 等及欧洲指南提供的方案治疗，热量、液体量、复合维生素、维生素 B_1 的补充量同治疗第 4 ～ 6 日。

（三）营养护理

1．一般护理　态度要热情、和蔼、乐观，帮助患者解除顾虑，并适当给予鼓励及精神上的支持。加强患者营养管理，进行饮食记录，评估营养摄入情况，根据病情制订相应的饮食方案及策略，定期监测体重，进行人体成分测定等。

2．症状护理　某些高消耗疾病过程中伴严重营养不良时，必要时联合肠外营养，注意营养液输注速度及做好消毒护理工作，预防感染。

3．健康教育　向患者讲述营养不良的危害性。长期营养不良会导致机体抵抗力下降、免疫力降低，容易疲劳，并且会影响下丘脑 - 垂体 - 肾上腺、甲状腺、性腺内分泌等功能失调，有时会导致女性月经停止。正当发育期的儿童及青少年会影响生长速率。重症营养不良会合并感染、电解质紊乱、低体温或心脏衰竭，严重者会死亡。因此，在积极配合治疗原发病的同时重视营养治疗。

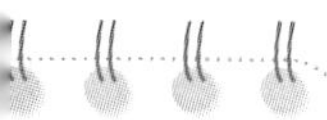

小　结

1. 营养不良主要分为原发性和继发性营养不良。

2. 营养不良时营养代谢特点为血浆蛋白质含量下降，机体蛋白质合成及分解速度减慢；血糖波动大，糖异生作用增强；脂代谢紊乱。机体矿物质含量下降等。

3. 营养不良主要分为干瘦型和水肿型。

4. 营养治疗原则：①蛋白质和能量的摄入应高于正常需要量；②补充液体，脱水和发烧时尤为重要；③矿物质的补充应为低钠、足量的钾和镁及适量的铁；④维生素应补充多种维生素，尤应注意维生素 A 和 C 的补给；⑤饮食摄入量应从少量开始，随着生理功能的适应和恢复，逐渐增加，并应少量多餐；⑥根据患者年龄及病情可采用流质、半流质或软食等，饮食最好经口供给，否则采用肠外营养。

思考题

答案链接 46

案例 17-5B 中的患者属于哪种类型营养不良？营养治疗方面需要注意哪些？

（李素云）

第十八章　神经系统疾病的营养治疗与护理

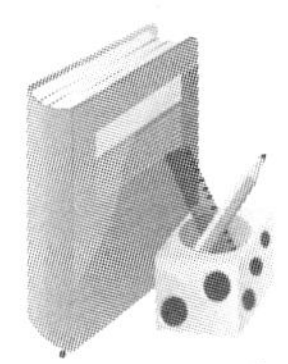

学习目标

通过本章内容的学习，学生应能够：

◎ 识记

复述神经系统疾病的种类、各种神经科疾病主要营养原则。

◎ 理解

1. 了解神经系统疾病不同阶段的营养治疗方法。

2. 了解神经系统所需营养素与身体其他器官的异同点。

◎ 运用

1. 运用脑血管病的三级预防体系，对不同阶段脑血管病实施个体化的营养治疗。学会从疾病的上游寻找管理疾病的方法。

2. 对于复杂的神经系统疾病，学会用最基本的平衡膳食理论指导患者。根据病情不同阶段灵活选择不同的营养途径。

神经系统疾病的营养治疗十分重要。第一，营养素的摄入对神经系统疾病的产生有明确的影响；第二，营养治疗对神经系统治疗起到辅助作用；第三，由于意识障碍（如昏迷），神经功能缺损（如球麻痹或假性球麻痹、偏瘫），患者出现进食困难，给予正确及时的营养支持能够防止营养不良的发生，维持生命，减少死亡率。因此，必须提高对神经系统疾病的认识，进一步了解其病因、临床症状和特点，才能进行合理的营养治疗。

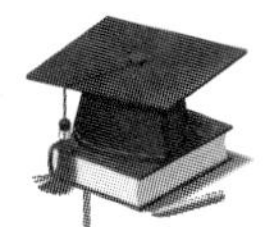

案例 18-1A

现病史、既往史

患者，男性，58 岁。高血压 10 年，服用降压药，但是经常忘记，也不检测血压。吸烟 30 年，每天 30 支左右。每周饮酒两次，每次 56 度白酒 250g 左右。空腹血糖正常，其他化验没有检查。一周前早晨起床时发现左侧上下肢无力，头痛，讲话不清楚，未呕吐，无大小便失禁。到急诊就诊，测血压 180/95mmHg，嗜睡，查体合作，讲话时构音不清，鼻唇沟左侧浅，伸舌向左，左上下肢不能抬起，可以在床上移动，肌力约Ⅱ度，双侧下肢膝腱反射均低下，左侧病理征阳性。急诊做 CT 脑扫描没有发现问题，做头颅磁共振检查提示右侧基底节区有新鲜梗死灶，诊断为脑梗死，收入病房。

患者以前每天运动 1 ~ 2h。心态比较好，朋友多，睡眠好。住院后没有明显的情绪波动。

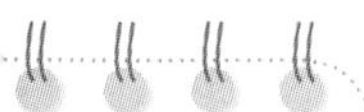

第一节　急性脑血管病

一、概述

急性脑血管病是老年前期及老年期的常见病，近些年有逐渐年轻化趋势，与心血管病、肿瘤构成当今人类的三大杀手，有“发病率、死亡率、致残率高”的“三高”特征。现我国脑血管病患者达 700 万人左右，年发病率约为 200/10 万，每年以 8.7% 的速率上升，这些患者中伴有运动、语言及智能障碍者占患者总数 75%，影响了个人的生活质量，给家庭和社会的精神及经济带来巨大负担。

（一）脑血管病临床表现

脑血管病按其性质分为出血性（常见为脑出血及蛛网膜下腔出血）及缺血性（常见有脑梗死、脑腔隙性梗死、一过性脑缺血发作及脑栓塞）两大类。其中缺血性脑血管病在我国占 75% ～ 85%，出血性脑血管病占 15% ～ 25%。

脑血管病的病情特点：发病急、变化快、病情重、危险性大。临床症状取决于病变性质（出血或缺血、部位、损害程度和代偿情况等）。

1．全脑症状　头痛、头晕、呕吐、嗜睡、意识迟钝、精神障碍，严重时可昏迷。

2．局部症状

（1）颈内动脉系统病变：偏瘫、偏盲、偏身感觉障碍，优势半球损害时，可产生运动性或感觉性失语、失用、失读等。

（2）椎基底动脉系统病变：眩晕、复视、眼震、声音嘶哑、吞咽障碍、感觉异常（特别是嘴唇和面部周围）、共济失调，猝倒发作等。

（二）诊断要点

好发于老年人或中年人，突发的偏瘫、言语不清、意识障碍、头晕头痛，查体为偏身运动障碍。这些患者一般发病前都有脑血管病危险因素存在，例如高血压、糖尿病、吸烟、饮酒、不爱运动等，或者有心脏疾患，例如房颤、冠心病。头颅 CT 扫描可以立即看到脑出血灶，也可以看到既往的脑梗死病灶，但是新鲜的梗死灶在 24h 之后显现比较清晰，磁共振（MRI）能够非常清晰地显示病灶位置和是否是新鲜病灶。

（三）治疗方法

由于脑组织对缺血缺氧极其敏感，脑组织修复能力很差，因此现在对于脑血管病的防治重点还是在预防上。尽管脑血管病发生是突然的，但是导致血管病发生的危险因素已经存在多年，世界各国脑血管病防控的经验表明，针对脑血管病危险因素，采取有效的一、二、三级预防措施，可以避免大多数脑血管病的发生，降低脑血管病的发病率、致残率和死亡率，提高脑血管病患者的生活质量。

案例 18-1B

入院检查

患者入院后检查：身高 178cm，体重 86kg，BMI27.1。生化检查：血糖正常，三酰甘油 2.3mmol/L（正常值 0 ～ 1.7mmol/L），总胆固醇 6.7mmol/L（正常值 3.1 ～ 5.2mmol/L），低密度脂蛋白胆固醇 3.8mmol/L，高密度脂蛋白正常，同型半胱氨酸（HCY）36μmol/L（正常值 6 ～ 17μmol/L），血浆白蛋白 37.1g/L（正常值 40 ～ 55g/L），前白蛋白 0.12 g/L（正常值 0.18 ～ 0.41g/L），谷丙转氨酶和谷草转氨酶正常，肾功能正常。血常规：正常。

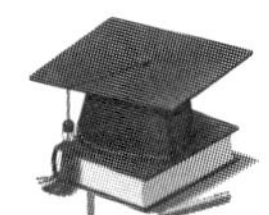

案例 18-1B

辅助检查：腹部 B 超可见轻度脂肪肝。颈动脉超声检查：在左侧颈内动脉分叉处可见混合斑块，管腔直径狭窄 45%。右侧颈内动脉分叉处可见强回声斑，管腔无狭窄。

二、脑血管病患者营养风险筛查

案例 18-1C

营养筛查

患者入院后医生给予药物治疗，同时发现患者饮水呛咳，左侧口角流涎，在旁人的帮助下可以坐起，吃面条、酸奶、鸡蛋羹时无呛咳，但是蔬菜、水果、肉类等食物都因患者咀嚼困难而被拒绝。

营养筛查：NRS2002 评分：2+2+0=4 分。具有营养风险。

脑血管病患者入院后一定要在 24h 之内进行营养筛查，采用 NRS2002 营养筛查表。大多数脑血管病患者发病时都会存在进食方面的问题，影响患者摄取食物。对存在营养风险和营养不足的患者要进行营养评估，制订相应的营养支持方案。

三、脑血管病患者存在营养风险的原因

1．吞咽困难　30% ～ 65% 的脑血管病患者有不同程度的吞咽障碍，吞咽障碍会引发许多并发症，例如脱水、营养不良、肺部感染、窒息等。急性期的脑血管病患者有很大一部分会在两周之内吞咽能力有所恢复，甚至完全正常。多次发生脑血管病的患者大多有饮水呛咳存在，严重者不能进食。

2．意识障碍　大脑损伤范围较大或者脑干的上行网状激活系统受累时会影响患者的意识，出现昏迷、昏睡、嗜睡，这些影响了患者进食。昏迷的患者不能进食，肯定要立即进行鼻饲，绝对不能拖延。

3．咀嚼困难　由于单侧或者双侧面肌瘫痪和舌下神经瘫痪，患者出现咀嚼困难，影响进食，一些患者仅吃一些软烂食物。如果长期如此进食，而不增加一些特殊的营养制剂，将不能满足人体对营养的需求，时间长了很容易出现营养不良。

4．脑血管病后抑郁　脑血管病后抑郁是脑血管疾病常见的并发症，主要表现为情绪低落、兴趣丧失、睡眠障碍、食欲减退，严重者甚至悲观厌世，产生自杀念头。这类患者有表达能力，对任何事情不感兴趣，经常唉声叹气、暗自流泪，不想吃东西；勉强吃东西时，每一次吃得很少，很容易出现营养不良。

5．痴呆　由于脑组织损伤，许多脑血管病患者出现痴呆症状，这类患者记忆力很差，吃过饭还是没吃过往往记不住，有的患者总在吃，有的患者忘记吃。还有一些患者分辨不清什么食物可以吃、什么食物不能吃。因此一定要关注这些痴呆患者的饮食起居。

6．肢体残疾　一侧的肢体瘫痪影响饮食，多是因为原来习惯使用的利手受累，例如以前喜欢用右手，此时右手不能动，用左手吃饭不方便，这样影响了患者进食。还有一些患者双上肢均运动受限，需要别人喂食，喂食量和食物种类不一定符合患者需求，也会发生营养问题。

7．消耗量增加　重症脑血管病患者有可能出现上消化道出血、肺部感染，使得营养的需

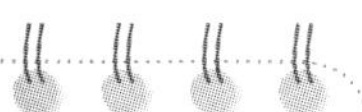

求量增大，消耗量增加。

四、各种危险因素与营养的关系

（一）高血压与脑血管病

高血压是脑血管病潜在的最危险因素，占老年性脑血管病的 80% ～ 85%。据 Dallocchio 报道高血压患者收缩压超过 25kPa（190mmHg）时，发生脑出血的危险性就增加 6 倍，舒张压超过 15kPa（110mmHg）时，发生脑出血的危险性就增加 5 倍，而且其死亡率要增加 1 倍。对高血压进行控制主要在两个方面：第一是有效的药物控制，要求患者长期、按时服药，监测血压；第二是生活方式的管理，在上游进行控制，首先要找到造成高血压的主要因素，例如吸烟、运动过少、心理不平衡，以及饮食不合理。

（二）糖尿病与脑血管病

脑细胞离不开葡萄糖，中枢神经系统几乎没有糖原储备，能量主要依靠血液循环不断提供的葡萄糖，在脑细胞内进行有氧氧化。为了维持正常功能活动，每分钟有 750 ～ 1000ml 含氧和葡萄糖的血液流经大脑，才能维持脑的正常功能活动所需的能量。因此，脑循环对维持脑组织的新陈代谢和维持内环境的稳定至关重要。低血糖和低氧都会引起昏迷，是因为脑细胞燃烧的能量主要依靠葡萄糖，并且必须是有氧代谢。但是摄入过多的葡萄糖引发代谢紊乱，促发脑血管病的发生。糖尿病的并发症之一是脑血管病，控制糖尿病最重要也最基本的方法是饮食控制和经常运动。

（三）高脂血症与脑卒中

膳食中的脂类与动脉粥样硬化有密切的关系，WHO 对 17 个国家提供的资料分析表明，膳食中饱和脂肪酸与脑血管病死亡率呈正相关，是人群脑血管病死亡率的主要决定因素。一般认为脂肪摄入应适量，以占总热能的 25% ～ 30% 为宜，且饱和脂肪酸所占比例不宜超过 10%，特别是不要摄入反式脂肪酸，研究显示反式脂肪酸与脑卒中的发生呈正相关。过多的碳水化合物如果没有被消耗掉，在体内会转化为三酰甘油，大量研究显示，三酰甘油增高与脑卒中发生呈正相关，尤其是缺血性脑血管病。

（四）高同型半胱氨酸（HCY）血症

有研究显示，普通人群中血浆 HCY 水平高于 15μmol/L 的只占 5%，而脑血管病和其他血栓性疾病患者中血浆 HCY 高于 15μmol/L 的占 50%。MRI 检查发现脑血管病有 2 ～ 3 处狭窄的患者 HCY 明显高于 1 处狭窄或没有狭窄的梗死患者，HCY 升高值与血管狭窄数量有显著相关性。大量研究数据证明高同型半胱氨酸血症是脑卒中的独立危险因素，通过降低 HCY 水平能够显著减少脑血管病的发生。HCY 引发脑血管病和冠心病的原因可能是促进氧自由基增多，引起血管内皮细胞损伤和毒性作用，促进动脉平滑肌细胞增生、激活血小板黏附和聚集，从而导致患者动脉粥样硬化形成。那么，引起 HCY 的原因是什么？研究表明与机体缺乏叶酸、维生素 B_6 和维生素 B_{12} 有关。

（五）颈动脉狭窄

由于近些年来颈动脉超声的开展，使得我们可以通过 B 超了解到患者动脉血管的病理改变及血管直径的狭窄程度。颈动脉斑块有低回声斑、混合斑、强回声斑，当斑块逐渐增大，管腔狭窄到一定程度，出现灌注压低的时候会影响脑供血，有的患者因为斑块的脱落直接堵塞脑血管造成脑血栓，因此现在对无症状的颈动脉狭窄非常重视。关于斑块的性质与营养素之间的关系是未来非常热门的研究课题。

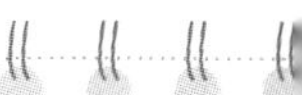

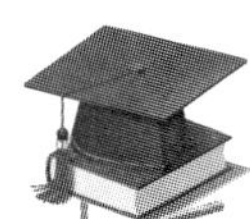

案例 18-1D

饮食习惯调查、营养评估

患者饮食习惯调查：患者喜欢吃面食，每天早上吃 100g 馒头，一杯豆浆，少量咸菜。中午多数情况下吃 150g 面条，晚上主食一般为 100 ～ 150g 馒头，粗粮很少吃。蔬菜每天 250g 左右，多为瓜类、根茎类蔬菜。不吃水果。鸡蛋一周 3 ～ 4 个，瘦肉每天 50g 左右，肥肉一天 25g，鱼类大约一个月吃一次，不吃内脏，不喝牛奶，不吃坚果。一个月吃甜食和饮料 1 ～ 2 次。

五、脑血管病患者营养治疗原则

（一）食物多样化，粗细搭配，平衡膳食

（二）能量平衡

能量摄入量与身体消耗量相当，保持健康体重，使 BMI 值在 18.5 ～ 23.9（kg/m^2）。Rexrode 等人在对 116 759 名女性 16 年中的体重变化与脑血管病的前瞻性研究发现，肥胖与超重均为缺血性脑血管病的危险因素，与出血性脑血管病无关。有作者指出，中青年人群在有足够营养的前提下，限制热能摄入是降低血脂及脂蛋白水平的主要因素，并能减少发生脑血管疾病的危险性。

（三）脂肪

脂肪摄入量占总能量的 25% ～ 30%，提倡减少饱和脂肪摄入，增加单不饱和和多不饱和脂肪酸的摄入，每日烹调油 25 ～ 30g。尽可能地减少反式脂肪酸的摄入，少吃含人造黄油的糕点、含有起酥油的饼干和油炸油煎类食品。

1．提供足够的多不饱和脂肪酸：每周食用 1 ～ 2 次鱼类；素食者可以通过摄入亚麻籽油和坚果获取亚麻酸；不主张盲目补充鱼油制剂。

2．提供足够的单不饱和脂肪酸：适量选择富含油酸的橄榄油、茶油、米糠油等烹调用油。

3．胆固醇的摄入按照一般人的每日需求量供给。

（四）保证蛋白质的摄入

脑血管病患者一般情况下蛋白质可占膳食总量的 12% ～ 15%，每天摄入蛋白质 1.0 ～ 1.5g/kg，其中动物蛋白质最好占 1/2，如鱼、瘦肉、蛋、奶类，这对防治动脉硬化症、保持身体的氮平衡有益。

（五）碳水化合物

碳水化合物要占总能量的 55% ～ 60%。要减少单糖的摄入，例如蔗糖、饮料和糕点中含糖量较高，尽量少吃。让患者尽量少吃精米精面，多选择全谷类食物，包括麦片、糙米、老玉米等，还可以用薯类代替部分米面，例如 200g 土豆可以代替 50g 米面。一些脑卒中患者往往因为咀嚼能力受限家属经常给患者喝粥或者吃米糊，而不注意给患者粗粮，并且肉类和蔬菜都很少，长此以往会使患者发生营养不良和血糖增高。可以在食物加工上多采取些有效措施，例如让患者吃饺子、包子、菜粥、猪肝粥等混杂食物，吃主食时一定要注意补充蔬菜、肉类、蛋类，做成混杂食物，可以提高营养密度，同时减少碳水化合物吸收速度。

（六）注意补充维生素

足量摄入新鲜蔬菜（400 ～ 500g/d）和水果（300 ～ 400g/d）。一些患者由于各种原因吃水果很少，这样会导致维生素 C 的缺乏。而维生素 C 的缺乏造成患者胶原纤维合成障碍，抗氧化能力下降，抵抗力下降，患者容易发生感染，血管容易出血，血栓容易形成等，因此无论如

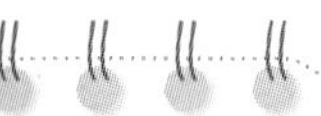

何要注意给患者补充新鲜的水果和新鲜的蔬菜，可以用水果代替部分主食，可以采取切碎、用搅碎机搅拌的方法。叶酸、维生素 B_6、维生素 B_{12} 的缺乏会导致同型半胱氨酸增高，因此当化验显示 HCY 高于正常时，一定要问询患者是否吃蔬菜？每天吃多少？怎么加工的？如果蔬菜较多，加工过程没有发现问题，要问询是否吃肉、内脏、鸡蛋，因为维生素 B_{12} 在动物性食物中。维生素 E 对防治动脉硬化症非常重要，维生素 E 有抗氧化功能，能阻止不饱和脂肪酸的氧化，改善心肌及脑血管缺氧，并具有修复血管壁瘢痕的能力。含维生素 E 较多的食物是植物油、干果、鸡蛋、新鲜蔬菜。

（七）矿物质方面

1．减少钠的摄入　不要让患者吃咸菜，要吃新鲜的蔬菜，操作中少放盐，还要注意一些隐形盐，比如面条中和菜汁中的盐较多，因此尽量少吃面条和盖浇饭。另外腌肉、酱菜中都富含钠，都要注意。

2．注意补充钾　多吃新鲜蔬菜、水果、粗粮、海藻类及豆类食物。

3．多补充钙、镁　有文献报道，膳食钙摄入量与人体血压呈负相关，每天钙摄入量应不低于 800mg，每天应喝一杯牛奶。镁缺乏引起冠状动脉凝血和动脉粥样硬化，因此，在膳食中应选择小米、玉米、黄豆、红小豆、牛肝、瘦猪肉、牛奶等食物。

（八）食物纤维

脑血管病患者要保证足量摄入膳食纤维，每天应摄入 25 ～ 30g，以防便秘出现，而且临床实践证明动脉粥样硬化症可能与膳食中缺乏纤维素有关。增加每日水果、蔬菜摄入量，可降低发生脑卒中的危险性。有人主张防治动脉硬化的膳食，食物纤维素量应稍高，但究竟供应多少，尚不确定。据调查，非洲人每日膳食中纤维素 25 ～ 30g，美国 4 ～ 6g，我国 10 ～ 12g，所以我们国家居民仍存在膳食纤维摄入不足的问题，要鼓励患者多吃蔬菜和水果。

其他注意事项：严禁饮用烈性酒，禁用浓茶、咖啡及刺激性调味品（如辣椒、胡椒面、芥末、咖喱等）。

六、脑血管病患者住院期间营养支持原则

脑血管病患者住院期间营养支持方法的确定要根据以下几个项目的采集结果进行综合判定：营养筛查分数、吞咽功能测试分数、患者原有疾病、现在病情的凶险程度、化验结果。总体来讲分为重症和非重症脑血管病。

（一）重症脑血管病患者的营养治疗

重症脑血管病来势凶险，患者意识障碍，发热，上消化道出血，可能是由于脑干病变、大片脑梗死、大量颅内出血等导致。患者处于高代谢状态，由于患者上消化道出血、发热及脱水药物的使用，很容易出现电解质紊乱、肾功能障碍，因此，此时正确的营养支持至关重要。

1．下鼻饲管，观察是否有胃出血，如果没有出血，要在发病的 24 ～ 48h 之内给予肠内营养。应用肠内营养剂从低浓度、低速度开始，间歇或持续，重力滴注或者使用营养泵控制速度。

2．如果有上消化道出血，只要不是大量持续性出血，还是要用肠内营养，必要时加用肠外营养。如果出血比较多、持续，要暂停肠内营养，但只要是出血基本停止，要立即使用肠内营养。在设计总能量和营养素的供给量时，肠内、肠外两者要加在一起。具体营养方案见第十三章。

3．病情好转后，在患者清醒的情况下做洼田饮水试验，根据患者的吞咽能力恢复程度，给予一些适量的口服食物，开始时给一些糊状食物，比如混合奶、匀浆膳、酸奶、果泥等，逐渐扩大食物种类。

4．恢复期　每日膳食中营养成分基本符合平衡饮食的原则，可根据病情进行增减。

（二）非重症脑血管病患者的营养支持原则

非重症患者包括可以行走的患者，急性期之后处于恢复期的患者，脑血管病性痴呆的患者，卧床不起的患者，甚至包括处于植物人状态的患者。一些患者残疾程度严重，但是病情已经平稳，需要长期照顾，进入脑血管病预防中的三级预防，应防止发生褥疮、营养不良、坠积性肺炎，延缓寿命，减少并发症；一些比较轻的患者此时已经转向康复治疗，这个阶段的营养支持关系到患者的恢复速度，并且与患者今后的生活质量密切相关，其营养需求基本按照平衡膳食的原则去做。以上患者的营养具体实施要衡量以下三项内容（表 18-1-1）：营养筛查分数、营养不良是否存在、吞咽能力（采用洼田饮水试验）。

表18-1-1　非重症脑血管病患者的营养措施选择

营养筛查NRS2002评分	营养不良	洼田饮水试验	营养措施
＜ 3 分	没有	＜ 3 级	平衡膳食，同时根据已经有的危险因素来决定选择什么样的治疗饮食，例如：有糖尿病的患者可以选择糖尿病饮食，有高血压的患者可以选择低盐饮食
＜ 3 分	有	＜ 3 级	平衡膳食的基础上增加能量或者蛋白质
不看分数	有 / 没有	≥ 3 级	鼻饲
≥ 3 分	有 / 没有	＜ 3 级	治疗饮食 + 营养制剂或者特殊医学用途营养制剂
≥ 3 分	有 / 没有	≥ 3 级	鼻饲

从上面这个表可以看出，是否选择鼻饲的关键在于吞咽能力，如果洼田饮水试验≥ 3 级就要选择鼻饲，此时无论是否有营养不良都要采用鼻饲进行肠内营养，如果拖延下去，患者会出现一些并发症。患者带着鼻饲管仍然可以试探性地口服一些糊状食物取决于患者是否可以吞咽。

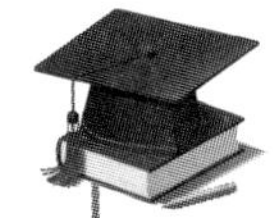

案例 18-1E

住院期间的营养支持

患者 NRS 评分为 4 分，主要是进食量减少，洼田饮水试验 3 级，也就是说患者可以喝水，但是容易呛咳。血浆白蛋白轻度降低。患者不发热，没有上消化道出血。根据营养调查患者存在蛋白质、维生素、矿物质、必需脂肪酸、膳食纤维的摄入不足，因此设计营养方案时要把这些因素都考虑进去。

解决方案：高血压膳食＋营养补充剂。

具体：治疗餐中选择低盐饮食；加上两次加餐（选择营养制剂，主要含蛋白质、维生素、矿物质、膳食纤维，做成匀浆状态）

患者虽然饮水呛咳，但由于患者刚刚入院，病情会有所变化，静脉中有 1000ml 液体，解决了液体问题。严密观察患者的吞咽情况，如果治疗饮食和营养补充剂不能达到营养目标，要尽快下鼻饲。

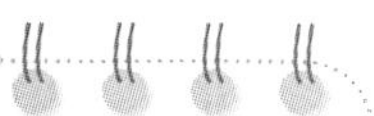

第二节　球麻痹和假性球麻痹

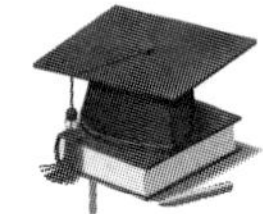

案例 18-2A

病史、查体、化验

患者男性，81 岁，多次脑梗死，有糖尿病病史，平时行走困难，坐轮椅出入，由家属喂饭，经常饮水呛咳，由于牙齿脱落较多，家属给患者喂软食或者半流食，每天一个鸡蛋羹，吃面条较多，大约 150g，蔬菜很少，一天 100g，并且熬煮时间较长，酸奶 200ml/d，基本不吃肉。水果为 0。喝水一天能勉强完成 200ml。

查体：患者神志清楚，反应较慢，言语不清，查体不配合，鼻唇沟等，患者可以张口但伸舌不能，没有看到舌肌萎缩，咽反射迟钝，右上肢肌力Ⅲ级，左上肢Ⅳ级，双下肢Ⅳ级，四肢腱反射亢进，双侧病理征阳性。比较消瘦，身高 175cm，体重 57kg，BMI 为 18.6kg/m^2。体温正常。

化验检查：血常规白细胞正常，淋巴细胞百分比 16.5%（正常值 20% ~ 50%），轻度贫血，血红蛋白 102.0g/L（正常值 135 ~ 175g/L）。生化检查：总蛋白稍低，白蛋白 36g/L，血脂正常，血糖 7.8mmol/L，肌酐稍低于正常。

球麻痹是指咽喉肌功能障碍造成患者吞咽功能受到影响的一组综合征，根据病变部位分为真性球麻痹和假性球麻痹。

真性球麻痹是由于吞咽肌瘫痪所致，可以发生在吉兰 - 巴雷综合征、椎基底动脉病变、脑干脑炎、运动神经元病、颅底与枕骨大孔区肿瘤、延髓空洞症等疾病，表现为构音障碍、声音嘶哑、吞咽困难、饮水呛咳。

假性球麻痹是指不是吞咽肌本身病变，而是由于上运动神经元发生病变造成吞咽功能受损，例如脑卒中、脑炎、CO 中毒等疾病引起的双侧皮质脑干束损害，患者出现饮水呛咳或者完全不能吞咽，临床表现与真性球麻痹相似，但神经系统查体时发现患者咽反射存在，无舌肌萎缩与颤动，并且出现下颌反射、掌颌反射、吸吮反射、角膜下颌反射（用棉纤维轻触角膜，引起下颌向对侧偏斜）等病理性脑干反射，有强哭、强笑、病理征阳性。

这个案例属于假性球麻痹，是由于多次脑梗死造成双侧大脑皮质脑干束损伤所致。这类患者吞咽能力恢复很差，往往因为吞咽功能障碍，造成患者吸入性肺炎、营养不良的发生。

只要有球麻痹的患者一般都存在营养风险，无论真性球麻痹还是假性球麻痹均必须给予高度重视，要想办法保证患者的营养摄入。

一、判断吞咽能力

如果洼田饮水试验≥ 3 级就可以判断患者日常饮食（营养素或者液体量）要受到影响，必须引起重视，采取相应措施。

二、营养方式的选择

应根据患者的反应是否灵敏，有无控制口腔活动的能力，是否存在咽反射，能否吞咽唾液等因素决定营养实施方案。

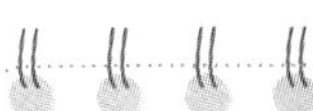

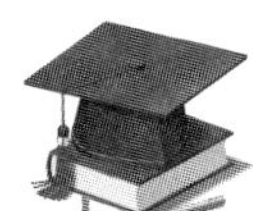

案例 18-2B

营养筛查、营养评估

请患者坐好，用汤勺给患者喂温水 30ml，分 5 次喝下，有三次呛咳。但是患者吃面条、酸奶患者没有呛咳。洼田饮水试验为 4 分。

营养筛查：患者 BMI=18.6kg/m^2，这一项已经 3 分，加上卧床，需要人帮助，营养需求为 2 分，年龄 81 岁，此项又增加 1 分，共 6 分。因此此患者有明显的营养风险。

营养评估：体重低于正常水平，血浆白蛋白低、前白蛋白低、肌酐低，所以可以诊断为营养不良（混合型）。

营养素评估：能量及各种营养素均缺乏。

（一）经口进食

这类患者神志清楚，有主动进食的欲望，洼田饮水试验在 3 级左右，进食中要小心，要为患者创造良好的进食环境，保持环境安静，避免不必要的干扰，让患者一心一意地进食，患者的体位应采取坐姿，从小量食物开始，以糊状食物为主，指导患者吞咽前先吸气，继之屏气，给以食物咽下后再呼气。并在喂下一口前检查患者的口腔是否排空，干的食物应浸透变软后再喂食，喂食后让患者取坐姿 10 ～ 15min，床边备吸痰器，以备急用。要注意食物种类和数量，必须保证每日达到机体需要的能量、蛋白质及营养素的需求，可采取少吃多餐的方法，也可采用增加特殊医学用途配方食品的方法达到营养需求。另外，可以采用增稠剂加入菜汁、果汁中的方法，减缓食物在口腔中的流动速度。

（二）口服营养制剂

对于一些有轻度球麻痹的患者，比较适合增加营养制剂的方法，这些患者进食比较困难，但暂时不愿意鼻饲，为了增加营养，在每一次进食时要增加营养密度和能量，可以在两餐之间增加口服营养制剂或者特殊医学用途配方食品，减少营养不良发生的可能性。

（三）肠内营养

当患者经口进食不能满足日常营养需求，或者洼田饮水试验≥ 3 级，要尽早鼻饲使用肠内营养。一些患者所吃的食物基本可以达到患者需求，但是由于饮水呛咳明显，严重影响了患者水的摄入量，如果不及时下鼻饲会造成机体脱水，另一方面饮水呛咳会引起肺部感染，因此要尽快鼻饲。对于一些真性球麻痹患者，病情迁延反复，需要长期使用肠内营养，可以采用胃造瘘的方法（PEG）。

（四）肠内营养液选择

现成的营养制剂、特殊医学用途配方食品、医院里营养科制作的营养制剂，或者家庭制作匀浆膳均可，关键在于每一天的营养目标是否能够完成。先将营养目标设定，然后选择合适的营养路径。

有些患者长期带着鼻饲管在家生活，家属要学会自己制作肠内营养制剂，这里介绍一个在家做匀浆膳并进行肠内营养的方法。

第一步：设定营养目标。例如：能量需要 1800kcal/d，蛋白质占 15%，碳水化合物占 60%，脂肪占 25%。

第二步：设定每天选择的食物及食物量。可用食物有米饭、鸡蛋、猪肝、青菜、胡萝卜、干果、肉等。馒头 250g，鸡蛋一个，牛奶 240ml，瘦猪肉 125g，鸭肝 30g，西红柿 100g、核桃 2 个，花生 15 粒，菠菜 100g，发好的白木耳 50g，香油 20g。

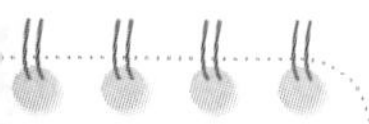

第三步：食物洗净切块、称量后煮熟，加水至需要量，之后放入搅碎机，搅成均匀无糊颗粒状，煮沸 3 ~ 5min 后，加香油，装入消毒好的玻璃瓶，冷却后放入冰箱内冷藏，有效期为 24h。

第四步：每次取出匀浆膳一次用量，放入容易导热的小杯子中，把小杯子放在盛有热开水的碗中，隔水加热，至匀浆膳的温度比手心温度稍高。临床观察发现，长期卧床患者喂食量一次不宜超过 150ml，否则发生肺部感染的机会就会增加。这主要是由于患者平卧时胃和食管呈水平位，食物易通过贲门而反流于食管至咽喉，再加上患者吞咽功能障碍，患者无异物感，食物可随着呼吸进入气管，轻者导致吸入性肺炎，反流多者可引起窒息而危及生命。所以每次喂食量不超过 130ml，再加上喂食前后冲洗胃管水约 20ml，共计不超过 150ml，而喂食后 1h 内宜取半卧位，两次喂食间隔时间不少于 2h，以利胃排空。晚间可于家属临睡前喂一次，必要时夜间可以添加一次量。总量完成是最重要的，至于一天喂几次没有固定要求，只是每一次不要太多。在推入匀浆膳之前要先用注射器抽一下，看有没有胃潴留。推注速度要慢，勤观察。

（五）肠外营养

一般情况下长期有球麻痹的患者不用肠外营养，但是在病情加重时肠内营养支持可能会受到影响，此时需要采用肠外营养补充的方法。

三、食物宜忌

真性球麻痹和假性球麻痹都具有吞咽困难的特点，因此食物必须细软，无渣滓，避免刺激性，如过甜、过酸、过碱、过辣皆不适宜，禁用花椒、咖喱粉、芥末、辣椒等调味品，以减少化学性刺激。食物温度要适宜，不要过冷和过热，减少物理性刺激。

案例 18-2C

患者的膳食处方

患者患有糖尿病、多发性脑梗死，有假性球麻痹，由于病程长，梗死范围广，这类患者的吞咽能力很难恢复，此时重点是尽快纠正患者的营养不良状况。目前患者可以进半流食和较软的食物，每天能够喝水 200ml，液体量不能满足正常人体需求，同时总能量和蛋白质均不足，现在患者有明显的营养不良，应该鼻饲进行肠内营养，否则继续下去患者很快会出现肠屏障功能障碍、细菌移位、肺部感染等并发症。

肠内营养目标设计：全天总能量（175–105）×35=2450kcal/d，碳水化合物占 55%，蛋白质占 18%，脂肪占 27%。蛋白质 110g。注意要由少到多，不要一步到位，在 1 ~ 2 周到达营养目标，防止再喂养综合征的出现。

第三节　癫　痫

癫痫是由于大脑皮质神经元的异常放电而产生的一种阵发性、短暂的大脑功能失调，临床表现为意识丧失，全身性或局限抽搐和精神障碍等，常突如其来，并且反复发作。上述症状可单独出现或合并出现。

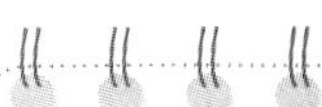

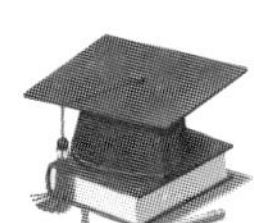

案例 18-3A

病史

患者，女，12 岁，近一年来每天有 5 次左右突然意识丧失，摔倒在地，抽搐约 1min，3min 后意识清醒，发作后头痛。夜里发作大约占 1/2。事后不能回忆。神经系统检查均正常，头颅 CT 扫描正常。脑电图：广泛中度异常，未发现尖波和棘波。服用抗癫痫药，目前每天发作 2 ～ 3 次。

一、临床症状

（一）大发作

特征为突然四肢抽搐、意识丧失、口吐白沫、咬破舌头、大小便失禁、持续时间 2 ～ 3min，发作后意识朦胧或进入睡眠状态，事后对当时情况无记忆。

持续状态：为连续的大发作，可持续数小时至数天，频频抽搐，发作间歇期意识未能恢复，脉搏快，呼吸不规则，常伴有高热、脱水、精神错乱，这是比较严重的情况，若处理不当，可有生命危险。

（二）小发作

是以短暂、多次发作为特征，失神、瞪眼直视、茫然若失，呆立不动、突然中断正在进行的工作或谈话，手中持物坠地，发作仅 1 ～ 2s，事后无记忆，发作频繁，每天可多至数十次，甚至上百次。

（三）局限性发作

抽搐仅见于身体的某一部分，多为阵挛性。通常由一侧肢体的远侧端开始，最常见的有三个起始部位——手指、口角和脚趾。发作可局限于该处，或按其皮质运动区的部位顺序扩张，有时可演变成大发作。

（四）精神运动性发作

表现为短暂的精神失常或精神运动性兴奋，如躁动、不安、冲动、奔跑、毁物、伤人或自伤，有情感和定向力障碍，有时出现幻觉或错觉。这种发作常突如其来，可持续数小时，有时竟长达数天，可突然消失，事后无所记忆。

二、癫痫与营养失调

（一）由营养障碍引起发作

急性酒精中毒、水中毒、低血钙、低血糖、维生素 B_6 缺乏等营养障碍都可能成为癫痫发作的原因之一。营养障碍可使神经元的兴奋性升高、膜电位不稳定、膜内外电解质的分布和运转发生变化，造成神经元同步异常放电。同样，在饮酒、摄入高糖饮食及浓茶、浓咖啡等刺激性食物时，也可诱发癫痫。

（二）癫痫引起营养失调

如癫痫发作频繁，特别是在癫痫持续状态时，由于高热、呕吐、缺氧、脱水、酸中毒，营养素消耗增加，而发作后进食过少，使得营养摄入不足，而导致营养失调。

三、营养治疗

（一）营养治疗的目的

1．预防发作。

2．对严重发作的患者，应给予适当的营养补充，以纠正营养失调，或是防止营养素摄入不足。

（二）营养治疗的原则

1．日常饮食

（1）适当限制碳水化合物的摄入量。癫痫患者所需要的热能与正常人相同，碳水化合物不需要太多；适当增加脂肪的供应量。禁止食用含单糖多的食物和刺激性食物。

（2）减少钠盐的摄入：有研究表明，当人体短时间内过量地摄入食盐后，高浓度的钠盐可致神经元过度放电，从而诱发癫痫。

（3）癫痫患者应增加镁的摄入量。癫痫患者经常会缺乏镁，尤其是需要长期药物治疗的患者，如长期服用苯妥英钠时，易引起骨质疏松，除给予高钙饮食外，还应注意镁的摄入。

（4）癫痫患者不宜多吃含锌高的食物。对癫痫患者进行血锌浓度测定，发现几乎所有的癫痫患者血锌平均含量都比正常人明显增高。

（5）长期服用苯巴比妥（鲁米那）的癫痫患者，容易发生坏血病，所以，应摄入大量含维生素 C 的食品，以利于胶原形成。

（6）维生素 B_6 缺乏，常发生颤抖和精神紧张、过敏、失眠，用维生素 B_6 治疗癫痫、舞蹈症和震颤瘫痪，往往与维生素 B 合剂同用，能减少癫痫发作。

（7）避免食用诱发癫痫的食物。应绝对禁止烈酒、浓茶、咖啡；胡椒、辣椒、芥末、大葱、大蒜等辛辣调味品也应适当限量。民间认为癫痫患者应该忌食肉类。

（8）避免暴饮暴食：一次性大量饮水进食易产生饱胀感，有可能诱发癫痫发作，所以癫痫患者应该自觉控制自己的食量。有学者认为：“间脑是人体体液调节中枢，大量液体进入体内，会增加间脑的负担，从而诱发癫痫。”

2．发作期饮食　癫痫严重发作或频繁发作期，会使神经兴奋性增高，容易发生碱中毒或血钙降低，所以应该补充含钙丰富的食物，钙能镇静中枢神经系统，抑制神经细胞的兴奋性。

癫痫持续状态时，要按照重症患者的营养支持原则处理，具体见第十三章。

3．治疗期饮食　癫痫的营养治疗可以追溯到古代，当时采取的是断食的方法来治疗癫痫。由于饥饿不是一个能长期坚持的方法，而且对身体伤害较大，所以随着时间的推移，就形成了一些饮食模式（生酮疗法），通过高脂肪低碳水化合物的饮食让人体在不饥饿的情况下产生酮体。通过诱导大脑中的能量利用产生脑代谢性改变，达到减少癫痫发作的目的。

癫痫的饮食治疗是由美国医学协会在 20 世纪 20 年代首次提出，但是在整个 20 世纪，随着抗癫痫药物的发展，生酮疗法的应用被搁置。然而，最近的研究证明了这一治疗的有效性，目前已在全球范围内推广。

确保患者摄入足够的能量、蛋白质、维生素和矿物质，是营养治疗的主要组成部分。在营养管理过程中要定期监测，包括临床评价、人体测量和实验室检查。除了标准的实验室血液检查外，还应监测作为酮体标记的 β- 羟丁酸（BHB）和血酮水平，当 BHB 水平 > 4.00 mmol/L，大多数儿童的癫痫都能被很好地控制。还应该监测儿童维生素和矿物质的缺乏、营养状况以及适当的生长发育情况。

生酮饮食有三种不同的方案。一是经典的治疗食谱即 4 ∶ 1 食谱，脂肪与蛋白质和碳水化合物比例为 4 ∶ 1，以脂肪的长链饱和脂肪酸，如奶油和白脱油为主。二是以中链脂肪为主食，称 MCT 食谱。三是 20 世纪 80 年代起采用的 JR Ⅱ 食谱，其中中链脂肪酸与长链脂肪酸各占总热能的 30% 左右。生酮饮食营养素组成见表 18-3-1。

表18-3-1　生酮饮食营养素组成（%）

成分	MCT食谱	4∶1食谱	JRⅡ食谱
蛋白质	10	7	10
碳水化合物	19	6	30
中链脂肪酸	60	0	30
长链饱和脂肪酸	11	87	30

对于部分药物无效的儿童肌阵挛性癫痫，生酮饮食有时可取得较好的疗效。三种不同的食谱相比，4 ∶ 1 食谱的饮食产酮体效果最佳。对于青少年和成年人也可以采取减少碳水化合物、增加脂肪的方法，以改善抗癫痫治疗效果。

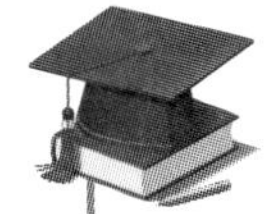

案例 18-3B

饮食调查和饮食建议

对这个 12 岁女孩进行饮食调查：每天吃碳水化合物将近 250g，喜欢喝白米粥和小米粥，经常吃面包、馒头，经常吃方便面、冰淇淋、蛋糕、饼干等小食品，喜欢喝甜饮料，蔬菜一天 100g 左右，水果 200g，一周吃 100g 瘦肉，不吃肥肉，不吃干果，不喝牛奶，鸡蛋一周 2 ~ 3 个。

饮食处方：减少碳水化合物摄入，停止各种饮料和小食品，增加脂肪、蛋白质，增加维生素摄入。身高 158cm，体重 45kg，BMI=18kg/m^2，患儿偏瘦，活动量大，因此总能量为（158 ~ 105）×35=1855kcal/d，蛋白质占 20%，脂肪占 60%，碳水化合物占 20%，动物蛋白为 46g，其中每天鸡蛋 2 个，牛奶 400ml，瘦肉和鱼 100 ~ 150g。主食选择土豆、玉米、白薯，共 400 克。水果 200g。蔬菜每天 500g 以上。干果 100 ~ 150g/d。增加植物油、干果、鱼类、天然黄油等食物。

第四节　颅脑损伤

由于暴力的直接或间接撞击，造成颅骨或脑组织的损伤，程度轻重不一。临床中出现短暂性或持久性意识障碍，由嗜睡、朦胧状态以至昏迷；头痛、头晕、眩晕、呕吐、逆行性遗忘、癫痫发作，有时可产生神经系统局限性体征（如偏瘫、失语等），严重时可有生命体征（血压、瞳孔、呼吸、脉搏）的变化；有时可产生并发症（如脑积水、颅内感染、肺炎等）。

一、营养治疗的重要性

合理的营养可以促进脑组织早日康复，减少合并症。轻型的颅脑损伤后常有头晕、恶心、呕吐，一般食欲都很差，胃肠功能减退。故营养问题应加注意。重型颅脑损伤可因消化道出血、高热、昏迷等症状而使热量消耗增大。因此，应根据患者的需求，及时准确地供给患者充足的能量、蛋白质、维生素等营养素，避免患者出现营养不良，维持机体的正氮平衡，促使患者早日恢复健康。

二、持久昏迷患者的饮食

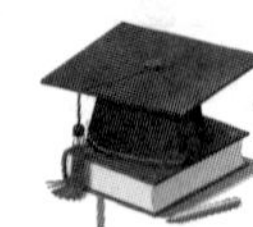

案例 18-4A

病史

患者，男，32 岁，5h 前开车时出现交通事故，头颅外伤，昏迷，立即被送到手术室做开颅手术，清除颅内血肿，10min 前从手术室推到 ICU，目前患者昏迷，瞳孔等大，光反应正常，头部有引流管。血压 150/95mmHg，心率 68 次 / 分，呼吸 24 次 / 分，体温 38℃。

颅脑损伤患者一般昏迷多数在一个月以内恢复，最短者 24h，长者可达数年之久。重型颅脑损伤昏迷时间较长。重型颅脑损伤，尤其是急性期，患者不能进食，头痛、恶心、呕吐，并且伴有意识障碍。因此，必须依靠输液、输血、肠内肠外营养来维持生命。

（一）鼻饲饮食原则

1．蛋白质 颅脑损伤急性期，由于易出现负氮平衡，蛋白质的供给必须适宜。每日每公斤体重应为 1 ～ 2g，占总热量的 12% ～ 20%。否则血液中蛋白质不足，易引起脑水肿、全身性营养水肿以及机体抵抗力降低，合并高热、感染、肺炎等，更可影响机体的恢复。

2．脂肪 可按每日每公斤体重 1 ～ 2g 供给脂肪，占总热量的 20% ～ 30%。当出现呼吸功能障碍时，脂肪的比例要相应增加。

3．碳水化合物 由于患者有意识障碍、手术、高热、不能摄食等情况，机体消耗严重，需要补充大量能量，一般每公斤体重需 5 ～ 6g 碳水化合物，应占总热量的 60% ～ 65%。

4．钠 一般开颅术后前三天常出现钠潴留，一周左右恢复正常。如不能经口进食，钠入量每公斤体重不可高于 1.15mmol。

5．钾 成人每天钾出入量为 2 ～ 3g。颅脑损伤或手术后，体内蛋白质分解快，钾排出量也增加。在分解代谢中平均每产生 1g 氮，即有 2.7mmol 的钾排出。因此，当机体呈负氮平衡时，钾也出现负平衡。如钾入量不足或禁食，可引起低血钾，故在静脉输液或鼻饲时，应增加氯化钾 3g，以补充不足。高钾血症时，可限制含钾多的食物。所以必须结合患者有无高热、呕吐、呼吸紊乱、大量出汗、气管切开、激素治疗等情况，考虑钾、钠的供给量问题。

6．维生素 B_1 维生素 B_1 能调节神经系统功能，因脑细胞要从碳水化合物中获得能量。当维生素 B_1 缺乏时，葡萄糖就不能充分产生能量，乳酸就会以丙酮酸的形式堆积在脑中，产生一定毒性作用。如大量补充维生素 B_1，能减少颅脑损伤后引起的精神症状和健忘等，供给量为 60 ～ 80mg。

7．维生素 C 颅脑损伤后，缺乏维生素 C 容易引起细菌感染。此外，还会使机体结合细菌的能力减低，补体无法形成，容易产生呼吸道感染，因而引起肺炎及其他合并症。每日给予 500 ～ 1000mg 维生素 C 为宜。

8．水 如脑水肿引起水潴留，某些部位损伤直接影响神经、内分泌和肾功能引起代谢紊乱。丘脑下部、脑干等损伤可出现尿崩症、脑性钠潴留和肾衰竭等。

正常成人每天饮食，进食和代谢产生的水分为 2000 ～ 2500ml，出入量大致平衡。颅脑损伤后，由于机体的应激反应，伤后 3d 内，多数患者尿量明显减少。3d 后尿量增至 500 ～ 1000ml 以下，后来尿量加至 1000 ～ 1500ml，5 ～ 7d 恢复正常。

颅脑损伤患者发生大量呕吐、高热、出汗、不进食、补液不足，或使用利尿药物限制水分、或用鼻饲高热混合奶而水分不足，可引起“高渗综合征”的缺水。其他如尿崩症，若限制水、盐和蛋白质，则症状可减轻。

水分计算方式是高热 38℃或室温 32℃以上时，每升高 1℃，应多补充每日需水量的 10%。一般根据每公斤体重 30ml 计算入量，每日液体入量在 2500ml 左右。高热、汗多时水分入量应在 3000ml 左右。

（二）鼻空肠管的应用

颅脑外伤患者往往会出现胃瘫现象，这给鼻饲带来了困难，一方面患者高代谢，需要大量的营养素和能量，一方面胃的蠕动能力下降。可采用鼻空肠管来代替鼻胃管，或者行空肠造瘘（PEJ）。

三、轻度颅脑损伤患者的饮食

重症颅脑损伤的患者在急性期的营养支持主要靠肠内肠外营养制剂，对于轻度颅脑损伤、意识清楚的患者可以采用经口进食，食物选择要求以下。

1．食物必须细软，容易咀嚼和吞咽，以减少伤口疼痛。

2．食物必须清淡适口。

3．吞咽反射较好，食欲好转可给半流质饮食，症状轻者、无恶心、无呕吐、无腹泻、无咀嚼和吞咽困难者，可给高蛋白软饭或普通饭。

4．颅脑损伤有下颌骨骨折时，应给口腔流质，可给匀浆食。

5．注意增加一些帮助大脑细胞修复的营养素，例如卵磷脂、必需脂肪酸、维生素、必需氨基酸。多用蛋黄、牛奶等含磷及卵磷脂食物、肝、牛奶、肉类、绿叶菜、新鲜水果等，另外可以补充特殊医学用途营养制剂。

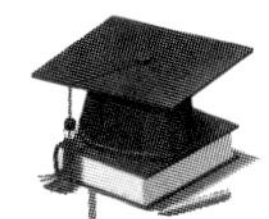

案例 18-4A

风险筛查、营养治疗

患者脑外伤后昏迷，手术后仍在昏迷中，不能进食，因此 NRS2002 第一项应该是 3 分，第二项中营养状况在颅脑损伤中为高代谢状态，对营养需求量非常高，因此为 3 分，年龄评分 0 分，最后 NRS 评分 6 分。

急性颅脑损伤者大多平时身体状态较好。此患者身高 178cm，体重 82kg，BMI= 25.9kg/m^2，急诊入院，还没有来得及做生化检查，但就目前情况应该可以确定患者有营养风险，还没有营养不良。但是由于重型脑外伤的患者处于高代谢状态，如果不积极进行营养支持，患者很快会出现营养不良，影响预后。因此要立即下鼻饲，给予肠内营养。具体方法见第十三章。

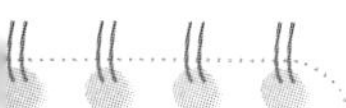

第五节　三叉神经痛

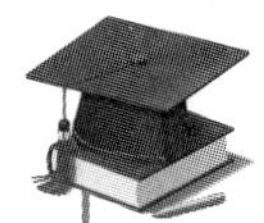

案例 18-5A

病史、查体

患者，女，62 岁。近两年来经常出现右侧下颌部突然疼痛，刀割样剧痛，持续 4 ～ 5s 后消失，刷牙、洗脸都会诱发，有时吃饭不小心也会出现疼痛。一天发作 2 ～ 3 次。一直服用卡马西平，发作减少，约两天发作一次。既往体健。做头颅 CT 和 MRI 检查均未发现问题。

查体：患者身高 158cm，体重 57kg，BMI=22.8kg/m^2。神志清楚，查体合作，语言流利，脑神经正常，四肢肌力正常，腱反射适中，病理征（－）。

诊断：原发性三叉神经痛。

三叉神经痛是一种常见的周围神经病，多发生于中年人和老年人。主要表现为突发的面部神经痛，疼痛剧烈，可以是三叉神经的一支，也可以多支受累。

一、病因

1．**继发性三叉神经痛**　可继发于局部感染、外伤、肿瘤、血管畸形、血液循环障碍（主要见于老年人，因动脉硬化和缺血所致）。

2．**原发性三叉神经痛**　是指目前尚未能发现病因，客观检查无阳性体征者。

二、临床表现和特点

继发性三叉神经痛除了有三叉神经分布区剧烈疼痛外，还能查到三叉神经损害或周围其他神经受损的体征。原发性三叉神经痛持续时间长，反复发作，治疗效果不佳。

三、营养治疗

1．神经组织中含有糖脂，碳水化合物是合成糖蛋白、黏蛋白和糖脂不可缺少的成分。维持正常神经功能需要糖。三叉神经痛的患者需要一定数量的碳水化合物饮食来供给能量，每日需要 350 ～ 400g。

2．补充蛋白质、磷脂、胆固醇。三叉神经属于周围神经，病理表现为三叉神经髓鞘增厚或破碎，甚至成为粉末状。形成周围神经髓鞘的施万细胞，其中蛋白质占了 20% ～ 25%，其余部分为脂质（磷脂、糖脂和胆固醇）。在饮食中要多补充一些脂类和蛋白质，帮助神经髓鞘修复。

3．维生素 B_1 和维生素 C 对保护脑神经很重要。维生素 B_1 是脱羧辅酶的主要成分，在碳水化合物的代谢过程中占有重要地位。

4．禁食刺激性食物，如洋葱、生葱、大蒜、鲜柿椒、韭菜、蒜黄等。

5．食较软的食物。因咀嚼诱发疼痛的患者，则要进食流食，每日 5 ～ 6 餐，应配制高蛋白、高糖液体食物。

日常生活中还应注意以下事项：

1．生活、饮食要有规律，保证足够的睡眠和休息，避免过度劳累。

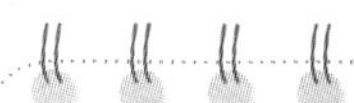

2．保持心情舒畅，切忌冲动、生气、抑郁寡欢。树立治疗疾病的信心，积极配合医生治疗。

3．适当参加体育运动，锻炼身体，增强体质。

4．动作轻慢，防止一切诱发疼痛的因素，如洗脸、刷牙等，尽量避免刺激扳机点。

5．寒冷天注意保暖，避免冷风直接刺激面部。

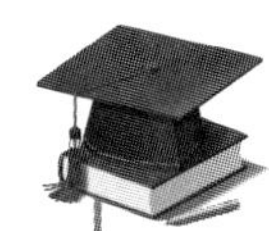

案例 18-5B

饮食调查和营养处方

患者 2 年来经常发作下颌部疼痛，现在基本上 2d 发作一次，平时进食没有受到太多影响。

饮食调查结果：患者喜欢吃米饭，中午、晚上基本上都是米饭，每次 100g 左右，每天早上喝一碗白米粥，一个鸡蛋，喜欢吃蔬菜，蔬菜 500g/d，水果 200g/d。不吃肥肉，瘦肉类每天 25 ~ 50g，不能耐受牛奶，偶尔喝一点酸奶，一周能吃一次豆制品、一次鱼（100g/ 次）。很少吃坚果。不吃内脏，不吃油炸食品。

营养评估：患者 BMI 22.8kg/m^2，属于正常范围，能量与消耗相当，但从营养结构来看，患者蛋白质和脂肪比例较低。

营养处方：碳水化合物稍微减少，早上不再喝粥，改为酸奶。肉类增加，每天 100g，鱼类增加，一周 2 ~ 3 次，每次 100g，鸡蛋每天 1 ~ 2 个，每周吃 2 次内脏，每次 50g，坚果每天 25 ~ 50g，蔬菜、水果不变。在食物加工过程中要注意不要太硬。

第六节　多发性神经炎

多发性神经炎也称末梢性神经炎，是肢体远端的多发性神经损害，主要表现为肢体远端对称性的感觉、运动、自主神经功能障碍。

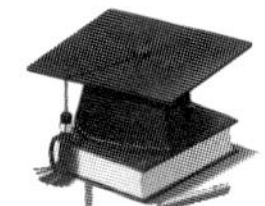

案例 18-6A

病史和查体

患者，女性，65 岁，近 1 个月来总觉得双手手指尖麻木，早上明显，不影响运动。既往史：高血压 8 年，一直在服降压药，血压稳定。糖尿病病史 6 年，服二甲双胍，空腹血糖在 6 ~ 8mmol/L。无吸烟、饮酒史。

查体：身高 167cm，体重 71kg，BMI=25.5kg/m^2。查体配合，言语清晰，记忆力差，一个问题要问好几遍，听力差，鼻唇沟等，伸舌居中，四肢力量正常，腱反射均未引出，针刺觉正常，病理征（–）。

化验检查：空腹血糖 6.1mmol/L，TG 3.8mmol/L，TC 6.2mmol/L，LDL-C 3.8mmol/L，HDL-C 0.9mmol/L，肾功能正常。餐后 2h 血糖 10.2mmol/L。

头颅 CT：老年性脑改变。头颅 MRI 显示：白质脱髓鞘。

颈动脉超声：双侧颈总动脉可见低回声斑，管腔未见狭窄。

一、病因

造成周围神经损害的疾病有：糖尿病、尿毒症、感染性疾病（流行性感冒、细菌性痢疾、结核、梅毒）等。具体因素：

1．**工业毒素**　丙烯酰胺、一氧化碳、三氯乙烯、溴甲烷等。

2．**金属中毒**　铅、汞、铂、金、砷等。

3．**药物**　抗结核药、链霉素、呋喃西林、甲硝唑、长春新碱、秋水仙碱、甲巯咪唑（他巴唑）等。

4．**自身免疫性疾病及感染后变态反应**　系统性红斑狼疮、吉兰 - 巴雷综合征、结节性多动脉炎、类风湿关节炎等。

5．**酒精中毒**　常年饮酒，饮酒量大。

二、存在的营养缺乏与代谢障碍

1．**营养摄入不足，需求量增加**　妊娠期、营养不良、恶病质状态、手术之后等。

2．**吸收障碍**　例如胃大部切除术后，影响维生素 B_{12} 吸收。

3．**代谢障碍**　酒精中毒、糖尿病。

三、周围神经营养的特殊性

神经元细胞包括细胞体、树突、轴突。周围神经的轴突很长，最长能达 1m 以上，而且轴突内没有高尔基体和尼氏体，因此不能合成蛋白质，许多轴突需要的营养物质要从细胞体合成好之后传送到轴突。当身体中缺乏营养素时，神经细胞的细胞体合成代谢能力下降，神经元细胞首先要保证自己细胞体的存活，因此轴突远端由于缺乏营养素的供给而出现症状，因此凡是能够影响神经元细胞代谢的因素都可能会出现末梢神经炎。

四、神经元细胞需要的营养素

1．持续的葡萄糖供应。

2．蛋白质、磷脂、胆固醇是神经细胞的结构成分，细胞修复过程中不能缺乏。

3．一些特殊的成分：卵磷脂、胆碱、维生素 B_{12}、维生素 E、不饱和脂肪酸等。

4．B 族维生素参与神经细胞代谢。

（1）维生素 B_1：参与神经组织代谢，并且是脂肪酸和类固醇代谢的辅酶。

（2）维生素 B_2：参与氨基酸、脂肪酸和碳水化合物的代谢。

（3）维生素 B_6：参与神经递质代谢、参与神经鞘脂合成过程，并且参与氨基酸代谢。

（4）维生素 B_{12}：维生素 B_{12} 在体内以甲基钴胺素和腺苷基钴胺素的形式参与生物代谢中，尤其在神经系统中起到非常重要的作用。

（5）胆碱：胆碱是卵磷脂的组成成分，也存在于神经鞘磷脂之中，同时是乙酰胆碱的前体。

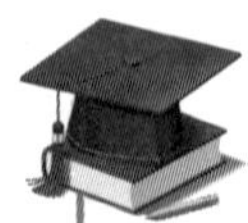

案例 18-6B

营养调查与营养评估

患者饮食习惯调查：患者平时特别爱吃米面，一天 300g 左右，中午、晚上各 100g 米饭或者馒头，早上一般是 100g 米粥。鸡蛋一周 1 个，鱼肉大约两周一次，瘦肉一天 25g，肥肉不吃，内脏不吃，牛奶不喝，一周吃 1 ~ 2 次豆腐，一次 50g，蔬菜每天 250g 左右，水果不吃，干果一天 25g。经常吃豆腐炖白菜，每次要煮 20 ~ 30min。

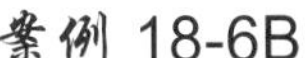
案例 18-6B

营养评估：体重稍超重，总能量大于消耗量，应该减少碳水化合物摄入量。蛋白质摄入太少，蔬菜加工时间过长，维生素遭到破坏，并且蔬菜总量不足。

五、营养治疗

营养调理原则：改变不良饮食习惯。

1．减少细粮，增加粗粮：精米、精面中缺乏维生素 B_1，如果喜欢吃米面的患者，要劝其多吃粗粮，或者注意补充其他食物，不要偏食。

2．注意食物加工过程中营养素的破坏，加工时间不要太长，过程也不要太细。

3．一些水溶性维生素在蔬菜中较多，而另外一些维生素在动物性食物中较多，比如维生素 B_{12}、胆碱，因此要荤素搭配。

4．如果因为喝酒引起，一定要戒酒。

5．补充富含维生素 B 的食物。富含维生素 B_1 的食物：动物内脏（肝、心及肾）、肉类、豆类、花生及谷类；富含维生素 B_6 的食物：豆类、畜禽类、肝、鱼类等；富含维生素 B_{12} 的食物：肉、贝、鱼、禽、蛋类，发酵豆制品中含量颇高；富含胆碱的食物：蛋类、动物的脑、啤酒、酵母、麦芽，特别是肝、花生、蔬菜中含量较高。

6．根据需求增加营养素。

7．妊娠期需求量增加，要注意补充。

禁忌食物：酒、辣椒、干姜、胡椒、桂皮等。

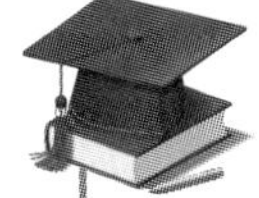
案例 18-6C

营养治疗

针对患者的病史、营养调查结果和营养评估结果，给予以下营养处理方案。

改变饮食习惯：让患者把米面减少，将其中一半的份额给粗粮，比如糙米、麦片、玉米、土豆。告诉患者蔬菜不要煮时间过长。要增加肉、蛋、奶的摄入。

饮食比例：碳水化合物为 250g，其中一半粗粮。肉类 100 ~ 150g/d，鸡蛋 1 ~ 2 个 / 日，每周吃 1 ~ 2 次鱼虾，每周吃 1 ~ 2 次内脏，每次 100g，每天蔬菜 500g 以上，一半以上是绿叶菜，用开水焯一下，每天吃 400g 水果，分两次作为加餐，并从主食中减少 50g。多吃一些蘑菇、木耳、干果。

增加口服维生素，如 B 族维生素。

第七节　重症肌无力

重症肌无力是一种累及神经肌肉接头处突触后膜上乙酰胆碱受体的自身免疫性疾病。多见于青壮年，也可见于儿童。

重症肌无力是神经肌肉接头处递质传递障碍的慢性疾病，主要表现为受累肌肉易疲劳。

一、病因

部分病例伴有胸腺异常，胸腺是免疫淋巴细胞的重要来源之一，因此和免疫过程有密切关

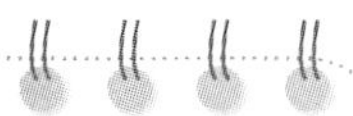

系。此外，还有一些其他疾病也会伴有重症肌无力表现，例如甲状腺功能亢进、红斑狼疮、多发性肌炎、多发性硬化等。还有少数患者属于家族性肌无力。

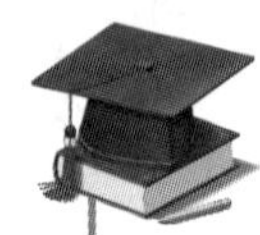

案例 18-7A

病史、查体、辅助检查

患者，男，17 岁，来自河北农村。半年前出现右眼睑下垂，一个月后左侧眼睑也下垂，早晨好一些。最近两个月行走困难，近半个月头不能抬起，进食困难，流涎，唾液不能下咽。最近两个月体重减轻了大约 5kg。不发热。

查体：神志清楚，查体合作，讲话鼻音。身高 176cm，体重 51kg，BMI=16.5kg/m^2。坐立位，头勉强可以抬起 1min，咽反射消失，双侧软腭下垂，四肢肌力Ⅳ级，腱反射正常，病理征（–），四肢疲劳试验阳性。

入院化验：

血常规：血红蛋白 112.0g/L（135 ~ 175g/L），红细胞数 3.72×10^{12}/L（4.3 ~ 5.8×10^{12}/L），血细胞比容 32.8%（40% ~ 50%），白细胞 3.08×10^9/L（3.5 ~ 9.3×10^9/L），淋巴细胞百分比 11.3%（20% ~ 50%），淋巴细胞计数 0.65×10^9/L（1.1 ~ 3.2×10^9/L），血小板正常。

生化：总蛋白 63.1g/L（65 ~ 85g/L），白蛋白 33g/L（40 ~ 55g/L），前白蛋白 0.06g/L（0.18 ~ 0.41g/L）血糖正常，肝肾功能和血脂均正常。

二、临床症状

主要特征为受损的横纹肌在反复的活动中极易疲劳、无力，经休息可以暂时缓解。

多隐袭起病，缓慢进展，少数病例可呈急性发病。最常侵犯眼外肌，表现为两侧或一侧眼睑下垂、眼球运动障碍。当咽喉肌受累时会出现真性球麻痹表现。肋间肌、横膈受累会出现呼吸困难。四肢骨骼肌受累时出现四肢无力。肌肉无力表现为晨轻暮重、运动中易疲劳。

三、营养治疗

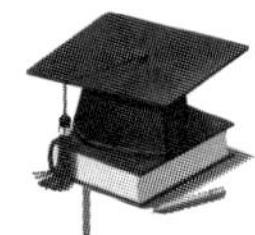

案例 18-7B

营养风险调查和营养评估

采用 NRS2002 进行营养风险调查：疾病评分 3 分 + 营养状况 2 分 + 年龄 0 分 =5 分，有营养风险。

营养评估：患者最近进食不佳，只相当于正常人 1/3 量，BMI 仅有 16.5kg/m^2，并且化验显示轻度贫血、白细胞数低于正常、淋巴细胞比值低、总蛋白低、白蛋白低，所以此患者可以诊断为营养不良，属于能量和蛋白质都受影响的混合型营养不良，同时此患者也会存在维生素、矿物质和膳食纤维的缺乏。

（一）营养支持总体原则

1．根据疾病严重程度、进展速度、疾病累及的部位确定营养供给目标和供给途径。

2．由于肌肉无力，需要更多的能量、优质蛋白和大量维生素，总体原则是高能量、高蛋白质、高维生素。

3．无发热症状，咀嚼能力正常者，采用普通饮食。

4．当患者出现球麻痹，吞咽过程中出现易疲劳现象，说明患者还存在一部分吞咽能力，但每次就餐都会很慢，进食量会受到影响，因此，这类患者特别容易出现营养不良，要特别提高警惕。供给的膳食应为流质或半流质饮食，如果不够，要果断下鼻饲。

5．当患者出现呼吸肌无力，或者合并有肺部感染时，已经属于重症患者，要观察血氧饱和度和生命体征，按照重症患者的营养支持处理。

6．患者做胸腺摘除手术之后，或者采用肾上腺皮质激素治疗期间，可能存在血糖偏高现象，要注意观察血糖，必要时给予相应的胰岛素泵入。

（二）具体营养素供给原则

1．能量　患者呼吸功能困难，如果使用呼吸机辅助呼吸或者出现感染，都会消耗大量能量，因此重症肌无力患者要采用高能量设计，35 ～ 40kcal/（kg・d）。

2．蛋白质　对于增强人体的免疫能力、增加肌纤凝蛋白的合成都十分重要，应保证 1.5 ～ 2g/（kg・d）。

3．注意血钾　钾是细胞内液中的主要阳离子，能加强肌肉的兴奋性。如果患者可以进食，可以选择含钾丰富的食物（如黄豆、菠菜、胡萝卜、榨菜、紫菜、牛肉、猪肝、鸡肉、鲤鱼、鳝鱼等）。重症患者要注意从肠内、肠外途经补充钾离子。

4．供给高钙、高镁、低磷饮食　钙的供给量以 800 ～ 1000mg/d 较为合适，钙磷比例以 1 ： 1 ～ 1 ： 2 为宜，同时注意补镁。多让患者喝牛奶或者酸奶，多选择粗粮、黄豆、小米、玉米、红小豆、芹菜、牛肝、鸡肉、瘦猪肉等。

5．多补充含维生素 B_1、维生素 B_6 的食品　必要时可以选择特殊医学用途配方食品中的组件（水溶性维生素）。

6．维生素 C　对重症肌无力患者的免疫功能和神经肌肉接头阻滞很重要。

（三）根据病情辨证食疗

治疗期或康复期均可配合以膳食调养。

1．对于面色偏白，流口水，四肢不温，腰酸软无力的脾肾虚的肌无力、肌肉萎缩患者可服用一些黑芝麻红糖粥、肉桂鸡肝粥、牛骨髓等。

2．对于头晕耳鸣，咽干，胁痛，腰膝酸软，五心烦热，颧红盗汗，舌红少苔，小便少，以及浑身软弱无力、肌肉萎缩的可服用枸杞水、杜仲猪腰褒、黑枣等。

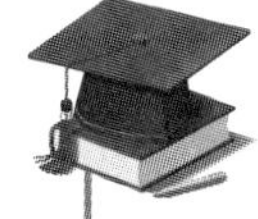

案例 18-7C

营养支持

患者有营养风险，并且已经有营养不良，要立即给予营养支持。由于患者吞咽能力极差，仅是正常人进食量的 1/3，因此要立即进行鼻饲肠内营养。由于患者已经很长时间进食很少，不能一步达到目标值，应该循序渐进，一周左右到达目标值。不可一下给大量营养，以防止再喂养综合征的发生。

目前患者能量约为 700kcal/d，蛋白质大约 20g/d。目标值：能量（176–105）×35= 2485kcal/d。蛋白质 71×1.5=105g/d ≈ 100g/d。使用整蛋白型肠内营养制剂。

第一天：给予营养密度 1.5 制剂，500ml：含能量 750kcal，蛋白质 30g。同时增加果蔬汁 100ml/ 次，一天 2 次。

第二天：观察有无胃潴留，如果抽胃液小于 100ml，可增加给入量。果蔬汁不变。

每天加量，到 7 ～ 10d，应该可以达到 1500ml，相当于 2250kcal/d，蛋白质 90g/d，可以在鼻饲管中推入一些牛奶、果汁，以达到营养目标。此时要复查化验。

3．对于气短懒言，乏力，自汗，心悸，失眠，面色苍白或萎靡，口唇舌色淡，肢体麻木不仁的气血不足型无力，肌肉萎缩，可用归芪羊肉汤、饴糖羔蜂乳等。

4．对于重症肌无力眼肌型及运动神经元病的部分症候，可长期服用银鱼汤、砂藕粉、莲子糯米羹等。

对患者实施饮食治疗时，应规律监测营养指标，密切观察病情变化，经常做营养评价，如营养指标有不良变化，即应及时寻找原因，必要时调整治疗方案。

第八节　阿尔茨海默病

痴呆（dementia）是在意识清楚情况下全面持续的智能障碍，主要临床表现为进行性认知功能障碍，尤以记忆障碍最显著，同时伴情绪、人格改变、语言能力的下降，导致日常生活、社会交往、工作能力明显减退。痴呆是可以由多种疾病引起，因此痴呆是一种综合征。

造成老年人痴呆的原因主要有三类：阿尔茨海默病（Alzheimer’s disease，AD）、血管性痴呆（vascular dementia，VD）、继发性痴呆（继发于某种疾病）。

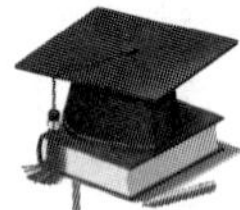

案例 18-8A

病史及查体

患者，女，68 岁，知识分子，做事认真仔细。5 年前家属发现患者反复洗手，每次 20min 左右，总说没有洗干净，计数困难，丢三落四，出去买菜回来的时候两手空空，忘了出去的目的。近一年不会做饭，家里来人不打招呼，自己独自看电视，问其看的是什么，说不清楚。半年前外出，走丢，被警察送到家里。

既往史：有胆结石史，有萎缩性胃炎史。血压、血糖正常。

查体：神志清楚，表情淡漠，可以对话，反应较慢，100–7 不知道等于多少，言语清楚，认识家人，但是说不出名字。脑神经正常，四肢活动好，病理征（–）。

身高 158cm，体重 48kg，BMI=19.2kg/m^2。

一、AD 患者对营养素的特殊需求

（一）维生素

目前认为 AD 的发生与自由基发挥氧化作用损伤脑细胞有关。不少实验证实，抗氧化物质通过阻止自由基的氧化作用对防治 AD 有一定效果。具有抗氧化作用的维生素主要有维生素 E、维生素 A、维生素 C。有研究表明，非痴呆症老年人经常服用维生素 E、维生素 A 和（或）维生素 C 可提高认知能力，降低 AD 临床症状发展的危险性。

AD 的发生与叶酸及维生素 B_{12} 的缺乏也有一定关系，由于维生素 B_{12} 和叶酸均参与氨基酸的转换，共同维持神经系统的完整性，所以 AD 患者应适量摄入维生素 B_{12} 和叶酸。

B 族维生素是三大能量营养素代谢的辅酶，参与人体细胞代谢，当维生素 B_1、维生素 B_2、维生素 B_6、维生素 B_{12}、烟酸、叶酸缺乏时会出现认知功能障碍。

（二）微量元素

AD 发生的免疫学说认为免疫系统功能的衰退可诱发 AD，而体内微量元素含量能影响免疫功能的正常发挥。如缺锌时胸腺、脾、淋巴结的重量明显降低，IgG、IgA、IgM 明显减少；缺铜时免疫反应的速率明显下降；缺硒时体液免疫反应能力下降等。

铝引起的神经纤维变性与 AD 患者中见到的神经纤维缠结极其相似，而且多数 AD 患者

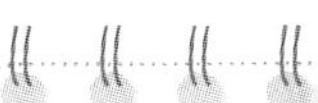

有高铝负荷，因此应减少铝的摄入。AD 患者的智力得分与血钙水平呈正相关。硒、锰、铜等微量元素可通过清除自由基对大脑细胞有不同程度的保护作用。镁离子也有改善大脑功能的作用。

（三）卵磷脂和多不饱和脂肪酸

卵磷脂是大脑合成乙酰胆碱的原料，卵磷脂的摄入不足可促使 AD 发生。多不饱和脂肪酸（PUFA）能促进脑组织发育和神经突触生长，增进神经系统功能。缺乏 PUFA 可导致脑细胞膜的生成障碍、脑细胞死亡、老年人认知功能衰退，从而诱发 AD。鱼油 /γ- 亚麻三烯酸通过刺激单核细胞，在脑内可抑制白细胞介素 -1 产生，并能阻抑 AD 急性期机制，预防或减慢 AD 发病。近来一些针对反式脂肪酸对于大脑影响的研究，均指出反式脂肪酸摄入过多可以引起痴呆。

（四）蛋白质

大脑中的神经递质有 40 多种，大多是蛋白质类，以胺类、氨基酸类、肽类的形式出现，比如 γ- 氨基丁酸（GABA）、多巴胺、5- 羟色胺、内啡肽、去甲肾上腺素。

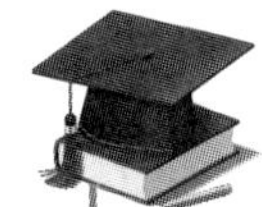

案例 18-8B

营养调查

患者从小吃素，发病前喜欢吃米饭和粥，大约一天 200g，蔬菜一天 400g，水果隔一天吃一次，偶然吃干果。近一年来自己不会给别人做饭，也不记得自己是否吃了，别人给就吃，不给就不吃。吞咽能力正常，饮水无呛咳，但是喝水要别人催，自己控制不了喝水量。

二、营养不良及其对患者的影响

（一）营养不良对 AD 患者的影响

AD 患者发生营养不良较为普遍。有研究 AD 患者营养不良的发生率为 66.67%。主要是消瘦型营养不良，老人体重明显下降，但血清蛋白检查值却在正常范围内；其次是蛋白质型营养不良，患者从表面上看不瘦，但血浆白蛋白降低，患者可能有下肢水肿、贫血。

（二）营养不良的影响因素

1．衰老　AD 患者多为 65 岁以上的老年人。老年人常发生消化系统的退行性改变，如味觉减退；消化液分泌减少；胃肠蠕动减弱；基础代谢减少等。这些退行性改变导致膳食摄入减少、消化及吸收功能下降，从而发生营养不良。

2．认知和进食行为的改变　由于患者的认知力、定向力、语言能力及肢体活动不便，一般伴有不同程度的饮食障碍和吞咽障碍，活动减少难以维持正常的营养摄入。

3．其他疾病及药物　AD 患者常同时患有多种疾病，如心血管系统疾病、癌症、糖尿病等，这些疾病不仅可引发营养不良，而且常使 AD 患者服用多种药物。药物与营养素，以及药物之间的相互作用可影响食物的摄入、消化、吸收、代谢，增加发生营养不良的危险。

4．环境因素　家庭经济状况和居住方式会影响患者的进食，如贫困、独居，使 AD 患者不能获得足够、合理的膳食支持而易发生营养不良。

三、营养支持

迄今为止，AD 尚无有效的根治手段，目前仅限于对症治疗。AD 患者一般可生存多年。关键在于家人对其的照顾，以及及时发现营养不良。凡是发现 AD 的患者都要进行营养筛查和营养方面的检查和评估，给予恰当科学的饮食指导。

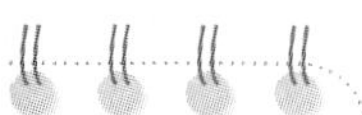

具体营养支持措施包括以下几点。

（一）干预进食行为

督促患者定时定量进餐，进食种类要多，但是要容易咀嚼、方便，不要有刺、骨头类的食物，把各种食物放在一个盘子里，估计好一次量，不要让患者自己挑选饭菜。一般患者一天进餐 3 ～ 4 次，但是对于一次进食很少的患者，可以进餐 5 ～ 6 次。

（二）营养治疗原则

1．碳水化合物　碳水化合物是脑细胞活动所需能量的主要来源。AD 患者的糖代谢率低，给予葡萄糖可提高患者的记忆力。AD 患者碳水化合物的摄入量不应低于总热量的 55%，应以复合碳水化合物为主。

2．蛋白质　蛋白质是维持大脑功能活动的第一物质，蛋白质缺乏是 AD 发生的危险因素之一。AD 患者应按 1.2 ～ 1.5g/（kg・d）的标准提供优质蛋白质，如鱼、肉、奶等，多食豆类及豆制品。老年人牙齿不好，可以做得烂一些，也可以做成肉馅饺子、包子等。

3．脂肪　脂肪摄入量应占总热量的 30%，每日以 50g 左右为宜。多进食富含卵磷脂的食物如鸡蛋、大豆及其制品、鱼脑、花生、蘑菇等。

4．维生素　应从食物中补充维生素。如谷物、坚果、苦瓜等富含维生素 E；绿色蔬菜、柑橘类水果、鲜枣等富含维生素 C；绿叶蔬菜、西瓜、西红柿等富含叶酸。每天至少食用 500g 蔬菜，2 ～ 3 个品种；食用 200 ～ 400g 水果，至少 3 个品种。应避免采用炖、焖等烹饪方法，以防维生素被破坏。

5．微量元素　AD 患者应多吃富含锌、硒、钙等微量元素的食物，如海产品、乳类、豆类、坚果、贝壳类、蘑菇等。少摄入富含铝的食物，如加明矾制作的粉丝、油条等；不用铝制炊具、餐具烹制和盛食物。同时应注意必需微量元素虽有益于人体健康，但过量可诱发神经细胞凋亡而降低细胞的存活率。

（三）辨证选择中医食疗

中医认为 AD 患者虽以肾虚为本，但选用补品时不应过于温燥，防止伤阴助热，加重病情。辨证选择中医的药膳食疗方法，如肾虚血淤者，可选用山楂枸杞饮；血虚者可选用龙眼肉粥；气虚者可选用人参粥等。

（四）提供适宜的进食环境

减少进食环境中的噪声，维持一定的明亮度。协助患者做好进餐准备，对焦虑、紧张者做好心理调节，并尽可能满足 AD 患者特殊的进食要求，如坐在固定位置上进食等。

（五）营养知识宣教

主要是对照顾者进行有关 AD 的营养知识宣教。

（六）做好评估工作

每天对 AD 患者的进食情况进行评估，定期评估营养状况以评价营养支持的效果。对营养支持效果不佳者要分析原因，及时进行调整。

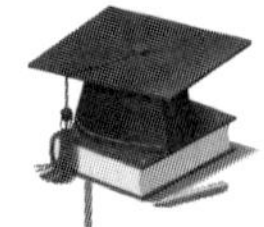

案例 18-8C

营养处方

患者可以自己进食，不喜欢吃肉类、蛋类、奶类食物。对于吃素的患者补充营养是比较难的事情，可以采用营养补充剂或者特殊医学用途营养食品。患者也不知道喝水，也控制不了一次饮水量，家属要定时定量给她喝水。如果她不喜欢喝，可以用榨汁机做成水果汁。

要督促家属定期给患者做化验检查，以防营养不良的出现。

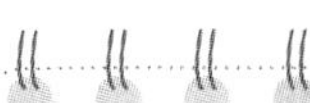

小　结

1. 神经系统功能损害最大的特点是容易出现吞咽困难，由于进食困难容易引起营养不良，所以要特别引起重视，对有可能出现吞咽困难的患者一定要做洼田饮水试验。洼田饮水试验≥3级为阳性。

2. 脑卒中急性期按照重症抢救处理，恢复期按照二级预防和三级预防处理。

3. 神经系统各类疾病均需要使用多种营养治疗措施，以期达到营养治疗目的。

4. 由于伴有轻度吞咽障碍的神经系统疾病的患者往往被忽略，耽误了治疗和康复的速度，所以要防止有轻度吞咽障碍的患者出现营养不良，及时进行各种相关化验，防止营养不良、肺部感染等并发症的出现。

思考题

1．脑卒中的危险因素是什么？

2．脑卒中患者营养支持的基本原则是什么？

3．对于脑卒中患者出院前（轻患者），在营养辅导上要嘱咐什么内容？

4．吞咽障碍是神经系统功能障碍的一个重要特点，请问用什么方式确定吞咽障碍的程度？几级以上有问题？有问题该怎么办？

5．儿童癫痫治疗中生酮饮食的目的是什么？

6．周围神经炎的主要临床表现是什么？应该补充哪种营养素？

7．痴呆患者应该注意补充哪些营养素？

答案链接 47

（夏　萌）

第十九章　外科疾病的营养治疗与护理

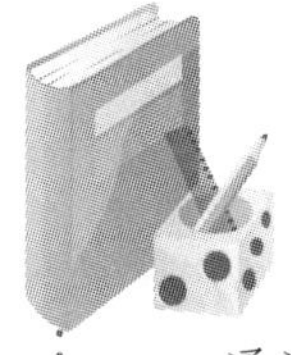

学习目标

通过本章内容的学习，学生应能够：

◎ 识记

复述营养支持在外科患者治疗中的作用。

◎ 理解

1．概括外科患者手术后及创伤、烧伤后的代谢变化。

2．概括外科患者术前、术后及创伤、烧伤后的营养需求。

◎ 运用

应用外科患者术前、术后及创伤、烧伤后的营养治疗方法。

第一节　外科领域中的营养支持

临床营养是适应现代治疗学的需要而发展起来的，已广泛应用于各科，取得良好的效果。由于历史上临床营养支持最早应用于外科，故有人称之为外科营养。现代营养支持已不再是单纯供给营养的疗法，而是治疗疾病的措施之一。有时甚至是重要的措施，如治疗肠外瘘、重症胰腺炎、短肠综合征、炎性肠道疾病等，也是重症患者、慢性器官衰竭、消耗性疾病不可缺少的治疗。

一、营养支持在外科患者治疗中的作用

营养是机体生长、组织修复、维持生理功能的物质基础，是患者康复不可缺少的条件。

1．改善营养状况　20% ~ 40% 的住院患者有营养不良，尤其是那些消耗性和慢性病患者，营养不良的发生率更高。围术期营养支持对降低手术死亡率和减少并发症的发生有肯定的效果。近年来，经过多中心、大样本的前瞻性观察，认为术前纠正营养不良的效果优于术后营养支持。某些术前不能接受营养支持的急症患者或是术后发生并发症的患者，术后营养支持仍属必要。因此，围术期的营养支持已成为外科的一项必要的治疗措施。

2．支持胃肠道休息　营养支持除能补充营养外，还可减少胃肠液的分泌，使肠道休息，缓解胃肠道症状。炎性肠病如克罗恩病、溃疡性结肠炎等病程长，营养状况差，且常伴有梗阻、瘘、出血等并发症，须行外科治疗。营养支持已成为炎性肠病治疗的重要措施之一，不仅可以支持肠道休息、缓解症状，也可为需要手术治疗的患者创造手术条件，降低手术死亡率和术后并发症的发生率。

3．促进组织愈合　创伤、烧伤、感染后常有蛋白质丢失，导致低蛋白血症，影响创面和组织的愈合。营养支持并增加代谢调理，可加速改善组织或创面的愈合。20 世纪 80 年代起逐渐在营养支持的基础上加用生长激素，更显示有良好的效果。低蛋白血症可迅速得以纠正；烧

伤创面与创伤的肉芽创面的愈合加速；供皮区愈合时间缩短；肠外瘘治愈率提高。这些都是在营养支持的基础上，蛋白质合成增加，组织修复加快的结果。

4．促进肠黏膜增殖　大量小肠切除的患者由于肠道的营养消化和吸收功能严重受损，不能依赖自然食物获得营养以保证代谢的需要。在缺乏有效的营养支持前，肠道短于70cm者甚少能存活。近年来，联合应用肠内营养、谷氨酰胺、膳食纤维与生长激素进行短肠综合征营养康复治疗，加强了肠黏膜的代偿，谷氨酰胺是肠黏膜细胞的特需营养素，能促进肠黏膜细胞的生长；膳食纤维在结肠内被分解为短链脂肪酸，利于结肠黏膜的增长与功能代偿；生长激素可促进蛋白质合成与细胞增殖。三者联合应用，构成了肠黏膜增殖与功能代偿的条件。

5．增强肠道屏障功能　肠屏障功能包括肠黏膜上皮细胞及细胞间紧密连接构成的机械屏障，肠道固有免疫和分泌型IgA组成的免疫屏障、胃肠道消化液构成的化学屏障以及原籍菌组成的生物屏障。肠屏障功能发生障碍时肠道内毒素、细菌移位，可产生全身炎症反应综合征、脓毒症，甚至多器官功能障碍综合征。营养支持，特别是肠内营养支持能够增加外科应激或重症情况下的肠上皮细胞间紧密连接蛋白的表达，提高肠道的固有免疫和适应性免疫功能，改善肠道内的微生态，增强肠屏障功能。

二、外科患者围术期营养支持

手术是外科患者的主要治疗方式，患者对手术产生的代谢反应取决于手术时间、创面范围、失血量等因素。手术后患者机体多处于应激状态，此时机体促分解代谢激素，包括儿茶酚胺、糖皮质激素、胰高糖素等分泌增多，而胰岛素的分泌减少或正常，导致糖原分解和异生均增加，出现高血糖。由于血液循环中儿茶酚胺直接抑制胰岛β细胞，以及肾清除增加等多种因素，致体内出现胰岛素抵抗现象，葡萄糖的利用障碍，这与饥饿时发生的营养障碍有所不同（表19-1-1）。

表19-1-1　单纯饥饿与创伤应激的代谢改变

代谢改变	单纯饥饿	创伤应激
基础代谢率	降低	升高
血糖	降低	升高
蛋白质	减少	增加
酮体生成	增加	抑制
尿氮排出	减少	增加
胰高血糖素	减少	增加
皮质醇	减少	增加
消瘦	慢	快

体内分解激素增加致机体蛋白质分解加剧，骨骼肌等组织的蛋白质释放出氨基酸，同时手术创伤后患者体内出现生长激素抵抗现象，肝利用氨基酸的能力下降，因此机体大量消耗支链氨基酸，血中支链氨基酸减少，其他氨基酸尤其是苯丙氨酸与丙氨酸增加，尿中尿素氮的排出量明显增加，出现负氮平衡等现象。由于这种分解代谢难以被外源性营养所纠正，故称之为自身相食（auto-cannibalism）。此时如不恰当地进行营养支持，不但达不到营养支持的目的，甚至引起更多的代谢紊乱。随着对机体在应激状态下代谢紊乱的认识加深及其与饥饿性代谢反应的区别，1987年提出代谢支持（metabolic support）的概念，其目的是保护和支持器官的结构和功能，推进各种代谢通路，不至于因不当的营养供给而加重机体器官和功能的损害。

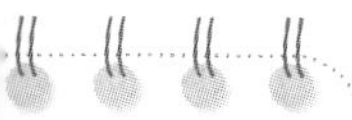

1．手术前营养支持　营养不良的患者术后易发生切口裂开、切口愈合不良、感染率增加、胃肠道排空延缓、恢复缓慢等并发症。手术后机体处于应激状态，基础代谢率增高，分解代谢明显增高，而机体利用外源性氨基酸和能量的代谢功能受限，这种代谢改变降低了术后营养支持的效果。因此，对那些术前已有营养不良的患者应在术前给予营养支持，虽然手术操作技术的改进能降低术后并发症的发生率，但营养状态的改善与并发症的发生有密切的关系。

2．手术后营养支持　手术后营养支持通常适用于四类患者：①术前因营养不良曾给予营养支持，术后需继续给予，直至能恢复口服饮食；②术前有营养不良，但由于某些原因而未能行营养支持，术后短期内又不能获得足够的营养；③术后发生并发症，如肠瘘、胰瘘、严重感染等；④术后因化疗、放疗等导致恶心、呕吐和厌食，不能摄取足够的营养。手术后早期，患者往往合并水、电解质与酸碱紊乱，易产生水钠潴留，并发代谢性酸中毒，而且机体内亢进的分解代谢并不能为外源性营养所改变。在手术创伤后的初期治疗，主要是维持水、电解质与酸碱平衡，补充血容量，降低肾素 - 血管紧张素 - 醛固酮的活动，使机体内潴留的水分加速排泄，恢复正常的胰岛 / 胰高血糖素的比例。根据病情的严重程度适当给予能量和蛋白质，目的是防止机体过度消耗，待病情（呼吸、循环等）平稳，维持水、电解质和酸碱平衡 48h 后再根据营养测定的结果，按患者的营养需要量补给。

第二节　手术患者的代谢变化和营养治疗

案例 19-2A

患者，男，67 岁，主因为“食欲减退伴呕吐、乏力、腹泻半年，加重 1 个月”，以“食欲减退、腹泻”收入院，发病以来体重下降 20kg 。腹部 CT、胃镜示胃窦恶性肿瘤伴幽门梗阻。行远端胃癌根治 +Roux-en-Y 吻合术。

一、手术后代谢变化

根据手术后内分泌及代谢变化特点，可分为四期。

（一）分解代谢旺盛期

由于手术、麻醉、禁食饥饿等应激因素的影响，内分泌发生明显改变，其主要特点是肾上腺皮质和髓质激素分泌增加，胰岛素生成减弱，胰高血糖素升高，生长激素、甲状腺素、抗利尿激素及醛固酮增多，故此期也称“肾上腺能 - 类皮质激素”期。此期的代谢变化特点是肝糖原和肌糖原分解为葡萄糖进入血液，使血糖保持较高的浓度，以保证主要以葡萄糖为能源的脑组织、外周神经、红细胞、白细胞、某些吞噬细胞及肾髓质等组织和细胞在机体应激时的需要。机体各组织，特别是肌组织蛋白质分解为氨基酸，以供伤口愈合所需的底物和肝合成应激蛋白或葡萄糖异生的前体。脂肪动员加强，使血中脂肪酸和甘油浓度升高，前者可氧化供能，后者可作为糖原异生的原料。机体对水负荷的排泄能力受抑制，引起水和钠潴留，手术伤口可发生不同程度的水肿。由于肌蛋白的动用，可出现负氮平衡，可达 5 ～ 15g/d，损伤愈重，负氮平衡愈大；脂肪的动用，可表现出消瘦。此期体内某些蛋白质合成并未减弱，包括代谢所需要的各种酶类、抗体、免疫球蛋白、补体、肽类激素和其他应激蛋白等。常见手术过程中的蛋白质丢失见表 19-2-1。

表19-2-1　常见手术过程中蛋白质丢失量

手术名称	平均蛋白质丢失（g）
甲状腺大部切除术	75
乳癌根治术	150
复杂性胃部分切除术	113
腹 - 会阴式直肠切除术	75

（二）转折点期

又称皮质激素撤消期。如果没有手术并发症，约从第 4 或第 5 天开始，持续 3 ～ 4d。内分泌的变化逐渐缓和，去甲肾上腺素和肾上腺素分泌减少，胰岛素抑制的情况减轻，胰高血糖素下降，糖皮质激素逐渐恢复正常。此时，组织蛋白分解和脂肪动用减少，负氮平衡降低，出现代谢转折。尿和钠排出增多。此期机体仍处于负氮平衡。

（三）早期合成代谢期

在手术后 8 ～ 14d，也称康复早期。促进分解代谢的内分泌激素基本恢复到手术前水平，生长激素及胰岛素等促进合成代谢的激素占优势。如果能供给充足的能量和蛋白质，可出现正氮平衡。若每日达到正氮平衡 2 ～ 4g 时，可获得瘦体组织 60 ～ 120g/d。

（四）后期合成代谢期

也称外科康复期或脂肪累积期。氮代谢平衡，但仍处于合成代谢范围。体蛋白恢复至正常水平后，脂肪开始累积，体重逐渐恢复正常。

二、手术患者的营养需求

（一）手术前

为了使患者在手术前有良好的营养状况及较多的营养素储备，防止手术后分解代谢期体重的明显下降及营养素缺乏，手术前就应当注意营养素的充分供给。

如果没有手术禁忌，应在正常需要的基础上适当增加能量、蛋白质和维生素的数量。

（二）手术后

如果手术后无高代谢及并发症，用葡萄糖水溶液静脉补充，可维持数日不至于发生明显的营养不良，但是如果患者体重已丧失 10%，就需要确定营养素需要量，给予明确的营养支持。

1．能量　临床患者能量不足的问题极为普遍，创伤 / 感染后的基本代谢反应之一是能量代谢显著增高。能量不足会影响体重的稳定及氮平衡的维持，从而导致严重的营养不良，并进而降低治愈率，增加死亡率。然而，对危重患者的能量补充并非一味地越多越好，能量补充过多可能导致血糖过高，引起肝功能异常等。应指出的是，对危重患者能量补充的目的是维持而非增加体重。所以，能量补充应因人因时而异。在分解代谢期，以维持能量平衡、氮平衡和各重要脏器功能为原则；在合成代谢期，应将消耗量和体内合成代谢需要能量合计在内，以利患者尽快恢复。

计算患者能量需要的最常用且简单的方法是根据基础能量消耗（BEE）再加上活动系数、体温系数及疾病应激状态所增加的能耗，即：

能量需要 = 基础能量消耗 × 活动系数 × 体温系数 × 应激系数

基础能量消耗（BEE）可采用 Harris-Benedict 公式：

男性：BEE（kcal/24h）=66.4730+13.75 × 体重（kg）+5.0033 × 身长（cm）– 6.7550 × 年龄（岁）

女性：BEE（kcal/24h）=655.0955+9.463 × 体重（kg）+1.8496 × 身长（cm）– 4.6756 × 年

龄（岁）

活动系数：卧床 1.2，下床少量活动 1.25，正常活动 1.3。

体温系数：38℃取 1.1，39℃取 1.2，40℃取 1.3，41℃取 1.4。

应激系数：无并发症 1.0，术后 1.1，肿瘤 1.1，骨折 1.2，脓毒血症 1.3，腹膜炎 1.4，多发性创伤 1.5 ～ 1.6，烧伤 1.7 ～ 2.0。

2．蛋白质　为了及时纠正负氮平衡，促进合成代谢，蛋白质供给量应适当提高，一般要求每日为 1.5 ～ 2.0g/（kg · d）左右。当蛋白质供给量提高而能量未相应提高时，可使蛋白质利用不完全，因此要求能量和蛋白质比值达到 150（kcal）： 1g。

3．脂肪　一般要求占总能量 20% ～ 30%，但需结合病情而定，如肝、胆、胰手术后应限制脂肪。

4．维生素　如果手术前营养状况良好，术后脂溶性维生素供给无须太多。水溶性维生素在手术后消耗和丢失较多，故应提高供给量，一般以正常需要量 2 ～ 3 倍较宜，每天应提供维生素 B_1 20 ～ 40mg，维生素 $B_2$20 ～ 40mg，维生素 $B_6$20 ～ 50mg，维生素 B_{12} 0.5mg。维生素 C 是合成胶原蛋白原料，为伤口愈合所必需，故应大量供给，每天为 1 ～ 2g。骨折患者应适当补充维生素 D，以促进钙磷代谢，有利于骨折愈合。肝胆外科患者，有阻塞性黄疸或肠道术前用抗生素者，由于肠道菌丛改变使得肠道细菌合成维生素 K 减少，也应适当补充。

5．矿物质　术后随着尿氮丢失，一些矿物质排出量增加，故术后及康复期应注意适当补充，特别要注意钾、锌的补充。矿物质丢失的多少，随手术创伤严重程度而异，应结合血生化测定结果补充。

三、手术患者的营养治疗原则

1．手术前　根本目的是维持患者良好的营养状况，减少并发症。

（1）对择期手术的患者，应针对具体情况，采取相应措施，尽量改善患者的血红蛋白、血清白蛋白及其他各项营养指标，最大限度地提高其手术耐受力。

（2）对营养不良消瘦者，应增加能量和蛋白质摄入，以期增加体重并提高血浆蛋白水平。

（3）对肥胖的外科患者，宜给予低能量、低脂肪饮食，降低体重，同时避免体脂过多影响伤口愈合。

（4）对于患糖尿病的外科患者，需要通过饮食控制和药物调整来控制血糖，待血糖稳定后再行手术。

（5）对消化道吸收功能较差、体质消瘦的外科患者，应注意通过营养补充改善一般状况后再行手术。其饮食可按照适宜能量、低脂肪、低膳食纤维、少量多餐的原则给予。

（6）对于肝、胆、胰疾病患者，要注意控制脂肪摄入量。

（7）严重的消化道外瘘和主要脏器的复杂手术，对营养的要求较为严格，可在术前 5 ～ 7d 开始实施完全胃肠道外营养，以满足正氮平衡的需要。

（8）改善患者营养状况的方式依病情而定，尽量采用肠内营养，严重营养不良且伴有消化吸收功能障碍者，可同时采用肠外营养。

（9）对于没有足够时间纠正营养不良的限期手术患者，多采用肠外营养，必要时可选用人血制品、新鲜全血或血浆，以迅速改善其营养状态。

（10）对于急诊手术的患者，应在中心静脉置管，以利于在术中、术后进行营养支持和生命体征监测。

（11）胃肠道手术前 2 ～ 3d，应停用普食，改为少渣半流或流食，以清除消化道内手术部位的食物残渣。

（12）一般手术前 12h 应禁食。4h 前开始禁水，以防麻醉和手术进程中呕吐，减少发生吸入性肺炎的危险性，也避免因胃内积存食物过多引发术后腹胀。

2．手术后　必须保证患者营养摄入充足合理。原则是满足能量和蛋白质的需要，增加维生素摄入。手术后结合病情和手术部位，确定营养素供给量、进食途径和餐次分配。

（1）一般中小手术后：饮食不需严格的限制。对于非腹部病人，可根据手术大小、麻醉方法和患者对手术麻醉的反应综合考虑来决定开始进食的时间。

（2）较大的手术，特别是食管和胃肠手术后，进食时间、种类取决于病变性质、术式。

术后短时间内患者食欲有所减退：手术创伤、麻醉和镇痛药物的作用。腹部手术后患者排气或排便后，才能开始进食：胃肠道蠕动功能的恢复需要 24 ～ 48h。

（3）恢复进食后，饮食从容易消化吸收的流食开始，逐步过渡到半流食、软饭和普食。

（4）在整个进食过程中，应采用少量多餐的方式供给营养。

（5）小手术不引起或很少引起全身反应者，术后即可进食。如扁桃体割除术，术后可进冷流食，以减少伤口渗血，有利于伤口愈合，次日可进流食，第三日即可改为半流食。

（6）口腔手术后应给予细、软、烂的饮食，但应保证营养素充足。

（7）大肠或肛门手术后，应限制饮食粗纤维的摄入，以减少早期排便的数量和次数。

（8）肝、胆、胰手术后，饮食原则与胃肠手术相似，但应注意限制脂肪的摄入。

四、营养治疗途径

1．经口营养　包括口服自然膳食和肠内营养制剂，包括流质、半流食、软饭、普食及特殊饮食等。口服途径是外科营养支持途径中最有效、最安全、最合乎生理特点的途径。在患者胃肠道功能良好或基本良好的情况下，均应鼓励患者经口摄食。

2．肠内营养（EN）　对胃肠道功能允许，但不愿经口进食，或经口进食量不足，或有严重的口腔、食道等疾病或梗阻的患者，可采用管饲（tube feeding）方式提供营养。包括经鼻胃管、鼻肠管管饲或经胃、肠造瘘管灌注肠内营养制剂。

3．肠外营养（PN）　当胃肠道功能不允许时，应采用肠外营养途径进行营养支持。其方式可采用中心静脉插管、外周静脉插管和经外周静脉的中心静脉插管等。包括滴注葡萄糖、氨基酸、脂肪乳剂、维生素、微量元素等。

4．联合应用　① EN ＋ PN；②口服＋ EN；③口服＋ EN ＋ PN；④口服＋ PN。

五、常见外科疾病的营养治疗

（一）胃切除术后的营养治疗

胃切除是手术治疗胃癌的常用手术方法。通常应用较多的是近、远端胃大部分切除与全胃切除和淋巴结清扫术。残胃剩余的多少及有无，直接影响患者饮食的消化、吸收及营养障碍等。

1．营养治疗的目的　预防营养不良和倾泻综合征的发生。

2．营养治疗的原则与要求　胃是人体消化系统中最重要的一部分，它有贮存、搅拌、研磨及消化食物之功能，并将食糜慢慢地送入小肠内，做进一步的消化吸收。胃癌手术后的患者，因胃容积及胃生理的改变，加上迷走神经的截断，都会影响胃肠道的功能，所以患者往往需要适当调整饮食习惯，在质与量方面必须加以调整，以减少术后常见的腹胀、腹泻、晕眩、贫血、体重减轻等症状。

手术后、初期的饮食进展按照医嘱，自全流质、少量多餐，慢慢进展到软而固体的食物，其进展的程度，视患者恢复及适应的情形而定。一般患者因缺乏胃的研磨功能，所以牙齿的咀嚼功能扮演很重要的角色，对于较粗糙不易消化的食物，更应细嚼慢咽。

（1）术后早期：胃切除术后两周内，饮食采用“循序渐进、少量多餐”的原则。供应的食物品种少、体积小、次数多、清淡、易消化。可用十二指肠穿刺导管针从十二指肠早期进行肠内营养支持（如补充要素膳）。

（2）术后后期：主要是防止“倾倒综合征”的发生。随着体质恢复，患者食欲好转，开始吃较大量和较多种类的食物，但餐后有的患者可出现不舒服的感觉，表现为饭后 10 ~ 15min 出现腹部痉挛、胀满感，伴有脉搏增快、出冷汗、眩晕等，随后是频繁恶心和呕吐。吃饭引起的这些不良反应增加了患者的焦虑感，患者吃得越来越少，接着出现体重丢失和营养不良。这一胃切除后出现的复杂症状就是“倾倒综合征”。此综合征在完全胃切除患者更易发生。机制为大量的高渗食物（如单糖和低聚糖）快速进入十二指肠引起血容量突然减少，造成脑供血不足。

3．疾病不同阶段营养治疗的原则

（1）禁食阶段：胃大部切除术后，早期由于手术的创伤和刺激，胃肠功能暂时处于抑制状态，患者不能进食，而且有大量的体液丢失。为了维持患者水电解质平衡，供给必要的热量，一般手术后 24 ~ 48h 内胃肠蠕动未恢复前，应由静脉补液供给水电解质及热量，在此阶段应观察胃肠减压引流液的质和量，如引流量多、患者出汗多，应相应增加输液量。

（2）流质饮食阶段：胃肠术后 48 ~ 72h，肠鸣音恢复、腹软无疼痛、有肛门排气者，或患者有饥饿感，此时停止胃肠减压。首先给少量饮水，每次不超过 30ml，如无不良反应，可进流质饮食，如蛋花汤、小米汤、去油肉汤、藕粉、蒸蛋羹等。每餐由 30 ~ 40ml 开始，逐步增加至 150 ~ 200ml，每 2 ~ 3h 一次，每日饮食总热量为 1200 ~ 1600kcal，其余部分营养由静脉继续补液供给。

（3）半流质饮食阶段：一般进流质饮食 3 ~ 4d 后，观察有无腹胀、恶心、呕吐等情况，如无不适，可改为半流质饮食。胃大部切除术后，患者刚开始进食，由于胃容量减小，胃功能尚未完全恢复，患者的饮食应少量多餐，每餐不宜过饱，一天可进食 5 ~ 6 餐，逐渐增加食量。胃肠术后，一定不能过早、过多、过快地增加食量，密切观察病情，逐渐增加食量。

（4）软饭（普通）饮食阶段：患者进半流质饮食后，如无不良反应，两周后可逐渐由半流质饮食改为软饭（普通）饮食，每日 3 正餐 2 加餐。应注意进食时避免饮用汤和饮料。饮料应放在餐前或餐后 30min 再用。

4．患者出院后的饮食原则

（1）饮食要定时，应少量多餐，防止饮食不当引起胃肠道并发症。

正餐可恢复正常与家人一同进食，但应视胃容量斟酌予以减少进食量及进食种类，胃大部切除及全胃切除的进食量不同，一般以患者的感觉为主，若有饱足感、腹胀情形，则应停止进食，避免暴饮暴食。

在两正餐间，可以增加一次点心摄取，以增加营养的摄取。

（2）少渣易消化、高蛋白、高维生素饮食。

（3）忌食辛辣、酒、过冷过热及油炸、粗糙的刺激性食物，如炸鸡、炸油条、菠萝、竹笋等食物。

5．胃大部切除术后并发症饮食

（1）营养不良：可表现为体重减轻、贫血、腹泻。

体重减轻：由于术后患者不敢吃、不能吃、不会吃，造成能量蛋白质摄入不足，引起体重减轻，应采取高能量、高蛋白、高维生素饮食，少量多餐，尽量补充。

贫血：由于能量、蛋白质、铁，以及维生素 C、维生素 B_{12}、叶酸等维生素摄入不足，以及出血，造成贫血，应采取高蛋白、高铁、高维生素饮食。缺铁性贫血患者可以口服或注射方式，补充适当的铁剂与叶酸。而缺乏维生素 B_{12} 的恶性贫血，则只能注射维生素 B_{12} 来补充，口服是无效的。

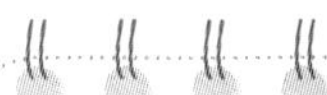

腹泻：胃切除术后，因迷走神经破坏，胆汁分泌减少，脂肪消化不良，常造成慢性腹泻，应采取低脂、少渣饮食。

（2）出血：术后 24h 后吻合口出血，应禁食，采取静脉营养。

（3）碱性反流性胃炎：残胃蠕动无力、胃排空延长、术后梗阻，造成碱性反流性胃炎，应禁食，采取胃肠减压，可置鼻空肠喂养、静脉营养。

（4）倾倒综合征：采用少量多餐方式，进餐时避免喝汤或含糖饮料，可在餐前、餐后 1h 或两餐中间饮用液体。进餐时，可采取半坐半卧的姿势，餐后平躺 20 ～ 30min，以减缓胃排空速度，且避免食用会产生个人不舒适的食物，情况严重者，可求助医师给予药物。

（5）餐后低血糖：少数患者在进食后，会发生胰岛素不正常的分泌，而在 1 ～ 2h 出现虚弱、出汗、饥饿、恶心、焦虑、震颤等症状，此为低血糖的表征，应立即食用糖水，使血糖恢复正常。而在饮食方面，应少量多餐，避免食用浓缩的甜食如糖、可乐、小甜饼、蛋糕和冰淇淋等。

（6）胃石的产生：少数患者胃切除术后，缺少研磨功能，排空不良，牙齿咀嚼功能变差，都是产生胃石的原因。患者患有胃石会有胃口变差，容易产生饱食感及肠阻塞等症状。胃切除术后患者，最常见为植物性胃石。所以胃手术后患者在进食时应细嚼慢咽，且避免高纤维和粗糙食物。

（二）短肠综合征

1．诊断标准　正常成人小肠长度 400 ～ 600cm。急性肠扭转、肠系膜血管病变、腹内疝、克罗恩病、恶性肿瘤、放射性肠炎造成肠坏死，致使手术切除后残存小肠长度不足 200cm（约为正常的 1/3）时，不能对营养素进行充分的吸收，可致腹泻、脱水、电解质失衡、吸收不良和进行性营养不良，称为短肠综合征（short bowel syndrome，SBS）。

2．主要临床表现　腹泻、体重丧失和中至重度的进行性营养不良。

3．对营养素吸收的影响　小肠切除对营养素吸收的影响主要决定于两个因素：一是切除的长度；二是切除的部位。

（1）切除长度的影响：在正常情况下，人体小肠的吸收面积很大，有较大的功能储备，小肠的部分切除不致严重影响营养物质的吸收，一般也不发生临床症状。如果小肠广泛切除（如切除 50% 小肠），则可导致显著的吸收不良，若大面积切除（切除 70% 以上的小肠），则可导致严重的临床后果，甚至威胁患者生命。

（2）切除部位的影响：因小肠对各类营养素吸收有很大的部位选择性，因此，切除不同部位的小肠所造成的营养素缺失是不一样的（表 19-2-2）。

表19-2-2　切除不同部位小肠对营养素吸收的影响

切除部位	吸收受影响的营养素
十二指肠	铁、叶酸、钙
空肠、回肠	蛋白质、能量、铁、水溶性维生素、微量元素、电解质
回肠远端	脂溶性维生素
结肠	水、电解质

4．营养支持与治疗

（1）营养治疗的目的：维持水电解质平衡，防治进行性营养不良。

手术后最初几周，治疗的主要目的是维持体液和电解质的平衡。应密切监测患者的血流动力学指标和电解质水平。维持每日尿量在 1500 ～ 2000ml。采用肠外营养支持。一旦胃肠恢复运动，便应开始肠内营养，随着经胃肠喂养的逐渐进展，应逐渐减少肠外营养。

（2）营养治疗分为三个阶段：即肠外营养、肠内营养和口服。

肠外营养（PN）：尽早开始全胃肠外营养，并适当补充钙、镁及微量元素，同时给予抑制肠动力药物，如口服鸦片酊、可待因。针对高胃酸分泌，可口服抗酸药。

根据生化、营养指标补充，一般补充能量 30 ~ 40kcal/（kg・d），蛋白质占总能量 15%，碳水化合物和脂肪占总能量 85% 左右，二者之比为 7 ∶ 1，其他营养素根据生化检查结果适量补充。

肠内营养（EN）：在术后 1 周左右，当剩余小肠出现功能代偿，腹泻有所缓解时，可开始肠内营养。小肠切除后，剩余的小肠尤其回肠，会发生明显的适应性变化：上皮细胞增生导致黏膜的质量增加，绒毛长度增加、隐窝加深、剩余肠管的直径增加，从而使表面积增大和吸收能力增强。食物对肠道的刺激可促进肠黏膜增生、肥大，增加刷状缘酶的活性，刺激促胃肠激素和肠液的分泌，利于小肠功能代偿。

肠内营养要循序渐进，同时逐渐减少肠外营养供给量，最终达到完全肠内营养。

口服：8 ~ 10 周以后，可全部经口进食，多注意维生素和钙、镁的补充。注意分期调整饮食，合理添加促进肠功能代偿的物质。

①试用期：可在手术后 3 ~ 4d 给患者少量温和的液体食物，如稀米汤、淡果汁、生理盐水、低浓度葡萄糖液等，由 20 ~ 30ml 开始，观察患者有无胃肠道反应，如能耐受，可逐步增量。这段时间饮食营养无法满足患者的营养需要，其作用在于刺激肠道功能的恢复。试用期一般持续 5 ~ 7d。禁用一切含蛋白质和脂肪的食物。

②适应期：在接受试用期饮食一周后，如无明显的胃肠道不适，则可进入适应期营养治疗阶段。一般按照以下顺序添加食物：先添加以淀粉为主的食物，如米粥等；而后逐步增加易消化的含蛋白质较高的食物，如脱脂酸奶等；如患者能够耐受，无明显胃肠道不良反应，可谨慎地添加少量含脂肪的食物，如蛋黄等。此期一般持续 8 ~ 10 周。

③稳定期：约在手术后 11 周左右进入稳定期。这个阶段饮食可采用适宜热量（30 ~ 35kcal/kg）、少渣半流或软饭，并逐步增加蛋白质、碳水化合物和脂肪的摄入，仍应坚持少量多餐的原则。

（三）肠瘘

1．临床特点　肠瘘是指肠道与其他脏器，或肠道与腹腔、腹壁外有不正常的通道。肠道发生瘘管意味着肠壁穿孔，如果瘘管通向腹腔，肠腔内的胰液、肠液等消化液流入腹腔，会造成腹腔感染、炎症，同时还会流失肠腔大量的水分、电解质及消化液，造成消化功能丧失，吸收不良，从而严重影响患者的营养状况。

从瘘口流出的肠内容物的量和性质由瘘的位置和大小决定，若瘘口很小则可能只有气体或少量分泌物排出。一般来说，瘘口位置越高、瘘口越大或瘘口远端有梗阻者，流出的消化液越多，造成的水电解质平衡失调、营养不良和感染也越严重。

2．肠瘘营养相关因素

（1）高代谢状态：存在诸如胰岛素抵抗、自身相噬的病理情况，出现内环境紊乱，能量消耗大量增加。

（2）水、电解质代谢紊乱、酸碱紊乱：胃肠道的内分泌液每日约 8L，含有大量的电解质，在正常情况下绝大部分被再吸收。肠瘘会造成水和电解质不同程度的丢失，引起水电解质紊乱、血容量下降、酸中毒等，严重者可出现周围循环衰竭、肾衰竭等，如不及时有效地补充可危及生命。

（3）消化酶、营养素大量丢失：肠液的丢失会造成各种消化酶的损失，引起消化吸收障碍；蛋白质大量丢失，无机盐、维生素等大量丢失，出现营养不良、体重下降、肌肉和内脏器官萎缩。

（4）营养物质摄入不足：肠瘘使消化道内的食物未经充分消化和吸收就流失到体外，机体对各种营养素的摄取均达不到生理需要量，引起蛋白质-能量营养不良、贫血、各种维生素，以及镁、钙、锌等矿物质缺乏。

3．营养支持与治疗　早期积极控制感染，腹腔引流；肠外途径补充丢失的液量和电解质，纠正水、电解质、酸碱紊乱；营养支持方式中首选肠外营养（PN），PN可大量减少胃肠液分泌（50%～70%），同时胃肠反应也较少。热量供给以葡萄糖和脂肪为主，为25～30kcal/（kg·d）；氮源可从普通氨基酸液中获得，一般1g/（kg·d）即可满足患者需要，个别患者因周围静脉耐受性差，可改用短期中心静脉进行营养支持。肠瘘口小，流量少的患者可采用管饲或口服要素型或短肽型肠内营养制剂。若为低位瘘，患者情况已稳定，并可耐受自然食物，可少量给予流食，并逐步过渡到少渣清淡半流食。

（四）肝手术

1．临床特点　全身的血液都要通过门静脉系统和肝动静脉循环流经肝，肝是人体的化工厂，进行解毒、营养物质的加工、各种酶和激素的转化等，肝能够储存一定量的糖原，它是身体进行血糖调节的应急库，肝还能分泌胆汁，所以肝同时还是一个消化腺体。

肝的功能复杂多样，肝的血供也非常丰富，所以肝手术的难度很大，手术后，体内的代谢及生化方面的改变更需要适当的处理，以促进肝组织再生和功能恢复。

2．营养治疗　肝手术后会有一段时间禁食，这是为使胃肠道得到充分休息，避免出现胃肠功能极度紊乱，此期必须靠肠外营养来维持身体的需要。静脉给予葡萄糖、脂肪乳、氨基酸、白蛋白、各种维生素和矿物质。特别要注意血糖和血浆白蛋白浓度的起伏。

能够经口进食后，需要从无脂肪的流质饮食开始，逐渐过渡到低脂半流质饮食。膳食中适量添加甜食，以满足维持血糖的需要。肝手术后选择蛋白质丰富而低脂的食品才不致增加肝的负担。鱼、虾仁、鸡肉、豆腐、豆浆、新鲜蔬菜及水果等都是此阶段适合的食物种类。用中链脂肪替代部分普通脂肪既不会引发胃肠不适，又能够提供一定的脂质能量，避免长期无脂饮食造成脂溶性维生素的缺乏。

3．术后容易发生的营养问题和对策

（1）低血糖：肝手术后，肝功能尚未恢复，身体缺少了肝糖原应急库，所以肝手术的患者中约有70%以上罹患严重的低血糖症，因此从术后到患者能经口进食糖类之前，都要注意维持血糖在适宜的浓度，并视患者情况持续注射10%葡萄糖。

（2）低白蛋白血症：肝手术会引起低白蛋白血症，血浆白蛋白降低会引起胶体渗透压下降，导致组织水肿，同时也会引发免疫功能的下降。因此手术后需要持续地由静脉给予白蛋白1～3周以维持血液中白蛋白值。

（3）凝血因子合成减少：凝血因子－维生素K由肝合成，肝手术后其合成减少；缺乏维生素K会出现凝血障碍，机体表现为出血倾向。随着术后肝细胞的再生，其合成会恢复正常。

因此，在手术前应利用其脂溶性特点给予维生素K，使之在脂肪组织储存，形成储备，手术后再适当补充，就能够有效预防缺乏了。

（4）胆汁分泌减少：胆汁由肝分泌，进入肠道后起乳化脂肪的作用，能够促进脂肪的吸收。肝手术后胆汁分泌减少，使患者消化脂肪的能力减弱，进食高脂食物后患者会感胃肠不适，甚至发生脂肪痢。因此，手术后最初的膳食以淀粉类为主，选择蛋白质的食物来源时要避免那些含脂肪多的食物，如肥肉、肉松、花生米、芝麻、核桃、油酥点心等。开始时进低脂肪、高糖流食，以后改为低脂肪半流质饮食。

（五）胰腺切除术后

胰腺既是一个内分泌器官，又是一个外分泌器官，它的功能就此分为两类，胰腺细胞可以分泌胰液，胰液中含有多种消化酶，通过胰管汇集到肠道，参与食物的消化，此为其外分泌功

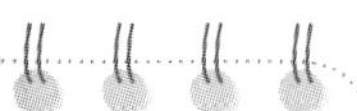

能。而胰岛细胞可以分泌胰岛素，通过血液循环到达全身，促进血糖被身体利用。

1．胰腺切除后对人体代谢的影响 胰腺手术具有一定的危险，因为如果发生胰瘘，具有消化能力的胰液进入腹腔或血液，会导致严重的后果。壶腹部肿瘤、胰腺炎等需要进行胰腺部分切除，胰腺切除后对人体代谢的影响表现在如下方面：

（1）胰液减少：如施行胰十二指肠切除术，手术后有胰液减少、胰酶分泌不足，使供给的热能物质消化不良，以致从粪便中丢失。而氨基酸、钙、镁和脂溶性维生素等也吸收不良，所以可给予胰酶制剂。有些患者脂肪吸收未能恢复正常，此时饮食中要控制脂肪摄入量。

（2）胰岛功能不足：残存胰岛内分泌功能不足，导致继发性糖尿病，在手术后需要适当控制单糖的摄入，并使碳水化合物占能量的比例在 60% 以内。

2．营养治疗 较大的胰十二指肠手术或重症胰腺炎手术后考虑到可能发生胃十二指肠潴留、胰瘘、胰梗阻、假性囊肿和脓肿等并发症，以及长期营养支持的需要，术中行空肠造口、插管，作为术后肠内营养支持的通路。术后 1 ～ 2d 内患者需要完全肠外营养，外周静脉和中心静脉均可。肠道蠕动恢复后，可由空肠造瘘输注要素饮食，要素饮食对于胰腺没有刺激，不会增加胰液分泌量。肠外营养中添加谷氨酰胺有助于肠黏膜上皮的功能维护。

手术后早期进无脂流质，以后可进低脂半流质，每日 5 ～ 6 餐。

胰腺手术后膳食治疗总的原则是限制脂肪，适当限制碳水化合物和蛋白质。禁止食用含脂肪多的食物。宜进食鱼、鸡蛋白、虾仁、鸡肉、豆腐、豆浆、新鲜蔬菜及水果等。

（六）胆囊切除术后

胆囊炎、胆石症的患者多以外科手术切除胆囊作为根治办法。

1．胆囊切除术后的营养问题 胆囊缺失后经过一段时间代偿，胆总管会发生扩张。因为缺少了胆囊对胆汁的浓聚，进餐后进入肠道的胆汁浓度和数量下降，对脂肪的消化能力也减弱，容易发生粪脂超标。手术后控制食物中脂肪的含量，还可促进伤口愈合，并使患者感觉舒服。

2．营养治疗 手术后 1 ～ 2d 肠道开始蠕动，肛门排气后即可给予饮食，如果术后 5d 以上患者仍不能经口饮食或接受肠内营养，则有必要以肠外的方式给予营养，常规的术后补液恐怕不能满足此期的营养需要。术后饮食先由无脂流质食物开始，依患者能忍受的程度，逐渐进展至给予低脂普食。少量多餐很重要，每天 5 ～ 6 餐可以在肠道能够耐受的情况下补充更多的营养。

六、营养护理

无论何种手术，都对机体组织造成损伤，一般都可能有失血、发热、感染、物质代谢紊乱、消化吸收功能降低、大便秘结等情况发生，甚至还可能有严重的并发症。因此，必须制订合理的饮食营养治疗方案，促使机体尽快恢复健康。

1．胃肠道手术 手术后患者须禁食 2 ～ 3d，但要进行静脉输液和漱口，以保证供给身体足够的液体、葡萄糖和无机盐等。手术后 3 ～ 4d 患者排气，肠道功能开始恢复，可给予少量清流质饮食，其后视病情改为一般流食，5 ～ 6d 后改为少渣半流食、半流食，一般术后 10d 左右即可供应软食。直肠和肛门手术后也要禁食 2 ～ 3d，以后给予清流质饮食、流食、少渣半流食，特别应限制富含粗纤维的食物，以减少大便次数，保护伤口。阑尾切除术后第 1 天要禁食，第 2 天可给流食，第 3 天改为半流食，第 5 天便可给予软食。若有阑尾穿孔、腹膜炎等并发症，则需要推迟更换饮食种类的时间。

2．肝、胆、脾手术 肝胆手术后患者的营养支持与胃肠道手术后相似，此外应注意采用低脂、高蛋白的半流食，减轻肝胆代谢负担。因门脉高压症行脾切除手术后的患者，由于存在肝功能障碍和食管静脉曲张，一般要限制膳食中脂肪及粗纤维的含量，并要将食物切碎、煮烂，不可供给带有骨和刺的食物。

3．口腔、咽喉部手术　一般仅在当天中午禁食，晚饭时即可供给冷流质饮食，至第3天中午改为少渣半流食。注意食物温度要低，以免引起伤口出血。患者手术后1周左右可供给软食。

4．其他部位手术　其他部位手术患者的术后营养支持，应根据手术创伤的大小、麻醉方法等因素决定营养支持的时间和方式。创伤小的手术一般不引起或很少引起全身反应，患者在手术后即可进食。创伤大的手术或全身麻醉的患者，多伴有短时间的消化吸收功能障碍，一般进食较少，需要进行静脉营养补充，弥补暂时营养不足，随着机体的恢复，逐步改为肠内营养。对颅脑损伤和昏迷患者，应给予管饲营养支持。

第三节　创伤患者的代谢变化和营养治疗

案例 19-3A

某患者，男，69岁，主因“突发上腹部疼痛24h余，加重4h”以“上消化道穿孔”收入院。患者既往胃癌胃大部切除术后。急诊开腹探查，术中诊断：盲肠穿孔、胃癌术后复发及腹腔种植转移、结肠梗阻。行盲肠穿孔修补术、盲肠造瘘、空肠造瘘术。术后进ICU病房。

创伤后机体常常出现高分解、高代谢、高血糖、低蛋白血症等一系列代谢改变，代谢紊乱进一步加重了器官功能损害，是导致多脏器功能衰竭的重要原因之一。不适当的营养常常加重代谢紊乱和器官功能损害，如何纠正重症患者的代谢紊乱，并给予恰当数量和配比的营养底物，对重症患者的恢复至关重要。

一、创伤后的代谢变化

（一）创伤后的能量代谢变化

创伤、手术后和脓毒症患者的静息能量消耗（REE）测定表明，非应激患者预计值高于实际测量值10%。脓毒症（sepsis）患者的静息能量消耗是正常预计值的（155±14）%，择期手术后能量消耗可增高约10%，创伤和大手术后一般增高20%～50%，烧伤患者REE的增高较为突出，严重者增高可达100%，甚至更高。

（二）创伤后的蛋白质和氨基酸代谢变化

从创伤早期开始，骨骼肌大量被分解，释放出大量的氨基酸，一部分输送到肝用于糖异生；另外，支链氨基酸（BCAA）可直接被肌肉组织摄取氧化供能。由于蛋白质分解代谢的增加，肝的尿素合成增加，血中尿素水平增高，尿中排出大量的尿素氮，形成明显的负氮平衡，排出尿氮可达35～40g/d，相当于1kg左右的肌肉组织。

在肝，一组称为急性相反应蛋白的血浆蛋白质合成明显增加，另一些蛋白则是蛋白酶抑制物，在限制组织炎症时对防止进一步损伤有重要意义。另外，肝白蛋白、转铁蛋白合成显著下降，可出现严重的低白蛋白血症。

（三）创伤后的碳水化合物代谢改变

1．胰岛素抵抗　严重创伤应激后，最突出的生化表现之一是高血糖。早年称之为“应激性糖尿病”，认为是胰岛素缺乏和周围组织葡萄糖利用障碍所致。近年的研究表明，创伤后血浆胰岛素水平不但没有下降，而且是增高的，但组织对胰岛素的敏感性下降。现已明了细胞表面胰岛素受体的数量减少、亲和力降低、胰岛素受体后信号的传导障碍，以及肌肉组织葡萄糖载体的改变等因素，共同介导了胰岛素抵抗。

2．糖异生增加　创伤后肝糖原分解加快，肝糖异生路径异常活跃是创伤后高血糖的另一原因。正常肝葡萄糖的生成速度为 2.0 ~ 2.5mg/（kg・min），而创伤后患者的葡萄糖生成为 4.4 ~ 5.1mg/（kg・min），输注外源葡萄糖不能阻止糖异生，外源胰岛素的作用明显下降。

3．糖无氧酵解增加　机体葡萄糖完全氧化分解可产生 38 分子 ATP，但无氧酵解时仅产生 4 ~ 6 分子 ATP。创伤应激患者由于组织低灌注、组织细胞缺氧等，丙酮酸不能进入三羧酸循环，血中乳酸和丙酮酸同步升高，患者高度依赖葡萄糖无氧代谢供能，生成的乳酸则由肝重新摄取再生成葡萄糖，但这个过程需要消耗能量，从而形成“能量陷阱”，是机体高代谢的重要原因之一。

（四）创伤后脂类代谢的变化

创伤应激后脂肪分解显著增加，血浆中游离脂肪酸和三酰甘油可升高。创伤后促使脂肪溶解、游离脂肪酸增高的因素包括：儿茶酚胺升高，脂酶活性增高；内分泌和炎症免疫介质促进脂肪动员、游离脂肪酸的释放；肝合成的脂肪酸和三酰甘油增高。

（五）创伤后维生素和微量元素代谢的变化

临床研究发现，创伤患者抗氧化维生素 A、维生素 C、维生素 E 含量明显下降，并且与病情严重程度有关。有研究表明。大剂量维生素 C 显著提高机体的抗氧化能力。

二、创伤患者的营养治疗策略

1．创伤患者营养治疗的必要性

（1）提供适当营养能预防急性蛋白质营养不良。创伤后，患者往往会出现过度炎症反应综合征（systemic inflammatory response syndrome，SIRS），机体呈现明显的高代谢状态，继而导致急性蛋白质营养不良和继发的免疫系统的损害。如果不及时补充外源性的氨基酸，很快就会出现内脏蛋白及循环蛋白的耗竭，出现急性蛋白质营养不良。

（2）添加特殊的免疫营养成分的肠内营养配方可调节机体炎症免疫反应。

（3）肠内营养有助于胃肠道的恢复和肠屏障功能的维护。

2．创伤营养治疗的目标　创伤患者存在高分解代谢，早年以改善患者营养状况为目标给予营养支持，往往都是以高氮、高热卡的策略，结果患者非但没有受益，反而加重了其器官功能的损害。创伤患者应以保护脏器功能、降低病死率为根本目的，采取以纠正代谢功能紊乱、提供合理营养底物、调节炎症免疫反应和促进创伤愈合为目标的综合营养支持措施。

3．创伤患者能量需要量的确定　能量的需要量可通过直接测量确定，有条件的医院采用代谢车测量。不能直接测量的可通过计算患者的基础能量消耗（BEE），结合患者的营养状况、创伤的严重程度等进行预测。

欧洲肠内肠外营养学会建议，创伤患者的营养支持方案为：20 ~ 25kcal/（kg・d）的非蛋白质热量和 1 ~ 2g/（kg・d）的蛋白质摄入量。

一些重症医师推荐，危重患者急性期（0 ~ 7d）的非蛋白质热量的摄取量应为 20 ~ 25kcal/（kg・d），而急性期后（约 8d 以后）非蛋白热量的摄取量应为 25 ~ 30kcal/（kg・d）。

能量需要确定后，就应确定非蛋白质热量的分配比例。创伤患者一般推荐非蛋白质热量的 65% ~ 70% 由碳水化合物供给，30% ~ 35% 由脂肪供给。脂肪的提供除满足必需脂肪酸的需要，尚有利于创伤患者血糖控制，并产生较少的 CO_2，减少对呼吸系统的负荷。

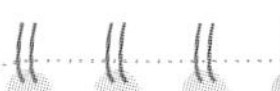

三、创伤患者营养治疗的实施

1．肠内营养的实施

（1）肠内营养的适应证：经口途径无法摄入足够热量是肠内营养的适应证。此外，所有重病患者、长期营养不良患者及生理储备有限的患者均应该考虑肠内营养。

（2）肠内营养的禁忌证：可分为绝对禁忌证和相对禁忌证。

绝对禁忌证包括：①持续进行性的肠梗阻；②肠梗阻；③腹膜炎；④消化道大出血；⑤内脏血流灌注不足。

相对禁忌证包括：①既往有对肠内营养不耐受的病史；②大范围肠切除；③高输出性肠瘘；④炎症性肠病。

（3）实施肠内营养的时机：创伤患者呈现一个持续的分解代谢状态，如果不补充外源性的营养，就会导致内脏蛋白及循环蛋白的耗竭，可导致急性蛋白质营养不良和继发的免疫系统损害。早期肠内营养（＜ 48h）的适应证如下：

1）头部创伤为主：头部 CT 异常同时 Glasgow 评分＜ 8。

2）躯干创伤为主：2 个以上的身体区域有明显的创伤。

3）腹部创伤为主：ATI ＞ 18。

4）上消化道手术导致经口摄入困难＞ 5d。

5）二度或三度烧伤面积＞ 20%。

6）长期营养不良患者：①预期不能经口摄食＞ 5d；②小于理想体重的 80%；③肌肉废用；④长期慢性经口摄入困难的病史。

7）明显的并存疾病：①肺部疾病（需要使用支气管扩张药的慢性阻塞性肺病）；②肝病，患者肝硬化有肝性脑病病史；③肾病（需要透析患者，进行肾移植的慢性肾病）；④免疫缺陷（AIDS，化疗或者激素）；⑤恶性肿瘤。

（4）经胃肠内营养还是经小肠肠内营养：关于肠内营养的给予途径目前还存在一定的争议（胃或小肠）。美国重症患者营养指南认为，如果误吸危险性很大或经胃喂养后表现不耐受，则应提供留置在小肠的营养管对重症患者进行喂养。如果反复因胃残余量过多终止肠道喂养，则可以转换为经小肠喂养。

（5）肠内营养的并发症：肠内营养的广泛使用给患者带来了许多好处，同时也带来了一定的风险。常见的并发症包括恶心、呕吐、误吸、反流、胃潴留、腹胀、腹泻、便秘等。

（6）肠内营养耐受性的监测和改进：创伤等重症患者肠内营养实施的困难在于患者对 EN 的耐受性不良，2009ASPEN/SCCM 指南推荐：①在 ICU 中，无须根据肠道运动的证据（临床肠麻痹缓解）开始 EN。②应当监测患者对 EN 的耐受性，避免不恰当终止 EN，胃残余量＜ 500ml 时，若没有不耐受的其他表现，不应终止 EN，在诊断检查或操作前后，应尽量缩短禁食的时间以避免营养供应不足及肠麻痹时间延长。禁食可能会加重肠麻痹。③鼓励实施肠内喂养方案，从而增加提供目标热卡的比例。④应当评估 EN 患者的误吸风险，并采取措施降低误吸风险：对于所有接受 EN 的气管插管患者，床头应抬高至 30° ~ 50° ；对于高危患者或不能耐受经胃喂养的患者，应当通过持续输注给予 EN；对于有临床适应证的患者应使用促进胃肠运动的药物，如促动力药；可以考虑通过留置幽门后喂养管进行喂养。⑤对于肠内管饲并发的腹泻，应当进一步寻找病因。同时可使用可溶性纤维，应避免使用不可溶性纤维。肠道缺血或肠道动力严重障碍的高危患者应避免使用可溶性纤维和不可溶性纤维。

2．肠外营养的实施

（1）肠外营养的适应证：①持续进行性肠梗阻；②肠梗阻；③大范围肠切除术后对肠内营养不耐受；④高输出型，肠对肠内营养不耐受；⑤吸收不良；⑥具有非闭塞性肠坏死的高风

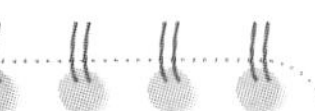

险；⑦内脏血流灌注不足；⑧既往有肠内营养不耐受的病史；⑨肠内营养不能满足热量需求时。

（2）肠外营养的时机：如果无法使用 EN，应评估 PN 治疗的必要性，确定何时开始肠外营养，2009ASPEN/SCCM 指南推荐：①如果在入住 ICU 的最初 7d 内不能进行早期 EN，无须进行营养支持治疗。对于既往健康且无营养不良表现的重症患者，应当在住院 7d 后（仍无法进行 EN）再开始进行 PN。②如果入院时存在营养不良且无法进行 EN，则可以在入院且复苏充分后尽快开始 PN。③如果患者计划接受上胃肠道大手术而无法使用 EN，则可在极特殊的情况下进行 PN：如果患者存在营养不良，应在术前 5 ~ 7d 开始 PN，并持续到术后，术后即刻不应开始 PN，而应推迟 5 ~ 7d（如果仍无法进行 EN）。④疗程≤ 5 ~ 7d 的 PN 不能改善预后，而且可能增加风险。因此，仅在预计疗程≥ 7d 时才应当开始 PN。

（3）优化创伤患者的肠外营养效果：如果患者确实需要使用 PN，则应采取有关措施优化肠外营养的效果（包括剂量、监测及添加剂的选择），2009ASPEN/SCCM 指南推荐：①对于所有使用 PN 的重症患者，至少最初应当考虑轻度的允许性喂养不足，一旦确定了能量需求目标，则 PN 的最终剂量应当满足 80% 的需求。最终，随着患者病情稳定，可以逐渐增加 PN 剂量以满足能量需求，对于肥胖患者（BMI ≥ $30kg/m^2$），PN 剂量以及蛋白和热卡摄入量应符合 EN 推荐量。②患者入住 ICU 的第一周内，如果无法实施 EN 而需要进行 PN，则应当使用不含大豆脂肪的肠外营养制剂。③应当制订治疗方案，以便在营养支持治疗时进行相对严格的血糖控制，血糖目标范围 11 ~ 15mg/L，可能较为适宜。④应用 PN 时，可以考虑添加胃肠外谷氨酰胺。⑤应用 PN 的稳定患者，应当定期尝试开始 EN。随着患者耐受性的改善以及提供的 EN 热卡逐渐增加，可以逐渐降低 PN 提供的热卡量，直至经肠内途径提供热卡≥ 60% 目标能量需求时，可以终止 PN。

第四节　烧伤患者的代谢变化和营养治疗

案例 19-4A

某患者，男，45 岁，主因“体表火焰烧伤 2h”，以“体表大面积烧伤”收入院。初步诊断：体表大面积二至三度烧伤，二至三度火焰烧伤面积 73%（特重度），三度烧伤面积 60%，烧伤休克，重度吸入性损伤，代谢性酸中毒，应激性消化道溃疡，双眼烧伤。

烧伤（burn）是机体遭受热力、电、化学物质、放射线等所导致的组织损伤。严重烧伤的患者除了有一般创伤的变化外，由于其皮肤屏障的破坏，大量烧伤坏死组织的存在，开放的创面大量丢失水分、电解质、蛋白质和微量营养素，大量热量消耗，各脏器功能受损，从而引起强烈的应激调节反应，具有一定的特殊性。

一、烧伤患者的代谢变化

烧伤后的代谢反应，Cuthberston 将其分为一个短暂的、代谢低下的低潮期及一个代谢活动增强的高潮期，后者又分为分解代谢阶段和合成代谢阶段。低潮期为伤后第一个 24h，大致与临床上的休克期相近，这一时期中代谢率低，产热抑制。接着进入高潮期的分解代谢阶段，这一阶段的特征为代谢率增高、产热及氧耗增多、体温升高、心率增快、体重减轻等，可迁延数周到 1 ~ 2 个月，直到创面愈合。在合成代谢阶段，代谢转为正常，氮平衡由负氮平衡转为正氮平衡，体重增加。烧伤后的代谢反应主要是指高潮期内的分解代谢异常增加和代谢严重紊乱。包括：①安静状态下代谢率增加；②氮排出增多；③体重明显下降；④对糖的不耐受性增加；⑤脂肪的动员增加等。

烧伤后数周，基础代谢率可增高 100%。在各种原因引起的发热情况下，体温每上升 1℃，产热大约升高 13%。烧伤患者实测的代谢率比以体表面积计算的代谢率加上肛门实测温度应增部分的和还要高。由于烧伤患者的代谢率比正常数值高出许多，故称之为超高代谢。

烧伤患者安静时的代谢率，随烧伤面积的增大而增加，而当烧伤面积超过 60% ~ 70% 时，代谢率的增加已不再明显。即使烧伤面积达到 90% ~ 100%，代谢的再增加也不显著（表 19-4-1）。烧伤代谢低潮期时，代谢率与正常人的代谢率相近。以后渐次上升，烧伤后 7 ~ 14d 内达到其峰值，然后逐渐下降，到创面愈合，进入合成代谢期，回到正常水平。

烧伤高代谢反应是在下丘脑—垂体轴的神经反射反应调控下进行。儿茶酚胺为烧伤后产热增加的介质。外周神经和体液信号传入下丘脑后，通过交感和运动神经多种传出途径调节体温、代谢率和各种内分泌腺的功能，包括儿茶酚胺的分泌增加。

表19-4-1　烧伤面积和基础代谢率增高的关系

烧伤面积（%）	10	20	30	40	50	60
代谢率增高大于正常（%）	28	54	70	85	93	98

二、烧伤患者的营养素代谢特点

烧伤患者的营养障碍主要表现为低蛋白血症、贫血、电解质紊乱、维生素缺乏和免疫功能低下，临床可观察到消瘦、体重下降、创面愈合延迟、抗感染能力差。造成营养障碍的主要原因包括代谢率增高，分解代谢期长且十分旺盛；创面大量渗出，随渗出液丢失大量蛋白质、无机盐、维生素；消化功能紊乱、患者食欲减退、营养吸收和补充困难；组织修复额外需要的物质量增加。

（一）碳水化合物代谢

高代谢需要大量的能量，体内可利用的肝糖原储备仅有 75g。所以，烧伤后能量的提供主要靠糖异生，保证大脑、心脏等的能量。非糖物质主要有生糖氨基酸、乳酸、甘油和丙酮酸，最重要的是生糖氨基酸转化为葡萄糖。

糖原分解加速，肝生成葡萄糖增加，由于组织产生胰岛素抵抗，组织对葡萄糖的利用加速率比正常人低，促使患者血糖迅速升高，有时能维持很长一段时间。血糖升高的程度与烧伤严重程度有密切关系，烧伤面积大于 30% 的患者，伤后几小时内即可出现明显血糖升高。因此，烧伤患者输注葡萄糖的速度不宜过快。烧伤后高血糖改变主要与肾上腺素、肾上腺皮质激素、胰高血糖素分泌有关。血糖升高在烧伤初期明显，以后渐趋正常，如果血糖再升高可能是严重感染的结果。

（二）脂肪代谢

脂肪组织是烧伤高潮阶段的重要能量来源，脂肪组织加速分解，可保护蛋白质，减少或延缓糖异生。严重时每天丢失脂肪 600g 以上，血浆游离脂肪酸浓度大多升高，胆固醇降低。

脂肪过度分解，由于载脂蛋白合成减少，游离脂肪酸和三酰甘油在肝聚集而形成脂肪肝。

（三）蛋白质和氨基酸代谢

烧伤后蛋白质分解代谢和合成代谢的速度均加快，但分解代谢速度超过了合成速度，造成负氮平衡。蛋白质分解的主要部位是骨骼肌。尿氮排出量增多，可持续数天甚至数周。尿氮量

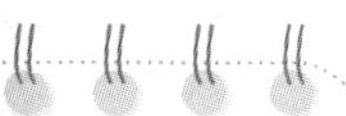

与烧伤面积和深度有关，轻、中度烧伤每天丢失 10 ～ 20g，严重烧伤每天丢失 28 ～ 45g。

（四）水、无机盐和微量元素代谢

1．钠　烧伤后，毛细血管通透性增加，大量水分和钠自创面丢失或潴留在组织间隙，引起血容量降低，血液浓缩，血黏稠度增加，血清中的钠、氢和碳酸氢根离子下降，尿钠降低等，出现钠潴留，病情好转时出现钠利尿现象，是组织回收钠的现象。

2．水　烧伤后肾排出水负荷的能力明显不足。有时候患者表现为低钠血症，往往是给予过多的低渗溶液引起的。

3．钾　钾离子从细胞内释放出，从尿和创面丢失较多，常出现早期血浆中高钾，后期低钾血症和负钾平衡。随着创面修复，蛋白质合成的增加，钾的需要量也相应地增加，治疗中注意补充。

4．锌　烧伤后血清锌下降，主要原因是从创面渗出液丢失，渗出液的锌含量是血浆的 2 ～ 4 倍，血浆中许多锌与白蛋白结合在一起，蛋白丢失也带走了锌离子；烧伤患者尿中锌的排出量显著增加，达正常人的 5 ～ 10 倍，可持续 2 个月之久，低锌血症将影响创面愈合。

5．铜　血清铜、铜蓝蛋白下降，下降程度与烧伤严重程度成正比。原因与输液造成的体液稀释、创面渗出及补充减少有关。

6．铁　烧伤后血清铁降低，主要与摄入不足及手术切痂造成的出血有关。在严重病例中，缺铁存在于整个病程中。

（五）维生素代谢

从创面和尿中丢失：血清或血浆中维生素 A、维生素 B_1、维生素 B_2、维生素 B_6、维生素 B_{12}、维生素 C、生物素、叶酸、烟酸均降低。

三、烧伤患者的营养需求

（一）能量需求

由于高分解代谢，烧伤患者的能量消耗很大，需要量也相应很大。常用的能量计算方法如表 19-4-2。

1．蛋白质　蛋白质是烧伤创面修复必需的物质，严重烧伤患者的需要量可以达到正常人的 2 ～ 4 倍。成人适宜的量是 2 ～ 3g/（kg・d），儿童 1.5 ～ 2.5g/（kg・d），必须保证优质蛋白质占 70%。严重烧伤导致机体严重代谢紊乱，蛋白质摄入过多，加重机体的氨基酸代谢负荷，加重肾负担，因为高蛋白饮食不能促进蛋白质合成增加，反而增加蛋白质分解代谢。

2．碳水化合物　烧伤后碳水化合物的需要量为每天 400 ～ 600g（包括静脉输入的葡萄糖），占总能量的 45% ～ 55%，给烧伤患者肠外营养的葡萄糖要适量，一般按 3 ～ 4g/（kg・d）供给，其输注速度为 4.7 ～ 6.8mg/（kg・min）。

3．脂肪　烧伤患者一日膳食中的脂肪量以占总能量 30% 左右为宜，适宜的脂肪可减少内源性蛋白质的消耗。选择脂肪时，应注意补充脂溶性维生素及必需脂肪酸。选用含磷脂丰富的食物（如鸡蛋、大豆及其制品），肠外营养应用脂肪乳的剂量可按 1.5 ～ 2g/（kg・d）供给。

4．矿物质和微量元素

（1）钠：急性期大量渗出，钠的丢失量大，应适当加大补充量，特别是在 24h 内。

（2）钾：由于利尿、蛋白质摄入量的增加以及创面的修复等，钾的需要量也相应增加，氮和钾必须同时补充，以促进氮的有效利用。钾与氮的比值为 195 ～ 234mg 钾：1g 氮。

（3）其他元素：如锌、镁、磷、铁、铜、钙等均应充足补给。进行肠外营养者易发生低钙血症和低磷血症。

表19-4-2　烧伤患者能量需要公式（kcal/d）

来源	计算公式
Curreri	成人能量摄入（kcal/d）：[25×体重（kg）]+[40×烧伤面积（%）] 8岁以下儿童能量摄入（kcal/d）：[B×体重（kg）]+[35×烧伤面积（%）]*
Boston Group Long	能量摄入=2×预测的基础代谢率（BMR）
Reiss	成人能量摄入：50～60kcal/kg 儿童能量摄入：150kcal/kg 按Harrison-Bendict方程计算基础能量消耗（BEE）×活动因素（卧床1.2，可下床1.3）×损伤因素 （严重烧伤2.10、骨折1.35、严重感染1.60、小手术1.2）
Wilmore	能量摄入=2000×体表面积（m^2）
Davies & Lilijdahl	成人：[20×体重（kg）]+[70×烧伤面积（%）] 儿童：[60×体重（kg）]+[35×烧伤面积（%）]
MEE（kJ/d）	〔-4343+（10.5×烧伤面积%）+（0.23×摄入热能）+（0.84×基础能量消耗）+（114×体温℃）-（4.5×PBD）×4.184〕
浙江大学医学院附属第二医院烧伤科，韩春茂	轻度烧伤（<30%）：2000～3000kcal/d 中度烧伤（30%～60%）：3000～4000kcal/d 重度烧伤（>60%）：4000～5000kcal/d
第三军医大学烧伤研究所	热量（kcal/d）=1000×体表面积（m^2）+25×烧伤面积（%）
北京积水潭医院	烧伤>50%成年人：40～60kcal/（kg·d） 8岁以下儿童：150kcal/kg

*1岁时B为100，随年龄增长而递减，15岁为25

5．维生素　应大量补充多种维生素。特别是与创面愈合、抗感染、保护免疫力有关的水溶性维生素和脂溶性维生素，如维生素B_1、烟酸、维生素B_2、维生素B_6、维生素B_{12}、维生素C、维生素A、维生素E和维生素D。

6．水分需要量　严重烧伤后，维持体液的平衡至关重要。患者输液量减少后，每天食物含水量及饮水量应有2500～3500ml，同时保证尿量。补液方法主要是根据二度、三度烧伤面积进行补液，以维持有效血液循环量。

7．一些特殊的营养因子　有助于改善烧伤后的高代谢反应，改善氮平衡，改善结局。

（1）重组人生长激素（rhGH）：2002年我国对rhGH治疗进行多中心前瞻性、随机对照临床研究，证实rhGH能有效促进蛋白质合成，提高机体免疫功能，加快创面愈合，缩短住院日期，并提出要正确选择用药时机及剂量。

（2）谷氨酰胺：谷氨酰胺在烧伤后肌肉细胞中的浓度下降50%，其降低量与持续时间随烧伤的严重程度而增加，同时血液中谷氨酰胺也降低，以致各器官尤其是肠道的谷氨酰胺摄入量减少，影响其正常代谢，损伤其形态与功能，导致肠道细菌移位而引发肠源性脓毒症和肠源性高代谢。烧伤患者建议每天补充30g。

（3）精氨酸：精氨酸对免疫系统有较多的作用，如增加淋巴因子的生成与释放、刺激外周血单核细胞对促细胞分裂剂的转变。此外，对内分泌腺有较强的促分泌素作用。精氨酸的补充主要通过肠内营养液中添加而实现。

（4）ω-3脂肪酸：ω-3脂肪酸有改善调理指数及延迟型超敏反应的效果。此外，还具有保护肠黏膜的功能，尤其是绒毛顶端。

（5）乳酸菌：可改善肠黏膜屏障功能。

四、烧伤患者的营养治疗

烧伤后营养支持方式目前公认以肠内营养为主，肠外营养为辅，但早期患者胃肠道功能尚未恢复，应以静脉补充为主，随着胃肠道功能恢复可逐渐增加肠内营养。

（一）休克期

烧伤后 1 ～ 2d 内，患者应激反应严重，烧伤面积大者，体液大量渗出，影响全身有效循环血量而发生休克。此时以静脉补液、维持血容量、纠正休克治疗为主。清热、利尿、消炎、解毒，补给多种维生素，不强调蛋白质和能量，应尽量保护食欲。应特别注意休克期喂养，因休克期胃肠蠕动减弱、贲门松弛、胃肠功能受到抑制，此时不宜经胃肠道供应过多饮食。特别要限制患者的饮水量，防止大量饮水造成呕吐或急性胃扩张，可以置鼻空肠导管，经肠内营养泵控制，持续给予少量肠内营养制剂，以保护胃肠结构和功能。

（二）感染期

休克期过后，患者进入代谢旺盛期，此时创面坏死组织逐渐脱痂，易发生创面感染，严重时可出现全身感染。感染期应继续利尿、消炎、解毒，给予足量维生素。逐渐增加蛋白质及能量，改善负氮平衡。强调补给优质蛋白质，并占全日蛋白质补给量的 70% 左右。患者需要补充大量营养物质，以改善高代谢状态，缩短高代谢反应期，改善负氮平衡，促进创面修复。此时，多数患者胃肠道功能逐渐恢复，但不能承受突然大剂量的营养供给。因此，早期应以肠外营养为主要方式，从胃肠道补充营养制剂应逐渐增加用量，大约 1 周后，胃肠功能基本康复，可以减少肠外营养，过渡到肠内营养。如口服有困难，可置鼻胃管、鼻空肠管给予肠内营养液。如患有严重消化道功能紊乱，且外周静脉不能利用，可考虑中心静脉插管进行营养支持。

（三）康复期

这个时期患者创面大部分愈合，全身情况逐渐好转，应注意继续营养支持，促进患者痊愈。应以肠内营养为主，给予高蛋白、高能量、高维生素的膳食。

（四）肠内营养适应证

1．烧伤面积＞ 30%。

2．中、重度吸入性损伤。

3．重度化学烧伤及中毒。

4．重度电烧伤。

5．烧伤、创伤复合伤。

6．60 岁以上中度烧伤患者。60 岁以上老年人因生理和病理变化导致烧伤愈合慢，而并发症多，肠内营养适应生理变化，管理较肠外营养简便、经济，故适应证宜放宽。

7．有口腔烧伤（尤其是会厌烧伤），其他原因进食困难（如颜面，口周严重烧伤，张口困难），或进食不合作者。

凡烧伤面积＞ 30%，处于高代谢反应的患者，早期急症处理及时，休克期过渡平稳，应在伤后 8h 内即开始鼻胃或鼻肠管小量滴入营养素进行早期肠内营养治疗。对大面积烧伤或合并吸入性损伤或复合伤患者，早期复苏治疗不平稳，而且又需要多次手术的患者，早期应以肠外营养为主，辅以肠内营养，并创造条件逐步过渡以肠内营养为主的营养治疗。

（五）肠外营养适应证

1．大于 30% 大面积烧伤分解代谢旺盛，肠内营养无法满足其需要者。

2．烧伤后有消化系统合并症：包括应激性溃疡、消化道出血、胃潴留、肠麻痹及肠功能衰竭。

3．并发严重感染或多脏器功能不全（MODS）的患者，长期处于严重烧伤应激状态下，组织自身消耗又非外源性营养素所能纠正的严重代谢紊乱者，进行代谢支持和代谢调理者。

4．重症吸入性损伤，气管切开长期留置气管套管及应用人工呼吸机的患者。

5．烧伤合并意识障碍的患者，常为合并中毒或颅脑损伤的患者。

6．口腔和消化道化学烧伤患者。

7．颈前部、颌部深度烧伤，患者不能咀嚼或吞咽者。

8．其他原因不能进食或拒绝进食的烧伤患者。这在特殊烧伤人群中，如自杀者或刑事案件病人常发生。

思考题

1．胃大部切除术后不同阶段营养治疗的原则是什么?

2．大手术后患者的营养支持方式，其适应证是什么?

3．烧伤患者的营养治疗如何实施?

答案链接 48

（李振水）

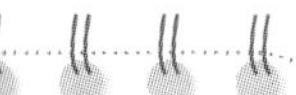

第二十章　肿瘤的营养治疗与护理

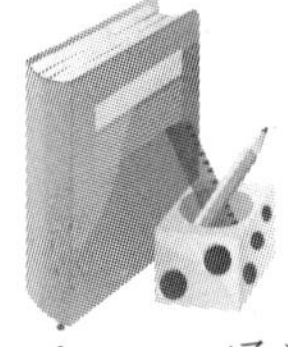

学习目标

通过本章内容的学习，学生应能够：

◎ **识记**

复述肿瘤恶病质的概念，恶性肿瘤患者营养治疗的目的、原则。

◎ **理解**

概括肿瘤恶病质的发病机制，恶性肿瘤患者营养状况评价指标；肠内营养、肠外营养的正确应用。

◎ **运用**

1．对恶性肿瘤患者进行准确的营养状况评价。

2．运用肿瘤营养知识对恶性肿瘤患者进行全面的营养支持护理。

恶性肿瘤患者中营养不良的发生率相当高，达 40% ~ 80%，其中 1/3 ~ 2/3 的患者营养不良至后期常表现为恶病质，其中以胃癌、胰腺癌、食管癌等肿瘤患者发生率最高。肿瘤患者的营养支持可以起到延长患者生存时间、改善患者生存质量、延缓癌症进展的基础辅助治疗作用。营养不良者的预后明显差于营养良好者，但因肿瘤患者出现营养不良和恶病质的原因及机制颇为复杂，有肿瘤本身的原因和来自抗肿瘤治疗的相关因素，故恶性肿瘤患者营养治疗的目的不同于良性疾病，其效果评价所涉及的因素更是错综复杂。另外，肿瘤患者应用营养治疗还涉及是否促进肿瘤生长和与各种抗肿瘤治疗的关系。因此，并非所有肿瘤患者都能从营养治疗中获益，应当针对不同个体提供合适的营养治疗。

第一节　癌性恶病质

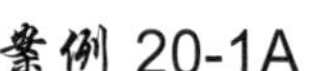

案例 20-1A

某患者，女，69 岁，2 年前确诊为“卵巢癌”，行“子宫全切＋双侧附件切除＋淋巴结清扫术”，长期化疗治疗，因“肠梗阻”多次住院治疗，无糖尿病、高血压病史。此次以“腹痛、腹胀伴停止排便 5d”入院。患者身高 163cm，体重 45kg，面色黄，自诉手术后体重下降约 12kg，近 2 个月来自觉乏力较前加重，食欲差，每日进流质饮食 150 ~ 200g，入院时白蛋白 32.6g/L、血红蛋白 117 g/L、ALT8.0U/L、空腹血糖 3.5mmol/L，测上臂围为 17cm，行相关检查后诊断为“卵巢癌术后、粘连性肠梗阻、乙状结肠转移癌”，初步判断该患者出现癌性恶病质，试述其判断依据。

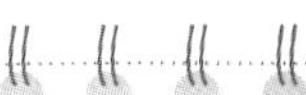

一、癌性恶病质的概念及临床表现

随着肿瘤负荷的增加，出现一组以脂肪组织和瘦体组织丢失为特征的进行性营养状态恶化的症候群，称为癌性恶病质（cachexia）。恶病质是恶性肿瘤晚期患者全身衰竭的表现，常导致患者内脏和躯体蛋白质消耗，机体组织结构和器官功能损害，机体免疫力减弱，宿主易感性增加。其临床表现为厌食、进行性体重下降、贫血、低蛋白血症、乳酸血症和高脂血症等。在诸多种类的肿瘤中，最易发生恶病质的是胃癌患者，约占癌性恶病质患者的 45%。

恶性肿瘤患者有 30% ～ 60% 可发生恶病质，70% 癌症患者在疾病终末期出现恶病质，终末癌症患者中 5% ～ 23% 的直接死因是恶病质。

二、癌性恶病质发病机制

目前认为，癌性恶病质主要与患者厌食、营养物质代谢异常、细胞因子作用、肿瘤治疗等有关。恶病质大多发生在肿瘤进展期，也可在肿瘤早期。不同部位肿瘤，恶病质出现的早晚不一，如因为食物摄入受限，恶病质最常见于上消化道肿瘤患者，其次是胰腺癌与肺癌患者。

（一）厌食

厌食是引起恶性肿瘤患者营养不良的主要因素之一，可见于各种肿瘤患者，是众多肿瘤患者的共同主诉，有 33% ～ 75% 的恶性肿瘤患者有厌食表现，其中，进展期肿瘤患者约占 80%，胃癌患者约 60% 诉有厌食。

（二）营养物质代谢改变

大多数晚期恶性肿瘤患者都有机体新陈代谢的异常改变，表现为新陈代谢率及消耗的总量明显增加。肿瘤的存在可改变宿主静息能量消耗（REE），荷瘤状态下的能量消耗完全不同于慢性饥饿，慢性饥饿状态下，机体为适应生存需要，通过降低基础代谢率以保存机体组分，而肿瘤状态下，由于多种因素的参与，短期内可促使营养物质向肝转移，促进合成，以维持急性相应答反应，长此以往则导致碳水化合物、脂肪和蛋白质代谢异常。

1．机体能量代谢改变　患者进行性能量缺乏，引起组织不断消耗，产生恶病质。能量消耗增加有两个原因：①肿瘤本身的细胞迅速分裂、肿瘤生长需要大量能量；②肿瘤生长过程中产生一些物质影响宿主的代谢，使能量消耗增加。有报道认为恶性肿瘤患者能量代谢率比正常人高 10%。

2．细胞因子介导　细胞因子可能是导致癌性恶病质时病理生理改变的主要效应分子。个别细胞因子能诱导、激活血细胞中的其他细胞因子，共同参与荷瘤状态下的代谢改变。最具代表性的细胞因子之一是肿瘤坏死因子（tumor necrosis factor，TNF）。除 TNF 外，研究较多的与肿瘤有关的细胞因子还包括 IL-1、IL-6 和 γ- 干扰素，这些因子常属于多效性因子。

这一系列细胞因子作用于脑组织，可引起厌食；作用于脂肪组织，可减少脂肪合成和增加分解；作用于周围肌肉，可减少蛋白质合成和增加分解；作用于肝，则增加葡萄糖生成和急性相反应物质的合成。

3．蛋白质代谢变化　包括肌肉蛋白质合成减少，肝蛋白合成增加，消耗增加，血浆氨基酸谱异常，负氮平衡。内源性氮的丢失首先表现在骨骼肌部分，因为肌肉占总体氮的 45% 和总体钾的 85%，骨骼肌蛋白消耗增加是恶性肿瘤患者蛋白质代谢的特征之一，也是导致恶病质的主要原因。其后，才是内脏蛋白，如循环蛋白质的耗竭。随着疾病的进展，总体蛋白质更新率增加，肌肉蛋白质合成和分解率亦增加，但以分解率的增加更为明显。

4．脂肪代谢变化　成年人能量储备的 90% 来自脂肪组织。脂肪丢失是癌性恶病质的典型特征之一，原因不甚明确，可能机制包括：①摄入减少和营养不良；②肾上腺髓质受刺激致血儿茶酚胺水平升高和胰岛素抵抗；③肿瘤本身或髓样组织产生并释放脂肪分解因子。当脂肪分

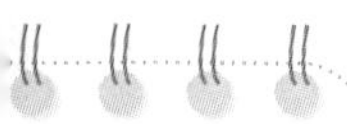

解和脂肪酸氧化率均增加时表现为体重丢失。

5．碳水化合物代谢异常　主要是葡萄糖转化增加、葡萄糖耐量降低和外周组织利用葡萄糖障碍、糖原异生增加。由乳酸生成葡萄糖及糖异生作用增加是肿瘤患者葡萄糖转化增加的主要特征，此过程要消耗大量能量，从而增加患者的基础能量消耗，导致恶病质产生。

6．水、电解质代谢变化　晚期肿瘤患者约 10% 可发生水和电解质代谢失衡，如低钠血症、低钾血症等，以肺癌、乳腺癌、多发性骨髓瘤较多见，如不采用有效药物治疗可导致患者死亡。

7．激素与神经递质　正常状态下，神经递质，如血清素、去甲肾上腺素和阿片制剂可影响摄食和饮食的选择，当中枢神经系统的血清素活性增高时即成为厌食的原因。与肿瘤代谢异常有关的激素有促胃液素、血管活性肠肽、血清素、胰高血糖素、胰岛素、血管升压素、甲状旁腺素及类似物等。

高钙血症是癌症患者最常见的代谢异常表现之一。乳癌、鳞癌、膀胱癌和肾癌、多发性骨髓瘤、淋巴瘤患者出现高钙血症的有 20% ~ 40%；另外，已发现曾发生低血糖现象的各类癌症患者中，约 21% 为原发性肝癌，还有一部分为胃和结肠腺癌。

8、维生素、微量元素代谢变化

知识拓展链接 26

维生素：患者血浆中抗氧化营养素如 β- 胡萝卜素、维生素 C、维生素 E 等下降；维生素 B_{12} 在食管癌、胃癌患者血浆中含量降低，叶酸亦有不同程度降低。

微量元素：患者体内存在硒、锌含量的降低，同时可见抗氧化能力降低和细胞免疫功能的下降，胃癌患者还可见到血钴和血锰含量下降。

思考题

答案链接 49

某胃癌患者，发病以来持续厌食，自诉进食后有梗阻感且疼痛加重，护士应如何进行心理疏导？

第二节　营养治疗对肿瘤患者营养状态的影响

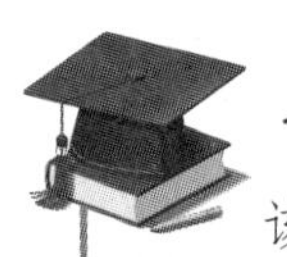

案例 20-2A

该患者入院后，禁食，行胃肠减压，择期行“空肠造口术＋结肠造口术”，计划进行营养治疗，须对该患者进行营养评估，应评估哪些内容？该患者有何营养需求？

一、营养治疗对改善肿瘤患者营养状况的意义

自 20 世纪 60 年代末期以来，营养治疗就已作为改善肿瘤患者营养不良的一种手段广泛应用于临床，并作为恶性肿瘤患者主要的监测治疗项目之一，提高了恶性肿瘤患者的救治率、疗效及生存质量。

恶性肿瘤患者继厌食后，逐渐出现无意识的体重下降，直至明显营养不良和恶病质，故无论是手术患者，还是放、化疗患者，营养治疗都非常必要，关键是营养治疗对这些患者是否有效。根据临床恶性肿瘤患者营养不良程度和恶性肿瘤预后，参考综合的抗肿瘤治疗强度和疗

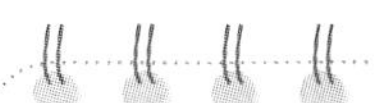

效，确定营养支持途径和营养处方，提供优质、充足的营养，以满足患者机体需要，改善营养状况，增强免疫功能，提高患者对手术、放疗、化疗的耐受力，对于改善肿瘤患者的预后及生存质量有重大意义。

二、营养状况的评估

对于恶性肿瘤患者，营养状况评估包括以下内容：①患者全面健康情况、营养状况、既往饮食史；②患者目前身体状况，是否存在体重下降、消瘦、器官功能改变等营养不良的表现；③肿瘤的类型和部位、病情变化等对营养摄入的影响；④疾病代谢变化对患者的影响，治疗中使用的医疗干预类型。

评价营养状况的指标包括两大部分：人体测量指标和实验室指标。

（一）人体测量指标

人体测量是评价人体营养状况的主要方法之一。包括：①生长发育测量，如体重、身高、头围、体质指数等；②机体组成测量，如上臂围、小腿围、皮褶厚度、腰围、臀围等。

人体测量指标中以体重的变化最具有意义。临床经验提示，若在抗肿瘤治疗合并营养治疗后，凡体重获得增加者，预后均较理想。

（二）实验室指标

主要包括蛋白质代谢检测和免疫系统功能检测。

1．血浆蛋白　包括白蛋白、前白蛋白、转铁蛋白和维生素 A 结合蛋白的检测等。

2．氮平衡与氮利用率　恶性肿瘤患者因氮摄入不足、氮丢失而处于负氮平衡。有效的营养治疗应迅速改善患者负氮平衡，通过测定摄入氮与排出氮来评价人体蛋白质营养状况（一般认为 1g 蛋白质含 160mg 氮）。

3．其他生化指标的测定

（1）总淋巴细胞计数、迟发型变态反应试验等。

（2）血糖、三酰甘油、尿素、肌酐、ALT、AST、ALP、胆红素的测定。

（3）血清维生素 A、维生素 B_2、维生素 C、维生素 B_1 等含量的测定。

三、营养治疗对改善免疫功能的作用

中、晚期恶性肿瘤患者除营养不良外，还同时伴有明显的免疫功能低下，如自然杀伤细胞（NK 细胞）活性和 Th 细胞水平低下，而 Ts 水平高于正常人。业已证实，术后早期肠内营养治疗能维持胃肠道黏膜结构和屏障功能的完整性，调节肠道菌群，有助于防止肠道细菌易位和肠源性感染。近年来，更有人尝试在标准肠内营养的基础上，增加精氨酸、ω-3 脂肪酸和核糖核酸，以期改善癌性恶病质，增强肿瘤患者的免疫功能，提高抗侵袭性治疗的能力。这些优点已在部分术后早期接受肠内营养治疗的胃肠道肿瘤患者中得到证实。

四、恶性肿瘤患者在不同治疗时期的营养需求

（一）化疗患者的营养需求

化疗过程中，许多抗肿瘤药物可刺激化学感受器的触发区，导致患者恶心和呕吐，同时消化道黏膜细胞增殖更新快，对化疗极敏感，易发生炎症、溃疡及吸收能力下降，这些结果均可导致营养物质的摄取及吸收减少。据研究表明，体重下降的化疗患者与体重没有下降的化疗患者相比，前者的生存时间明显缩短。因此，营养支持对于多数需化疗并伴有营养不良的肿瘤患者而言非常重要，放、化疗患者每天总能量至少应达到 2500 ~ 3000kcal/（kg・d），蛋白质应不低于 100g/d，若胃肠道适应状况良好，应逐渐增加肠内营养、减少肠外营养用量。

（二）放疗患者的营养需求

放疗可通过作用于胃肠道而影响患者的营养状态，而营养不良的肿瘤患者又对放疗药物的降解和排泄功能形成障碍。放疗对骨髓的影响可使患者出现贫血、白细胞和血小板减少，导致患者免疫功能损伤，增加感染机会；头颈部、腹部等接受放疗的患者，可出现炎症、疼痛、味觉改变、吞咽困难等症状，导致患者不能顺利进食，且这种状况一直持续到治疗结束 12 周后。患者营养状况与放疗损伤的严重程度、放疗的种类及放射剂量、照射野尺寸及组织被照射量、治疗持续时间等有关，需要做好放疗患者的饮食指导和营养支持，增加患者耐受能力，提高治疗效果。

（三）围术期肿瘤患者的营养需求

手术治疗前的禁食、术后较长一段时间内无法正常进食、手术创伤造成患者的应激反应、手术切除肿瘤部位的脏器造成一系列功能障碍等原因，都会不同程度地影响患者营养物质的摄入和吸收。同时，患者营养不良会增加手术风险，易发生伤口愈合不良、感染率增加、术后肠功能恢复延迟等，会降低治疗效果。故就围术期的恶性肿瘤患者而言，术前营养治疗的目的在于改善患者的营养状况，提高对手术创伤的耐受能力，减少或避免并发症，降低死亡率。目前认为，严重营养不良者、需要进行大手术的营养不良患者是术前营养治疗的主要适应证，术前的营养治疗应持续 7 ～ 10d。

一般手术期患者营养治疗方式是由肠内营养逐渐过渡到肠外营养，再由肠外营养过渡到肠内营养。肠内营养相比肠外营养更符合机体生理状态，肠外营养仅限于肠内营养不能实施的特殊情况下应用，长期应用对肝、肾功能有损害。

（四）骨髓移植患者对营养底物的需求

营养底物包括谷氨酰胺、精氨酸与脂肪酸等。有关营养底物在肿瘤治疗中的有效性目前仍有争议，但已有临床资料证明谷氨酰胺对骨髓移植患者及危重患者有效。有临床随机试验证明，骨髓移植患者术后早期给予含谷氨酰胺的 PN 配方，能够降低患者的感染发生率，缩短住院天数。

思考题

护士应从哪些方面满足肿瘤患者围术期的营养需求？

答案链接 50

第三节 肿瘤患者的营养治疗

案例 20-3A

该患者入院后 5d 行“空肠造口术＋结肠造口术”，术前 1d 检测白蛋白 32.5g/L、血红蛋白 103g/L、ALT22.0U/L、空腹血糖 4.8mmol/L，术后 1d 检测白蛋白 16.9g/L、血红蛋白 95g/L、ALT43U/L、空腹血糖 5.3mmol/L；术前 1d 测上臂围为 17.5cm，术后 1d 测上臂围为 17cm，除以上检测指标外，针对该患者的手术方式，应注意哪些营养治疗的相关问题？

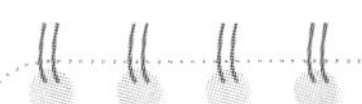

住院的恶性肿瘤患者多为进展期，入院时往往存在不同程度的营养不良，这种状态将直接影响整个治疗过程。然而，对这些慢性消耗性疾病患者而言，不可能、也不应期望在短期内达到机体各组成部分的明显恢复。因此，有些急需处理的问题就不能等待或延迟至营养不良纠正以后，如维生素和矿物质的缺乏，贫血，水、电解质失衡等应在短期内快速予以纠正，以降低对生命的威胁程度，而营养不良的改善和纠正则是一个相对漫长的过程。

一、营养治疗的目的

营养治疗的目的是提供给机体适当的营养物质，维持机体的组成及生理和免疫功能，帮助恶性肿瘤患者安全渡过手术或能耐受其他抗肿瘤治疗，减少或避免由于治疗引起的不良反应，以改善患者营养状况，改善机体免疫功能，减少并发症与改善预后。

二、营养治疗的基本对象

（一）早期肿瘤患者

恶性肿瘤处于早期时，肿瘤负荷较小，对局部产生的影响亦小；肿瘤所致的代谢异常程度相对较轻，还未及干扰整个机体，全身营养状况尚属正常；患者具备对各种抗肿瘤治疗的耐受力，预后较好，这部分患者只要能维持基本正常的饮食摄入，一般无须提供额外的营养治疗。

（二）进展期肿瘤患者

随着肿瘤的进展，由肿瘤所带来的局部和全身性影响越来越显著：有局部压迫症状如疼痛、消化道梗阻，全身症状如厌食、消瘦、贫血、血浆蛋白质水平下降和免疫功能低下等，体重丢失程度为 10% 左右。这部分患者的肿瘤尚属可切除或治愈范围，但往往因营养不良而使其对手术或其他抗肿瘤治疗的耐受性下降，极有可能发生术后并发症，并因此而影响抗肿瘤治疗的整体效果。因此，进展期肿瘤患者若伴有营养不良或属于并发症高危对象时，应当及时、合理、有效地提供营养治疗，多数学者和临床医生认为对这部分患者的营养治疗是有积极意义的。

（三）晚期（终末期）肿瘤患者

晚期肿瘤患者多因肿瘤导致的消化道梗阻和癌性恶病质常无法经口饮食或仅少量摄入，全身情况极差，往往失去手术机会和治愈的可能，对这些患者是否有必要提供积极的营养治疗是有争议的。从临床角度分析，此时的营养治疗只是一个暂时性的“救命”方法，其意义仅仅是从非常低的程度减慢患者营养状况的进一步恶化，却不能达到纠正营养不良的目的，对其病程发展和最终预后的改善无济于事。从伦理学角度分析，给予终末期患者营养治疗可短暂地提高患者的生活质量，如同其他患者一样得到了同等对待和处理，获得心理安慰。

三、与肿瘤综合治疗有关的营养问题

现今，恶性肿瘤的治疗多采用综合性措施，包括手术、放射治疗、化学药物治疗和免疫治疗。因肿瘤类型和部位的差别，不同的治疗方法对肿瘤周围组织、器官和营养状况造成的影响亦不同（表 20-3-1），只有对每位患者按个体存在的营养问题区别处理，才能达到预期效果。

四、营养治疗的原则

营养治疗的方式分为肠内和肠外营养，营养治疗的有效性往往与治疗对象的选择、治疗是否及时等诸多因素有关，在临床实施过程中，应把握以下原则。

1．早期评价患者的营养状况和免疫功能：此举有利于可能出现营养不良的高危患者，这些患者应在整个抗肿瘤治疗过程中接受营养治疗并定期评价治疗效果，避免出现并发症后才考虑应用营养治疗的现象。

表20-3-1　与肿瘤综合治疗有关的营养问题

治疗问题	有关营养问题
（一）手术治疗	
1．口、咽部癌根治术	咀嚼和吞咽困难
2．食管癌根治术	胃潴留、胃酸过少、脂肪泻或腹泻、早期饱食感、反流
3．胃癌切除术（胃次全或全切除）	倾倒综合征，消化吸收不良，胃酸、内因子和R蛋白缺乏、低血糖，早期饱食感
4．肠癌切除术	
（1）空肠切除	多种营养物质吸收率下降
（2）回肠切除	维生素 B_{12} 缺乏，脂溶性维生素吸收不良，胆盐丢失，脂肪吸收不良，腹泻或脂肪泻，高草酸盐尿和肾结石，钙和镁缺乏
（3）广泛肠切除	营养物质吸收不良、营养不良、代谢性酸中毒、脱水
（4）回肠造口术、结肠造口术	水、电解质失衡
（二）药物治疗	
1．糖皮质激素	液体和电解质问题、氯和钙的丢失、高血糖
2．类性激素	液体潴留、恶心
3．细胞毒性化学药物	恶心、呕吐、腹泻、骨髓抑制
4．免疫治疗	
（1）肿瘤坏死因子	液体潴留、低血压、恶心、呕吐、腹泻
（2）白介素-2	低血压、液体潴留、氮质血症
（3）干扰素	厌食、恶心、呕吐、腹泻、氮质血症
（三）放射治疗	
1．口、咽部放疗	味觉受破坏、口干、吞咽疼痛、牙齿脱落
2．颈部下段和纵隔放射治疗	吞咽困难，食管炎，食管纤维化变、狭窄
3．腹部和盆腔放射治疗	急、慢性肠炎，吸收不良，腹泻，肠腔狭窄、梗阻等

2．伴轻至中度厌食和味觉改变的患者在治疗过程中，应根据患者对食物的喜好与否制订食谱，需要肠内营养治疗者，营养液内可加入患者乐于接受的调味剂，以增加摄入，控制体重进行性下降。

3．胃肠道功能明显减弱或伴白细胞减少的易感染患者也是营养治疗的指征。

4．肿瘤患者的肠内和肠外营养配方基本同非癌症的营养不良患者，但不能忽略各种抗肿瘤治疗所引起的问题，包括各器官功能状态。

5．体重丢失 $< 5\%$ 或无体重丢失，但需接受大手术的患者术后应常规补液和补充电解质。除非出现严重并发症或7～10日内肠功能不能恢复，才考虑肠外营养治疗。体重丢失达15%～20%者，继发于营养不良的并发症危险性显著增加，应给予围术期肠内或肠外营养治疗。

6．对有持续肠梗阻或严重胃肠功能障碍，不能应用肠内营养及各种治疗措施均无效的患者应当明确告知患者或其家属：TPN无助于控制或缓解病情，TPN有潜在并发症及相当的经济费用，但平均生存期一般 $<$ 3个月。对这些患者，常因不得已而应用家庭肠外营养治疗。

7．因手术、放疗或化疗等综合治疗所引起的消化功能不全，但无残存肿瘤的患者应用营养治疗的意义完全不同于上述患者，此类患者通过适当的肠内或肠外营养治疗能改善生活质量，有助于延长生存期。

五、部分肿瘤的治疗特点及营养治疗建议

（一）头颈部肿瘤

对入院时已存在严重营养不良的头颈部肿瘤患者，应早期作营养干预。若患者能吞咽，经口摄入流质营养液，或经鼻饲管喂养；若需较长期管饲者，最好采用胃造瘘途径提供营养物质；易反流或误吸危险性较大的患者，则宜经空肠造瘘提供营养液，并用输液泵维持缓慢滴注，上述途径有困难者，考虑应用肠外营养治疗方式。

（二）食管癌

对体重下降＞10% 的食管癌患者应注重提供足够的营养物质，食物应含高碳水化合物、足够蛋白质和脂肪。部分梗阻但无反流的患者，可经口提供含完整营养素的全量肠内营养；当严重厌食时，可经管饲方式提供营养物质；若因喂养的方式、原发病引起的恶心、疼痛或其他综合因素使摄入量不能满足机体代谢需要时，可考虑肠外营养治疗。食管切除术后的患者若经口饮食，应少食多餐，以避免早期饱食感和反流；放疗后或术后出现食管或吻合口狭窄者，暂时需经口或管饲提供肠内营养治疗，直至狭窄解除才能恢复普通饮食；术后若较长时期不能恢复正常摄食或经管饲获得足够营养物质时，应提供肠外营养治疗。

（三）胃癌

术前已存在明显体重下降、严重贫血、低蛋白血症或免疫防御能力低下的胃癌患者，应视为可能发生并发症的高危患者，应积极提供营养治疗，包括管饲和肠外营养治疗。若能经口饮食或管饲者，当首选营养成分完整的半流质或流质肠内营养，若有呕吐、厌食或幽门梗阻，可考虑提供围术期肠外营养治疗，或术前肠外、术后早期经空肠造瘘肠内营养治疗。

倾倒综合征的治疗除药物外，主要经饮食调理。进餐时限制食物的液体量，饮食应含高蛋白质、适当的脂肪和碳水化合物，葡萄糖含量不能过高；少食多餐，每日约分为 6 餐；果胶衍生物可延长胃排空时间，减少倾倒综合征发生；补充足量的铁、水溶性和脂溶性维生素可防治维生素、矿物质缺乏和贫血。

胃切除术后患者多有腹胀、腹泻等乳类不耐受症状，如长期不进食乳类食品，且又不服用钙剂，可出现缺钙症状，患者可经常少量饮乳、去乳糖或用乳糖酶处理过的乳制品，也可饮用容易耐受的酸乳。若上述方法无效，应摄入溶解性好、易吸收的钙盐，每日 600 ~ 1000mg，分次服用，以达到防止缺钙的目的。

体重下降是胃切除术后患者的常见现象，除吸收不良外，主要归咎于摄食不佳。若经调整饮食方案仍不能保证足够摄食量及维持体重时，推荐管饲饮食，应用输液泵控制，缓慢滴注，以保证营养物的完整、足量摄入。

（四）结肠癌

相对上消化道癌症患者而言，结直肠癌患者中严重营养不良的发生率较低，术前需肠外营养治疗的患者不多。但术后，尤其右半结肠切除术后易出现的水、钠、钾丢失，应予重视并积极处理。术前已存在营养不良时，应提供围术期肠内、肠外营养治疗，如术后短期应用可经鼻胃管或术时作胃造瘘，以便术后提供肠内营养治疗。

思考题

如何纠正案例 20-3A 中患者与肿瘤综合治疗有关的营养问题？

答案链接 51

第四节 肿瘤患者的营养膳食及营养护理

一、肿瘤患者的膳食种类

肿瘤患者的膳食分为基本饮食、治疗饮食、特殊饮食，可根据患者的具体情况酌情选用。

（一）基本膳食与治疗膳食

见表 20-4-1。

表20-4-1 恶性肿瘤患者基本饮食与治疗饮食

饮食种类		适用患者	饮食特点、配膳原则	饮食要点
基本饮食	普食	消化能力正常、无发热、治疗恢复期肿瘤患者	与健康人饮食相同	少食油炸、不易消化的食物，饮食多样化
	软食	消化不良、轻微发热、肠道手术后恢复期、放疗后咀嚼不便的肿瘤患者	介于普食与半流质之间，便于咀嚼、易于消化	食物烹调时切碎、煮软、炖烂；不用油炸食物、少食含粗纤维的蔬菜；补充新鲜果汁等富含维生素C的食物
	半流质	发热、身体虚弱、严重消化道疾病、咀嚼吞咽困难、手术后肿瘤患者	细软、易咀嚼、易消化、营养较高、含纤维少、呈半流质状态，如各种粥类、面汤、面包等	少食多餐、5 ~ 6次 / 日，蛋白质达到健康人供给量；胃肠道手术后不能立即食用含纤维素及胀气的食物，如蔬菜、水果、豆浆、牛奶等；禁用生冷、油炸食物及辛辣调味品
	流质	高热、大手术后初期、危重、咀嚼吞咽困难的肿瘤患者	食物为液体或易于溶化的液体。因所供热量、营养素不足，适宜短期食用，如米汤、芝麻糊、各种去油肉汤、蛋羹、各种果汁、蔬菜汁等	6 ~ 7次 / 日，200 ~ 300毫升 / 次；胃肠道手术患者，不食牛奶、豆浆等致胀气食物；头颈部手术患者应给冷流质，避免引起切口疼痛；鼻饲流质禁用蛋花汤等，避免管道堵塞
治疗饮食	高能量饮食	高消耗、体重不足、大手术后恢复期肿瘤患者	增加主食量和菜量，除正餐外可加巧克力、甜点、奶制品等	肥胖症、糖尿病、尿毒症患者不宜食用，须关注患者体重、血脂变化
	高蛋白饮食	白蛋白 < 35g/L 的肿瘤患者	蛋白质要达到 1.5 ~ 2.0g/(kg · d)，但总量不超过 120g/d，总热量为 10.46 ~ 12.55MJ/d、碳水化合物为 400 ~ 500g/d、脂肪 60 ~ 80g/d	选择含蛋白质高的食物，如瘦肉、动物内脏、蛋类、乳类等；碳水化合物高的食物，如谷类、薯类等；并选择新鲜水果和蔬菜
	低蛋白饮食	肝、肾衰竭的肿瘤患者	蛋白质达到 0.5g/(kg · d)，总量不超过 40g/d	选用优质蛋白，如牛奶、鸡蛋、瘦肉等。主食可用一部分小麦淀粉代替
	低盐饮食	合并心、肝、肾功能不佳、水肿、高血压等肿瘤患者	每日食盐量不超过 2g（或酱油 10ml）	禁用腌制的食品如酱菜、咸肉、咸蛋、香肠等
	无盐饮食	合并严重心、肝、肾衰竭的肿瘤患者	膳食中含钠量不超过 500mg/d	选用含钠量低的食物如加碱的馒头、面条等。少用含钠多的食物如海带、紫菜、黄豆、鸭蛋等

续表

饮食种类	适用患者	饮食特点、配膳原则	饮食要点
低渣饮食	咽喉部及消化道肿瘤手术后、肛门肿瘤患者	减少食物经消化后留下的残渣以减少肠道的机械性刺激，帮助伤口早日愈合	所有食物应切细、剁碎、煮烂，蔬菜做成泥状
高纤维饮食	便秘、冠心病、高脂血症及并发糖尿病的肿瘤患者	膳食要求采用含纤维多的食物	选择韭菜、芹菜、黄豆芽、山芋、各种粗粮、豆类及其制品等
低胆固醇饮食	肝、胆部位肿瘤及高胆固醇血症患者	胆固醇限制在 300mg/d 内	不用肥肉及动物油，少用动物内脏、蛋黄、脑、鱼子等高胆固醇食物。烹饪用油宜采用植物油，可多食用蔬菜、水果，饮食以素食为主

（二）肿瘤患者特殊饮食

胃肠道途径许可时，当首选肠内营养治疗，若因局部病变或治疗限制不能利用胃肠道时，考虑肠外营养治疗（表 20-4-2）。适宜时间包括围术期和其他抗肿瘤治疗时，术后早期（术后 12 ～ 48h 内）给予肠内营养治疗，亦可在术后第 1、2 日（内环境稳定后）开始肠外营养治疗。

二、营养治疗的护理

（一）熟悉病情，做好心理疏导

观察患者的病情变化，掌握患者的膳食心理状态，给予患者良好的心理疏导，鼓励患者增强战胜疾病的信心。

表20-4-2　肿瘤患者特殊饮食

	肠内营养（EN）	肠外营养（PN）
应用途径	1．口服营养 2．管饲营养：对于上消化道通过障碍者，经鼻 - 胃、鼻 - 十二指肠、鼻 - 空肠置管，或经颈食管、胃、空肠造瘘置管	1．周围静脉（贵要静脉、肘正中静脉、颈内静脉等） 2．中心静脉：需视病情、营养液组成、输液量及护理条件等而定
制剂种类	1．大分子聚合物制剂（如匀浆膳等） 2．要素膳 3．特殊肠内营养制剂（如先天性氨基酸代谢缺陷病制剂）等	1．葡萄糖制剂 2．脂肪乳剂 3．氨基酸溶液 4．维生素和矿物质
适应证	1．不能经口进食、摄食不足或有摄食禁忌的患者 2．胃肠肿瘤术前、术后、恢复期或晚期营养支持的患者 3．接受放疗及化疗辅助治疗的患者等	1．因疾病（如胰瘘、小肠瘘）或治疗限制不能经胃肠道摄入或摄入不足的患者 2．消化道需要休息或消化、吸收不良的患者 3．手术前后营养支持，如食管、胃、大肠、胰腺根治术等 4．抗肿瘤治疗，如放化疗、接受骨髓移植的患者 5．代谢高度亢进，分解代谢尤为旺盛，而经口摄入不足的患者，如重度感染、高热、昏迷及严重恶病质者 6．骨转移或下肢瘫痪合并压疮的患者

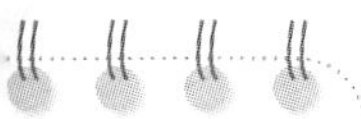

续表

	肠内营养（EN）	肠外营养（PN）
禁忌证	1．完全性肠梗阻（麻痹性或机械性肠梗阻）的患者 2．活动性消化道出血、严重肠道感染、严重腹泻及休克的患者 3．小肠广泛切除 4 ~ 6 周以内，胃肠蠕动严重减慢的患者	1．严重水、电解质平衡紊乱的患者 2．严重呼吸、循环衰竭的患者 3．出凝血功能紊乱或休克的患者
并发症	1．鼻咽部和食道黏膜损伤 2．腹泻、恶心、呕吐 3．感染 4．吸入性肺炎 5．代谢性并发症（如水分过多、脱水、非酮性高渗性高血糖等） 6．管道堵塞	1．感染 2．导管有关并发症（如气胸、血管神经损伤、空气栓塞等） 3．代谢方面并发症（如非酮性高糖高渗性昏迷、低血糖性休克等）

案例 20-4A

患者入院后行右侧锁骨下深静脉置管术，至术前静脉输入 18-AA 复方氨基酸 500ml/d、注射用水溶性维生素 1 支 /d，术前 3 天连续静脉输入 30% 的脂肪乳剂 100ml/d，术后 5d 连续静脉输入白蛋白 20g/d、脂肪乳氨基酸（17）葡萄糖（11%）1440ml/d、注射用多种微量元素 1 支 /d、注射用水溶性维生素 1 支 /d，后间断输注白蛋白 4 次，每次 10g。术后 5d 患者去除留置胃管胃肠减压，开始进少量流食，术后 10d 过渡至半流质饮食直至出院，出院时白蛋白 35.7g/L、血红蛋白 95g/L、ALT12U/L、空腹血糖 5.5mmol/L。如何做好该患者的营养护理？

（二）对患者进行早期、动态营养评估

动态评估患者的各种营养指标并做出客观评价，以便确定营养供给标准和补给方式；保持与医生和营养师的良好沟通，共同制订营养康复计划。

（三）进行营养知识健康教育

根据患者的疾病进展情况、治疗方法、文化程度、生活饮食习惯等向患者及家属进行个体化健康教育，重点讲解营养护理对疾病治疗的重要意义和作用、适宜选择的饮食种类、烹饪方法等，取得其配合。

（四）饮食护理

1．根据患者病情及营养需求选择合理饮食，为患者营造良好的进餐环境，注重食物的色、香、味、型、质、温度及多样化。

2．宜选蘑菇及木耳类、鱼类、豆类与蔬菜类等具有防癌、抗癌作用的食物。如海参中的海参素能提高吞噬细胞的吞噬功能，增强机体抵抗力；大豆富含异构黄酮，对乳腺癌和结肠癌等有明显的抑制作用；茄子因含有龙葵碱而具有抗癌功效。

3．少选或忌选食物有动物脂肪、虾蟹类、腌制与烟熏食物、酸泡食物、罐头制品、辛辣刺激性食品、反复高温油炸食品等。

4．观察患者进食情况，如进食种类、量、次数、有无恶心、呕吐等，如有异常及时与医生沟通，给予解决。

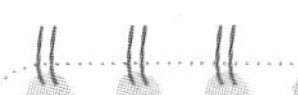

（五）与营养治疗有关的症状护理

1．味觉改变　很多癌症患者对甜味和酸味的感觉减弱，苦味较为敏感，对咸淡的感觉因人而异。可试用糖或柠檬以增强甜味和酸味，选用香菇、洋葱等味道独特的食物，尽量不吃或少吃苦瓜、芥菜等苦味重的食物，并根据患者对咸淡的感觉调节食盐的用量。

2．食欲减退　常在癌症发病初期即表现出来，导致患者进食量锐减，有的仅达到发病前的 1/3 甚至更少。鼓励患者进食，强调少量多餐，并尽量多吃；努力满足患者对食物及烹调方法的要求并不断变换花样。伴有严重厌食但不再作进一步抗肿瘤治疗者若胃肠功能存在，可提供家庭肠内营养治疗，以期改善生活质量。

3．恶心、呕吐　注意在放疗或化疗前 2h 内不宜进食；食物需清淡而避免过甜或油腻，特别不能摄食油炸、油煎的食物及奶油类食物，不要一次大量摄入饮料。冷和热的食物不可同时摄入，以避免对胃肠的刺激。

4．口腔溃疡　强调少量多餐，采用液体肠内营养制剂，可口服，也可管饲，辅助以少量新鲜果汁以促消化。注意进食肠内营养制剂的“三度”，以减少进食后的不耐受反应。

（1）温度：与皮肤温度相似即可。

（2）速度：每次口服或管饲不宜超过 200ml，速度不宜过快。

（3）浓度：不宜超过 25%，一般可按肠内制剂上的说明配置，粉剂的肠内制剂与兑水的体积比例一般为 1 ∶ 4 至 1 ∶ 6。

（六）患者应用肠内营养的护理

1．做好患者的临床营养监护，严密观察有无恶心、呕吐、腹胀、腹痛和腹泻等副作用，注意管饲速度、营养制剂的温度和浓度。

2．对使用管饲的患者，注意管饲管道是否通畅，胃部勿潴留太多，否则引起食物倒流导致吸入性肺炎；对使用高浓度和高渗溶液的患者，要经常检查血浆电解质水平、酸碱度和血糖、尿糖的水平，以防发生高渗脱水引起高渗症候群和渗透性利尿。

（七）应用肠外营养的护理

1．心理护理　护士向患者解释深静脉穿刺、置管和肠外营养支持的必要性、安全性和临床意义，解除患者及家属的疑虑或恐惧感，得到其理解、配合和支持。

2．严格执行无菌操作　配置营养液和穿刺置管时应遵循无菌操作原则；静脉营养袋及输液导管应每日更换 1 次；静脉穿刺部位应定期消毒、更换敷料；观察、记录置管局部有无红、肿、痛、热等感染征象，发现问题及时处理。

3．输注前、中、后，护士做好三查七对。

4．严格控制输液速度，一般开始滴速为 40 ～ 60ml/h，逐渐增加速度，患者接受胃肠外营养的时间最好为 16 ～ 20h。

5．观察输液情况，防止导管扭曲、堵塞等。

6．患者出现呕吐、心慌、出汗、胸闷、高热等症状时，应及时报告医生，查找原因，给予对症处理。

7．对患者的胃肠功能状况进行动态评估，以便尽早进食，刺激胃肠道尽早恢复功能，逐步由胃肠外营养转为肠内营养。

8．并发症的预防与护理。①血管损伤：立即退针、局部压迫。②导管错位或移位：停止输液，拔管，局部处理，X 线透视可明确导管位置。③导管性感染或脓毒症：拔管，将导管尖端剪下两段并同时采取周围血，分别作细菌和真菌培养，并进行抗生素敏感试验；根据病情，选用抗生素；观察 12 ～ 24h 后，可按需要更换部位，重新穿刺置管。④非酮性高渗性高血糖性昏迷：立即停止输注葡萄糖溶液或含有大量葡萄糖的营养液，输入低渗或等渗氯化钠溶液，内加胰岛素，使血糖水平逐渐下降。⑤低血糖性休克：轻者食糖水或糖果，严重者输注高渗葡萄糖或输注含糖溶液即可缓解。

思考题

L76

答案链接 52

1．肠内营养患者的护理要点是什么？

2．请分析案例 20-4 A 中患者可能会出现哪些护理并发症？如何预防？

第五节　营养治疗的若干问题

肿瘤患者的营养治疗，不是通常意义的、简单的营养治疗，还涉及许多与营养治疗有关的问题，如厌食的处理、营养治疗的效果、与肿瘤生长的关系和费用效益等问题。

一、厌食

临床上，外科医生或肿瘤学专家关心的大多是如何控制症状，提高肿瘤患者的生存率，营养师感兴趣的却是如何改善营养状况。事实上，肿瘤患者需要摆脱和解决的不仅仅是这些问题，还包括一系列其他可变因素，如厌食、生理和心理状态、生活质量和社会功能等，其中厌食更是众多肿瘤患者的共同问题，尤其胃癌患者。但在以往的诸多研究中，厌食的处理并未成为营养治疗和肿瘤治疗中的一部分，直至近年的一些报道强调厌食不但是导致癌性饥饿的重要因素，也是引起患者诸多不适感觉的原因之一。

二、营养治疗与肿瘤生长的关系

营养治疗是否促进肿瘤生长，是对肿瘤患者应用营养治疗所涉及的颇多争议的核心问题之一。从 TPN 的发展史看，当初将 TPN 应用于肿瘤患者的出发点是因为部分肿瘤患者不能正常饮食或难以耐受各类肠内营养制剂，以致因营养不良而不能接受完整的抗肿瘤治疗，故最初应用 TPN 的目的仅为改善患者营养状况，支持患者安全渡过手术关或能耐受其他抗肿瘤治疗。数十年来，营养治疗对于营养不良的肿瘤患者的正性作用已得到认同，但是，出于对营养治疗潜在性刺激肿瘤生长的顾虑，又使临床医生对营养治疗的应用处于进退两难之地。

尽管缺乏临床肿瘤患者接受营养治疗后肿瘤生长加速或转移的直接证据，但对于营养治疗与肿瘤生长间的关系仍有待在细胞周期调节机制上作更为科学、深入的研究分析。

三、营养治疗与肿瘤化疗

营养治疗与肿瘤化疗的关系涉及两个方面，一是营养治疗能否改善化学药物的毒性反应，二是营养治疗能否增强肿瘤细胞对化学药物的应答反应。

做到客观地评价营养治疗与化疗的关系，确有一定难度。因为化疗对肿瘤患者的副作用除药物因素外，更存在个体差异，化疗药物对胃肠道和造血系统的副作用在不同个体中的反应存在轻重之别。肿瘤患者在化疗时应用营养治疗的真正目的并不是阻断或减轻化疗药物的毒性作用，而是这些患者由于化疗药物的毒性作用不能正常摄食，甚至消耗增加，不能耐受和完成整个化疗过程，此时提供营养治疗的目的仅是补充或提供患者足够的营养底物，预防或纠正可能出现或已经存在的营养不良，使患者有耐力承受完整的化疗过程。

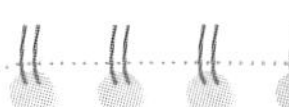

四、家庭营养治疗

肿瘤后期，厌食和胃肠道梗阻限制了患者对营养物质的摄入，此时即使抗肿瘤治疗或提供营养治疗，对缓解病情和纠正营养不良均无大的意义。从伦理学和费用效益角度考虑，此类患者能否成为家庭肠外营养治疗（HPN）的对象，各国观点不同，表现为从绝对反对到不加区别地任意应用。据报道，在美国、日本和意大利的家庭肠外营养治疗者中，40% ~ 60% 为肿瘤患者；法国约占 18%，英国仅为 5% ~ 15%；这种差异反映了不同国家的文化、教育、社会和经济状况及对该问题的态度。

小　结

1. 肿瘤恶病质的临床表现　主要表现为厌食、进行性体重下降、贫血、低蛋白血症、乳酸血症和高脂血症等。

2. 恶性肿瘤患者营养治疗的目的　改善宿主营养状况，改善机体免疫功能，减少并发症与改善预后。

3. 肠内营养的适应证、肠外营养的禁忌证

肠内营养的适应证：不能经口进食、摄食不足或有摄食禁忌的患者；胃肠肿瘤术前、术后、恢复期或晚期营养支持的患者；接受放疗及化疗辅助治疗的患者等。

肠外营养的禁忌证：严重水、电解质平衡紊乱的患者；严重呼吸、循环衰竭的患者；出凝血功能紊乱或休克的患者。

思考题

答案链接 53

如何从护理角度改善恶性肿瘤患者的厌食状况？

（师存霞）

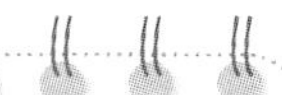

第二十一章　获得性免疫缺陷综合征的营养治疗与护理

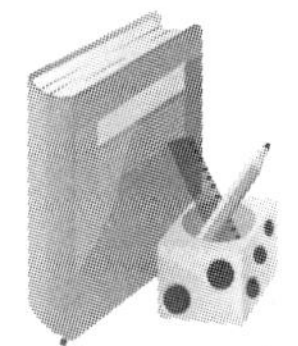

学习目标

通过本章内容的学习，学生应能够：

◎ 识记

复述 AIDS 患者的发病机制，不同感染期患者的营养治疗；AIDS 患者的饮食护理要点。

◎ 理解

概括不同 HIV 感染期患者的代谢改变。

◎ 运用

1．对不同 HIV 感染期的患者进行合理的营养治疗。

2．指导 AIDS 患者进行合理的饮食。

第一节　HIV/AIDS 的发病机制

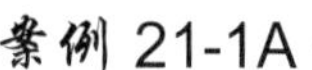

案例 21-1A

患者，男，43 岁。反复肺部感染 2 年，进行性消瘦 6 个月入院。既往有静脉吸毒史 4 年余。近 6 个月体重进行性下降约 15kg，大便次数每日 5 ~ 6 次，稀便。患者神志清楚，体型消瘦，体温 38.4℃，脉搏 98 次 / 分，呼吸 16 次 / 分，血压 102/76mmHg。双侧瞳孔等大等圆，直径约 0.25cm，颈前、颈后及腹股沟区可触及数个肿大的淋巴结，无压痛。双肺呼吸音粗，可闻及痰鸣音。心音低，律齐，98 次 / 分，各瓣膜区未闻及病理性杂音。腹软，未见明显肠形及蠕动波。请问此患者能否通过营养治疗改善预后？护理要点有哪些？还需进一步进行哪些辅助检查？

获得性免疫缺陷综合征（acquired immunodeficiency syndrome，AIDS；或称艾滋病）是由人类免疫缺陷病毒（human immunodeficiency virus，HIV）引起的感染。HIV 主要破坏辅助性淋巴细胞，引起免疫功能全面低下，并在此基础上出现机会性感染、恶性肿瘤及中枢神经系统损害等一系列临床情况。HIV 的传播途径见图 21-1-1。

在世界范围内流行的 AIDS 主要由 HIV-1 所致，HIV-2 仅在西非呈地方性流行。HIV 感染早期为急性病毒血症期，患者出现流感样症状，外周血病毒血症并播散到其他淋巴组织，$CD4^{+}$ T 细胞明显减少，此阶段维持数周。随后由于 $CD8^{+}$T 细胞激活的特异性细胞毒性 T 细

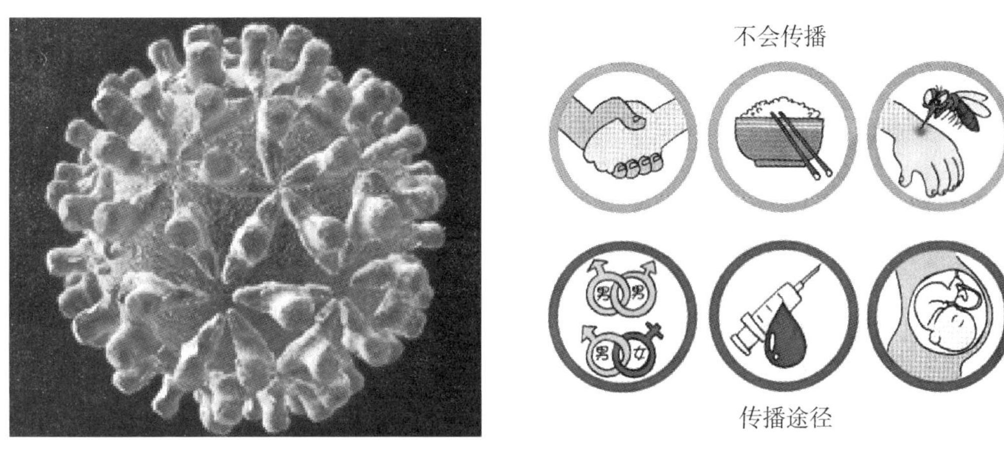

图 21-1-1　HIV 及传播途径

胞（CTL）的活化并杀伤 HIV 感染细胞，以及产生抗 HIV 抗体，使病毒血症被清除，外周血 HIV 相对处于低水平，但病毒仍在淋巴组织内持续复制。此时 $CD4^+T$ 细胞计数回升到 $800 \times 10^6/L$（正常参考值为 $1200 \times 10^6/L$），患者无症状，此为潜伏期或无症状期。在此阶段，虽然有一定水平的抗 HIV 抗体和 CTL，但免疫系统发生进行性衰退，$CD4^+T$ 细胞数量及功能逐渐降低，当降至 200 个细胞 /μl 以下时，发生机会性感染，HIV 感染者进展为 AIDS 患者。HIV 感染可损害体内多种免疫细胞，造成机体免疫功能损害。

知识拓展链接 27

1．$CD4^+T$ 细胞　HIV 外膜上的 gpl20 与 $CD4^+T$（辅助性 T 细胞）结合后，HIV 的 RNA 通过透膜蛋白（gp41）的作用，进入细胞体内，反转录成 DNA，并整合到宿主细胞的 DNA 中，使感染继续存在。整合后并无病毒蛋白合成，成为潜伏状态，其后在某些因素的作用下，复制出新的病毒，继续感染其他的 $CD4^+T$ 细胞。在原发性 HIV 感染的早期，T 细胞数呈现一过性下降，主要为 $CD4^+T$ 细胞。$CD4^+T$ 细胞在免疫调节中，特别是对细胞免疫和体液免疫平衡的维持具有枢纽的功能，因此 $CD4^+T$ 细胞数量的迅速下降是 HIV 感染进一步发展成 AIDS 的突出表现。

2．$CD8^+T$ 细胞及其激活的 CTL　与 $CD4^+T$ 细胞相比，HIV 感染对 $CD8^+T$ 细胞数量影响不大，外周血中 $CD8^+T$ 细胞往往增加，从而导致 $CD4^+/CD8^+$ 比值的下降。在 HIV 感染的初期，外周循环中可出现 HIV 特异的 CTL，随着病毒在免疫组织中不断复制，其数量也迅速增加。早期 CTL 反应的强弱认为直接影响 HIV 感染后进展为 AIDS 的时间，初期反应越强，疾病的无症状期也越长。HIV 特异的 CTL 从初期的超强反应到 AIDS 晚期的功能丧失，反映了宿主与病毒抗争的过程。

3．单核巨噬细胞　HIV 感染使单核巨噬细胞功能异常。在 HIV 感染的初期，巨噬细胞的 HIV 病毒可通过影响 IL-2 的水平而引起免疫功能的异常。此外，AIDS 患者的单核巨噬细胞对致炎因子的反应异常，如趋化能力下降，IL-1 分泌功能降低，抗原处理表达能力下降，以及对病原微生物的吞噬杀灭能力下降等。

4．自然杀伤细胞（NK 细胞）　NK 细胞属于淋巴细胞亚群，具有杀伤病毒感染细胞、肿瘤细胞及异体细胞的功能。虽然现在无直接证据表明 NK 细胞受到 HIV 的直接感染，其数量也无明显改变，但多数研究表明 HIV 感染者的 NK 细胞免疫反应性降低。

5．树突细胞　树突细胞也是 HIV 感染的重要靶细胞和病毒的主要庇护所。HIV gpl20 与树突细胞表面的 $CD4^+$ 分子和趋化性细胞因子受体（CCR）结合而进入细胞，HIV 也可以免疫复合物形式通过 Fc 受体或补体受体结合在滤泡树突细胞（FDC）表面而进入细胞。感染 HIV 的成熟树突细胞可与 $CD4^+$ 细胞结合并传播 HIV，导致 $CD4^+T$ 细胞的感染。感染 HIV 的某些

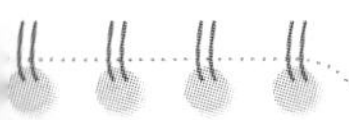

树突细胞功能下调，导致记忆性 T 细胞缺乏，再次免疫应答能力降低。因此，树突细胞数量和功能降低可能是 AIDS 患者免疫缺陷的一个重要因素。

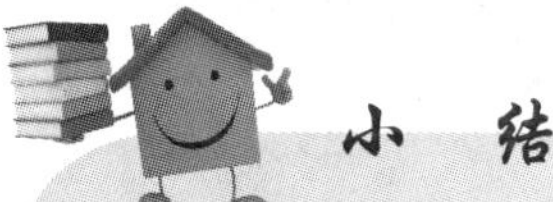

小 结

艾滋病的发病机制主要是在 HIV 直接或间接作用下，$CD4^+$ T 细胞功能受损和大量破坏，导致细胞免疫缺陷，主要方式及表现有：病毒直接损伤，非感染细胞受损，免疫损伤，来源减少。

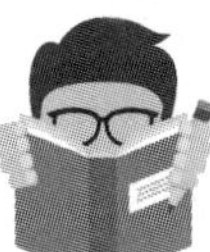

思考题

答案链接 54

简述艾滋病患者出现免疫功能缺陷的机制。

第二节 急性 HIV 感染者和无症状 HIV 感染者的营养支持

急性 HIV 感染在感染后 6d 至 6 周内，53% ～ 93% 的感染者出现急性症状，似感冒样表现，如发热（96%）、淋巴结肿大（74%）、咽炎（70%）、皮疹（70%）、肌痛或关节痛（54%）、腹泻（32%）、头痛（32%）、恶心和呕吐（27%）、肝脾大（14%）、鹅口疮（12%）、神经症状（12%），上述临床表现平均持续 22 天，不经特殊治疗，一般可自行消退。出现症状后 2 ～ 4 周，机体 HIV 抗体逐渐转阳。从感染到血清转阳的这段时间，称为“窗口期”。一般 HIV 感染后，平均血清转阳时间为 65d，95% 感染者在 6 个月内转阳。随着机体免疫应答的产生，感染者血浆病毒载量明显下降，$CD4^+$T 细胞数量明显回升（但仍低于感染前的水平），而后呈进行性减少。急性 HIV 感染中，症状的出现、持续时间，以及病毒载量与感染者的预后有关。

随着急性感染症状的消退，感染者转入无症状 HIV 感染期，除了少数感染者可查到“持续性全身性淋巴腺病”（persistent generalized lymphadenopathy，PGL）外，没有其他任何临床症状或体征。PGL 是指除腹股沟淋巴结外，至少有两处不相邻部位的淋巴结发生肿大，直径在 1cm 以上，以颈部和腋下淋巴结肿大多见。

无症状 HIV 感染期，患者体内 HIV 对 $CD4^+$T 细胞的破坏与体内骨髓产生 $CD4^+$T 细胞基本保持平衡。如果这种平衡被打破，即 HIV 对 $CD4^+$T 细胞的破坏速度大于体内骨髓细胞产生速度，患者就会加速进入 AIDS 期，继发各种机会性感染、恶性肿瘤、中枢神经系统疾病，导致死亡。

一、代谢改变

原发性 HIV 感染通常没有任何临床症状，或表现为一过性的发热等流感样症状，但也可以表现为急性 HIV 综合征，具体表现为传染性单核细胞增多症样疾病、急性神经系统疾病等。发病一般在感染疾病后的 2 ～ 3 周，产生抗病毒的抗体之前。在无症状的 HIV 感染者，营养不良主要表现在免疫系统功能低下、淋巴细胞数量下降、细胞免疫能力低下、自然杀伤细胞功能障碍、补体活性下降及免疫球蛋白水平降低、细胞吞噬能力抑制等。HIV 每天都摧毁大量的

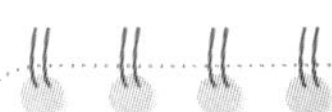

免疫细胞，而骨髓则通过加速生成新的细胞来加以补偿。

二、营养支持的作用

在整个病程中，患者最突出的一个表现就是体重进行性下降和营养不良，体重下降可发生在 HIV 感染全过程并与疾病的进程明显相关，部分患者死于严重营养不良。因此合理的营养治疗对纠正 AIDS 患者的营养状况、改善患者的生活质量、抵御感染的能力均有明显的作用。而且部分营养素还能提高机体的免疫能力，延缓临床 AIDS 期的到来，推迟抗反转录病毒治疗的时间，从而减少这种治疗给患者带来的很多不良反应。

1．蛋白质与氨基酸　有关蛋白质和氨基酸对机体免疫系统影响的研究报道比较少，但是目前的研究证明必需氨基酸的缺乏会损害体液免疫反应，而除精氨酸等以外的单一的非必需氨基酸对免疫系统影响较小。支链氨基酸或含硫氨基酸的缺乏会引起淋巴组织细胞的耗竭，色氨酸对维持正常抗体的产生是重要的，苯丙氨酸缺乏也会损伤大鼠正常抗体的应答能力，苯丙氨酸和酪氨酸共同缺乏可抑制大鼠对肿瘤细胞的抗体应答，而细胞毒介导的免疫应答则不受影响。总之，大多数由氨基酸缺乏引起的体液免疫抑制显然比细胞免疫抑制严重，而氨基酸的不平衡也能损伤免疫反应。

知识拓展链接 28

2．维生素　维生素与细胞免疫及体液免疫有着密切的关系。

（1）维生素 A：维生素 A 在体内不能合成，但可由胡萝卜素转化而来，而胡萝卜素体内也不能合成，只有从膳食中摄取足够的维生素 A 或者胡萝卜素，才能满足机体的需要。维生素 A 的缺乏导致外周血 T 细胞明显减少，直接影响细胞和体液免疫反应，使宿主的抵抗力降低。

（2）维生素 B_2：有报道表明维生素 B_2 缺乏使胸腺重量降低，周围淋巴细胞减少。

（3）维生素 B_6：维生素 B_6 缺乏会引起淋巴组织萎缩，抑制初发性和继发性体液免疫反应，混合性淋巴细胞应答降低，淋巴细胞对促细胞分裂剂的应答降低等。

（4）维生素 B_{12}：维生素 B_{12} 缺乏会损害淋巴细胞对 PHA 的反应，损害中性粒细胞的功能，从而影响机体免疫功能的发挥。

（5）维生素 E：维生素 E 的缺乏会损害淋巴细胞对促细胞分裂剂的应答，损害免疫应答，损害中性粒细胞及巨噬细胞的化学趋化作用及吞噬功能。补充维生素 E 则可改善体液免疫及细胞免疫，并可扩大吞噬细胞毒的效率。

3．微量元素　微量元素对机体免疫的调节主要是通过其对酶活性的调节作用实现的，目前研究认为与免疫关系密切的主要有锌、铁、铜和硒等。

（1）锌（Zn）：锌对免疫功能有重要影响。锌是 DNA 和 RNA 的聚合酶、碳酸酐酶、碱性磷酸酶等 200 多种酶的组成成分或激活因子，直接参与核酸和蛋白质的合成、能量代谢和氧化还原过程。锌的缺乏还会影响胸腺因子水平。锌会使小肠黏膜的免疫防御力降低。

（2）铁（Fe）：血清铁缺乏时，可导致人体 T 细胞数减少和功能低下，中性粒细胞的杀菌能力下降，降低淋巴细胞的胚变反应。另外，低浓度的运铁蛋白可妨碍运铁蛋白的天然抗菌性质。因此，高铁血症或低运铁蛋白血症也是导致感染易感性增加的条件。

（3）铜（Cu）：铜缺乏会致含铜酶的活性降低。铜缺乏时会引起人体内 T 细胞（尤其是 CD4 细胞）和中性粒细胞的数量减少及功能低下，使感染增加；阻止内皮系统对感染的正常反应。

（4）硒（Se）：硒的主要功能是作为谷胱甘酞过氧化物酶（GSHPx）的一个重要组成部分可以分解在吞噬和杀菌过程中产生的活性氧和过氧化氢，以维持细胞正常功能。硒缺乏可在一定程度上导致巨噬细胞和中性粒细胞杀菌能力及 B 细胞产生抗体能力降低。

此外，多种营养素之间也会产生相互作用，目前的研究仅限于单一营养素产生作用的研究。

三、营养支持的实施

急性 HIV 感染和无症状 HIV 感染者营养治疗的目的是通过合理补充营养素，调理和改善 HIV 感染者的免疫系统功能，增加抗感染力，改善患者的营养状况，延缓 AIDS 期的到来，推迟抗反转录病毒治疗。在 HIV 诊断明确后就应该及时进行营养治疗，治疗可以阻止进行性体重下降、LBM 的丢失和 BCM 的减少。

1．营养物质的需要量

（1）能量需要量（表 21-2-1）：HIV 感染早期患者能量消耗比正常健康人要高 10% ~ 15%。因此，在饮食中可适当增加碳水化合物的量。此外，脂肪由于单位体积热能高，且使得食物具有更好的味道，增加食欲，在患者身体情况允许时也可适当增加脂肪的量。

表21-2-1　HIV感染者不同活动强度每人每天所需能量推荐量（kcal）

	轻度	中度	重度
男性	2600 ~ 2800	2900 ~ 3000	3300 ~ 3500
女性	2300 ~ 2400	2500 ~ 2700	3000 ~ 3100

注：1kcal=4.184kJ

（2）蛋白质需要量：虽然在 HIV 感染早期，体重未明显下降，但补充蛋白质对机体免疫系统的调节有或多或少的作用。由于 HIV 感染者比正常健康人面临更大的机会感染的危险，补充蛋白质可增强患者体质，提高免疫力，减少感染的可能。因此，一般认为 HIV 感染者每日所需蛋白质的量为正常健康人的 1.5 ~ 2 倍。

（3）电解质需要量：正常膳食下无须补充多余的电解质。若患者呕吐频繁，可以适当补充一些钾。

（4）维生素需要量：日常膳食有时不能满足人体维生素的需要量，因此需要额外补充维生素以达到 WHO 推荐的每日摄入量。在 HIV 感染早期，维生素 B_6 缺乏相对比较普遍，因此在膳食中需注意适当补充富含维生素 B_6 的食物，当然也可以在膳食外额外补充维生素 B_6。有研究表明，一天口服 20mg 或者多于 20mg 的维生素 B_6，就可以基本纠正 HIV 感染者的维生素 B_6 缺乏。

（5）微量元素需要量：微量元素对机体免疫有着重要的作用。正常的饮食可以保证健康人从食物中获取足够的微量元素，但对于 HIV 感染者来说，由于各种原因包括食欲不佳、心理作用等，往往不能从食物中摄取足够的微量元素。因此，除合理膳食外适当补充此类微量元素是十分重要的。

2．营养物质供给途径　急性 HIV 感染和无症状 HIV 感染者一般状况较好，多种影响进食的并发症尚未产生，因此主张患者从平常膳食中补充足够的营养物质，必要时可口服药物以补充维生素、蛋白质、微量元素等。一般说来，临床病情稳定的患者推荐蛋白质和热量分别为 0.80 ~ 1.25g/（kg·d）和 105 ~ 126kJ/（kg·d）［（25 ~ 30kcal/（kg·d）］；临床有症状的患者，推荐蛋白质和热量分别为 1.5 ~ 2.0g/（kg·d）和 126kJ/（kg·d）［35kcal/（kg·d）］。对于通过口服无法保持一定蛋白质和热量摄入且具有一定胃肠功能的患者，可考虑肠内营养支持。治疗时间的长短、胃肠道功能、误吸风险等均是选择肠内营养制剂和途径的因素。短期（< 30d）肠内营养支持可通过放置鼻胃、鼻十二指肠或鼻空肠管进行喂养。对于需要长期肠内营养支持的患者，选择胃造瘘、空肠造瘘途径进行喂养。十二指肠悬韧带以下的空肠喂养适合于胃瘫、有误吸风险的患者。

当 HIV 感染患者出现严重胃肠功能障碍（如顽固性腹泻、急性胰腺炎等）、高营养素需求或体液限制时，适合肠外营养。临床上，无论是外周或中心静脉营养，均应避免给予过高剂量脂肪乳剂，以免出现脂肪廓清障碍、高脂血症。

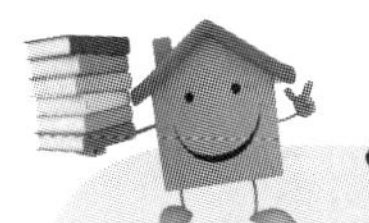

小　结

HIV 感染者最突出的一个表现就是体重进行性下降和营养不良，合理的营养治疗对纠正 AIDS 患者的营养状况、改善患者的生活质量、抵御感染的能力均有明显的作用。不同的营养素对患者的免疫功能有不同的影响。

思考题

当案例 21-1A 患者进行营养治疗时，应如何制订营养处方？

答案链接 55

第三节　临床症状期 AIDS 患者的营养支持

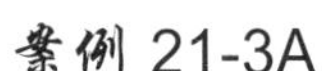

案例 21-3A

患者入院后经抗病毒等对症支持治疗，症状有所好转，但仍有腹泻，大量的稀便。血常规：白细胞 1.9×10^9/L，红细胞 2.1×10^{12}/L，血红蛋白 69g/L，白蛋白 21g/L。肝功：谷草转氨酶 202U/L，谷丙转氨酶 249U/L。肾功：尿素氮 4.6mmol/L，肌酐 83μmol/L，$CD4^+$：0.1×10^9/L，$CD4^+/CD8^+$：0.5。怎样为该患者制订合适的营养治疗方案？在营养治疗过程中应监测哪些指标？

随着时间的推移，感染 HIV 的患者最终会进入 AIDS 前期，出现持续或间歇性的全身症状和“轻微”的机会性感染，即出现艾滋病相关综合征（AIDS-related complex，ARC）。全身症状包括持续性全身淋巴结肿大、乏力、厌食、发热、体重减轻、盗汗、反复间歇性腹泻、血小板减少。轻微感染多表现在口腔、皮肤、黏膜，包括口腔念珠菌病、口腔毛状黏膜白斑、特发性口疮、牙龈炎；皮肤易发生真菌感染、带状疱疹、单纯疱疹（生殖器疱疹），（在 1 个月内愈合）、毛囊炎、脂溢性皮炎、瘙痒性皮炎等。这时感染者血浆病毒载量开始上升，$CD4^+$ 细胞减少速度明显加快。对没有接受抗反转录病毒治疗者而言，从严重的免疫抑制（$CD4^+$ 细胞小于 200×10^6/L）开始，发展为艾滋病的平均时间是 12 ～ 18 个月。AIDS 前期过后，即进入一种或多种 AIDS 指征性疾病的 AIDS 期。

知识拓展链接 29

AIDS 期最主要的三大临床表现有：机会性感染、恶性肿瘤和中枢神经系统疾病。对于其治疗，目前仍缺乏根治 HIV 感染的药物，临床上多采用综合治疗，即抗 HIV 治疗、预防和治疗机会性感染、增加机体免疫功能、支持疗法及心理咨询。其中以抗病毒治疗最为关键。抗病毒治疗可能取得的效果是：最大限度地抑制病毒复制，重建机体免疫功能，提高感染者生活质量，从而降低和减少与 HIV 相关疾病的发生率和死亡率。

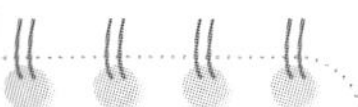

营养不良在 AIDS 患者中比较常见，有研究表明，高达 88% 的血清 HIV 抗体阳性的患者都存在或多或少的营养不良。而严重的营养不良往往造成患者死亡，当 HIV/AIDS 患者因营养不良造成 40% 的体重丢失，或者体细胞群（BCM）降到正常体重的 54% 或者理想体重的 66% 时，就会引起患者死亡。因此对 AIDS 患者实施营养治疗有十分重要的意义。对 AIDS 患者进行营养支持的目的是防止因摄入不足导致的体细胞群（BCM）严重消耗，防止或改善营养不良，最大限度地减少抗反转录病毒治疗的不良反应，提高患者的生活质量和延长存活期。

一、AIDS 患者的代谢变化

AIDS 患者最显著的表现之一就是体重下降，原因一般认为与疾病期间的营养不良有关，如食欲下降、分解代谢增加、慢性感染、发热、营养摄取不佳、恶心、呕吐、腹泻、消化吸收功能减退、新陈代谢功能紊乱、抑郁状态、药物的不良反应、放疗、化疗等。

1．机体体重的变化　进行性体重下降是 AIDS 期的临床特征性表现之一。HIV 感染的任何一个阶段都可以发生体重的改变，不明显的体重丢失在感染早期即出现，随着疾病的发展，越来越严重。体重丢失主要分为两种，一种是快速体重丢失，即 4 个月之内体重丢失＞ 4kg；而另一种是慢速体重丢失，即 4 个月以后体重丢失才慢慢开始＞ 4kg。最近有很多数据越来越支持这样的一个假说，即快速体重丢失与非胃肠道继发感染（如卡氏肺孢子虫感染、巨细胞病毒感染、隐球菌脑炎、结核、沙门菌病和胸腔内细菌感染等）有关，而慢速体重丢失与潜在的胃肠道继发感染有关。AIDS 患者死亡时 BCM 的消耗水平与单纯饥饿患者相似，说明严重营养不良可能是某些 AIDS 患者死亡的直接原因。

2．机体组成的变化　营养不良在 HIV 感染人体后即会出现，在体重发生改变之前这种营养不良主要表现在机体组成上，有学者尝试通过测定机体组成来检测早期的体重丢失。有研究发现，在 HIV/AIDS 患者出现体重下降之前，会出现细胞外物质（extracellular mass，ECM）的增加和 BCM 的下降，从而出现 ECM/BCM 比值的明显升高。ECM 主要反映的是细胞外液（extracellular water，ECW）的变化，而 BCM 反映的是细胞内液（intracellular water，ICW）的变化。在蛋白质 - 热量缺乏性营养不良时，会引起细胞内液和细胞外液的改变，因此 ECM/BCM 能很好地反映出这种营养不良。而同样由 ECW 和 ICW 决定的机体瘦组织群（1ean body mass，LBM）却不能很好地反映出这种营养不良。在早期的研究中发现 HIV/AIDS 患者主要表现为 BCM 丢失的增加，ECM 仅比正常略高，体质指数（body mass index，BMI）等都没有发生改变。

3．蛋白质和脂肪代谢紊乱　机体蛋白质消耗在严重感染时十分明显，有报道显示在 HIV 相关的巨细胞病毒感染时体重丢失中 60% 为瘦体组织群（1ean body mass,LBM）,40% 是脂肪。在动物模型中和人类急性 HIV 感染时，骨骼肌对营养治疗的正常合成代谢反应及机体蛋白质积累受阻。有学者测定 HIV 感染时对肠外营养治疗的反应情况，发现第 3、4 期 HIV 感染者机体净蛋白质合成增加，但这些蛋白质只是一些结构蛋白质，如急性相反应蛋白等。另一组研究发现，HIV 感染时蛋白质转运下降，并认为这是导致营养不良的主要原因。有学者曾用 ^{13}C 标记的亮氨酸测定第 3、4 期 HIV 感染患者总体蛋白质转运、代谢增加，发现此类患者存在蛋白质持续分解代谢。当接受营养治疗时，患者机体蛋白质转换率增加，此现象与其他感染性疾病相似。提示在营养治疗时，只要细胞功能未衰竭，HIV 感染和 AIDS 患者机体始终有可能利用营养底物合成蛋白质。

HIV 感染时脂肪代谢紊乱，血浆三酰甘油升高，主要是由于极低密度脂蛋白升高所致。TNF 可抑制脂蛋白酶活性，IFN-γ 的升高与血浆三酰甘油水平密切相关。

4．蛋白质－热量缺乏性营养不良对免疫系统的影响　蛋白质 - 热量缺乏性营养不良对免疫功能的影响是综合性的，结果是机体对某些感染如革兰氏阴性杆菌引起的麻疹、结核等疾病的抵抗力下降，对胎儿及初生婴儿的影响更为严重。

5．机会性感染对机体代谢的影响　由于 AIDS 期间患者免疫功能低下，因此各种致病菌引起的感染均比较常见。感染时，分解代谢和合成代谢加速，在高代谢状态下，骨骼肌蛋白质消耗、营养物质贮备消耗、负氮平衡、新的葡萄糖生成，这一过程叫做自身相食现象（autocannibalism）。

6．腹泻　AIDS 的另一个比较常见的并发症就是腹泻。HIV 感染可以破坏小肠黏膜的屏障作用从而加重腹泻。有研究发现腹泻可以加重体重的快速丢失。如果腹泻是慢性的同时伴有营养摄入不足，则患者的日常生活将会受到严重的损害。AIDS 期间的高代谢，如蛋白质丢失加重、代谢底物的不适当应用、无效的底物循环、细胞因子的分泌等都是造成疾病期间体重下降的原因。

二、抗反转录病毒治疗对代谢的影响

目前使用的抗反转录病毒药物包括抗反转录酶抑制药（RTIs）和蛋白酶抑制药（PIs），还有一类为融合抑制药（FIs），该类药物在细胞外发挥作用。恩夫韦地就是一种试验中的 HIV 融合抑制药，可以阻止 HIV 与宿主细胞结合。

长期服用此类药物还会引起血清胆固醇和三酰甘油升高，蛋白酶抑制药更为明显。另外，所有的 PIs 都会干扰胰岛素介导的葡萄糖代谢，其结果是 3% ～ 17% 的患者会出现高血糖血症和糖尿病。

三、营养支持的实施

AIDS 患者的营养治疗应该遵循以下原则：首先，营养治疗应根据每个患者营养不良的情况、病情进展、疾病的不同临床阶段和并发症慎重考虑，营养治疗方案应当个性化。其次，要充分考虑患者经济状况和社会、心理因素，尽可能维护和保持患者饮食要求和习惯，通过口服或经肠营养，使患者得到足够的食物。此外，要尽早认识和治疗机会性感染，往往在症状及体征出现前，患者已经有体重减轻，早期发现并用药物有效控制某些机会性感染，可改善患者营养状况及防止进行性消瘦的发生。

1．成年患者的营养支持　对于胃肠道功能尚好的患者，口服或肠内营养可以保护和维持胃肠道黏膜的结构和功能，减少感染的危险性。在无并发症阶段，机体能通过口服维持能量平衡。但此阶段可伴有吸收不良，机体能量消耗增高，这种代谢改变可发生在疾病早期。因此，当 HIV 感染确诊后，应对每个无症状的患者制订饮食计划，从口服补充精细加工的食物或营养液，部分管饲补充到完全经肠营养。如口腔疼痛或吞咽痛，则用软食、半流质或流质，同时应注意食物的温度及应用相应药物治疗。由于胃肠道感染在 HIV 感染患者中很常见，特别是沙门菌和肠球菌感染，因此需用抗生素治疗。另一方面，由于此类患者常有不同程度的免疫功能低下，因此应注意饮食卫生，避免食用生的或烤制的食物。有计划地对患者进行营养教育，饮食指导，保证患者良好进食，使之处于良好的营养状态，延缓疾病进展。

随着疾病的发展，当口服不能摄入足够的营养时，应采用肠内营养。鼻胃管饲可有效提供营养物质，但不宜长期使用，一般使用期为 6 周。超过 4 周者宜采用经皮内镜胃造瘘术（PEG）或肠造瘘术（手术或内镜）置入胃营养管，以输入营养液，患者较易耐受，但有一定的感染和并发症的危险。管饲时如患者仍可部分摄食，应鼓励进食。随着疾病发展，经肠管饲可从部分到完全（TEN）。营养液的选择则根据患者的消化吸收功能及是否耐受乳糖和脂肪而选用整蛋白质营养制剂、多肽类营养制剂、无乳糖营养制剂、低脂肪营养制剂，必要时选用要素营养制剂，以期有利于营养素的吸收，减轻腹胀、腹痛、恶心、呕吐等消化道症状。

对于 AIDS 合并肠梗阻、难治性腹泻、难治性呕吐或肠内营养不能满足机体需要的患者，

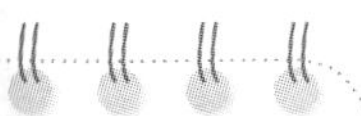

则应该应用肠外营养。周围静脉肠外营养主要用于 7 ～ 10 天的营养支持，中心静脉肠外营养可以用于较长的时间，且可以输注更多的蛋白质、碳水化合物和电解质。营养液可选择标准或高蛋白质（蛋白质 1.5g/d）。肠外营养可以短期内改善患者的营养状况。Singer 等研究认为家庭肠外营养对于治疗衰竭综合征（wasting syndrome）是有效、安全的。此外，肠外营养治疗还可以改善患者的生活质量，使患者能完成以前无法完成的日常工作。

由于此类患者的中心静脉导管的感染率可能要高于其他患者，在应用肠外营养治疗时应十分重视静脉导管的护理。一般说来，肠外营养仅适用于无法口服或肠内营养不能耐受的患者，或用于临床需要迅速改善营养状况的患者，如手术前的准备。此外，在某些患者中，治疗胃肠道紊乱时，需要短期使用肠外营养，以便胃肠功能的恢复。有研究表明，在活动性感染或急性炎症期，肠外营养可以减轻机体组织蛋白质的分解，维持体重。

2．儿童患者的营养支持　AIDS 患儿的特点是卡波西肉瘤和恶性病变的发病率低，但间质性肺炎和细菌性感染发生率高，90% 以上的患儿生长停滞和严重消瘦，腹泻和吸收不良也很常见。此外，小儿较成人更易发生维生素和微量元素的缺乏，这在消化道症状严重的患儿尤为常见。

AIDS 患儿的营养治疗原则与成年人差不多，但能量需要往往较高。一般说来，AIDS 患儿需要高能量、高蛋白、富含微量元素和维生素的饮食。根据患儿的年龄和性别，所需蛋白质的量可以是推荐膳食营养供给量标准的 150% ～ 200%。根据患儿的活动情况确定所需能量，可以是推荐膳食营养供给量标准的 50% ～ 200%，小儿维生素和微量元素储备少，易产生叶酸、硒、锌、铁等缺乏，尤其是在腹泻者应更注意观察、监测和补充。除了食物中提供的多种维生素外，还应该向患儿提供 100% 推荐膳食营养供给量标准的维生素量。有研究表明成年人中若提供 500% 的推荐膳食营养供给量标准的维生素 B_1、维生素 B_2，可以改善存活率。营养治疗途径尽可能采用经肠营养，最好在夜间用输液泵匀速输入。

营养支持可以有效纠正患者的营养不良，缓解病情，改善临床过程，提高生活质量，已经逐渐成为继抗反转录病毒治疗以外又一个有效的治疗 HIV 感染的方法。随着对 HIV 感染时恶病质机制及病理生理过程了解的不断加深，营养支持在该疾病的治疗中将发挥更大的作用。

小　结

1. 进入 AIDS 期后患者的代谢发生了很大的改变，包括体重丢失、代谢紊乱，以及营养不良等都会影响 AIDS 患者的病程。

2. 抗反转录病毒治疗对代谢的主要影响是脂类与糖的代谢，当口服途径障碍时，应联合肠外营养，纠正代谢失衡。

3. 儿童患者的营养支持，主要是纠正营养不良，防止生长停滞与肺部感染。

思考题

1．某患者进入 AIDS 临床期，其主要的临床症状是什么？

2．AIDS 儿童患者的营养支持要点有什么？

答案链接 56

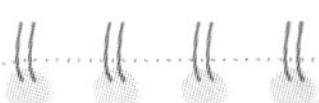

第四节　AIDS 患者的饮食与护理

艾滋病病毒感染者由于病毒感染造成机体代谢、食物消化吸收变化，同时加上治疗药物的影响，出现腹泻、食欲不振、恶心、呕吐等症状，从而影响营养素摄入和利用，加重感染者和患者的营养缺乏程度，降低身体对疾病的抵抗能力。所以应从饮食上加以注意，以便更好地改善感染者和患者的营养状况。

一、腹泻时的饮食安排

慢性腹泻是艾滋病患者常见的并发症，是患者出现消耗症状、体重降低的一个主要因素，而体重降低的患者其生存时间明显短于体重正常的患者。因此，减轻腹泻、提高食物的吸收率，对维持患者正常的体重是十分必要的。腹泻患者在饮食上应注意以下几点：

1．食用含脂肪低的食物　每天摄入脂肪在 40g 左右，过多不容易消化，会加重腹泻。禁食油腻的食物，食物烹调时应限制植物油的使用，以蒸、煮、烩、烧等方法为主，禁用油炸煎、爆炒等。

2．高蛋白高能量饮食　每天蛋白质摄入量应在 100g 左右，能量在 10.46 ~ 12.55MJ（2500 ~ 3000kcal）。可吃一些脂肪含量较低而蛋白质含量丰富的食物，如瘦肉、鸡肉、鱼虾等海产品、豆制品等。

3．避免吃纤维多和粗糙的食物

（1）不要吃有籽、带皮的水果和蔬菜，以及豆类、玉米、洋葱、蒜、菜花、面包和花生等。

（2）纤维含量高的食物如韭菜、芹菜、榨菜等，能刺激肠蠕动，加重腹泻。

（3）要吃容易消化的食物，如细挂面、粥、烂米饭、豆腐等。

（4）禁止食用坚硬、不好消化的肉类，如火腿、香肠、腌肉等。

4．要补充维生素和矿物质

（1）水果不要多吃，要去皮，以苹果、桃子为主，酸性较强的猕猴桃、橘子、柚子等要少吃，避免对胃肠的刺激。

（2）当腹泻次数较多时最好不吃或尽量少吃蔬菜和水果，可给予鲜果汁、番茄汁等补充维生素。

（3）要注意补充维生素 A 或胡萝卜素，可吃一些含维生素 A 或胡萝卜素的食物，如动物肝、禽蛋、胡萝卜等。

5．补充充足的水分和含有丰富钾离子的食物

（1）腹泻会引起身体脱水，因此补充充足的水分是十分必要的，要比平常多喝 3 ~ 4 杯水。

（2）要多补充含有丰富钾离子的食物，如香蕉、马铃薯、鱼和肉类。

（3）有一些食物对止泻有帮助，如白米饭、水煮白面条、白面包等。

（4）尽量保持正常饮食次数或维持少量多餐，食物温度需适中。

6．注意饮食卫生

（1）吃清洁卫生、不变质的食物，避免食物和水污染。

（2）注意饭前、便后要用肥皂洗手。

（3）肉蛋要煮熟。

（4）新鲜蔬菜和水果要洗净。

（5）生、熟食品要用不同的案板和刀，保持饮食环境清洁。

7．禁忌食物

（1）禁食辣椒、胡椒、芥末等辛辣食物。

（2）禁止吸烟、饮酒、饮用碳酸饮料。
（3）禁食生冷瓜果、凉菜等。
（4）避免产生胀气，豆类食物不要食用。
（5）不要食用牛奶。

二、食欲不佳时的处理方法

1．吃一些平常喜欢吃的食物，少吃油腻的食物。
2．进食前勿饮用太多的水，细嚼慢咽，少食多餐，餐后可饮用适量的酸奶。
3．可选择一个宽松的环境进餐。

三、恶心呕吐时的饮食安排

1．准备治疗恶心呕吐的药物，就餐前半小时口服。
2．少量的低脂食物能抑止恶心和呕吐。
3．尽量吃干的食物，如馒头干、饼干等。
4．吃咸的食物，少吃甜食，切勿食用辛辣、高脂及含咖啡因的食物。
5．采取少食多餐的方法。

四、脂肪消化不良时饮食安排

脂肪是提供能量的良好来源，脂肪不耐受是艾滋病病毒感染者和患者面临的一个问题。如果吃含脂肪高的食物后感到不舒服，就应该降低食物中脂肪的含量（表 21-4-1，表 21-4-2）。食物中把脂肪全部去掉是不可能的，也不提倡这么做，除非病人面临长期的严重腹泻。不要吃下列食物，可以吃含特定形式脂肪、容易消化的食品和不含脂肪但含有额外能量和蛋白质的食物。

表21-4-1　腹泻患者的禁忌食物

油炸食物，如油条、油饼、炸鸡等	冰激凌
油脂	肉汤
香肠、熏肉、热狗	全牛奶
薯条	花生酱
奶酪、奶油、人造黄油	巧克力

表21-4-2　一些AIDS患者禁忌食物的替代品

禁忌食品	替代品
1．牛奶及其制品，如干酪、松软干酪，有时包含酸奶酪、冰激凌、冷冻酸奶酪	无乳糖低脂牛奶及干酪
2．生水果或蔬菜；任何类型的产气蔬菜（椰菜、菜花、球芽甘蓝、卷心菜）	没有果皮或纤维部分的罐装水果（桃、梨、瓜、香蕉）；没有皮或核的蔬菜（马铃薯、笋瓜、胡萝卜）
3．油炸或多脂食物	烤肉；瘦肉（不能见到脂肪）；蛋，至少煮沸 10min
4．辛辣食品（通常取决于自己的口味，但要小心辣椒、咖喱）	刺激性小的食物
5．含有大量奶油、蛋、糖的点心，油炸圈饼、糕点、饮料	不含果皮或果核的罐装水果或加热煮熟的水果、凝胶、冰冻果子露、冰汽水；含糖碳酸饮料、果汁或甘露（用等量的水稀释）、运动饮料；记住不要喝太快

续表

禁忌食品	替代品
6．过热或过冷的食物	冷却或加温到室温的食物（除了冷饮）
7．高纤维食物，如生的蔬菜水果，尤其是豌豆、玉米、葡萄的皮，黄瓜、全麦面包	不含果皮或果核的罐装水果或加热煮熟的水果；烧好的蔬菜如笋瓜、胡萝卜；白面包，低纤维谷类，白面条，低纤维饼干、白米；由白面（非全麦）制成的面包和饼干易消化，不易引起肠道不适

五、发热时的饮食安排

1．每天要喝 8 杯以上的液体，最好是含能量的液体。
2．少食多餐，每天至少进餐 6 次。
3．密切关注体重的变化，以了解身体是否从食物中获得足够的营养素。

小　结

1. AIDS 患者腹泻时要选择高蛋白、低脂肪的饮食，补充足量维生素，避免高纤维食物。
2. AIDS 患者发生恶心呕吐、食欲不佳时要少食多餐，选择清淡食物。
3. AIDS 患者体温升高、脂肪消化不良时要补充足量的水分，少食多餐，保持体重。

思考题

1．某 AIDS 患者体温升高、腹泻，饮食护理要点是什么？
2．请为案例 21-3A 患者制订长期的饮食治疗方案？

答案链接 57

（范　旻　孙德强）

第二十二章　中医食疗

第一节　中医食疗发展简史

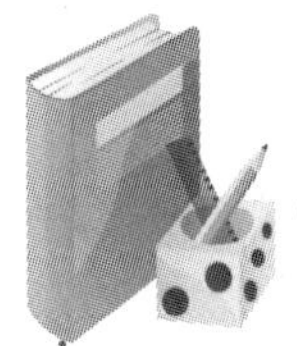

学习目标

通过本章内容的学习，学生应能够：

◎ 识记

说出体质辨识，中医食疗原则，中药和食材的性味、归经和作用。

◎ 理解

概括中医食疗在养生保健、预防疾病、治疗疾病中的作用。

◎ 运用

运用四诊合参，辨证分析，进行体质辨识，指导中医食疗运用。

中医学内容博大精深，历史上，它曾对中华民族的繁衍昌盛做出过巨大贡献。时至今日，它仍以特有的理论体系和卓越的效果，独立于世界医学之林。

春秋时期的扁鹊云：安身之本，必须于食；救疾之道，惟在于药。君父有疾，期先命食以疗之。食疗不愈，然后命药。故孝子须深知食药二性。这段话在两千多年前就道出了饮食的重要性不仅在健身防病，也指出了疾病出现苗头之时的首要治疗措施——食疗。《素问》记载“凡诊病者必问饮食居处”，中医学在预防疾病的长期实践中，非常重视饮食的作用，指出“医食同源，药食同用”，食物具有一定的药物效能，运用得当，事半功倍。

据《周礼·天官》记载，当时有四种医官，即食医、疾医、疡医、兽医，“食、医掌和王之六食、六饮、六膳、百馐、百酱、八珍之齐”。说明在两千多年前，我国不但有了医学分科，并且有了专门掌握饮食营养的“食医”。

秦始皇统一中国后，积极推行统一文字、统一法律、统一度量衡等政策，文化一统成为当时基本趋势。医学家也顺应潮流，构建了统一的中医理论体系。中医学的四大经典就出现在秦汉时期，它们对食疗的内容都有所涉及。如《内经》指出“五谷为养，五果为助，五畜为益，五菜为充”“形不足者温之以气，精不足者补之以味”“五味各走其所喜：谷味酸，先走肝；谷味苦，先走心；谷味甘，先走脾；谷味辛，先走肺；谷味咸，先走肾”，提出了许多食疗的理论和相当科学的配膳原则。《伤寒杂病论》为东汉末年伟大的医学家张仲景所著，该书对饮食宜忌有许多记载，如服桂枝汤后，“啜热稀粥一升余，以助药力”，同时，“禁生冷、黏滑、肉面、五辛、酒酪、臭恶等物”，对后世产生了极为深远的影响。

唐代孙思邈于公元625年著《千金要方》，其中有食治专篇，收载食物150多种。对动物肝能治夜盲，海藻、昆布治瘿瘰，赤小豆、薏苡仁治脚气病等有了明确说明；主张“夫为医者，当须先洞晓病源，知其所犯，以食治之，食疗不愈，然后命药”。已将“食疗”作为医学的一个组成部分，为“食疗学”的发展奠定了基础。此后，食疗得到了迅猛的发展。公元 853 年，昝殷编著《食医心鉴》，载内、妇、儿科各种食疗方共计 200 多条，是早期一部比较重要的系统性食疗专著。

唐代丰富的临床经验积累，加上宋时理学的勃兴和宋王朝对医学的特别扶持，宋、金、元时期医学得到长足的发展，出现了金元四大家为代表的医学流派。其中“脾胃派”的代表人物李杲提出“内伤脾胃，百病由生”的观点，重视饮食脾胃的作用。公元 992 年宋代，王怀隐等人编写《太平圣惠方》，其中有食疗内容，如水肿患者吃黑鱼粥或黑豆粥，咳嗽患者吃杏仁粥等。公元 1085 年，陈直著《养老奉亲书》与《寿亲养老新书》，都是为老年人益寿保健的专著，其中有一个重要观点，认为老年人益寿保健，应从饮食调治着手。他说：“食者，生民之天，活人之本。故饮食进谷气充，谷气充则气血盛，气血盛则筋力强。”又说“老人之食，大抵宜其温热熟软，忌其黏硬生冷，每日晨朝宜以醇酒，先进平补下之药一服”。书中记载了如肝羹、乳粥等多种富有营养适于老年人食用的食品。元代忽思慧于 1331 年著《饮膳正要》，集此前食疗之大成，并有所发挥。该书共三卷，内容包括饮食宜忌、饮食卫生、饮食疗法、菜谱、食物性味等，是一部内容丰富、完善的饮食营养学专著。

明清时期出现了大批集成性著作，如《医学纲目》《证治准绳》《本草纲目》《景岳全书》《医宗金鉴》等，这些著作都涉及食疗的内容。如《本草纲目》是极为宝贵的祖国医药学遗产，载药 1890 多种，其中有关食品的内容就分谷、菜、果、虫、鳞、介、禽兽七大类，计 700 多种，对每种食物的性能、功用均有详细说明。这一时期，食疗专著甚多。1813 年，章杏云著《调疾饮食辨》，共六卷，在序中指出：“饮食为生人大欲，拂之则颠，纵之则流，诚不可不辨也。”记有“欲食辨诸方”56 个，对用食物治疗疾病记述甚详。其他尚有费伯雄撰《费氏食养三种》，尤乘著《食治秘方》，朱本中著《饮食需知》，吴汝纪著《每日食物却病考》等等。

清朝中后期，西医传入中国，汇通学派兴起，强调中西医汇通。民国时期，中医学的发展处于坎坷之中。在新文化运动蓬勃高涨时期，出于希望国家迅速富强，彻底摆脱贫穷落后的愿望，曾经出现全面西化、取缔中医的呼声。在这一困难时期，依然涌现出一大批坚守中华文明，执着于中医发展的有识之士，其代表性人物之一就是《医学衷中参西录》的作者张锡纯。张锡纯先生将中西医融汇互通，取长补短，为中华民族的健康，为中医事业的发展做出巨大的贡献。张锡纯的论著中就民众对中医的误解有清晰的阐述，对现在希望学习中医学知识的人士都有极大帮助。如《内经》中的“肝左脾右”被西医误解是中医在解剖学的谬误，张锡纯在《医学衷中参西录》中解释：肝在腹腔的右侧，脾在腹腔左侧的解剖位置，其实早在《淮南子》和扁鹊的《难经》中就有正确的阐述，而《内经》所说的“肝左脾右”实指肝脾的气化功能，肝的气化先行于左侧，故肝胆脉在左手“寸关尺”的“关”上，脾的气化先行于右侧，故脾胃脉在右手“寸关尺”的“关”上，而且根据这个脉象临证施药是有效的。他还在书中阐述不少食疗禁忌，比如身体肿胀的患者不能吃牛肉，水肿的患者慎用甘草等，值得参考。张锡纯先生认为，古代创字较少，古人写书惜字如金，一字多音，一字多义，是造成现代人阅读古文时望文生义产生误解的原因，要学习好中医，就要博览群书，需要相当的国学造诣。新文化运动领袖人物胡适先生得了糖尿病，当时的中外西医对此都束手无策。经人介绍，胡适先生找到中医名家陆仲安先生，陆仲安先生用中医药治好了胡适先生的糖尿病。胡适先生也曾呼吁过要用科学的西医取缔玄学的中医，此时，胡适先生对中医佩服不已，并为中医题字。1949 年中华人民共和国成立后，在党的政策关怀下，中医学有了长足发展，在食疗方面也取得了可喜的成绩，有关食疗的著作如雨后春笋，相继出版，不断丰富和发展了中医食疗的内容和水平。中医食疗内容丰富、科学、实用，为现代营养学的发展和实现中西医结合的饮食治疗做出了巨大的贡献。

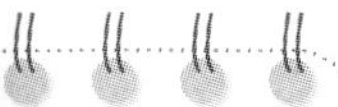

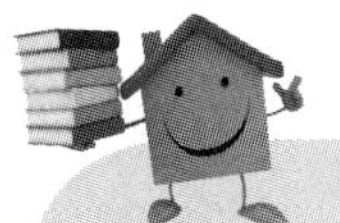

小　结

中医学有着悠久的发展历史，中医药以厚重的文化底蕴、丰富的临床经验、独特的理论体系、卓越的治疗效果，为中华民族的繁衍昌盛和人类健康做出了不可磨灭的贡献，是中国古代科学的瑰宝。中医食疗是其中不可或缺的组成部分。如果我们既掌握了现代先进科学技术——现代营养学，又继承和发展优秀的传统文化——中医食疗，无疑会极大地促进我们的医疗护理事业发展与进步。

答案链接 58

思考题

中医食疗对于现代营养学有哪些可借鉴的经验？

第二节　饮食与疾病的关系

中医学认为饮食是人体摄取食物，使之化生为水谷精微、气血津精，以维持生命活动的最基础条件，正所谓“有胃气则生，无胃气则死”。饮食失宜，是导致疾病发生的常见病因。饮食水谷，全赖脾的运化、胃的受纳、腐熟，故饮食失宜，通常主要损伤脾胃，以及与水谷饮食传化直接相关的六腑。此外，还可聚湿、生痰、化热或变生他病。饮食失宜包括饮食不节、饮食不洁和饮食偏嗜三个方面。

一、饮食不节

饮食以适量和有节律为宜，每个人适度的饮食量根据其年龄、性别、体质、工作种类而定，每日进食的次数与时间应相对稳定，否则就容易导致疾病。

1．过饥　是指饮食量明显低于本人的生理需要量。张锡纯认为“人一日不进谷气，正气则伤”。饮食水谷摄入量不足，气血生化乏源日久则气血衰少，见面色不华、心悸气短、神疲乏力等症，继而抗病能力下降而变生其他病征。现在有人用水果餐代替米饭肉菜来减肥，这样造成两个不良后果，一是过食生冷直接损伤了后天之本脾胃；二是身体缺乏必要的热量和全面的营养素，对身体功能造成潜在或即时的伤害。还有以辟谷养生，需要考虑到实践个体自身所从事的职业对体力精力的要求，生活环境不同，需要慎重考虑个体因素。

2．过饱　所谓过饱是指饮食量明显超过本人的适度饮食量，大家想当然认为这在经济发达地区最常见。国内一项调查研究发现，在经济发达与欠发达交界地带同样存在这样严重的问题，这可能与现代研究的“贫穷基因”有关，更主要的是国民欠缺从小普及系统科学的健康饮食教育与习惯的培养。暴饮暴食，超过脾胃运化与六腑传化的能力，则出现脘腹胀满、嗳腐吞酸、厌食，矢气腐臭、呕吐，泄泻或便秘等症状。小儿因脾胃较弱，加之不能自控，最易伤食。中医认为“胃不和则卧不安”，小儿在睡前饱餐后，会表现出睡眠质量差，易惊醒，睡眠不好直接影响孩子的生长发育。食积日久既可郁而化热，又可聚湿生痰，容易咳嗽感冒，久则酿成疳病，出现面黄肌瘦、脘腹胀满、手足心热、心烦易哭等症。同样，喜欢在睡前吃宵夜的人士，饮食过量，胃肠得不到应有的休息时间，久而久之，容易出现痔疮、克罗恩病等。过食

知识拓展链接 30

肥甘厚味，易化生内热，引起痈肿疮毒、糖尿病。

3．食无定时　所谓食无定时，是指进食的餐数及时间无定时。时饥时饱，影响脾胃气机升降及六腑传化虚实更替的正常秩序，导致气机郁滞。生活作息规律的改变，会导致气血运行和脏腑功能的混乱。子午流注图（图 22-2-1）说明了气血循经运行，脏腑作息的规律。例如，子时（23 时至 1 时），气血津经在胆经运行之时。人在子时入眠，晨醒后头脑清醒、气色红润。反之，日久子时不入睡者面色青白，易生肝炎、胆囊炎、胆囊息肉、结石一类病症，耳前两鬓会早生白发。丑时（1 时至 3 时），气血津经在肝经运行之时，这个时辰养肝血肝阴最好。“肝藏血”，人的思维和行动要靠肝血的支持，血液汰旧更新，这种代谢通常在肝经最旺的丑时完成。如果丑时不入睡，肝经气血还要支撑的思维和行动，就无法完成血液的新陈代谢。《内经》曰：“卧则血归于肝”。所以丑时未入睡者，面色青灰，情志倦怠而躁，易生肝病。中医还认为肝气宜升，胆气宜降，在这个时段不休息，肝气过分升发，胆气逆升，人容易发脾气，口干、口苦等。卯时（5 时至 7 时）气血津经在大肠经运行之时，这个时候人应该起床正常的排便，将肠中糟粕排出体外。肺与大肠相表里，大肠传导变化有节，有助于肺气之化生。辰时（7 时至 9 时），属于胃经当令。胃具有接受和容纳水谷的功能，胃气和则饮食正常，胃气逆则呕吐，食入即出，胃气虚则饥不受谷食。早餐需进食米面馒头等碳水化合物类食物，食物经消化道分解成葡萄糖，为脑细胞、血红细胞、肾髓质细胞这些没有线粒体的细胞提供能量来源，是保证工作学习能量的原动力。

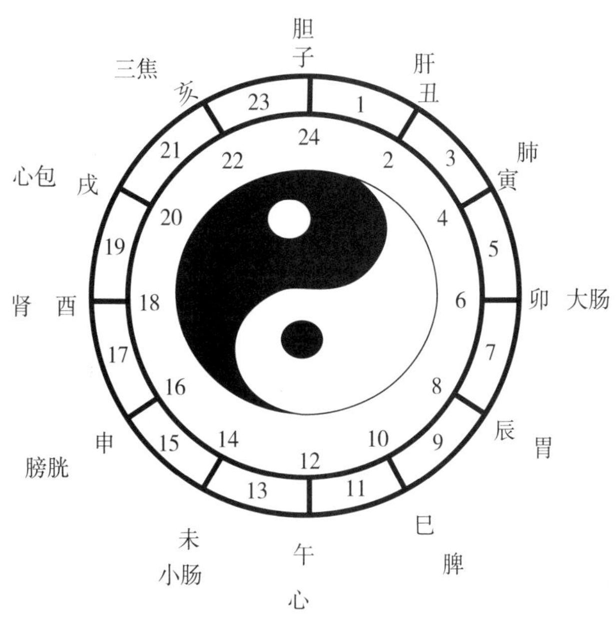

图 22-2-1　子午流注图

二、饮食不洁

饮食不洁是指饮食不清洁、不卫生，摄入被污染或陈腐变质或有毒的食物。由于环境污染、过度使用农药和化肥等众所周知的原因，饮食不洁已成为一个不容忽视的问题。饮食不洁可引起多种胃肠疾病，例如腹痛、呕吐、泄泻、痢疾，甚至霍乱等；或引起各种寄生虫病，如蛔虫、蛲虫、绦虫（寸白虫）、姜片虫（赤虫）等。

三、饮食偏嗜

饮食要多样化，才能满足人体对各种营养成分的需要。饮食偏嗜可导致五味失衡，阴阳失

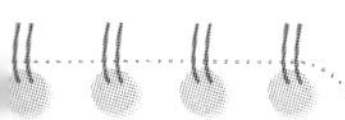

调而发病。

1．饮食五味偏嗜　《素问·至真要大论》说："夫五味入胃，各归所喜，故酸先入肝，苦先入心，甘先入脾，辛先入肺，咸先入肾。"如果长期嗜好某种食物，久而久之，就会造成五脏失衡，而导致疾病的发生。如过食辛辣的食物，可使胃肠积热而致大便干燥或酿成痔疮下血等症。长期饮食过咸，导致肾阳偏亢，肾阴耗损，脑髓不充，产生眩晕（高血压）等病。此外，嗜酒、嗜茶太过，可生酒毒或助湿等。故平时饮食不宜偏嗜，病时更需注意。

2．饮食的寒热偏嗜　饮食寒热偏嗜，也可引起疾病。过食生冷寒凉之品，如有人以水果替代米饭，易伤脾胃的阳气而发生腹痛、泄泻、呕吐等，长此以往将导致气血亏虚，损及五脏；若偏嗜辛温燥热之品，则易导致胃肠积热，而见口渴、口臭、腹痛、便秘等症，或酿成痔疮。

3．吃长素　吃长素是另一类饮食偏嗜。《内经》提出了"五谷为养，五果为助，五畜为益，五菜为充，气味合而服之，以补精益气"的膳食配伍原则。五畜为益：益为补益的意思，五畜有益于五脏精气。就是说动物性肉食可以作为人体营养必要的补充。吃长素可能导致蛋白质以及部分维生素、微量元素摄入不足，常见贫血和身体功能的衰退。

总之，人以胃气为本，借水谷精气而生长，没有正常的饮食，就不能维持生命和健康，同时，饮食失宜又成为一种重要的致病因素。饮食与疾病的发生、发展和预后密切相关。大病之后，余邪未尽，饮食不当，疾病又容易复发，即"食复"。所以，了解饮食与疾病的关系，掌握其基本规律，是防治疾病重要的一环，也是学习食疗知识所必不可少的内容。要发挥食疗在防治疾病中的作用，就必须首先做到饮食有节、饮食清洁、饮食平衡，防止饮食不节、饮食不洁、饮食偏嗜。

小　结

饮食既是维持生命的基本需求，又是可能的致病因素之一。如何在其中寻找平衡点，是智慧的体现。

L89
答案链接 59

思考题

如何用中医学术语来描述均衡饮食？

第三节　食物性味

中国的古圣先贤认为，世上万事万物都具有其特殊属性，食物之所以具有治疗作用，主要是因为它与药物一样，本身性味有偏胜，并归属人体不同的脏腑经络，即所谓"同气相求"。先人们在长期探索中不断总结并进行分类。药有药性，食物亦有食性。进行食疗必须首先通晓食性。食性与药性一样，分为四气五味、归经等。所谓四气，就是寒、热、温、凉四种不同的药性，也称为四性。其中寒、凉属阴，而凉次于寒，温、热属阳，而温次于热。食物的四性不如药物的四性分得清楚。食物一般只分成寒凉性与温热性两大类，另外如偏胜之气不显著，介乎温热与寒凉两类之间者，则称为平性。食物的四性是由其作用于人体所产生的不同反应和所获得的不同疗效而总结出来的，如能减轻或消除热症的食物，即属寒凉性。如发热时吃西瓜、梨或荸荠，能清热解渴，就表明这类食品具有寒凉性。反之，能减轻或消除寒症的食物，即属温热性。如阳虚怕冷者，多食用羊肉一类食物，可温中散寒，归入温热性食品之中。荔枝、榴莲性温热，不能多吃，也可喝淡盐水或吃凉润的山竹来平抑前者的热气。猪肉性平，牛肉性温，公鸡性温，母鸡性平（《千金方・千金翼方》）。

知识拓展链接 31

一、寒凉性食物与温热性食物

一般来讲，寒凉性食物分别具有清热泻火、凉血解毒、滋阴除蒸、泻热通便、清热利尿、清化热痰、清心开窍、凉肝熄火等作用，主要用于治疗实热烦渴、温毒发斑、血热吐衄、火毒疮疡、热结便秘、热淋涩痛、黄疸水肿、痰热喘咳、高热神昏、热极生风等一系列阳热症；而温热性的食物则分别具有温里散寒、暖肝散结、补火助阳、温阳利水、温经通络、引火归元、回阳救逆等作用，主要用于治疗中寒腹痛、寒疝作痛、阳痿不举、宫冷不孕、阴寒水肿、风寒痹证、血寒经闭、虚阳上越、亡阳虚脱等一系列寒症。正如《素问・至真要大论》云："寒者热之，热者寒之。"需要注意的是，食物的寒凉、热温性质和作用在一定条件下是可以转变的，即中医所说的阴阳互转。比如生藕属凉性，有凉血作用；藕节炒炭后止血，煮熟的藕变成温性而有补血作用。中药中的鸡子黄，即鸡蛋黄，生用性微寒，有滋阴补肾除烦热功效，煮熟之后性温则，是以收涩止泻为主。

知识拓展链接 32

二、食物的相生与相克

每一种食物均有自己的食性，因此相同食性和不同食性的食物间，必然会起相互协同或抵消的作用，也就是相生和相克的作用。故在食疗应用中应注意用这种食物间相生、相克作用来治疗疾病。如当归生姜炖羊肉，同用能协同加强温补作用；性温的鲤鱼配赤小豆能增强利水作用。又如水产动物一般多属寒凉性，烹调时需加葱、姜、酒等辛温之佐料来解水产食物的寒性；吃螃蟹时加醋与生姜末，也是用以解蟹毒及消减螃蟹之咸寒对肠胃的有害影响。一般而言，人类适合于食用温热食物，而忌过于寒凉的食物，故调制性属寒凉的食物及凉菜时常加用葱、姜、辣椒、蒜、酒等温热性的佐料，可见，佐料使用一方面是为了调味，另一方面也是为了调性。但应注意的是，食物如配合不当也可能互相抵触，轻者食疗作用被抵消，重者相克则产生有害的作用。忽思慧《饮膳正要》中所载相克的食物有数十种，沈李龙《食物本草汇纂》所列食物相忌相克者，更多达二百余种，如柿子忌螃蟹、生姜忌蜂蜜等。这些经验之谈，虽有些已被现代科学试验所否定，还有许多尚待进一步研究证实，但已能说明在食疗中必须注意到食物配伍的重要性。

三、食物的五味

食物的五味，即酸、苦、辛、甘、咸。不同的"味"具有不同的治疗作用。一般认为辛"能散、能行"，即具有发散、行气、活血、开窍、化湿等作用。常用于表证、气滞、血瘀、窍闭、神昏、湿阻等证，如葱、姜、蒜、薄荷、辣椒、胡椒、桂皮、茴香等。一般的佐料都具辛味、性属温热。甘"能补、能和、能缓"，即具有补益、和中、调和药性和缓急止痛的作用，常用于正气虚弱、肢体诸痛、调和药性、中毒解救等几个方面，如蜂蜜、饴糖及其他糖类。酸"能收、能涩"，即具有收敛、固涩的功效，常用于体虚多汗、肺虚久咳、久泻肠滑、遗精滑精、遗尿尿频、崩带不止等证，如乌梅、山楂、醋等。苦"能泄、能燥、能坚"，即具有清泻火热、泻降气逆、通泻大便、燥湿祛湿、泻火存阴等作用，常用于治疗热症、火证、实证喘咳、呕恶、便秘、湿证、阴虚火旺等证，此味多作药味用，食物如苦瓜、莴苣、苦杏仁等。咸“能下、能软”，即具有泻下通便、软坚散结的作用，常用于大便燥结、瘰疬痰核、瘿瘤、癥瘕痞块等证，如海带、海蜇、海藻等。

四、食物的归经

知识拓展链接 33

归经是指食物对于机体某部分的选择性作用，即主要对某经（脏腑或经络）或某几经发生明显的作用，而对其他经则作用较小，甚至无作用。归经指明了食物治病的适用范围，说明了功效所在，食物的归经不同，治疗作用也就不同。归经是从长期疗效观察中总结出来的，此外，还有依据食物自身的特性，即形、色、气味、禀赋等的不同，进行归经的方法，如味辛、色白入肺、大肠，味苦、色赤入心、小肠，味甘、色黄入脾、胃，味酸、色青入肝、胆，味咸、色黑入肾、膀胱等。另外质重者多入肝、肾，质轻者多入心、肺。

五、忌口与发物

中国的百姓不管在看西医还是看中医之后，都要问一句“医生，哪些食物我不能吃？”这就是“忌口”。要搞清楚“忌口”问题，首先要了解“发物”。

“发物”一词在我国不仅流传于民间，更为中医师所重视，每每于处方施治之后嘱咐患者治病时不要吃一些特殊食物。《黄帝内经·素问·热论篇》中记载：“病热少愈，食肉则复，多食则遗，此其禁也。”这段话提出在疾病治疗中的饮食禁忌，即“忌”，患发热性疾病的人，在热稍微减退的时候即进食肉类油腻食物可导致疾病复发，若吃得过饱则可能引起余热余邪羁留而难愈。

《本草纲目》中记载：“羊肉大热，热病及天行病、疟疾后，食之必发热致危。”《证治要诀·丹毒》中谓：“有人一生不可食鸡肉及獐钱动风等物，才食则丹随发。”这里说的是特殊人群对某种特定食物敏感性，如有人一吃蚕蛹，就会全身皮肤过敏出现荨麻疹，甚至休克。《医学心传全书》中称：“毒病忌海鲜、鸡、虾发物。”《随息居饮食谱》中称：鹅“动风发疮”；鸡“多食生热、动风”；猪肉“多食助湿热，酿痰饮，招外感，昏神志”；杨梅“梅酸温。生时宜蘸盐食，温胆生津，孕妇多嗜之。以小满前肥脆而不带苦者佳。食梅齿酸，胡桃肉解之。多食损齿，痰助热，凡痰咳、疳膨、痞积、胀满、外感未清、女子天癸未行，及妇女汛期前后、痧痘后，并忌之”；芥菜“发风动气”；胡椒“动火”；黑大豆“性滞壅气”；荞麦“发痼疾”。广东地区认为狗肉最发，《神农本草经》云：病后食（狗肉）必死；竹笋是最湿毒的发物，肝炎、湿疹、性病等慢性病是绝对不能吃的。

六、发物的分类

发物大致可分为六大类。

1．**蔬菜类食物**　如香椿芽、香蕈、香菜（芫荽）、辣椒、韭菜、芥菜、黄花菜、春笋、蚕豆、部分海藻类蔬菜；

2．**佐料类食物**　如大蒜、大小葱、洋葱、姜、花椒、胡椒、薤（野蒜）、五香、大料等。中医认为上述两类食物多具有辛温发散，温燥助火等性质，对于患有热性病症（且无论虚热或实热）的人来说即为发物，如热毒疮疡、恶性肿瘤、高热不退、持续低热等病患者最好不要食用；

3．**水生动物类食物**　如鲫鱼、鲤鱼、泥鳅等大多数鱼类、河海虾、河海蟹、贝壳类、淡菜、鲍鱼等；

4．**陆生动物类食物**　如蝉蛹、公鸡、鹅、鸽子、羊肉、牛肉、狗肉、鹿肉、猪蹄、猪头肉及烧烤、卤制肉类食品等；

5．**水果类食物**　如菠萝、荔枝、杨梅等。此类食物对于一些特殊体质的人来说即属发物。如吃菠萝可诱发“菠萝病”；吃荔枝后可得“荔枝病”等；

6．各种酒类及含乙醇饮料　中医认为酒为辛热、燥烈之品，性发散，能助火升阳，很容易产生伤津损血等毒副作用。李时珍在《本草纲目》中所言：“酒，天之美禄也……痛饮则伤神耗血，损胃亡精，生痰动火……若夫沉湎无度，醉以为常者，轻则致疾败行，甚则丧邦亡家而殒躯命，其害可胜言哉？”凡患有阳热偏盛类病症或对乙醇过敏的人应禁饮，被诊断为各种眼疾、肝胆、胰腺疾病的患者更应绝对禁饮。不同种类的酒性质不同，少喝有益，多饮伤身。

发物也不全都是“坏”的，比如产妇需要发奶，儿童、青少年生长发育都需要这些发物。因此，任何事物都要看其两面性，不同阶段、不同的人群需要不同，不能一概而论。而忌口，则是在治疗疾病和康复阶段需要注意的一些特殊饮食或食材，在恢复健康之后，还是可以继续吃的。比如在儿科，对于支气管哮喘和湿疹发病的患儿，禁食牛奶，有助于治疗和防止复发。但对于身体恢复健康的儿童，牛奶还是有益的副食品，也是补钙的最安全来源。鸡蛋是儿童生长发育益智需要的优质蛋白质主要来源，但对于脾虚疳积的儿童，却是一种负担。

总之，食物的性、味、归经和治病的关系都很密切，疾病的寒热不同，所在的脏腑不同，要求的食物的性、味、归经也不同，如《神农本草经》说“疗寒以热药，疗热以寒药”。食物也是一样的，这是对性的要求。《素问・五脏生成篇》说：“心欲苦，肺欲辛，肝欲酸，脾欲甘，肾欲咸，此五味之所合，五脏之气也。”《灵枢・五味》说：“水谷皆入于胃，五脏六腑皆禀气于胃。五味各走其所喜：谷味酸，先走肝；谷味苦，先走心；谷味甘，先走脾；谷味辛，先走肺；谷味咸，先走肾。”（此处所谓之谷，可以视为对食物的总称）。这是对五味与归经的说明。可见中医食疗与食物的性味、归经等，关系很密切。要掌握中医食疗这门知识，对性味、归经理论就必须有所了解，对食物的性味、归经也必须有所了解。否则，难免有盲人摸象的感觉。

小　结

人有脾性，物有属性，所以“人以群分，物以类聚”。肝胆火盛的人，进食辛辣燥热的食物，无异于火上添油；脾虚胃寒的人吃生冷寒凉的食物，犹如雪上添霜。在这里，同“性”相斥，异“性”相求，是很有道理的。

思考题

如何理解中医食疗的“以形补形”说？

答案链接 60

第四节　中医食疗原则

中医食疗原则与中医治疗原则都强调“预防为主，辨证施治”。运用中医食疗来“未病先防”和“既病防变”，首先要做到会“先辨阴阳，辨虚实寒热，辨气血脏腑经络”，正确地了解施膳对象的体质，才不会出现差错，食疗才能起到预防为主的作用。因此，体质辨识是最重要的，有了体质辨识才能辨证施膳。望、闻、问、切四诊合参收集体征信息，辨证分析，鉴别

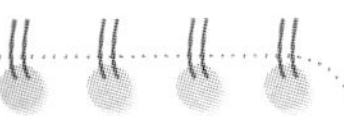

体质：望神态、面色、舌象、形体肌肤、举止等；闻气味、声音；切脉查体考功底；问诊要详细耐心。十问歌是中医学生必须要掌握的。“一问寒热二问汗，三问头身四问便，五问饮食六问胸，七聋八渴俱当辨，九问旧病十问因，再兼服药参机变，妇女尤必问经期，迟速闭崩皆可见，再添片语告儿科，天花麻疹全占验。”掌握了这些，才能正确运用体质辨识。

一、预防为主

中医学历来十分重视对于疾病的预防，早在《素问·四气调神大论》就有“圣人不治已病治未病，不治已乱治未乱……夫病已成而后药之，乱已成而后治之，譬犹渴而穿井，斗而铸锥，不亦晚乎”的警言，它较为明确地反映出了“治未病”的思想，也强调了“治未病”的重要性。《千金方·食治》中说“不知食宜者，不足以存生也”，又说“夫在身所以多疾者，皆由……饮食不节故也”。

“未病先防”是指在疾病未发生之前，做好预防工作，以防止疾病的发生。《素问·遗篇·刺法论》所说“正气存内，邪不可干”，从而抵御疾病的发生。由于饮食失宜是造成疾病的一个重要原因，如《内经·痹论》指出“饮食自倍，肠胃乃伤”，所以一定要饮食适宜，才能保证健康长寿，如《素问·上古天真论》所说“其知道者……饮食有节……故能形与神俱，而尽终其天年，度百岁乃去”。《吕氏春秋·尽数篇》上说“食能以时，身必无灾”。此外，适当进行饮食治疗，即食补，也是提高正气的重要方法。另一方面，要注意防止饮食失宜，如《吕氏春秋·尽数篇》上说“味不重珍，衣不燀热”，“凡食，无强厚味，无以烈味重酒”。元代著名儿科医学家曾世荣认为，小儿吃得过饱或穿得过暖，非但无益，反而有害。他说：对小儿“娇惜太过，不问生冷甘肥时果，听其贪食。岂能知足！爱之实害之，遂伤脾胃，不吐则泻，或成疳积浮肿，传作异症，此则得于太饱之故”。他又指出，小儿经常“厚衣重食”，天未冷则在“红炉烈焰”边烤火，“遂致积温成热，热极生风，面赤唇红，惊掣烦躁，变症多出，此乃失于太暖之故”。时至今日，“四时欲得小儿安，常要一分饥寒”仍是儿科未病先防的有效手段和方法。

所谓“既病防变”，是指如果疾病已经发生，应早期诊断，早期治疗，防止疾病的发展与转变。《素问·阴阳应象大论》说“故邪风之至，疾如风雨。故善治者治皮毛，其次治肌肤，其次治六腑，其次治五脏。治五脏，半死半生也”，即强调了早诊早治的重要性。在中医食疗中，要弄清楚饮食与疾病发生、发展、转归、预后的关系，而采取一些防止病情加重，有利于疾病向愈的饮食措施，如病属寒凉，可进温热性食物；大便秘结，气虚阳虚者，可与当归、肉苁蓉、黄芪补气补血通便；阴虚燥结者，可进食蜂蜜、香蕉等能润肠通便的食物等都体现了“既病防变”的原则。

二、辨证施膳

辨证施膳包括了面对普通健康人群的膳食指导和各个阶段疾病患者的营养治疗及膳食指导。

（一）普通健康人群的体质辨识

健康人群的体质大致可分为平和质、气虚质、气郁质、湿热质、痰湿质、特禀质、血瘀质、阳虚质、阴虚质九类，当然也有兼证或偏颇倾向体质的。

1．平和质形体特征　体形匀称健壮。常见表现：面色、肤色润泽，头发稠密，有光泽，目光有神，鼻色明润，嗅觉、味觉正常，唇色红润，不易疲劳，精力充沛，耐受寒热，睡眠良好，食欲良好，大小便正常。

饮食养生：饮食应有节制，粗、细粮合理搭配。

2．气虚质形体特征　肌肉不健壮结实。常见表现：容易呼吸短促，接不上气，喜欢安静，不喜欢说话，说话声音低弱，容易感冒，常出虚汗，经常感到疲乏无力。

饮食养生：宜吃性平偏温的、具有补益作用的食品。

3．气郁质形体特征　形体瘦者为多。常见表现：常感到闷闷不乐、情绪低沉，易紧张、焦虑不安，多愁善感，感情脆弱，容易感到害怕或容易受到惊吓，常感到乳房及两胁部胀痛，常有胸闷的感觉，经常无缘无故地叹气，容易心慌、心跳快，喉部经常有堵塞感或异物感，容易失眠。

饮食养生：宜适疏肝理气补肝血。

4．湿热质形体特征　形体偏胖或瘦。常见表现：面部和鼻尖总是油光发亮，易生粉刺、疮疖，常感到口苦、口臭或嘴里有异味，经常大便黏滞不爽，小便有发热感，尿色发黄，女性常带下色黄，男性阴囊总是潮湿多汗。饮食宜少甜少酒，少辣少油。

饮食养生：宜宣畅气机，清利湿热。

5．痰湿质形体特征　体形肥胖，腹部肥满松软。常见表现：出汗多而黏腻，常感到肢体酸困沉重，面部经常有油腻感，嘴里常有黏黏的感觉，平时痰多。饮食宜口味清淡，适当吃姜。

饮食养生：宜祛痰除湿，适食温化之品。

6．特禀质形体特征　无特殊，或有畸形，或有先天生理缺陷。常见表现：过敏体质，即使不是感冒也经常鼻塞、打喷嚏、流鼻涕，容易患哮喘，容易对药物、食物、气味、花粉、季节过敏，皮肤容易起荨麻疹，皮肤常因过敏出现紫红色瘀点、瘀斑，皮肤常一抓就红，并出现抓痕。过敏体质者对季节的适应能力差，易引发宿疾。

饮食养生：饮食宜清淡、均衡，粗细搭配适当，注意忌口和发物。

7．血瘀质形体特征　瘦人居多。常见表现：皮肤常在不知不觉中出现紫瘀斑（皮下出血），皮肤常干燥、粗糙，常常出现疼痛，面色晦暗或有色素沉着、黄褐色斑块。眼眶经常黯黑，眼睛经常有红丝（充血），刷牙时牙龈容易出血。

饮食养生：活血化瘀，忌食寒凉。

8．阳虚质形体特征　肌肉不健壮。常见表现：总是手脚发凉，胃脘部总是怕冷，耐受不了冬天的寒冷，夏天耐受不了空调房间的冷气，喜欢安静，吃（喝）凉的东西容易大便稀溏，小便颜色清，量多。

饮食养生：忌食生冷，多吃温热。

9．阴虚质形体特征　体形瘦长。常见表现：经常感觉身体、脸上发热，耐受不了夏天的暑热，皮肤干燥，经常感到手脚心发热，面颊潮红或偏红，常感到眼睛干涩，经常口干咽燥，容易失眠，经常大便干结。

饮食养生：多食水果，少吃辛辣。

（二）各个阶段疾病患者的辨证施食

中医的辨证论治的方法包括八纲辨证、气血津液辨证、脏腑辨证、六经辨证、卫气营血辨证、三焦辨证、经络辨证，贯穿整个疾病过程的诊疗思维。必须掌握的原则是：在疾病的早期、中期、后期每个阶段，都需要辨证分析，以指导施膳。

1．辨证论治　辨证论治是中医认识疾病和治疗疾病的一条基本原则。所谓“辨”，有审辨、甄别等意思。“证”有“证据”之意，指的是机体在疾病发展过程的某一阶段多方面病理特性的概括。辨证，指的是将望、闻、问、切等诊法所收集来的资料、症状和体征，在中医理论指导下，通过分析综合，去粗取精，去伪存真，辨清疾病的原因、性质、部位、发展阶段及邪正之间的关系等，最后概括、判断为某种性质的证。论治，是根据辨证的结果，选择和确定相应治疗原则和治疗方法的过程，也就是研究和实施治疗的过程。食疗作为一种治疗方法，也必须按照这条基本原则进行。不同的证，揭示其本质特点不同，须用不同的治法。故有“证同治亦同、证异治亦异”的说法。

2．辩证施食　食疗同其他治疗手段的目的是一样的，都是为了防病治病，所以一般的防治原则同样适合于食疗，如治病求本、调整阴阳，扶正祛邪、三因治宜、预防为主。

“寒者热之”“热者寒之”“虚则补之”“实则泻之”是治病求本的一些具体原则，适用于疾病的征象与本质相一致的病症。临床上大多数情况下疾病征象与性质是一致的，如寒病即见寒象、热病即见热象、虚病即见虚象、实病即见实象等，至于疾病的征象与本质不一致，甚至相反的病证，可顺从疾病的假象而治，即“热因热用”“寒因寒用”“塞因塞用”“通因通用”等，但其本质仍是治病求本。这些原则也是中医食疗的基本法则。在具体实施中要分清寒热虚实，然后按上述原则采取相应的食疗措施。要提醒的是对于虚症要分清气、血、阴、阳而后施食，虚症总的原则是“补其不足”，如阴虚用清补、阳虚用温补等。若阴虚用温补，就会“助火上炎”，反之，阳虚用清补，也会“重遏其阳”，都会加重病情，达不到防治目的。所以在选择滋补性食品时就要有所区别，不能混淆。

属清补的食物主要有山药、桂圆、莲子、百合、冰糖、桑葚、藕、豆腐、蜂蜜、赤小豆、绿豆、鸭肉、甲鱼、蚌肉、鸭蛋、面筋、牛乳、薏仁米、大枣等。

属温补的食物主要有羊肉、牛肉、狗肉、鸡肉、鸽肉、鳝鱼、海参、淡菜、荔枝、核桃、板栗、胡萝卜、红糖等。

脾胃为后天之本，气血生化之源。因此，在食疗过程中必须十分重视脾胃的功能。脾胃功能的强弱，关系到营养是否能充足与平衡，在战胜病邪和修复机体功能、预防疾病和延年益寿等方面的作用十分重要。如果患者脾胃功能减弱，吸收和运化功能较差，这时即使是与病症相宜的饮食，也应注意不能过食，以免增加脾胃负担，以致不能消化而使疾病加重或愈后又复发（即所谓“食复”），或引起其他病症。特别是虚弱的患者，虽然很需要在饮食上给以调补，但由于其脾胃功能衰减、食欲不振，运化失调，因而不能以滋腻厚味来滋补，这时就应给予清淡而易消化的补养食物，甚至加用一些开胃醒脾消食的药物，以促进食欲，逐渐增强脾胃功能。因此，饮食的调理，应以适应患者脾胃吸收和运化能力为原则。这也是辨证施食原则的体现，也是中医食疗的一个显著特点。

三、三因制宜

是指因时、因地、因人制宜，即施食时要根据季节、地区，以及人体的体质、性别、年龄等不同，制订适宜的食疗方法。由于疾病的发生、发展与转归，常受时令气候、地理环境、体质等多方面因素的影响，因此在治疗疾病和预防疾病时，应充分考虑这些因素，区别不同情况，制订适宜的食疗方法。

（一）因时制宜

所谓“因时制宜”，指根据不同季节和气候特点来考虑食疗方法的原则。四季不同，脏腑功能强弱就有变化，所以，饮食就应该顺应自然以维持阴阳平衡。四季气候变化对人饮食的影响，表现为冬日喜热食，夏季喜凉食，酷夏食减，秋凉食增，即在不同的季节气候的影响下，人们有不同的食欲。

四时的饮食宜忌，大致概括如下。

春季：春为万物生发之始，春天阳气发越，所以此时不宜多食油腻辛辣之物，以免助阳生热，应多食用清淡蔬菜、豆类及豆制品。

夏季：夏季气候炎热，多雨，由于暑热挟湿，脾阳受困，脾胃功能相对较弱，多食欲不振，如过于贪食生冷或饮食不洁，则易患痢疾、泄泻。故宜食用甘寒、清淡、少油腻的食物。可多进食绿豆汤、荷叶粥、西瓜等（均为清暑解热之佳品）。

秋季：秋季万物收敛，凉风初长，霜露下降，如早晚受凉易引起咳嗽或复发喘疾，此时可多食萝卜、梨、杏仁、薏仁米粥等，以清肺降气化痰。

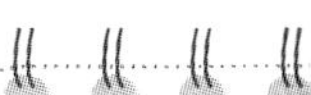

冬季：冬季天寒地冻，万物收藏，北风凛冽，最易感受寒邪，故晨起宜服热粥。选食牛、羊肉等温热性食品，有御寒之功，但也不能恣意过食肥甘厚味，以免助湿生痰。

以上只是四季气候变化应注意的一般原则，仍要结合地域、个体体质与疾病等因素的差异而全面考虑。

（二）因地制宜

所谓“因地制宜”，指根据不同地区的地理特点，来考虑食疗的原则，如不同地区的地势、气候、生活饮食习惯等各不相同，使机体的生理活动和病变特点也不尽一致，因而食疗方法亦须相应有所变化。如寒冷地区，饮食热量应充足；潮湿地区，饮食应偏辛温芳香；炎热地区，应多食水果饮料、汤粥清补之品等。

（三）因人制宜

所谓“因人制宜”，指根据患者年龄、性别、体质、生活习惯等不同特点，来考虑食疗方法的原则。年龄不同，饮食要求不完全相同。如孩童生机旺盛，应增加饮食次数，提供足够的营养和热量，更年期前后开始，脾肾渐亏，肝郁而热，饮食宜清淡平和，忌辛辣助火。老人饮食更应平和、防止不节、不洁、偏嗜等。男女体质不同，生理功能有别，饮食应该有区别。尤其是妇女经、产、胎期间，饮食尤为重要，妇女月经期间，慎食生冷，孕产期间，适当增加饮食供给，保证母子需要等。由于体质不同，脏腑强弱有异，易患疾病种类也不同。根据体质施食，利用食物性味不同，扶弱抑强，就可以达到防治疾病的目的。如阴虚体质之人，消瘦而多火，食宜清补，少进辛辣，而肥胖之人，应节食，增加运动，少食肥甘等。我国幅员辽阔，民族众多，物产不同，风俗、饮食、生活习惯各不相同，故在食疗时要加以注意。同时由于个体差异，疾病不同，对饮食宜忌的要求也不同。饮食得当，可以减轻疾病，饮食失宜就会加重疾病。如“脾为生痰之源，肺为贮痰之器”，所以咳嗽有痰之人，就应饮食清淡，易于消化，防止痰湿内生加重病情。

总之，三因制宜是中医治疗学的重要原则之一，也是食疗的一项重要原则。

四、饮食宜忌

《金匮要略》指出：“所食之味，有与病相宜，有与身为害，若得益则益体，害则成疾。”说明饮食宜忌对疾病的发生与恢复极为重要。

（一）疾病的饮食宜忌

食物有性味归经，而疾病也有阴阳、表里、寒热、虚实之别。食物的性味等必须与疾病的属性相适应，否则可能起到恶化、加重作用。如寒症疾病应忌生冷、瓜果等寒凉性食物，而宜食温热性食物；热症则宜食寒凉、平性食物，而忌食温热性食物，故应忌辛辣、姜、葱、烟、酒及油炸之类。阳虚宜温补，忌食寒凉性食物；阴虚宜清补，忌食温热性食物。如肺结核患者，大多属阴虚体质，应禁忌辛辣动火伤阴伤络的食物，如食之可引起咯血；水肿患者大都为脾肾两虚，必忌盐，因盐属咸寒之物，可使水肿加重；肝阳上亢头晕、头痛患者大多为阳亢之体，应忌食动风动火食物，如食辛辣湿热之物，可致动风升阳，使病情加剧。

（二）服药的饮食禁忌

服药饮食禁忌是指服药期间对某些食物的禁忌，又称忌口。一般在服药期间，忌食生冷、油腻、腥膻、有刺激性的食物。此外，病情不同，饮食禁忌也有区别，如热性病忌食辛辣、油腻、煎炸类食物，寒性病忌食生冷，胸痹者忌食肥甘厚味，疮疡及皮肤患者忌食腥膻发物及辛辣刺激性食品等。还有，在服药期间，应特别注意所食食物之性味与所服药物是否矛盾，中医书中曾提出过不少服药时的食物禁忌，例如，牛膝要忌食牛肉；商陆忌犬肉；桔梗、乌梅忌猪肉；鳖甲忌苋菜；绿矾忌荞麦等。服发汗解表药时，要禁忌生冷及酸性食物；服滋补药如参类时应禁食萝卜；服健脾和胃宽中药物时，应忌食豆类、油腻食物等，否则，食用与药物性味相反，就会降低药物的疗效，或引起不良反应，故必须避免。

（三）疾病不同阶段的饮食宜忌

对于一般疾病患者，如骨折创伤的患者，在其遭创伤得到及时彻底有效的清创止血引流处理的早期阶段，或者对于内科各种疾病早期的炎症反应高峰期得到有效控制并趋于稳定的一段时间内，不急于给足量的能量和蛋白质，只需 1/3 ～ 2/3 的量，甚至更少。但这个阶段不应超过 5 ～ 7d。对于重症患者，在其血流动力学稳定后，既要遵循胃肠道完整且功能存在的情况下要尽早使用肠内营养的原则，又要注意防止再喂养综合征发生。这有利于保护胃肠道黏膜，防止细菌移位。在疾病处于稳定阶段，当人体处于“轻度炎症状态”时的饮食仍应清淡易消化、适量不过饱，又要满足患者康复所需要的能量蛋白质。完全消除炎症状态的康复时期，可以补充足够的甚至略超出需求量的营养素。

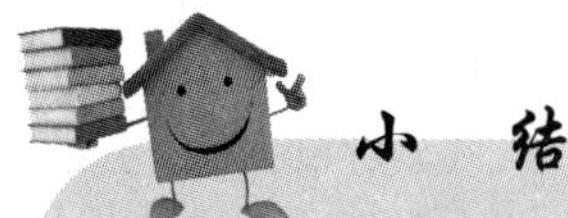

小　结

人不能两只脚同时踏入同一条河流。辩证地审视不同时间阶段的人的身体状况，才会看到问题的本质，抓住主要矛盾。

思考题

答案链接 61

疾病恢复期身体虚弱的患者只喝“冬虫夏草”汤可以恢复得快些吗？

（潘　永　方　明）

中英文专业词汇索引

K

L

M

N

O

P

Q

R

S

T

W

X

Y

Z

主要参考文献

[1] 蔡东联，糜漫天 . 营养师必读 . 第 3 版 . 北京：人民军医出版社，2014.

[2] 孙长颢 . 营养与食品卫生学 . 第 7 版 . 北京：人民卫生出版社，2012.

[3] 杨月欣 . 中国食物成分表 . 第 2 版 . 北京：北京大学医学出版社，2009.

[4] 谢幸，苟文丽 . 妇产科学 . 第 8 版 . 北京：人民卫生出版社，2013.

[5] 王卫平 . 儿科学 . 第 8 版 . 北京：人民卫生出版社，2008.

[6] 刘均娥，范旻 . 临床营养护理学 . 北京：北京大学医学出版社，2009.

[7] 张爱珍 . 医学营养学 . 第 3 版 . 北京：人民卫生出版社，2009.

[8] 让蔚清 . 临床营养学 . 第 2 版 . 北京：人民卫生出版社，2013.

[9] 化前珍 . 老年护理学 . 第 3 版 . 北京：人民卫生出版社，2012.

[10] 刘天鹏 . 健康管理师培训教材 . 北京：人民军医出版社，2007.

[11] 胡筱颖，黎颖 . 诺兰育儿标准 . 重庆：重庆大学出版社，2012.

[12] Mary Courtney Moore，陈伟 . 营养评估与营养治疗手册 . 第 5 版 . 北京：人民军医出版社，2009.

[13] 赵玉沛，姜洪池 . 普通外科学 . 第 2 版 . 北京：人民卫生出版社，2014.

[14] 付小兵 . 创伤、烧伤与再生医学 . 北京：人民卫生出版社，2014.

[15] 葛可佑 . 中国营养科学全书 [M]. 北京：人民卫生出版社，2004.

[16] 杨月欣 . 中国食物成分表 2002[M]. 北京：北京大学医学出版社，2002.

[17] 中国营养学会 . 中国居民膳食营养素参考摄入量（2013）[M]. 北京：科学出版社，2014.

[18] 中国营养学会 . 中国居民膳食指南（2007）[M]. 拉萨：西藏出版社，2008.

[19] 中国营养学会 . 中国居民膳食指南（2016）[M]. 北京：人民卫生出版社，2016.

[20] 临床营养科膳食治疗管理系统（PPT）.